# 医療を指向する
# 天然物医薬品化学
## ［第2版］

日本大学薬学部教授　　　日本薬科大学教授
北　中　　進　　船　山　信　次
編　集

顧　問

城西大学薬学部教授
横　江　一　朗

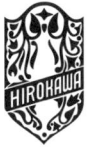

東京　廣川書店　発行

―――― **執筆者一覧**（五十音順）――――

| 大川 雅史 | 福岡大学薬学部准教授 |
| 大塚 功 | 九州保健福祉大学薬学部講師 |
| 片川 和明 | 武蔵野大学薬学部助教 |
| 川口 基一郎 | いわき明星大学薬学部教授 |
| 北中 進 | 日本大学薬学部教授 |
| 高松 智 | 日本大学薬学部准教授 |
| 平井 康昭 | 昭和大学薬学部准教授 |
| 平野 裕之 | 神戸学院大学薬学部講師 |
| 船山 信次 | 日本薬科大学教授 |
| 安田 高明 | 日本薬科大学講師 |

医療を指向する 天然物医薬品化学 ［第2版］

| 編者 | 北中　進（きたなか　すすむ）<br>船山　信次（ふなやま　しんじ） | 平成17年3月25日　初版発行 ©<br>平成23年3月31日　第2版発行<br>平成25年3月1日　第2版 2刷発行 |
| 発行者 | 廣川　節男 | |

発行所　株式会社　廣川書店

〒113-0033　東京都文京区本郷3丁目27番14号
電話 03(3815)3651　FAX 03(3815)3650

# 第 2 版の発行にあたって

　初版発行以来 6 年が経過し，日本薬局方の改正に伴って構造式の表記が異なったことや 6 年制薬学教育のコアカリキュラムに基づく教育の必要性から大幅な改訂を行った．

　本書は，コアカリキュラムの中で，「薬の宝庫としての天然物」を中核とするものであり，その対象は動物，植物，微生物代謝産物と多岐にわたっている．

　薬学共用試験（CBT，OSCE）では，知識と問題解決能力，技能・態度が求められ，合格した 5 年生の学生には長期実務実習が実施されている．天然由来の医薬品が，医療の現場において使用されていることを知ることにより，今まで以上に天然薬物に興味を持つことを期待したい．

　今回の改訂に際して，天然物を利用している実例やまた新しい試みとして代表的な天然由来の医薬品の写真を取り入れた．シーズの探索，天然物の取り扱い，生体成分，微生物由来の医薬品，機能性食品の項を充実させ，社会のニーズに応えることのできる教科書に務めた．

　改稿の主な点は以下の通りである．

1) 総論の部及び各論の部に記載される代表的な天然由来の医薬品について，医薬品のパッケージや製剤の写真を掲載した．
2) 局方収載の医薬品の構造式は局方にならって記載した．
3) 総論の部，薬学における天然物化学及び天然物質の主な生物活性では加筆，訂正を行った．また，研究用試薬としての薬物の項は，第 8 章のその他に組み込み削減した．
4) 総論の部，天然物の構造決定の項の実例を増やした．
5) 各論では，各天然物の作用と利用法について増やした．また，その他に機能性食品の項を追加した．

　改訂第 2 版の発行に当たって多大なご協力を戴いた廣川書店社長廣川節男氏をはじめ，同社スタッフ各位のご尽力に深謝申し上げます．

平成 23 年 2 月

編　者

# まえがき

　薬学界の長年にわたる念願であった薬学教育（薬剤師教育）6年制が実現の運びとなり，医療の一翼をになう薬剤師，しかも社会から強く望まれる高い資質を持った薬剤師を育成することが薬学部の使命となった．

　従来の教養科目や基礎科目（基礎薬学分野）教育の更なる充実をはかりながら，それらの知識を土台にして，医療薬学科目および実務実習科目の拡充を行うことが重要になってきた．さらに薬学教育モデルコアカリキュラムが平成14年8月に策定され，それに則った教育が行われることになるであろう．

　そこで，今までの化学構造式や生薬名の羅列が主であった生薬化学，天然物化学などの著書を，これからの医療薬学を指向した教科書となるよう編集した．したがって生理活性，薬理活性に重点をおいた章を増やしたものになった．

　この教科書は，基礎教科の有機化学，分析化学，生化学，機器分析学などを履修し終えて，医薬品化学や薬理学などを平行して勉強している学生を対象としている．これらの科目と連携することにより，天然薬物の薬理作用と化学構造をリンクして理解できるようになる．医療に携わる薬剤師は，医薬品の構造を考えながら，それらの疾病に対する有益な作用や望まれない副作用，あるいは医薬品同士や食物などとの相互作用などを考えられる知識と，洞察力を養うことが不可欠になる．

　総論では天然有機化合物の生合成，分離精製法およびそれらの化合物の構造決定法，立体化学，生理活性から分類した化合物群の概要などを記述した．

　日本における天然物化学，生薬化学の研究は，世界のその分野をリードする高いレベルであり，毎年のように医薬品，あるいはそのリード化合物となるような物質が見出されている．それらの化合物の構造活性相関や全合成，しかも立体選択的な合成の論文が多数報告され，さらに生体に対する生理活性の作用機序も分子レベルで解明され，それらの受容体の構造やアゴニスト，アンタゴニストまで開発されている．このように天然物化学の発展は日進月歩であるので，毎年のように見直しをする必要があると思われる．

　各論では化合物の構造にしたがって分類し，それらの基本骨格に基づく分野でまとめ，生理活性の説明もできるだけ多く記述した．非常に広範囲の天然物化学・生薬化学の分野で，どの範囲の化合物まで教科書にのせるべきかは各人により議論のあるところであるが，ここでは薬剤師として常識として知っておくべき簡単な化合物，日本薬局方収載の医薬品，現在臨床で使用されている新しい医薬品および最近話題にのぼった活性の強い（発ガン作用や毒性など）化合物を記載した．

このような多くの方々による著書の問題としては，各項目における内容の精粗や表現方法の違いなど統一に欠けることが見られるかもしれない．できるだけの努力を払ってそれらの差を小さくするようにしたが，十分ではないと思われる．さらに内容や構造式の不備な点，誤りなどについては皆様のご指摘をいただければ幸いである．

　なお，本書は，千葉大学薬学部の池上文雄先生と東邦大学薬学部の小池一男先生が医療薬学教育に先見性を持ち出版を企画していた書籍を改訂出版したものである．両先生の御了承ならびに御尽力に深謝の意を表する．

　最後に教育・研究にご多忙の中，執筆いただいた先生方，また出版に当たり，ご理解，ご協力を惜しまれなかった廣川書店社長廣川節男氏をはじめ，編集・校正をお世話してくださった編集室長野呂嘉昭氏，編集課長荻原弘子氏に心から感謝の意を表する．

平成17年1月

編　者

# 目 次

## 第Ⅰ部 総 論

### 第1章 薬学における天然物化学 ……………………………………………………… 3

 1.1 天然薬物の多様性 3
 1.2 天然物医薬品の発見 4
 1.3 天然薬物をもとにして開発されてきた医薬品 5
 1.4 天然由来の薬物と薬理作用 14
 1.5 医薬品や研究用試薬などの開発を目指した天然物化学 15
 1.6 薬学における天然物化学 16
 1.7 天然から薬を見つける 16
 1.8 日本発の天然由来医薬品 19

### 第2章 天然物質の主な生物活性 ……………………………………………………… 23

 2.1 抗腫瘍物質 23
 2.2 抗潰瘍物質 35
 2.3 抗炎症,抗アレルギー物質 42
 2.4 循環器系に作用する物質 49
 2.5 向神経作用物質 58
 2.6 末梢神経に作用する天然薬物 61
 2.7 天然の発癌物質 64

### 第3章 天然物質の生合成 ……………………………………………………………… 69

 3.1 各種の生合成経路 70
 3.2 天然有機化合物の生合成研究 94

### 第4章 天然物質と立体化学 …………………………………………………………… 101

 4.1 分子の三次元構造 101
 4.2 立体配置異性 102
 4.3 立体配座異性 111

## 第5章　天然物質の分離精製 ……………………………………… 115

　5.1　天然物研究法（抽出，スクリーニング，分離・精製）　115
　5.2　抽出，分離・精製（溶媒の選択，溶媒の極性，溶媒分画，沈殿，再結晶）　115
　5.3　クロマトグラフィー　117

## 第6章　天然物の構造決定 ……………………………………………… 123

　6.1　物理化学的性質　123
　6.2　機器分析法　126
　6.3　構造研究におけるスペクトルの利用例　145

# 第Ⅱ部　各　論

## 第1章　脂肪酸関連化合物 Fatty acid and related compounds ……………………… 165

　1.1　脂肪酸　165
　1.2　単純脂質　170
　1.3　複合脂質　172
　1.4　アラキドン酸誘導体　176

## 第2章　アミノ酸・ペプチド・タンパク質 Amino acids, Peptides, Proteins ……………… 181

　2.1　アミノ酸　181
　2.2　ペプチド　190
　2.3　タンパク質　194

## 第3章　糖質（炭水化物）Carbohydrates ……………………………………… 197

　3.1　単糖類　198
　3.2　糖質各論　209

## 第4章　芳香族化合物 Aromatic compounds ……………………………………… 221

　4.1　フェニルプロパノイド　221
　4.2　クマリン　225
　4.3　リグナン類　228
　4.4　フラボノイド　231
　4.5　タンニン　241

4.6　キノン類　247

　　4.7　クロマン　251

　　4.8　クロモン　253

　　4.9　イソクマリン　254

　　4.10　スチルベン　255

　　4.11　フタリド類　256

　　4.12　ジアリールヘプタノイド　256

　　4.13　その他　257

## 第5章　テルペノイド Terpenoids　　261

　　5.1　モノテルペン　261

　　5.2　セスキテルペン　269

　　5.3　ジテルペン　279

　　5.4　セスタテルペン　285

　　5.5　トリテルペン　287

　　5.6　カロテノイド　299

## 第6章　ステロイド Steroids　　303

　　6.1　ステロール類 Sterols　304

　　6.2　ステロイドサポゲニンとステロイドサポニン　305

　　6.3　強心配糖体　308

　　6.4　プレグナン誘導体　311

　　6.5　胆汁酸　312

　　6.6　ステロイドホルモン　313

## 第7章　アルカロイド　　315

　　7.1　アルカロイド総論　316

　　7.2　アルカロイド各論　318

## 第8章　その他　　361

　　8.1　植物に対する活性物質　361

　　8.2　微生物に対する活性物質　364

　　8.3　昆虫ホルモンおよび微生物ホルモン　365

　　8.4　海洋生物より得られる活性物質　366

　　8.5　抗生物質　372

8.6 農　薬　388
8.7 機能性食品　399

索　引 ……………………………………………………………………*409*

# 本書の到達目標

## 第 I 部　総　論

### 第 1 章　薬学における天然物化学
- C7 378　医薬品として使われている天然有機化合物およびその誘導体を，具体例を挙げ説明できる．
- C7 379　シーズの探索に貢献してきた伝統医学，民族植物学を例示して概説できる．

### 第 2 章　天然物質の主な生物活性
- C7 378　医薬品として使われている天然有機化合物およびその誘導体を，具体例を挙げ説明できる．
- C7 379　シーズの探索に貢献してきた伝統医学，民族植物学を例示して概説できる．

### 第 3 章　天然物質の生合成
- C7 365　代表的な生薬成分を化学構造から分類し，それらの生合成経路を概説できる．
- C7 366　代表的なテルペノイドの構造を生合成経路に基づいて説明し，その基原植物を挙げることができる．
- C7 367　代表的な強心配糖体の構造を生合成経路に基づいて説明し，その基原植物を挙げることができる．
- C7 368　代表的なアルカロイドの構造を生合成経路に基づいて説明し，その基原植物を挙げることができる．
- C7 369　代表的なフラボノイドの構造を生合成経路に基づいて説明し，その基原植物を挙げることができる．
- C7 370　代表的なフェニルプロパノイドの構造を生合成経路に基づいて説明し，その基原植物を挙げることができる．
- C7 371　代表的なポリケチドの構造を生合成経路に基づいて説明し，その基原植物を挙げることができる．

### 第 4 章　天然物質と立体化学

### 第 5 章　天然物質の分離精製

## 第6章 天然物の構造決定
C7 382 代表的な天然有機化合物の構造決定について具体例を挙げて概説できる．

## 第II部 各論

## 第1章 脂肪酸関連化合物
C7 363 代表的な薬用植物に含有される薬効成分を説明できる．
C7 378 医薬品として使われている天然有機化合物およびその誘導体を，具体例を挙げ説明できる．

## 第2章 アミノ酸・ペプチド・タンパク質
C7 363 代表的な薬用植物に含有される薬効成分を説明できる．
C7 378 医薬品として使われている天然有機化合物およびその誘導体を，具体例を挙げ説明できる．

## 第3章 糖質（炭水化物）
C7 363 代表的な薬用植物に含有される薬効成分を説明できる．
C7 378 医薬品として使われている天然有機化合物およびその誘導体を，具体例を挙げ説明できる．

## 第4章 芳香族化合物
C7 363 代表的な薬用植物に含有される薬効成分を説明できる．
C7 372 天然物質の農薬，香粧品などの原料としての有用性について，具体例を挙げ説明できる．
C7 378 医薬品として使われている天然有機化合物およびその誘導体を，具体例を挙げ説明できる．

## 第5章 テルペノイド
C7 363 代表的な薬用植物に含有される薬効成分を説明できる．
C7 372 天然物質の農薬，香粧品などの原料としての有用性について，具体例を挙げ説明できる．

## 第6章 ステロイド
C7 363 代表的な薬用植物に含有される薬効成分を説明できる．
C7 378 医薬品として使われている天然有機化合物およびその誘導体を，具体例を挙げ説明できる．

## 第7章　アルカロイド

C7 363　代表的な薬用植物に含有される薬効成分を説明できる．

C7 378　医薬品として使われている天然有機化合物およびその誘導体を，具体例を挙げ説明できる．

C7 379　シーズの探索に貢献してきた伝統医学，民族植物学を例示して概説できる．

## 第8章　その他

C7 363　代表的な薬用植物に含有される薬効成分を説明できる．

C7 372　天然物質の農薬，香粧品などの原料としての有用性について，具体例を挙げ説明できる．

C7 378　医薬品として使われている天然有機化合物およびその誘導体を，具体例を挙げ説明できる．

C7 383　抗生物質とは何かを説明し，化学構造に基づいて分類できる．

C7 384　微生物の生産する代表的な糖質，酵素を列挙し，利用法を説明できる．

# 第 I 部 総 論

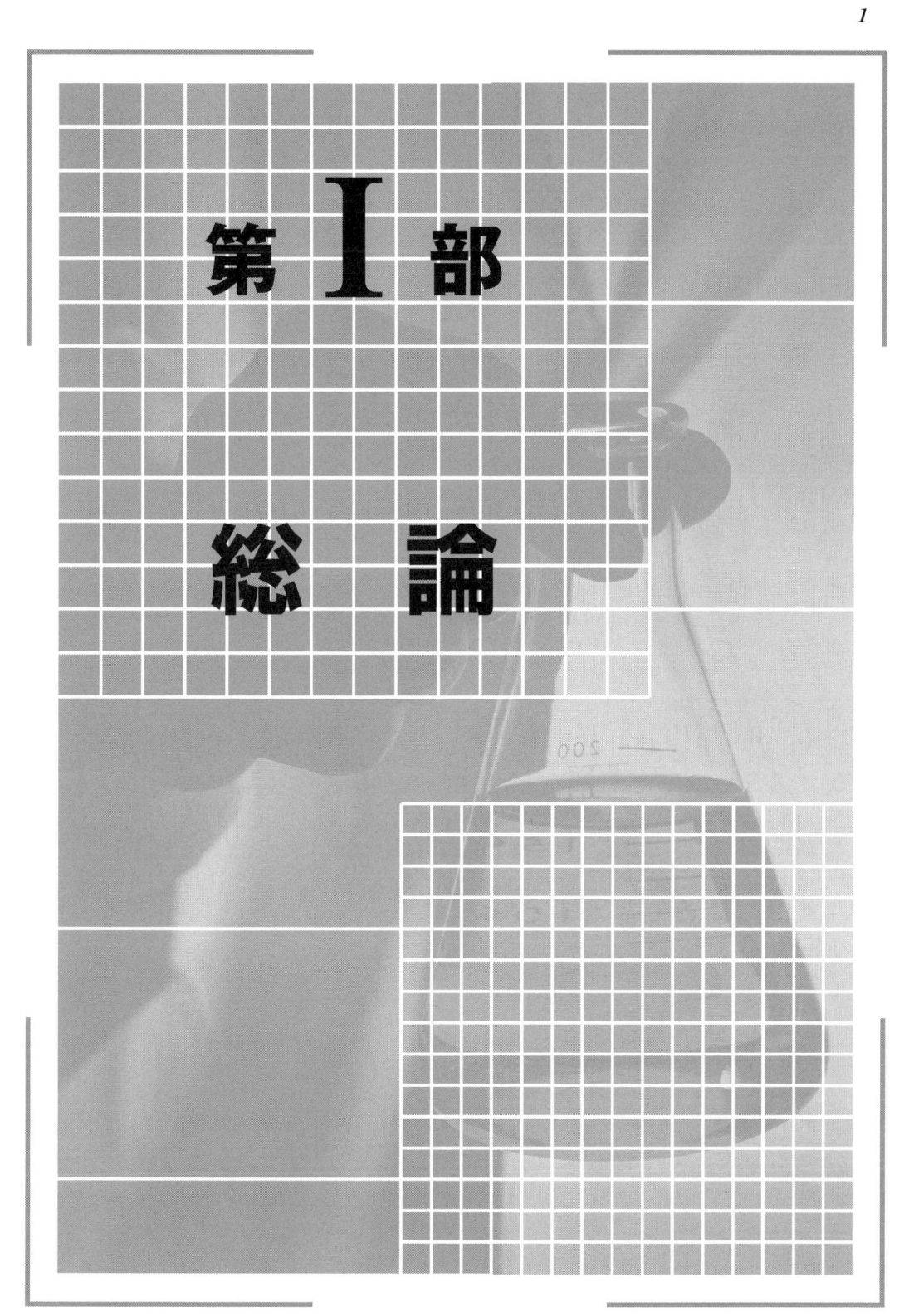

# 第 1 章
# 薬学における天然物化学

## 1.1 天然薬物の多様性

　タンザニアの国立公園において，弱ったオスのチンパンジーが普段食べることがない *Vernonia amygdalina* というキク科植物の茎の皮をはぎ，髄を吸っていることが観察され，翌日には体調を取り戻していた．その後の研究でこの植物から，寄生虫の産卵を抑制する成分が含まれていることが判明した．このチンパンジーの観察から人類がおよそ50万年前に出現した後，狩猟生活をしながら食物を取捨選択していく過程で様々な薬草を発見し，これを伝承しながら体系化が進んで世界各地に薬草療法として発展してきたと想像できる．このように人類は，動植鉱物から食糧とは別に痛みを和らげたり，病を癒す天然薬物を見つけ健康や医療を支えてきた．

　また逆に，天然薬物の資源ともなる生物の発生について考えてみると，地球を含む太陽系が46億年前に誕生した後，金属の触媒作用などにより立体化学が制御されてアミノ酸，炭水化物，核酸や脂質などの生命の源となる有機化合物が堆積したと考えられる．40億年前に原始生物が出現し，およそ6億年前には多細胞生物が生まれ，初期の動物，菌類，藻類が変異を伴い進化を遂げてきた．いまから5億年前には，地球上に酸素が満たされ一部の緑藻が海の中から陸上にあがり，陸上植物の祖先となった．その後，大陸移動による隔離や昆虫や鳥などの動物と共に植物も進化を続け，地球上には熱帯から極地まで3000万種もの多様な生物がバランスを保って生存している．我々は多くの動植物を衣食住に利用し，恩恵をこうむってきた．しかし近年，科学技術の発達と人口増加による大量消費に伴い，地球温暖化，オゾン層破壊，森林伐採，酸性雨，砂漠化，環境汚染などによる大きな環境の変化により，毎年5万〜15万種（毎日100〜300種）の生物が絶滅しているといわれている．そこで絶滅の恐れのある野生生物の現状を把握するため，リストアップしたレッドデータブックが環境省から刊行されている．生物多様性の衰退は遺伝子資源の枯渇に他ならず，薬用資源としての観点からも大きな問題となってきている．

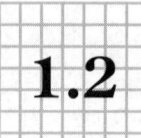

## 1.2 天然物医薬品の発見

　古代メソポタミアのシュメール人は，世界最古の医学書となる粘土版（BC 2600 頃）を残しており，植物 250 種以上，動物 180 種以上，鉱物 120 種以上の薬が記載され，植物薬の中にはケシ，ヒヨス，マンドレーク，カミツレ，ケイヒ，カンゾウ，ゲッケイジュ，ザクロなど現在でも使われている薬草が多く記載されており，当時すでに高度な医療が行われていたことが窺われる．

　紀元前 3000 年以上前から「眠り」と「癒し」をもたらす「アヘン」が知られ，長く薬学のバイブルとしてされていた「マテリア・メディカ」にアヘンが少量で痛みを和らげることが記されている．1805 年，ドイツのフリードリヒ・ゼルチュルネル Friedrich Sertürner という薬剤師が，ケシの実の汁から鎮静作用をもつ成分を純粋に分離し，有効性を確かめる実験を継続して鎮静成分を単離した．この物質を眠りの神のモルフェスの名に因み morphine と名付け，1817 年に「阿片の主成分 Morphium について」という論文を発表した．この morphine の発見は，薬用植物の薬効の本体が化学物質であることを明らかにすると共に治療に用いることを可能にした．アヘンから得られた morphine をはじめ，codeine, noscapine, papaverine などのアヘンアルカロイドは，200 年たった現在においてもケシから各々の成分を分離して製造されている．このモルヒネの発見を契機に，多くの薬用植物から emetine, strychnine, quinine, caffeine など有用な生物活性化合物が次々と分離され，重要な医薬品として利用されているものが多い（表 1.1）．

表 1.1　天然由来の薬物の発見年表

| 1719 | チモール | 1885 | エフェドリン |
|---|---|---|---|
| 1805 | モルヒネ，ノスカピン | 1888 | G-ストロファンチン |
| 1817 | エメチン | 1895 | $d$-ツボクラリン |
| 1818 | ストリキニーネ | 1918 | エルゴタミン |
| 1819 | カフェイン，キニーネ，コルヒチン | 1921 | グリチルリチン |
| 1826 | ベルベリン | 1929 | ペニシリン |
| 1830 | サントニン，ジゴキシン | 1931 | アジマリン，ルチン |
| 1831 | アトロピン | 1935 | エルゴメトリン |
| 1832 | コデイン | 1941 | センノシド A, B |
| 1833 | キニジン | 1952 | レセルピン |
| 1848 | パパベリン | 1953 | カイニン酸 |
| 1855 | コカイン | 1958 | ビンブラスチン |
| 1864 | フィゾスチグミン | 1961 | ビンクリスチン |
| 1869 | ジギトキシン | 1966 | カンプトテシン |
| 1875 | ピロカルピン | 1971 | タキソール |
| 1880 | スコポラミン | | |

第1章　薬学における天然物化学　5

　医薬品の開発にはアレキサンダー・フレミング Alexander Fleming が青カビの培養において，偶然ペニシリンの存在を発見したように，予期せずに発見されることも多々ある．このような偶然の発見を欧米の科学者は「セレンディピティ serendipity」と呼んで，この偶然の発見の重要性をいかに発展させていくかということを重要視している．このように重要な発見は，歴史的にみるとセレンディピティに負うことが多い．大発見でなくとも普段からの観察力と判断力を高めることが薬学を学ぶ上で重要である．

## 1.3 天然薬物をもとにして開発されてきた医薬品

### サリシンからアスピリンの誕生

　ヤナギ類は昔から東西を問わず薬として利用されてきた．ギリシャの医師ヒポクラテス Hippocrates やペダニウス・ディオスコリデス Pedanius Dioscorides の「薬物誌」にヤナギの樹皮などが鎮痛，解熱，分娩の痛みの緩和などに用いられたと記載される．また，古代インドでは，ヤナギの枝を歯の掃除に用いていて，楊枝の起原となった．イギリスのエドワード・ストーン神父 Edward Stone はセイヨウシロヤナギ Salix alba の葉あるいは樹皮から，悪寒，発熱，腫れの抑制に有効な苦味成分を 6 年を経て分離し，1819 年に salicin と名付け発表した．1838 年には，salicin を酸化するとサリチル酸が得られ，抗リウマチ作用が確認された．その後，サリチル酸の合成法がコルベによって確立され，キニーネやアンチピリンなどと共に解熱やリウマチ熱の治療に用いられたが，強い苦味や胃障害など副作用がみられた．ドイツのバイエル社のフェリックス・ホフマン博士 Felix Hoffmann は，副作用の少ないは抗リウマチ薬の開発にあたり，副作用のより少ないサリチル酸のアセチル化物「アスピリン」の合成に 1897 年に成功した．アスピリンは 1899 年に発売され，現在でも主要な医薬品としての地位を保っている．その間，作用機序が長らく不明であったが，プロスタグランジンの合成阻害作用をジョン・ヴェイン John Vane が解明し，1982 年にノーベル生理学・医学賞を受賞している．また，近年では心筋梗塞や脳血栓の予防薬としても利用されている．

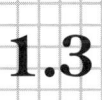

Salicin
鎮痛，解熱薬

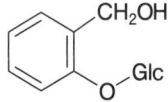

Aspirin
鎮痛，解熱，抗血栓薬

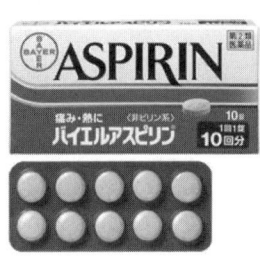

アスピリン
（バイエル）

## モルヒネからオキシコドンなどの中枢性鎮痛薬の誕生

　morphine の化学構造決定には，ゼルチュルネルが morphine を発見して以来 150 年という長い年月が費やされた．ゲーツ Marshall Gates は，ロビンソン Robert Robinson が提出した morphine の推定構造式の合成を目指し，1952 年に全合成に成功して morphine の絶対構造式が確定した．この後色々なモルヒネ誘導体が合成され，その中には，ethylmorphine や diacethylmorphine などが含まれる．diacethylmorphine は，1874 年イギリスのライトによって，モルヒネのアセチル化により合成され，1898 年ドイツのバイエル社が「ヘロイン」という販売名で注射薬を発売した．ヘロインは，モルヒネの 2 〜 3 倍の鎮痛効果をもち，米国では南北戦争で多用され，多くの依存者を出した．わが国においては，第二次世界大戦前までは医薬品として使用されていたが，強い薬物依存性をもつことから，昭和 20 年に医療目的の使用が禁止された．

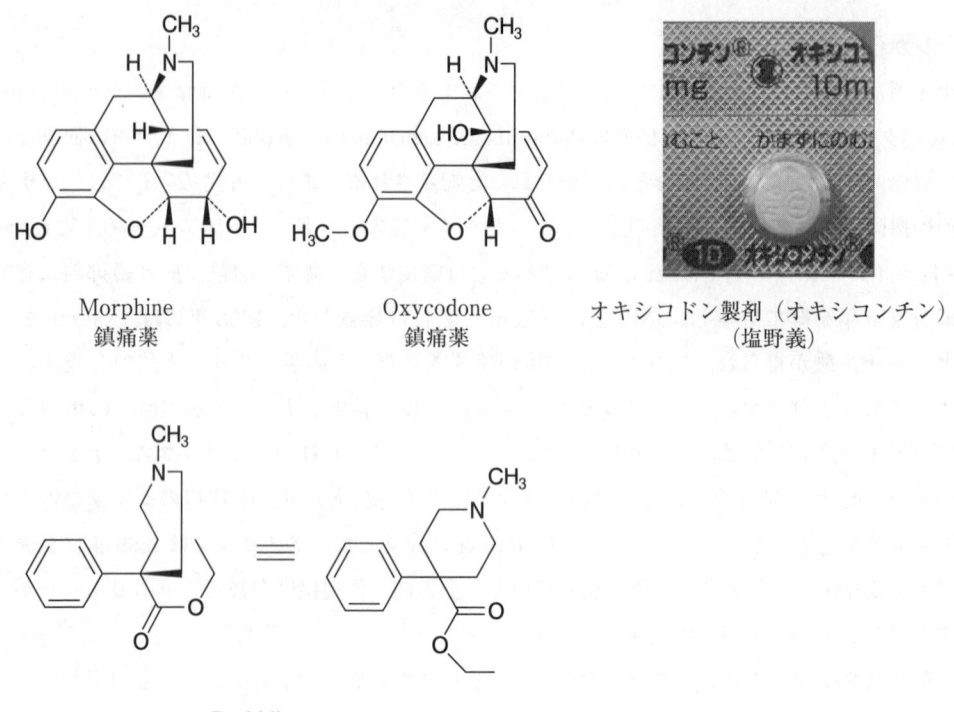

Morphine
鎮痛薬

Oxycodone
鎮痛薬

オキシコドン製剤（オキシコンチン）
（塩野義）

Pethidine
鎮痛薬

　1973 年には，オピエート受容体が見つかり，それに引き続き内因性のペプチド，エンドルフィン類が発見された．近年では，オピエート受容体に多様性が認められ，morphine や $\beta$-エンドルフィンは，$\mu$-受容体を介して作用することが認められている．現在ではオピエート受容体の発見に伴い，麻薬性のない強い鎮痛薬の開発が重要な地位を占めている．

## コカインから局所麻酔薬プロカインの誕生

コカに含まれるコカインは，末梢神経を麻痺させることから局所麻酔薬として用いられてきた．しかし，中枢興奮性と習慣性が強いことから毒性の低い化合物の**ドラッグデザイン** drug design が検討され，麻酔作用をもつプロカインやトロピセトロンが開発された．また，コカインは左旋性のものが活性を示すことが知られている．

## アトロピンから副作用を軽減した副交感神経遮断薬の誕生

アトロピンは，コカインと同じトロパン骨格をもつが3位のエステル部分の配置が異なり，副交感神経遮断薬として胃・十二指腸潰瘍薬，パーキンソン病薬，散瞳薬として使用されてきた．しかし頻脈，口渇，視調節障害などの副作用が強いことから，いろいろな誘導体が検討された結果，トロパン環の窒素を四級アンモニウム誘導体にすると副作用が軽減されることがわかった．その結果，ホマトロピンやイプラトロピウムなど多くのトロパン骨格をもつ誘導体が開発された．

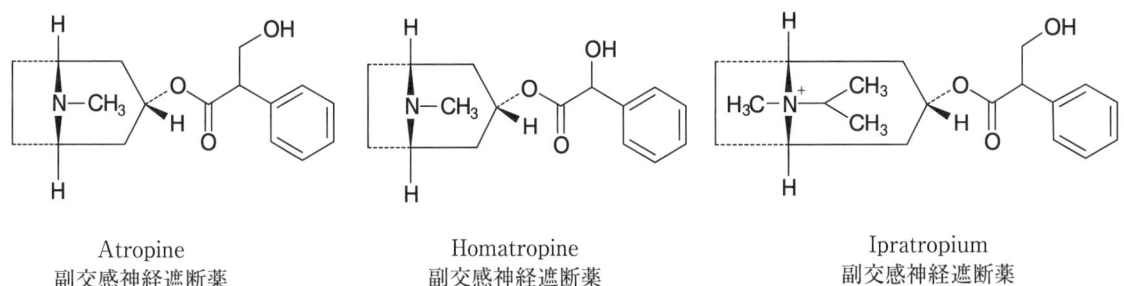

Cocaine
局所麻酔薬

Procaine
局所麻酔薬

Atropine
副交感神経遮断薬

Homatropine
副交感神経遮断薬

Ipratropium
副交感神経遮断薬

8　第I部　総論

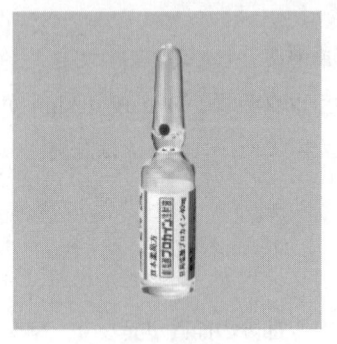
プロカイン塩酸塩注
（日新製薬）

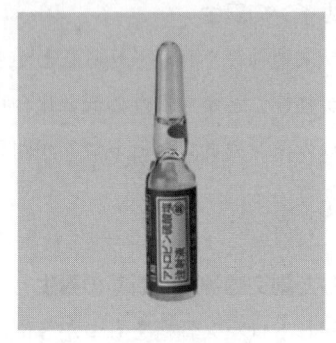
アトロピン硫酸塩注
（田辺三菱製薬）

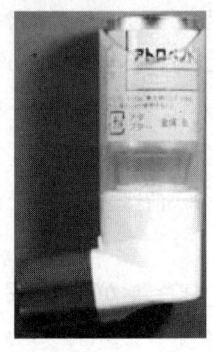
イプラトロピウム（アトロベント）
（帝人ファーマ）

### フィゾスチグミンからネオスチグミンの誕生

　カラバル豆から単離されたフィゾスチグミンは，コリンエステラーゼを阻害し緑内障の治療薬として使用されるが，ドラッグデザインにより合成されたネオスチグミンは，窒素を四級アンモニウムに換えてあるため，血液脳関門を通過できず中枢神経系に対する副作用が軽減されるといわれる．

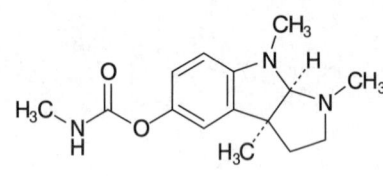
Physostigmine
カラバル豆

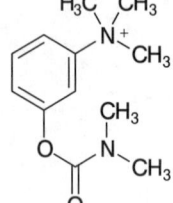
Neostigmine
重症筋無力症，点眼薬

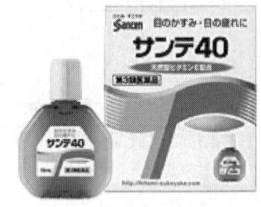
ネオスチグミン配合目薬（サンテ40）
（参天）

### エルゴタミンから副作用を抑えたジヒドロエルゴタミンの誕生

　バッカクから得られたバッカクアルカロイドのエルゴタミンは，片頭痛薬として用いられるが，頭痛，狭心症，下肢血管収縮作用などの副作用が知られている．エルゴタミンのオレフィン部分を還元したジヒドロエルゴタミンは，エルゴタミンのもつ副作用が軽減されている．

第1章 薬学における天然物化学

Ergotamine
片頭痛薬

Dihydroergotamine
片頭痛薬

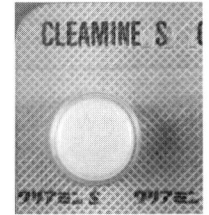

エルゴタミン酒石酸塩
無水カフェイン複合剤
（クリアミンS）
（日医工）

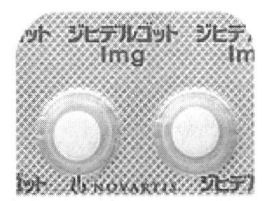

ジヒドロエルゴタミン酒石酸塩製剤（ジヒデルゴット）
（ノバルティスファーマ）

## 抗腫瘍成分から抗腫瘍薬の誕生

　植物由来の抗癌成分由来の抗腫瘍薬の代表的なものには，ビンカアルカロイド系抗腫瘍薬，カンプトテシン系抗腫瘍薬，タキソイド系抗腫瘍薬，ポドフィロトキシン系抗腫瘍薬などがあり臨床で用いられている．

　中国の喜樹 Camptotheca acuminata からキノリンアルカロイドのカンプトテシンが，1966 年，M. E. ウォール Monroe E. Wall と M. C. ワニ Mansukh C. Wani により，抗癌剤のスクリーニングの過程で発見された．カンプトテシンは著しい抗癌活性を示したが，水に溶けにくく強い副作用が認められ，これらを解決するため多くの誘導体が合成されて構造活性相関が検討された．その結果は次のようなものである．

　カンプトテシンの 7, 9, 10, 11 位への置換基の導入は，活性の向上と代謝安定性をもたらすと考えられた．12 と 14 位に置換基を導入すると不活性になる．7 位にエチル基，クロルメチル基（CH$_2$Cl），ホルミル基（CHO）などのアルキル基の導入は，細胞毒性を向上させる．また，7 位の側鎖を延長させると親油性を増し体内に留まる分子が増え，強い活性を示す．9 位と 10 位にアミノ基，ニトロ基，ハロゲンのような電子吸引基を導入すると活性が増強し，また，10 位と 11 位に水酸基を導入しても活性が増強する．一方，C 環と D 環への置換基の導入は，いずれの置換基においても活性を減弱させる．E 環のラクトン環が開環すると不活性になることから，活性の発現

に最も重要な部位であることが分かる．カンプトテシンは，5つの平面的な環状構造を持ち，これがトポイソメラーゼ阻害において重要な因子となっている．活性発現において最も重要な部分はE環で，トポイソメラーゼⅠの3つの部分，すなわち20-OHが酵素の533番目のアスパラギン酸（Asp533）の側鎖と水素結合し，ラクトン環（E環）のエステル部分は，アルギニン（Arg364）のグアニジン基と水素結合する．D環は，DNAのシトシン中のピリミジン環のアミノ基と水素結合を形成してトポイソメラーゼⅠ-DNA複合体を形成して安定になる．その結果，細胞分裂が抑制されてアポトーシスが誘導され抗腫瘍活性を発現すると考えられている．

このような基礎研究成果を基に，カンプトテシンをリード化合物としてイリノテカン irinotecan やトポテカン topotecan などの抗腫瘍薬が開発された．

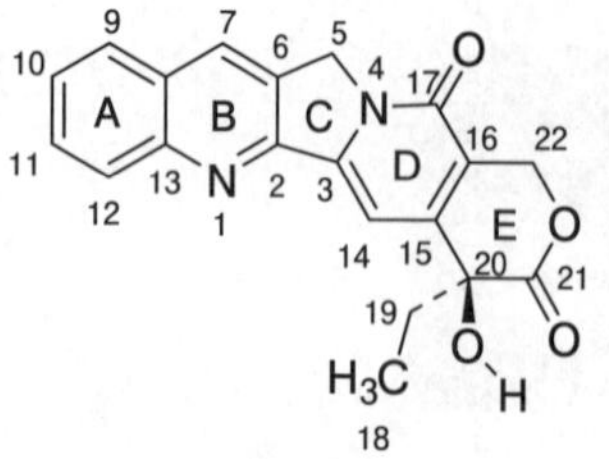

Camptothecin のトポイソメラーゼⅠと DNA への結合

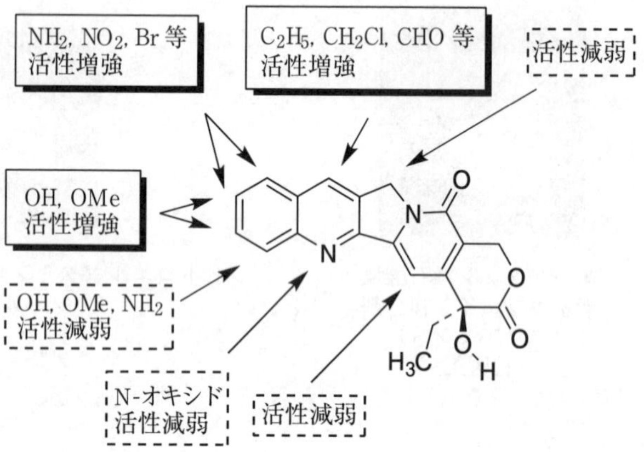

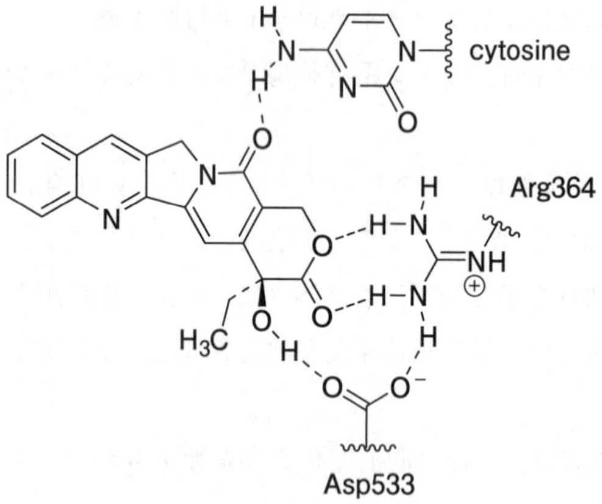

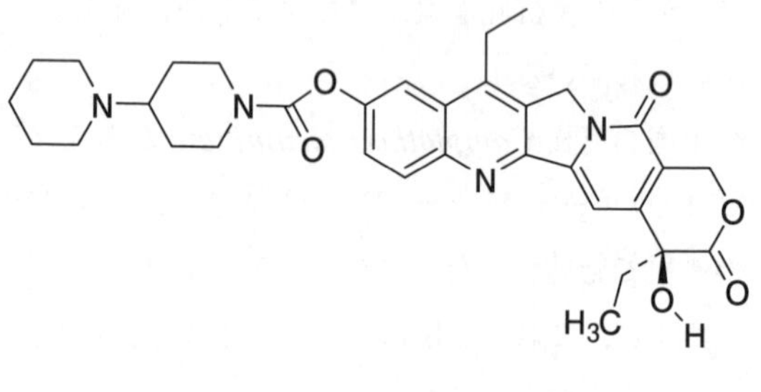

Irinotecan
抗悪性腫瘍薬

タイヘイヨウイチイ *Taxus brevifolia* からは，パクリタキセル（タキソール）が抗癌剤として開発された．パクリタキセルはタイヘイヨウイチイの樹皮に約0.01%程度しか含有されてないことから，多くの合成化学者が競って合成を試み，1993年にロバート・ホルトンらのグループにより

初めて全合成された．しかし，コストが高くつくことから，同属植物成分検索がなされた結果，ヨーロッパイチイ *T. bacca* の葉に 10-deacetylbaccatin III が約 3% と高含量含まれていることがわかり，パクリタキセルへ化学誘導されている．また，細胞培養法（plant cell fermentation 法）により安価で大量に供給する技術も確立されている．日本初のタキソイド系抗腫瘍薬としてドセタキセル（タキソテール）が開発された．

葉酸の *N*-メチル誘導体メトトレキサートは，葉酸拮抗薬として抗悪性腫瘍薬やリウマチ治療薬として使用される．

北米に生育するポドフィルム *Podophyllum peltatum* の根は昔，下剤として使用されていた．この根からリグナン誘導体のポドフィロトキシンやポドフィロトキシングルコシド等が得られ，癌細胞に対し強い細胞毒性が認められたが，毒性が強く利用できなかった．種々のポドフィロトキシン誘導体が検討された結果，1966 年に合成されたポドフィロトキシングルコシドの誘導体エトポシドが開発された．エトポシドは，肺小細胞癌，悪性リンパ腫，子宮頸癌などに用いられる．

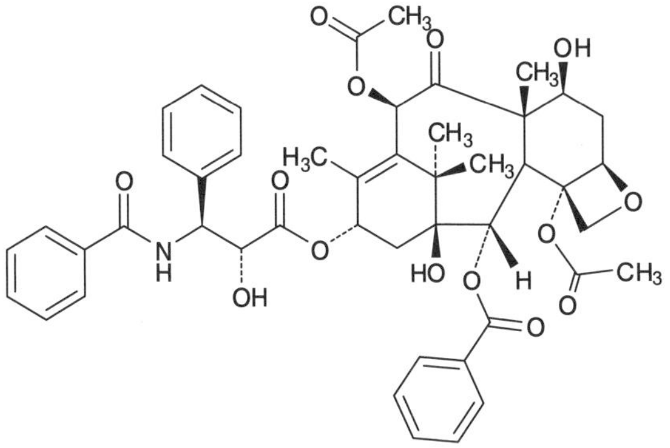

Taxol
ヨーロッパイチイ

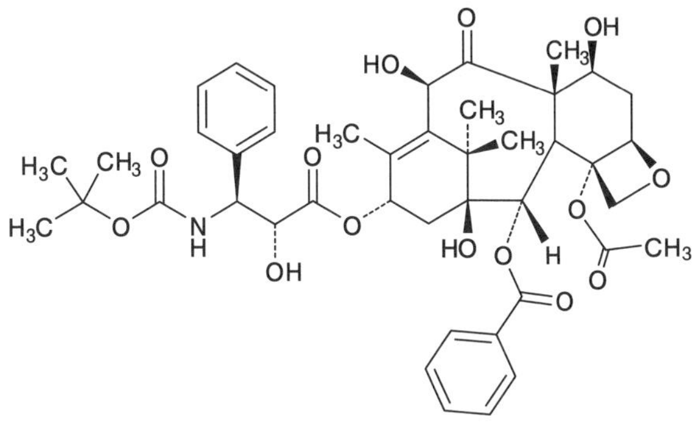

Docetaxel
抗悪性腫瘍薬

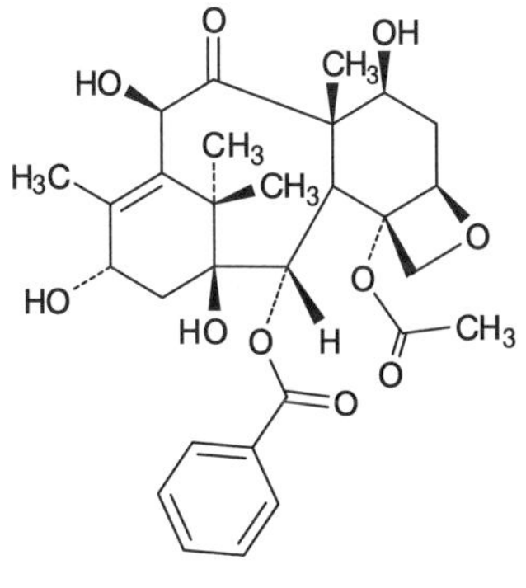

10-Deacetylbaccatin III

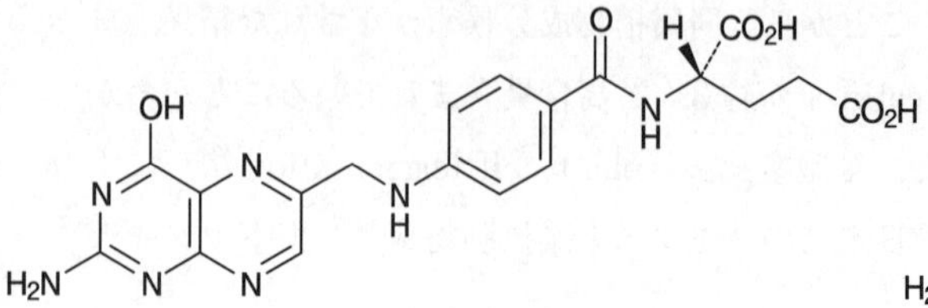

Folic acid

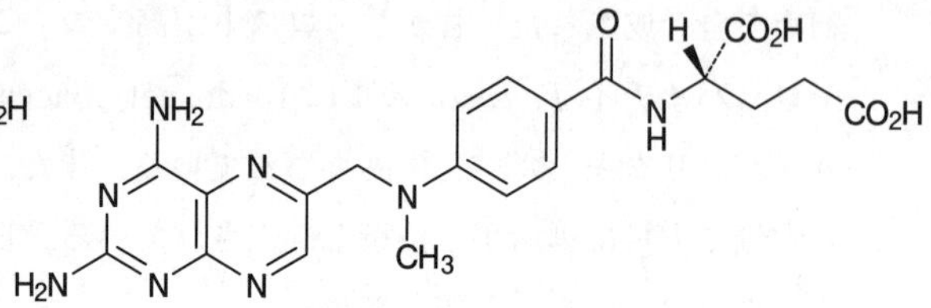

Methotrexate
抗悪性腫瘍薬（葉酸拮抗薬）
リウマチ治療薬

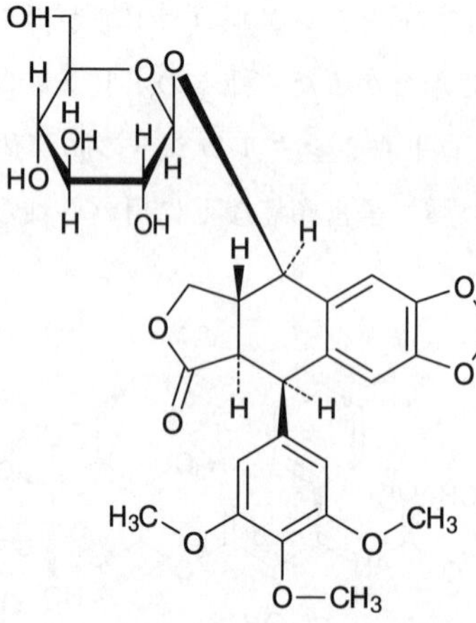

Podophyllotoxin glucoside
ポドフィルム根

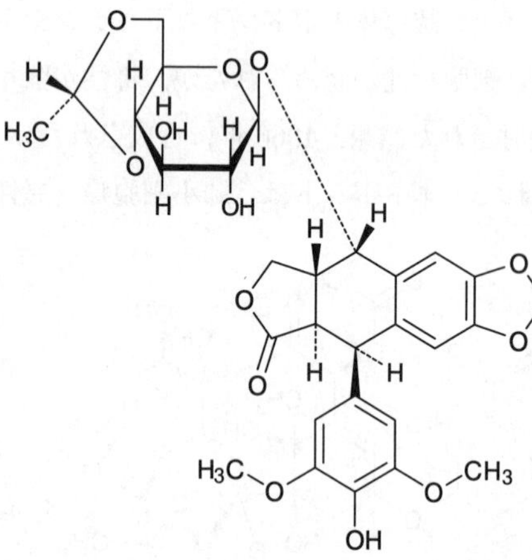

Etoposide
抗悪性腫瘍薬

## ジクマロールからワルファリンの誕生

　ムラサキウマゴヤシ *Medicago sativa*（アルファルファ）は，栄養価が高く昔から動物を丈夫に育てる牧草として家畜に与えられてきた．またイソフラボン類，クマリン類などを含有している．植物そのまま，あるいは発酵させ牧草として利用されているが，その発酵過程でクマリンが二量化して抗血液凝固作用のあるジクマロールが見いだされた．ジクマロールをもとに抗凝固薬のワルファリン warfarin が開発された．ワルファリンはラセミ体で医薬品として供されているが，S-体はR-体に比較して約5倍の抗凝固作用を有している．

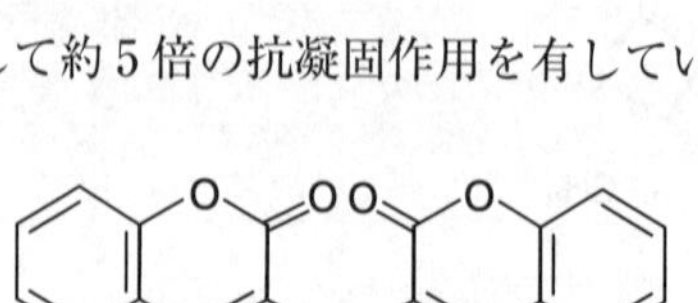

Dicoumarol
ムラサキウマゴヤシ発酵物

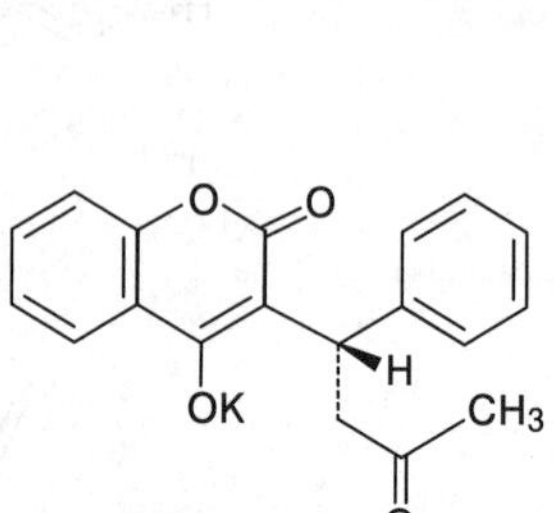

(S form)
Warfarin potassium
抗擬血薬

## ケリンからクロモグリク酸ナトリウムの誕生

ヨーロッパでアンミ *Ammi visnaga* の果実を，アンミ実あるいは植物名が Khella と呼ばれることからケラ実と呼ばれ，狭心症，百日咳，気管支喘息などに用いられた．果実中の成分ケリンは冠状動脈を拡張させることから，狭心症や気管支喘息に有効であるといわれる．このケリンをモデルに英国の製薬会社が，クロモグリン（クロモグリク酸ナトリウム㊁）を抗アレルギー薬として開発した．

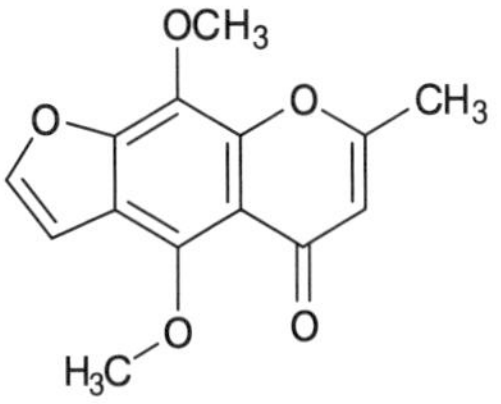

Khellin
アンミ実

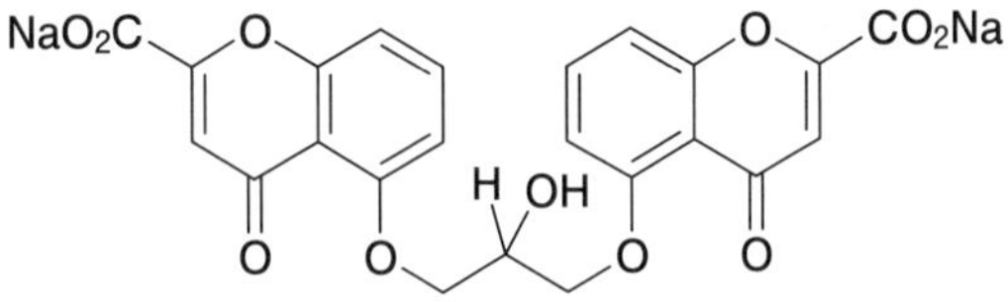

Sodium cromoglicate

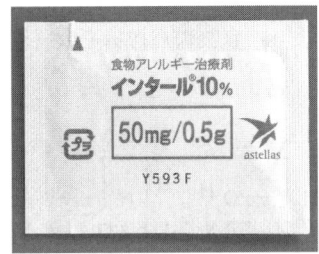

クロモグリク酸ナトリウム製剤（インタール）
（アステラス）

## バイカレインからアンレキサノクスの誕生

オウゴン中のバイカレインには，抗アレルギー作用が認められている．このバイカレインをモデルにアンレキサノクス amlexanox が開発されたといわれる．

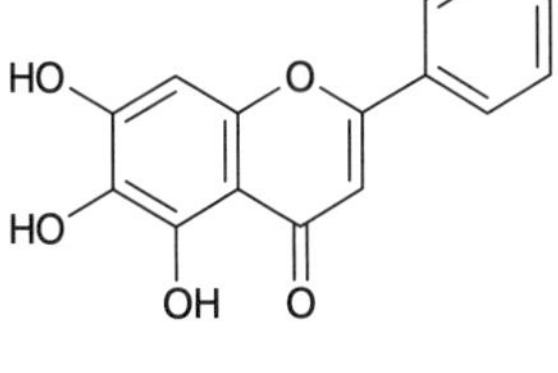

Baicalein
オウゴン

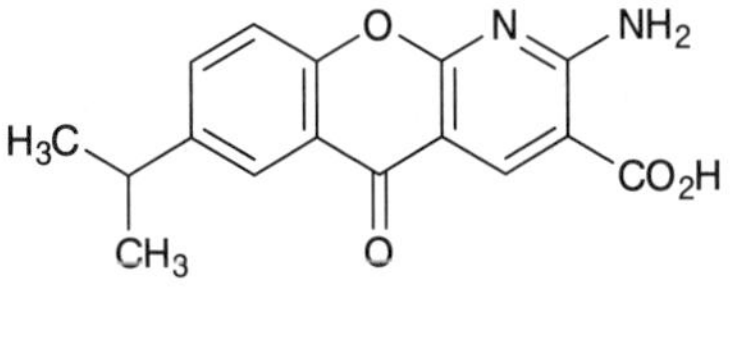

Amlexanox
抗アレルギー薬

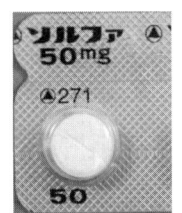

アンレキサノクス（ソルファ）
（武田）

### ゲニステインからイプリフラボンの誕生

ムラサキウマゴヤシは，前述のように豊富なタンパク質とイソフラボンを含有することが知られている．このイソフラボンをモデルにイプリフラボンが開発された．イプリフラボンは骨吸収を抑制すると共に，エストロゲンのカルシトニン分泌促進作用を増強して骨吸収を抑制することから，骨粗鬆症で骨量減少の改善薬として用いられる．

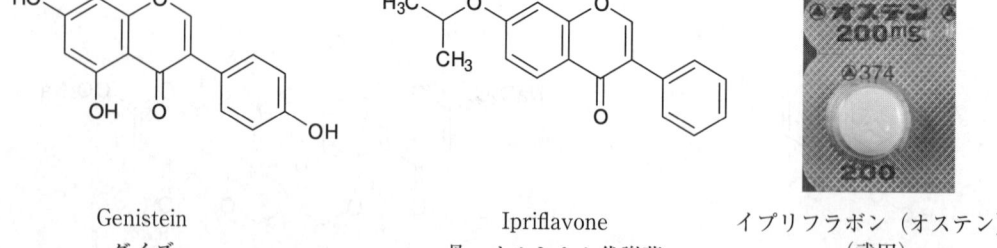

Genistein
ダイズ

Ipriflavone
骨・カルシウム代謝薬

イプリフラボン（オステン）
（武田）

### デンプンよりボグリボースの誕生

ボグリボースはα-グルコースの誘導体で，α-グルコシダーゼを阻害し糖質の消化，吸収を遅延させることにより，食後の高血糖を改善する糖尿病治療薬の一種である．

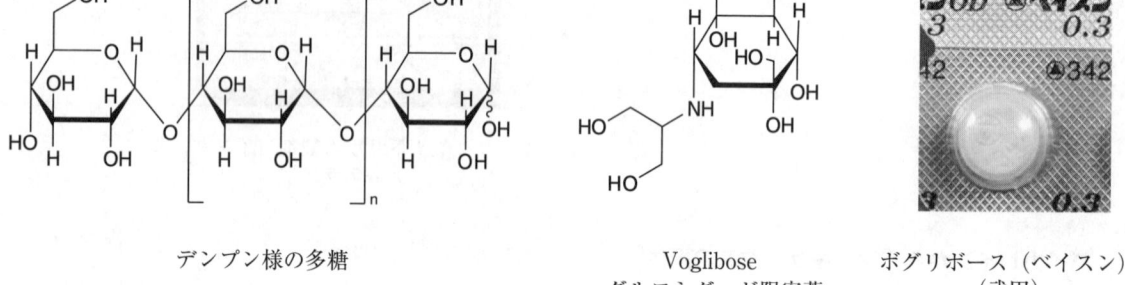

デンプン様の多糖

Voglibose
α-グルコシダーゼ阻害薬

ボグリボース（ベイスン）
（武田）

## 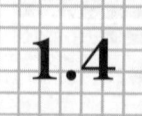 1.4　天然由来の薬物と薬理作用

これまで述べてきたように天然薬物を**シード化合物** seed compound として合成化学による医薬品の開発が19〜20世紀にかけて行われてきた．天然物の最大の特徴は構造の多様性にあり，これを**リード** lead として多くの医薬品が生まれてきたことは例示したとおりである．さらに生命科学の発展により医薬品の作用機序が明らかになり，構造活性相関が盛んに検討された．例えば，アヘ

ン由来のアルカロイドの morphine, noscapine, papaverine では骨格が異なり生理活性が異なるが，同じモルヒナン骨格をもつ morphine と codeine でも，フェノール性水酸基とメトキシ基の違いで鎮痛作用や薬物依存性に大きな差が認められる．また，ナス科植物由来のベラドンナなど，トロパン骨格をもつ hyoscyamine と同じトロパン骨格をもつコカ葉中の cocaine では，薬理作用が全く異なっている．さらに，矢毒として用いられたクラーレから分離された（＋）-tubocurarine では，2つの窒素間の原子間距離が活性発現に対して重要であることが知られている．一方，抗生物質のクロラムフェニコールは，2つの不斉中心をもち4つの光学異性体の存在が可能で，これらのうち抗菌活性を有するものは，天然型の (1R, 2R)-体のみに認められる．このように医薬品開発のモデルとなってきた天然薬物は，それらのユニークな立体構造と特異な生物活性から，新薬開発に多大な恩恵を与えた．

　このように天然物は，我々の想像を超えた化学構造を持ち，構造と生物活性の情報を与えてきたという歴史があり，医薬品はもとより食品，化粧品，農薬，工業製品，合成原料など幅広い分野に貢献してきた．従来の「**化学構造と生物活性**」を解析するという手法は今後とも重要であるが，近年，生物のゲノム情報の解明が進んで生命科学の発展が急速に進んでいる．天然物化学の分野においても**ケミカルバイオロジー**の手法や総合的科学的技術に基づいた手法を取り入れ，化学で生命現象を解き明かしていくポストゲノム時代にふさわしい天然物医薬品化学の発展が望まれる．

## 1.5 医薬品や研究用試薬などの開発を目指した天然物化学

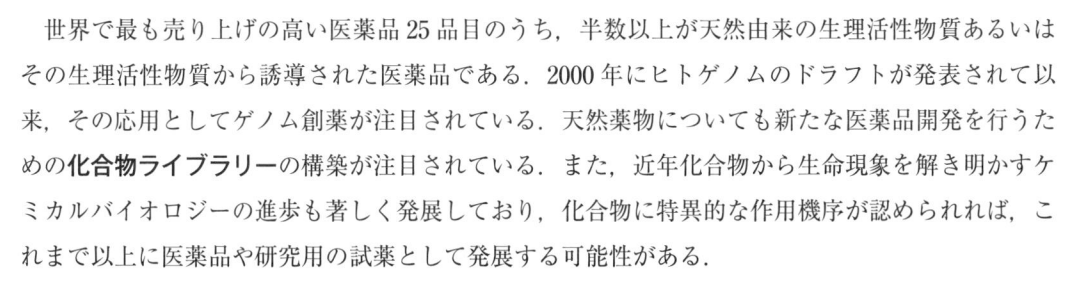

　世界で最も売り上げの高い医薬品25品目のうち，半数以上が天然由来の生理活性物質あるいはその生理活性物質から誘導された医薬品である．2000年にヒトゲノムのドラフトが発表されて以来，その応用としてゲノム創薬が注目されている．天然薬物についても新たな医薬品開発を行うための**化合物ライブラリー**の構築が注目されている．また，近年化合物から生命現象を解き明かすケミカルバイオロジーの進歩も著しく発展しており，化合物に特異的な作用機序が認められれば，これまで以上に医薬品や研究用の試薬として発展する可能性がある．

　これまで行われてきた医薬品の開発は，生理作用が経験的に知られている天然薬物から**シード化合物**を発見し，これらをもとに構造の最適化へ進め**リード化合物**を創成することから始められる．この薬の開発のスタートになるシード化合物の探索の第一歩は，天然物化学者によって行われるものである．薬の開発を目指す科学者は，体を構成・維持している脂質，糖質，タンパク質などの生体内成分の性質と機能や，神経伝達物質，ホルモン，オーコタイドやサイトカインなどの生体調節の働きを理解し，酵素，受容体あるいはイオンチャンネルに対する薬の作用を考慮した上で，新薬開発のターゲットを考え設定しなければならない．さらに酵素や受容体と薬物の結合が解析され，製剤設計など物理化学的な解析も行われる．医薬品の開発には，このようなオーソドックスな手法

## 1.6　薬学における天然物化学

　天然物化学は，生物が産生する物質を対象とした有機化学の一分野であり，主に天然物の分離，構造決定，合成を対象として取り扱われてきた．歴史的にみると19世紀後半から，動植物から得られていた有機化合物の構造を決定するために分解反応や既知物質への誘導といった手法を用いて構造を推定し，全合成することにより構造決定が成し遂げられた．20世紀に入るとクロマトグラフィーの原理が発見され，動植物や菌代謝物から純粋に天然物を単離することが容易になりガスクロマトグラフィーや高速液体クロマトグラフィーに発展してきた．その後，紫外可視分光法，赤外分光法，質量分析法，X線構造解析，核磁気共鳴法が開発され，天然物の構造研究に貢献している．また，合成化学においても逆合成解析が提唱され，効率的な合成ルートの設計が容易になった．
　薬学における天然物化学は，従来の天然物化学の知識や技術に加え生化学や薬理学などの生命科学が複合した学問としてとらえるとともに，代表的な天然薬物については生合成ルートを理解する必要がある．

## 1.7　天然から薬を見つける

　天然から薬を見つけ新薬を開発する流れについて考えてみよう．
　新しい薬の開発をめざす創薬天然物化学は，適当なスクリーニング法により植物や微生物代謝産物など多くの天然薬物をスクリーニングすることからスタートする．有効な素材が見つかれば，生物活性物質の単離・構造決定を行い，得られたシード化合物をもとに，酵素，受容体などのタンパク質との結合や動物を用いた *in vivo* 試験について解析を行った後，コンピューター支援による最適構造の設計などが行われる．新薬を開発するためには，研究の過程（2〜5）と開発の過程（5〜8）に分けることができる．

1　研究開発テーマの設定とターゲット（標的）の探索
2　スクリーニング screening（ふるいにかける）
3　抽出，分離，構造決定
4　成分の評価，作用機序
5　最適構造の検討

6 　特許申請
7 　前臨床試験
8 　臨床試験

### 1.7.1 　ターゲットの探索

　創薬研究の第一歩は薬の**ターゲット（標的）**の探索で，ある疾患を治療する際に，酵素，受容体，イオンチャンネル，トランスポーターなど多様な生体成分の何を新薬のターゲットとするかに関しては，疾患関連遺伝子群から予想をつけることもある程度可能になってきた．

### 1.7.2 　スクリーニング

　薬物ターゲットが設定されると，それを評価する *in vitro*（試験管内），*in vivo*（生体内）での試験系が構築される．研究成果の成否はこれらのスクリーニング系がターゲットの評価に的確であるかどうかにかかっている．*in vitro* テストでは，培養細胞，摘出臓器組織，受容体，酵素などを対象に，近年では**ハイスループットスクリーニング** high-throughput screening（**HTS**）などの新技術が用いられている．*in vivo* テストでは，疾患に相当する症状を示すモデル動物がよく用いられる．初期のスクリーニングでは多数の抽出エキスや化合物（化合物ライブラリー）を解析する必要があるので，通常は *in vitro* テストが主となり，多数の検体から活性を示す検体が選別される．さらにこれらの検体について *in vivo* テストが行われ，生体での有用性が確認される．これらのスクリーニングによって，まず活性を示す抽出物を見いだし，有効成分を明らかにしなければならない．多くの医薬品は動植物の抽出物や微生物の代謝産物を特定のアッセイ系を用いて無作為に評価するランダムスクリーニングによって発見されてきた．

### 1.7.3 　抽出，分離，構造決定

　有効成分の分離には，短時間で効率良く目的物質を単離しなければならない．適当な生物評価を併用した精製（bioassay guided fractionation）を取り入れ，HPLCなど物理化学的方法によって非常に微量な活性成分も短時間で効率良く単離できるようになってきた．未知成分の構造決定においては，高分解能MSにより分子量や分子式の決定が行われることが多くなり，近年では元素分析を行う機会がなくなった．また，NMRの進歩により高分子の生体成分についても信頼性の高い構造決定がなされるようになった．

## 1.7.4　成分の評価，作用機序

単離・構造決定された化合物について，*in vitro* あるいは *in vivo* の評価系を用い，活性と毒性について評価を行う．薬物の作用機序については，主に *in vitro* の試験より解析が行われる．たくさんの薬物候補から数種類に絞り込んでいく過程である．

## 1.7.5　最適構造の検討

候補化合物について**コンビナトリアルケミストリー**を用いた化学構造の改変などにより，活性の改善の認められる化合物（リード化合物）が選別される．最近はコンピューターモデリング実験もふまえて進められ，*in vivo* 実験による薬物代謝や各種物性（分配係数，疎水定数など）の検討などが行われて，薬物候補をさらに絞り込む．近年では，スクリーニングから化学修飾を加えた最適構造まで 2 ～ 3 年で進められている．

## 1.7.6　特　許

特許権が認められる期間は，特許を出願した日から 20 年間と定められている．しかし医薬品の場合は，化合物の発見から製造承認を受けるまでに，通常 10 ～ 15 年かかるといわれており，上市した後の 5 ～ 10 年間しか当該医薬品を独占することができないことになることから，開発者の利益を保護するために，特許の成立日または治験届の提出日の遅い方から承認日までの期間補償制度が定められており，20 ～ 25 年（最大）の期間となっている．

## 1.7.7　前臨床試験

薬物候補化合物について動物や培養細胞を用いて有効性（薬効），安全性（毒性），体内動態（吸収，分布，代謝，排泄），安定性などを検討する非臨床試験を行う．安全性試験では，急性，亜急性および慢性毒性の他に催奇形性試験が行われる．この非臨床試験に通常 3 ～ 5 年を要する．

## 1.7.8　臨床試験（治験）

前臨床試験を通過した治験薬は，健常成人を被検者とし薬物動態（吸収，分布，代謝，排泄）や安全性（有害事象，副作用）について検討するフェーズⅠ，少数の患者を対象としたプラセボ群を含む 3 群以上の用量群を設定して用量反応性を検討したりするフェーズⅡ，多数の患者を対象とし有効性の検証や安全性の検討が行われるフェーズⅢが実施される．これらの臨床試験は医療機関で

行われ，この段階では，本来薬理効果をもたないプラセボを使う二重盲検法が行われ，統計的処理によって薬効を判断する．これらの臨床試験に 3 〜 7 年を要する．

## 1.8 日本発の天然由来医薬品

医薬品の開発は医薬品候補化合物から医薬品になるまでには，非常に困難で確率の低い仕事であるが，それを成功させるためには，まず適したアッセイ法と良質な化合物ライブラリーの獲得が重要である．次に日本で開発された天然由来の医薬品について紹介する．

### 1.8.1 スタチン系高コレステロール血症治療薬の開発

1960 年後半，コレステロールは，その大部分が体内で合成され，肝臓がコレステロール生合成を行う主要な臓器であり，その生合成に関わる約 30 種の酵素の中で HMG-CoA 還元酵素がコレステロール生合成の律速酵素であることなどが明らかにされてきた．1971 年，三共製薬（現・第一三共製薬）では，高コレステロール血症治療薬の開発を目指し HMG-CoA 還元酵素阻害薬の探索を行った．スクリーニング法には，カビやキノコを対象に約 6,000 株についてラジオアイソトープでラベルした酢酸にラット肝ホモジネート液を加え，生合成される放射性のコレステロールの放射活性を測定するという方法を採り，1973 年に京都産の米の表面に付着していた青カビの一種 *Aspergillus citrinum* の培養液から ML-236B（コンパクチン）を発見した．ML-236B は，ラットには効果がなく，ニワトリ，イヌ，サルには劇的なコレステロール低下作用が認められた．これとは別に，1976 年ビーチャム製薬（現・グラクソ・スミスクライン）がコンパクチンを抗菌剤として発表した．一方，メルク社は，HMG-CoA 還元酵素阻害薬を探索し，コウジカビの一種 *Aspergillus terreus* の代謝産物として ML-236B にメチル基が 1 個結合したロバスタチンを発見した．ロバスタチンは安全性が高くコンパクチンと同程度のコレステロール低下作用を示し，1987 年メルク社は，コレステロール血症治療薬の承認を受けた．また，三共は，ML-236B 誘導体の中から有効性・安全性により優れた物質の探索を続けた結果，イヌの尿中微量代謝産物の中からさらに強い活性を示すコンパクチンに水酸基が付加された化合物を見いだした．1981 年にコンパクチンについて *Streptomyces carbophilus* を用いた微生物変換による水酸基の導入により水溶性の高いプラバスタチン（メバロチン）の開発に成功した．一方メルクは，ロバスタチンの構造を一部化学変換によりシンバスタチンを開発した．その後，コンパクチンをリード化合物として多くのスタチン系高コレステロール血症治療薬の開発が行われている．

なお，テキサス大のジョーセフ・ゴールドシュタイン Joseph Goldstein とマイケル・ブラウン Michael Brown は，コンパクチンが肝臓へ血中コレステロールの取り込みと代謝を活性化するこ

とやロバスタチンがLDLレセプターを活性化することを立証し，生体内コレステロールの制御メカニズムの解明により，ノーベル生理学・医学賞（1985年）を受賞している．三共製薬で開発を主導した遠藤章は，2006年には，日本国際賞，さらに2008年には，アメリカのノーベル生理学・医学賞ともいわれるラスカー賞を受賞した．

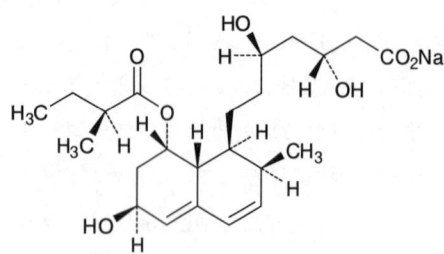

Compactin　　R$_1$ = H, R$_2$ = H
Lovastatin　　R$_1$ = CH$_3$, R$_2$ = H
Simvastatin　R$_1$ = CH$_3$, R$_2$ = CH$_3$

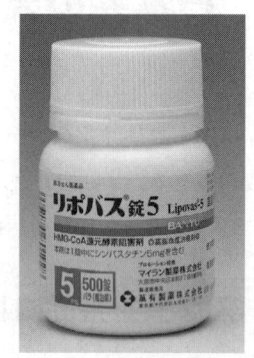

シンバスタチン製剤（リポバス）
（万有）

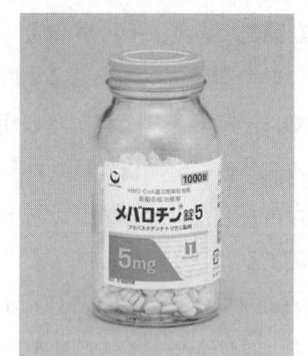

Pravastatin Sodium（Mevalotin）

プラバスタチンナトリウム製剤（メバロチン）
（三共）

## 1.8.2　免疫抑制剤タクロリムス Tacrolimus

　藤沢薬品工業（現・アステラス製薬）は，微生物生産物から新しい免疫抑制剤の創出を目標として1983年からスクリーニングを開始した．スクリーニング系としてはIL-2の産生を特異的に抑制する化合物は骨髄抑制が少なく安全性の高い免疫抑制剤が見いだせるとの考えのもとに探索研究がなされた．アッセイ方法として，IL-2依存性のTリンパ球反応であるマウス混合リンパ球反応 mixed lymphocyte reaction（MLR）を用いて，カビ約8,000種，放線菌約12,000種が調べられた．1984年に筑波山の土壌から分離したStreptomyces tsukubaensisの培養液に混合リンパ球反応を抑制することを見いだした．活性成分の分離は，培養液をダイヤイオンHP-20に吸着後，酢酸エチル溶出した画分についてシリカゲルカラムクロマトグラフィーで精製し，活性成分としてFK506

（タクロリムス）を分離した．これをアセトニトリルから再結晶して無色プリズム晶として得，元素分析および SI-MS $m/z$ 801[M+1]$^+$ から分子式を $C_{44}H_{69}NO_{12}$ と決定した．また分解反応により平面構造を決定した後，X線結晶解析により23員環をもつマクロライドとして相対構造が決定された．さらに分解物に L-ピペコリン酸が得られ，その立体をもとに絶対構造が決定された．その後，工業的な発酵法が検討された後，1985年，移植モデルでの有効性試験などが行われると共に種々の急性および慢性毒性試験が行われた．ラットの高投与量では，膵臓と腎臓に毒性を示すことが判明したが，投与中止により膵臓の空胞，脱顆粒やインスリン産生を回復することが認められ臨床試験に進められた．1989年，ピッツバーグ大でタクロリムスを用いた肝移植が成功し，1990年には日本で生体肝移植の治験が開始された．1993年「肝移植における拒絶反応の抑制剤」で承認され，プログラフ Prograf の商品名で販売された．アメリカで12施設とヨーロッパで8施設において治験がなされ，患者の生存率および臓器の生着率とも免疫抑制剤として知られるシクロスポリン A と同等以上の結果が得られ，拒絶反応の発生頻度が低く抑えられた．その後，アトピー性皮膚炎，重症筋無力症，関節リウマチ，ループス腎炎へ適応が拡大され，1999年，日本でプロトピック Protopic の商品名で発売された．

Tacrolimus

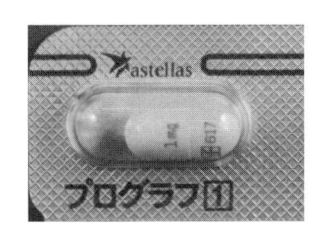

タクロリスム水和物製剤（プログラフ）
（アステラス）

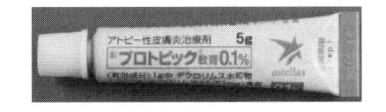

タクロリスム水和物製剤（プロトピック）
（アステラス）

ハーバード大の天然物有機合成化学者シュツアート・シュライバーは，アラビトールを出発原料としておよそ60工程を要してタクロリムスの化学合成を達成した．また，タクロリムスを結合させたアフィニティカラムクロマトグラフィーを作成して，結合タンパク質を探した．その結果，タクロリムス結合タンパク質（FKBP：FK506 binding protein）の単離に成功している．さらに，スタンフォード大のゲラルド・クラブトリーらとの共同研究で，ヘルパーT細胞においてFKBPと複合体を形成し，IL-2の転写因子であるNFAT（nuclear factor of activated T cells）を活性化させるカルシニューリンというタンパク質と結合し，転写因子NFATの脱リン酸化反応を阻害する

ことにより，核内への移行ができなくなりIL-2などの各種サイトカインの産生が誘導されなくなることを見いだした．さらに細胞傷害性T細胞（Tr細胞）の分化増殖を抑制，細胞性免疫・体液性免疫の両方を抑制することにより，拒絶反応を抑えることが明らかにされた．

タクロリムスの免疫抑制作用機序を解明した研究は，有機化学的手法と分子生物学的手法を組み合わせて生命現象を分子レベルで理解しようとする先駆け的な研究であり，**ケミカルバイオロジー** chemical biology という新しい研究領域として注目されている．

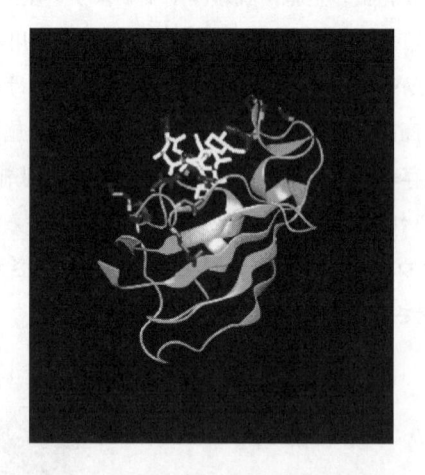

**タクロリムス/FKBP12 複合体の立体構造図**

# 第2章 天然物質の主な生物活性

## 2.1 抗腫瘍物質

### 2.1.1 抗腫瘍薬開発

　身体を構成している細胞は，分裂と増殖そしてアポトーシスを繰り返している．しかし，特定の遺伝子の突然変異によって死滅すべき細胞が死滅しなくなり，不必要な細胞分裂を起こす癌細胞が生じる．癌の治療には，癌細胞を消滅させることと周囲組織への浸潤，他臓器への転移を防ぐために，外科的な手術療法，放射線療法，抗癌剤による化学療法が行われている．これらの中では化学療法による治療の試みが最も遅く開始され，1946年に米国のエール大学でホジキン病に対して毒ガスとして知られるナイトロジェンマスタードが投与されたことに始まる．1950年代には，フルオロウラシル（5-FU，消化器癌），メルカプトプリン（6-MP，白血病），メトトレキサート（絨毛癌）といった薬物が開発されてきた．1960年代になると，ナイトロジェンマスタードの誘導体とのシクロホスファミド（リンパ腫）の他，抗生物質や植物成分のドキソルビシン，ダウノルビシン（リンパ腫），ビンクリスチン，ビンブラスチン（リンパ腫）が，1970年代にはシスプラチン（睾丸腫瘍，卵巣癌など各種固形癌），1980年代には，併用療法エトポシド（小細胞肺癌），1990年代にイリノテカン（結腸・直腸癌），パクリタキセル，ドセタキセル水和物（乳癌，卵巣癌など各種固形癌），ビノレルビン（非小細胞肺癌），ゲムシタビン（膵臓癌）といった多くの抗癌剤が開発されてきた．これらの抗癌剤はアルキル化剤，代謝拮抗剤，抗癌性抗生物質，植物アルカロイド類，白金製剤の5種に分類されることが多い．抗癌剤は殺細胞効果により癌細胞を殺すが，正常細胞にも強い毒性を示すことから，副作用がしばしば見られる．また，大きくなった腫瘍は，数種類の薬を併用する多剤併用療法がとられることが多い．各細胞周期にそれぞれ効くような薬を組み合わせ

ることによって全ての癌細胞を絶滅させるという戦略であり，それぞれの薬の量を落として副作用を抑える目的もある．この場合は，同じ副作用を持つ薬の組み合わせは避けるように組まれる．また近年，抗体薬，血管新生阻害剤，分子標的薬といわれる抗腫瘍薬の開発も進められている．

## 2.1.2 細胞周期と抗腫瘍薬

　細胞は決まった周期で細胞分裂を繰り返し増殖する細胞周期がある．細胞周期は，M期（M phase）と間期（interphase）に分けられる．M期は有糸分裂と細胞質分裂で構成される．間期は $G_1$ 期（Gap 1では細胞は大きくなる），S期（DNAの複製），$G_2$ 期（DNA合成から有糸分裂の間）に分けられる（図2.1）．成人の正常組織の細胞はそのほとんどが休止期（$G_0$）にあるのに対して腫瘍細胞は活発に細胞分裂しており，細胞分裂時に作用する薬物は正常組織に対してダメージを与えにくい．抗腫瘍薬には特定の細胞周期に特異的に作用するものと非特異的なものが知られている．

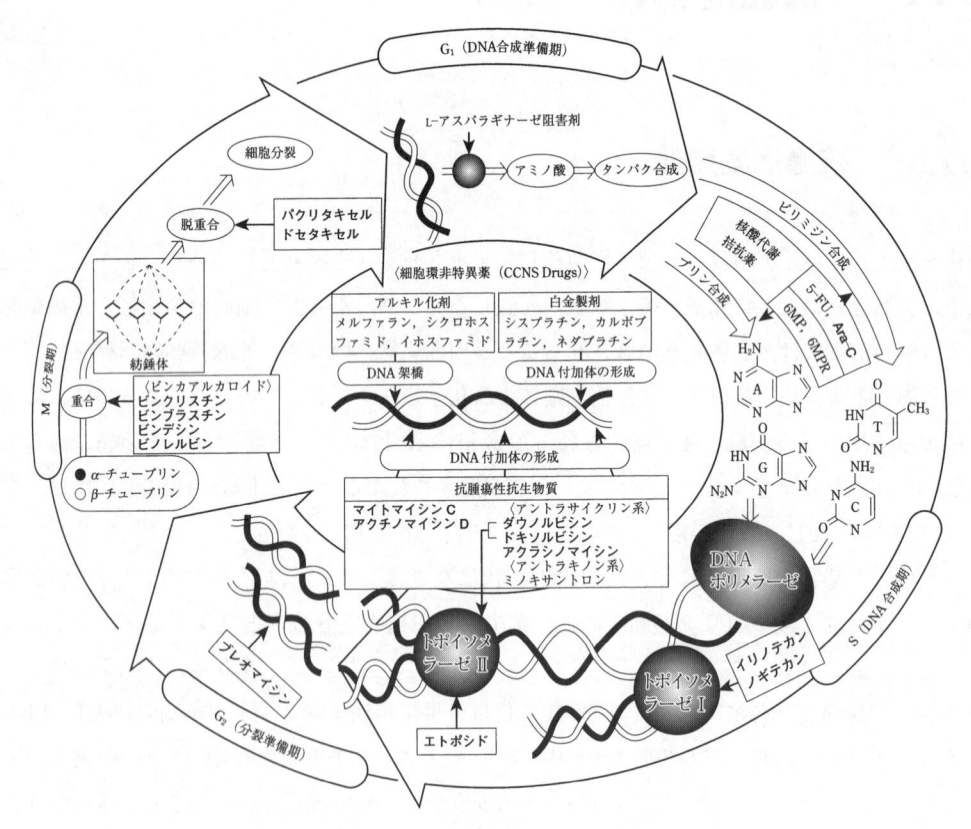

**図2.1　抗腫瘍薬の作用点**

細胞周期に非特異的な薬剤（CCNS Drug）としては，DNA やタンパク質にアルキル基を導入してDNA の複製を阻害する「アルキル化剤」や「白金製剤」，DNA 二重鎖の間に入り込む，いわゆるインターカレートしてDNA 合成を阻害する「抗腫瘍性抗生物質」がある．細胞周期に特異的に働く薬剤としては，S 期に作用し細胞分裂に必要な核酸前駆体の合成を阻害する「代謝拮抗薬」やDNA の複製や転写の際に働く酵素のDNA トポイソメラーゼⅠやⅡを阻害する「トポイソメラーゼ阻害薬」がある．一部の抗腫瘍性抗生物質にはDNA トポイソメラーゼⅡに対して阻害作用を示すものがある．また，ブレオマイシンは$G_2$ 期の染色体に鉄イオンキレート-酸素複合体を形成してDNA と結合し，DNA 鎖を切断することが知られている．M 期に働く薬物には，「植物アルカロイド類」のビンカアルカロイドが代表的であり，微小管の構成タンパク質であるチューブリンと結合して紡錘体の形成を阻害し，分裂中期で停止させる作用がある．近年これら薬物は，癌細胞の細胞分裂を阻害すると共にアポトーシスを誘導して抗腫瘍効果を発揮していると考えられている．

## 2.1.3 植物起源の抗腫瘍物質

**ビンカアルカロイド類　ビンブラスチン硫酸塩㊑ Vinblastine, ビンクリスチン硫酸塩㊑ Vincristine sulfate, ビンデシン Vindesine, およびビノレルビン Vinorelbine**

ニチニチソウ *Catharanthus roseus* から抽出された二重分子インドールアルカロイドであり，ニチニチソウの旧学名 *Vinca rosea* にちなんでビンカアルカロイドとも呼ばれている．フィリピンやアフリカでは古くからこの植物の抽出物が糖尿病の治療に用いられており，当初は糖尿病薬として注目されたが，実際には毒性が強く血糖値を下げる効果は認められなかった．しかし偶然にもその毒性の主な原因が骨髄抑制作用による白血球数の減少であることが見いだされたことから，ニチニチソウの成分探索は糖尿病薬の開発から抗腫瘍薬の開発へと方向転換され，その活性物質がビンブラスチン vinblastine であることが突き止められている．後に数十種類のビンカアルカロイドが単離され，その抗腫瘍活性が検討された結果，現在ではビンブラスチン vinblastine 硫酸塩㊑，ビンクリスチン vincristine 硫酸塩㊑，ビンデシン vindesine およびビノレルビン vinorelbine の4 種類が医薬品として販売されている．vinblastine および vincristine は，1950 ～ 1960 年代に単離されたもので，vindesine および vinorelbine はこれらの化学構造を一部変換した半合成体である．

これらは，有糸分裂時にチューブリンに結合することで微小管形成を阻害し腫瘍細胞の分裂を抑制する．ビンクリスチンは，白血病，悪性リンパ腫，小児腫瘍，多発性骨髄腫に，vinblastine は，悪性リンパ腫，絨毛性疾患，vindesine および vinorelbine は，急性白血病，悪性リンパ腫，肺癌，食道癌の治療に注射剤として用いられる．

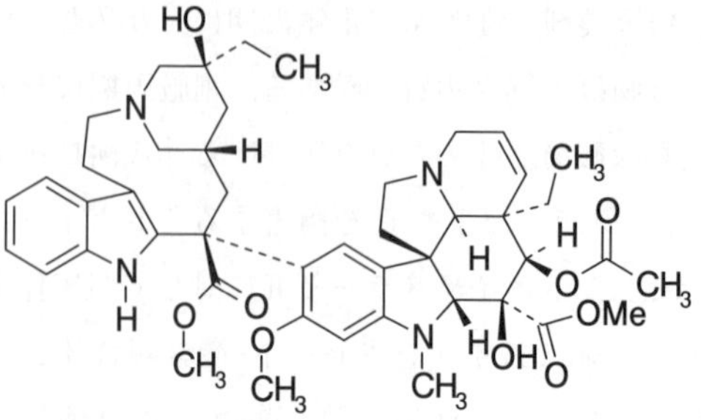

Vinblastine

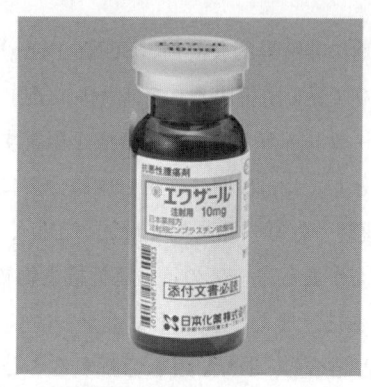

ビンブラスチン硫酸塩製剤（エクザール）
（日本化薬）

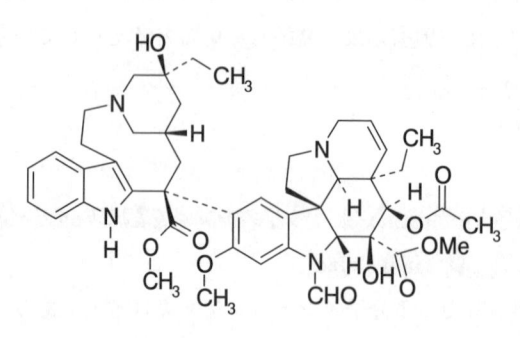

Vincristine

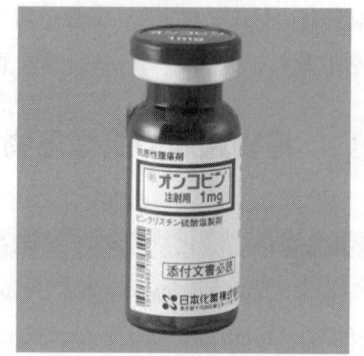

ビンクリスチン硫酸塩製剤（オンコビン）
（日本化薬）

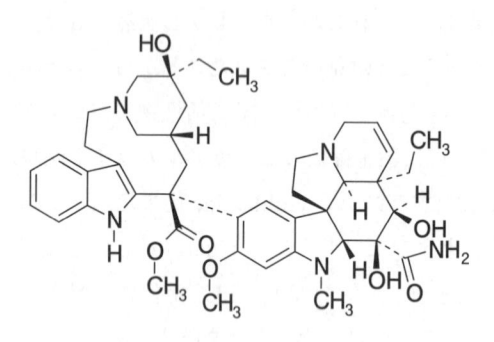

Vindesine

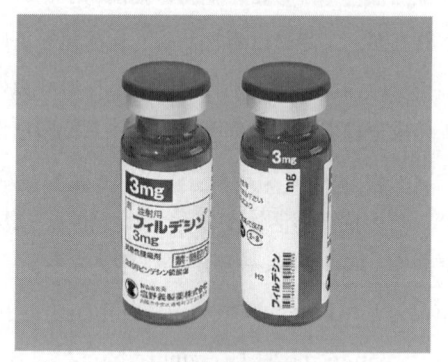

ビンデシン硫酸塩製剤（フィルデシン）
（塩野義）

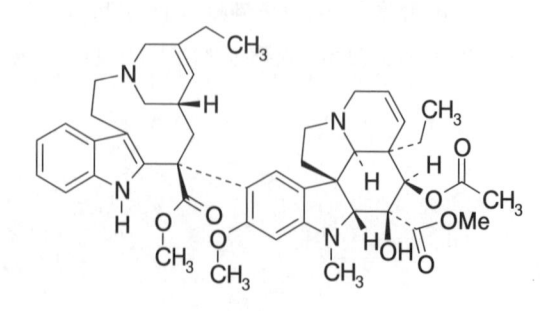

Vinorelbine

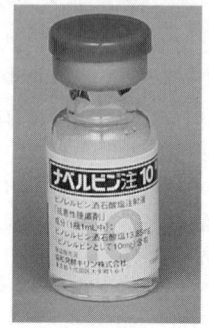

ビノレルビン酒石酸塩製剤（ナベルビン）
（協和発酵キリン）

### タキサン類

　イチイ科の植物から単離されたジテルペンである．タキソールは1966年にアメリカ政府の抗癌剤探索プロジェクトの一環として，イチイの樹皮から発見された．タキソールは抗腫瘍薬として非常に有望な薬剤であったが，イチイの木は成長が非常に遅く，タキソールの含まれる樹皮をはぐと，すぐに枯れてしまい，かつ当時の技術では医薬品として使えるほどの量が天然からは得ることはできなかった．そのため研究は一時中断されたが，1979年にタキソールの抗腫瘍の作用機序が，「微小管の構成タンパク質であるチューブリンと結合して紡錘体の形成を阻害する」という，これまでに知られていない斬新なものであったことから研究が再開された．しかしながら，経済的な理由によりアメリカ政府での開発を断念した．そこで，この研究開発はブリストル-マイヤーズ・スクイブ（BMS）に譲渡され，BMS社は1990年に一般名であるタキソールをそのままの名前で商標登録したため，研究者のあいだで大きな波紋を呼んだ．

　一方，タキソールはその複雑な構造より有機化学者の興味の対象となり，全世界30以上のグループが全合成に取り組み，1993年末にHoltonグループがタキソールの史上初の全合成を完成している．その全合成には40ステップ以上の反応を必要とし，かつ特殊な反応も多いため，キログラム単位でタキソールを合成するのは不可能であったが，その後イチイの葉から大量に得られる10-deacetylbaccatin Ⅲに側鎖を付けるという「半合成」による方法が確立された．今日では植物細胞培養法により，臨床に用いられているタキソールは安定的に供給されている．

　現在，北米西海岸に自生するタイヘイヨウイチイ *Taxus brevifolia* の樹皮より単離されたパクリタキセル Paclitaxel とヨーロッパイチイ *Taxus baccata* の針葉より単離された10-deacetylbaccatin Ⅲを前駆体として半合成されるドセタキセル Docetaxel が臨床で用いられている．

　作用機作は，タキソールが $\beta$-チューブリンに結合しチューブリンの重合が促進されるために微小管が過剰形成され，細胞分裂が阻害されるというものである．

　パクリタキセルは，卵巣癌，乳癌，非小細胞肺癌，胃癌，子宮体癌に，ドセタキセルは，乳癌，非小細胞肺癌，胃癌，頭頸部癌，卵巣癌，食道癌，子宮体癌に適用される．いずれも注射剤として使用される．

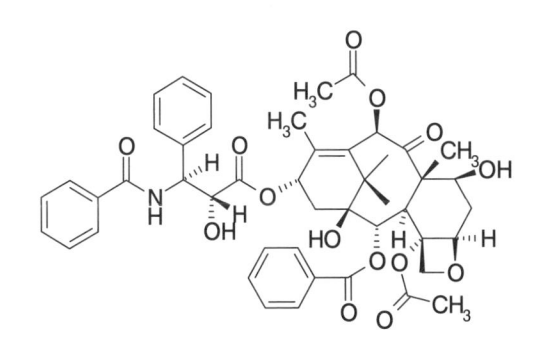

Paclitaxel

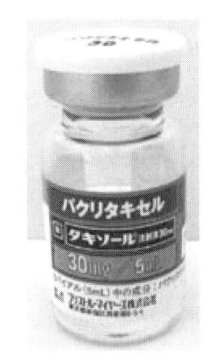

パクリタキセル製剤（タキソール）
（ブリストル・マイヤー）

Docetaxel

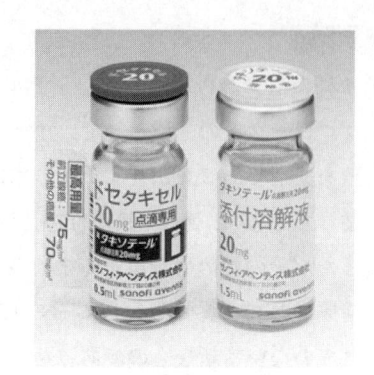

ドセタキセル製剤（タキソテール）
（サノフィ・アベンティス）

## 2.1.4 トポイソメラーゼ阻害薬

　トポイソメラーゼには，二本鎖DNAのうちの一方の鎖を切断し再結合させるトポイソメラーゼⅠと両方の鎖を切断し再結合させるトポイソメラーゼⅡの2種類が存在する．トポイソメラーゼ阻害薬は，DNAとトポイソメラーゼの複合体に結合し，DNA鎖の再連結を阻害する．

### 1 トポイソメラーゼⅠ阻害薬

#### カンプトテシン Camptothecin，ノギテカン Nogitecan

　ヌマミズキ科カレンボク（喜樹）*Camptotheca acuminate* より抗腫瘍作用を有するキノリンアルカロイドのカンプトテシン camptothecin が単離されたが，臨床試験の結果，骨髄機能抑制などの副作用が認められたため抗腫瘍薬として開発が中止された．その後，日本においてカンプトテシンの毒性を軽減した水溶性誘導体であるイリノテカン irinotecan が合成された．

　カンプトテシンがトポイソメラーゼⅠを強く阻害するのに対して，イリノテカンはそれ自体のトポイソメラーゼⅠ阻害作用は弱い．またイリノテカンは体内で piperidinopiperidinoyl 基がエステラーゼにより加水分解され，7-ethyl-10-hydroxy-camptothecin に変換されることでトポイソメラーゼⅠを強く阻害し，抗腫瘍作用を示すプロドラッグであることが知られている．一方，また，カンプトテシンの安全性を向上させたノギテカン nogitecan は未変化体そのものが活性本体である薬物である．

　これらは，いずれもDNA合成期においてトポイソメラーゼⅠを阻害し，DNAの合成を阻害することにより抗腫瘍作用を示す．

　イリノテカンは，小細胞肺癌，非小細胞肺癌，子宮頸癌，卵巣癌，胃癌，結腸・直腸癌，乳癌，悪性リンパ腫に適用され，ノギテカンは，小細胞肺癌に注射剤として用いられる．

Camptothecin

Irinotecan

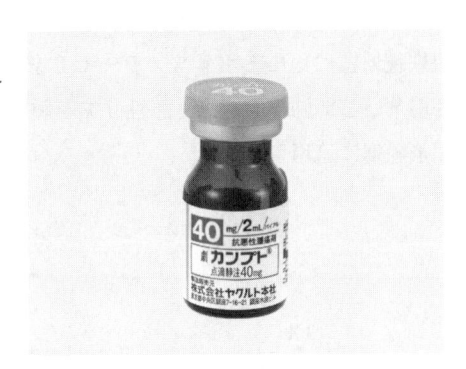

イリノテカン塩酸塩製剤（カンプト）
（ヤクルト）

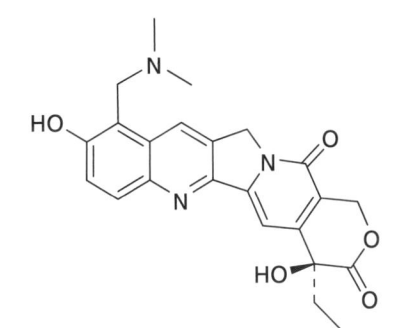

Nogitecan

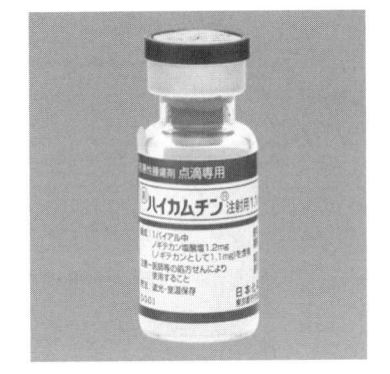

ノギテカン塩酸塩製剤（ハイカムチン）
（日本化薬）

## 2 トポイソメラーゼⅡ阻害薬

### エトポシド⑮ Etoposide

　エトポシドは，メギ科ポドフィルム *Podophyllum peltatum* の根茎から単離されたリグナンであるポドフィロトキシン podophyllotoxin の半合成誘導体である．ポドフィルムの根の抽出物は，アメリカ先住民がイボの治療に用いたといわれており，現在もチンキ剤として市販されている．この抽出液中の抗腫瘍物質の探索研究が行われ，活性物質として podophyllotoxin が得られている．その作用機序は有糸分裂の阻害であった．1950 年代に podophyllotoxin の臨床試験が進められたが

結果は思わしくなかった．一方，この抽出物には podophyllotoxin の構造に類似したリグナンの配糖体が多く存在し，これらは水に溶けやすく薬として都合がよいため，スイスのサンド社は podophyllotoxin の配糖体の誘導体を数多く合成し，それらの抗腫瘍効果を調べた．その開発過程で podophyllotoxin の構造の 4 位が α 配位であり，かつ 4′ 位に水酸基が存在するという条件が抗腫瘍作用を示すためには必須であることが明らかとなり，4′-demethylepipodophyllotoxin 4-O-β-D-glucopyranoside の構造をもつ etoposide が誕生した．

etoposide は，podophyllotoxin とは異なり有糸分裂を阻害するのではなく，DNA 合成期〜分裂準備期においてトポイソメラーゼⅡを阻害し，DNA の合成を阻害することで抗腫瘍作用を示し，注射剤として肺小細胞癌，悪性リンパ腫，急性白血病，睾丸腫瘍，膀胱癌，胚細胞腫瘍，小児悪性固形腫瘍に適用される．

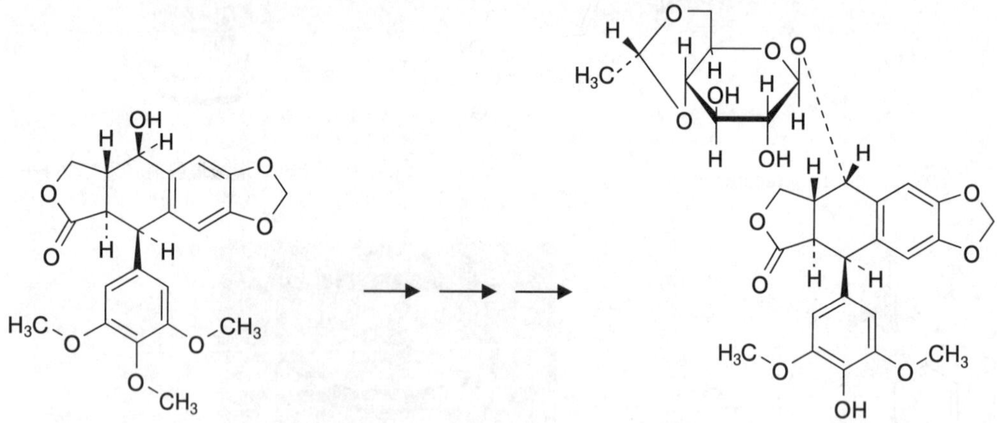

Podophyllotoxin → → → Etoposide

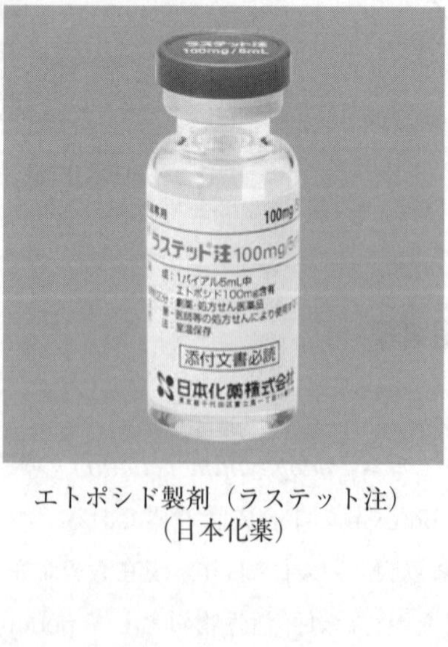

エトポシド製剤（ラステット注）
（日本化薬）

## 2.1.5 抗腫瘍性抗生物質

### マイトマイシン C 局 Mitomycin C

マイトマイシン C は，1955 年に北里研究所の秦藤樹らによって発見された放線菌 *Streptomyces caespitosus* の培養液中に産生される一群の物質である．このうち最も強い抗腫瘍活性を示すのが，mitomycin C である．

構造内のベンゾキノン部分が還元された後，複数の活性代謝物が DNA の架橋形成，アルキル化，フリーラジカルによる DNA 鎖切断を介して DNA の複製を阻害し抗腫瘍効果を示す．

抗腫瘍薬としては，慢性リンパ性白血病，慢性骨髄性白血病，胃癌，結腸・直腸癌，肺癌，膵癌，肝癌，子宮頸癌，子宮体癌，乳癌，頭頸部癌，膀胱腫瘍などに用いられている．

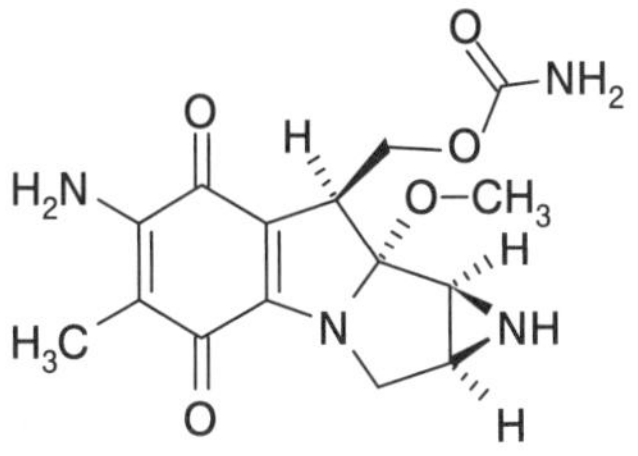

Mitomycin C

### アクチノマイシン D 局 Actinomycin D

アクチノマイシン D は，放線菌 *Streptomyces parvullus* の培養液中に産生される一群の物質中の主成分であり，フェノキサゾン phenoxazone 骨格に 2 つの管状ペプチドが結合した構造を持つ．アクチノマイシンは DNA 二本鎖に結合することによって，複製や転写に関与する酵素の働きを妨げる．DNA のグアニン塩基と結合することで，DNA 依存性 RNA ポリメラーゼを阻害し，転写が抑制される．また高濃度では DNA 依存性 DNA ポリメラーゼも阻害するため複製が抑制される．抗腫瘍薬として，ウィルムス腫，絨毛上皮腫，破壊性胞状奇胎，小児悪性固形腫瘍などに適用される．

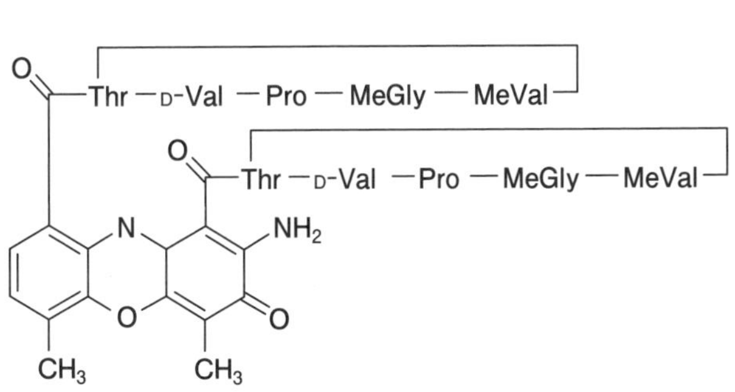

Actinomycin D

### ドキソルビシン塩酸塩⑮ Doxorubicin hydrochloride

ドキソルビシンは，*Streptomyces parvullus* の培養液中に産生されるアントラサイクリン系抗生物質である．別名のアドリアマイシンは，この菌がイタリアのアドリア海に面した土壌より採取されたことに由来する．心毒性が強い．

薬理作用：DNA ポリメラーゼならびに RNA ポリメラーゼ阻害→ DNA および RNA の産生阻害
適応症：悪性リンパ腫，肺癌，消化器癌，乳癌，膀胱腫瘍，骨肉腫，乳癌，子宮体癌，多発性骨髄腫，小児悪性固形腫瘍に適用されている．

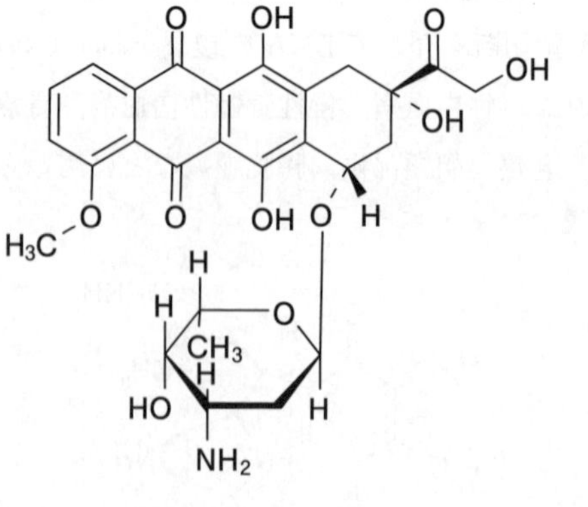

Doxorubicin

### ブレオマイシン硫酸塩⑮ Bleomycin sulfate，ペプロマイシン Peplomycin

ブレオマイシンは，放線菌 *Streptomyces verticillus* の培養によって得られる抗腫瘍活性を有する化合物の混合物であり，1963 年に微生物化学研究所の梅沢浜夫らによって発見された．また，ブレオマイシンの誘導体であるペプロマイシン peplomycin も臨床で使われている．

Bleomycin の作用機序は，$Fe^{3+}$ とキレート形成後，酸素と結合して bleomycin-$Fe^{3+}$-$O_2$- が形成され，DNA の一本鎖及び二本鎖切断を行うことによる．臨床では，皮膚癌，頭頸部癌，肺癌，食道癌，悪性リンパ腫，子宮頸癌，神経膠腫，甲状腺癌，胚細胞腫瘍に，ペプロマイシンは，皮膚癌，頭頸部癌，肺癌，前立腺癌，悪性リンパ腫に適用されている．

Bleomycinic acid
Bleomycin A₂
Bleomycin B₂
Peplomycin

## 2.1.5 代謝拮抗薬

### シタラビン局 Cytarabine（Ara-C）

　シタラビンは，カリブ海に生息する *Cyptotethia* 属の海綿より抽出された，ピリミジン骨格をもつ代謝拮抗薬である．シタラビンはDNAポリメラーゼに対してdeoxycytidine triphosphate（dCTP）と競合することによりDNA合成を阻害することで抗腫瘍効果を発現し，急性白血病，膀胱腫瘍に用いられる．

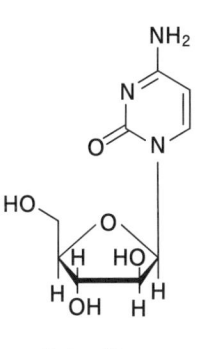

Cytarabine

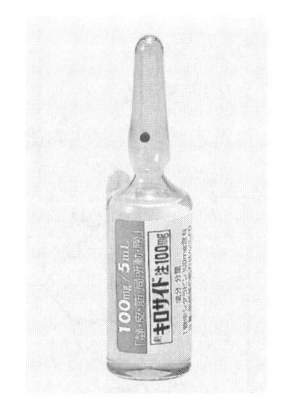

シタラビン製剤（キロサイド）
（日本化薬）

## 2.1.6 非特異的免疫賦活薬

生体の非特異的な免疫応答能を増強することにより腫瘍細胞の増殖を抑制する薬物.

### クレスチン Krestin

1965年に呉羽化学が，担子菌類の一種"さるのこしかけ"の熱水抽出物を服用した胃癌患者が日常生活に復帰したことに着目し，様々な菌株で検討を重ねた結果，カワラタケ *Coriolus versicolor* の CM-101 株の菌糸体より抽出した平均分子量10万のタンパク多糖体に抗腫瘍効果があることを見出し，これを受けて大鵬薬品が経口薬として商品化した薬物である.

### レンチナン Lentinan

シイタケ子実より抽出される高分子グルカンである．免疫を賦活することで腫瘍細胞の増殖を抑制する．手術不能または再発胃癌患者の生存期間の延長を目的に使用される.

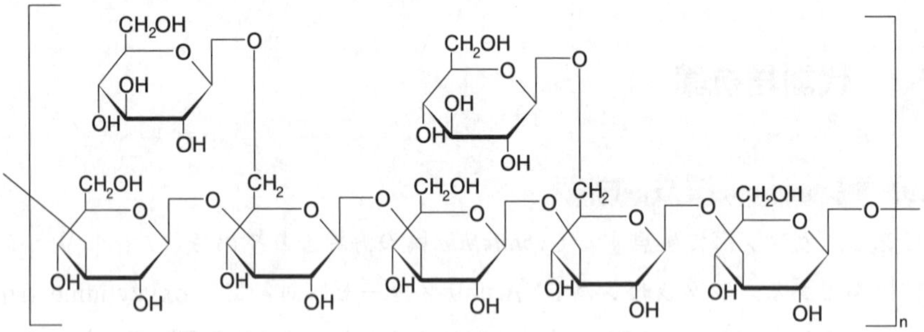

Lentinan

### シゾフィラン Schizophyllan

スエヒロダケの菌糸体培養液から得られる多糖体で，免疫を賦活することで腫瘍細胞の増殖を抑制する．子宮頸癌における放射線療法の直接効果の増強を目的に筋肉注射で使用される.

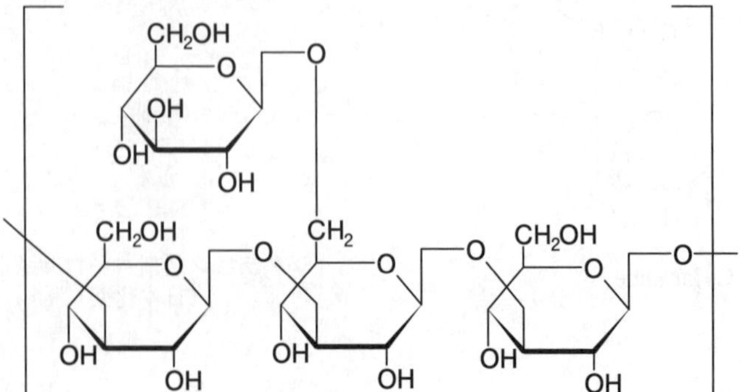

Schizophyllan

### ウベニメクス Ubenimex

梅沢浜夫らにより，放線菌 *Streptomyces olivoreticuli* の培養濾液中に発見されたジペプチドである．

免疫担当細胞表面に存在するアミノペプチダーゼに結合することで非特異的に免疫を賦活し，マクロファージやNK（ナチュラルキラー）細胞などの免疫細胞の働きを高め，がん細胞の増殖を抑える．単独ではあまり効果が期待できず，ほかの抗がん剤と併用することで延命効果が期待できるため，成人急性非リンパ性白血病において化学療法と併用する．

Ubenimex

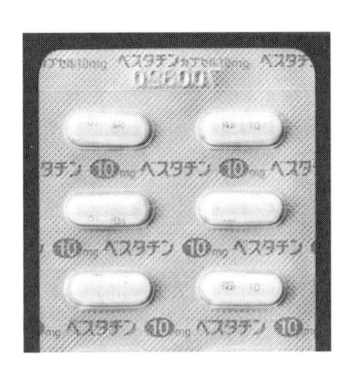

ウベニメクス製剤（ベスタチン）
（日本化薬）

## 2.2 抗潰瘍物質

胃潰瘍，十二指腸潰瘍は，粘膜が胃酸やペプシン，ピロリ菌，非ステロイド系抗炎症薬などによっておかされて，胃や十二指腸の粘膜や組織が無くなった状態である．通常胃は胃酸の分泌に対し，胃内粘膜が保護作用を示して攻撃因子と防御因子のバランスが保たれている．しかし，粘膜保護作用が低下すると防御因子の低下により胃潰瘍が生じる．また，十二指腸潰瘍の患者は，ピロリ菌（*Helicobacter pylori*）の保菌者が多く，胃前庭部に潜伏し始め，持続的にガストリン分泌刺激が促され，胃酸分泌過多を生じることによって潰瘍が生じるとされている．攻撃因子としては，胃酸やペプシンが，一方，防御因子としては，粘液，血流，重炭酸バリアなどが知られる．従ってこれら消化性潰瘍の治療は，胃酸分泌を減少させるか，酸-ペプシン侵襲に対する粘膜抵抗性を増加させる．攻撃因子抑制剤は，胃酸分泌抑制薬として，プロトンポンプ阻害薬（PPI），$H_2$受容体遮断薬（$H_2$RA），選択的ムスカリン受容体拮抗薬，抗ガストリン薬，抗コリン作働薬と酸中和薬（炭酸水素ナトリウム，酸化マグネシウム，乾燥水酸化アルミニウムゲルなど）に分けられる．また，防御因子増強薬として，粘膜抵抗強化薬，粘液産生・分泌促進薬，プロスタグランジン（PG）製剤，

胃粘膜微小循環改善薬に分けられている．一方，H. pylori 除菌治療薬としてプロトンポンプ阻害薬（PPI）や抗菌薬（アモキシシリン，クラリスロマイシン，メトロニダゾール）の併用療法が行われている．

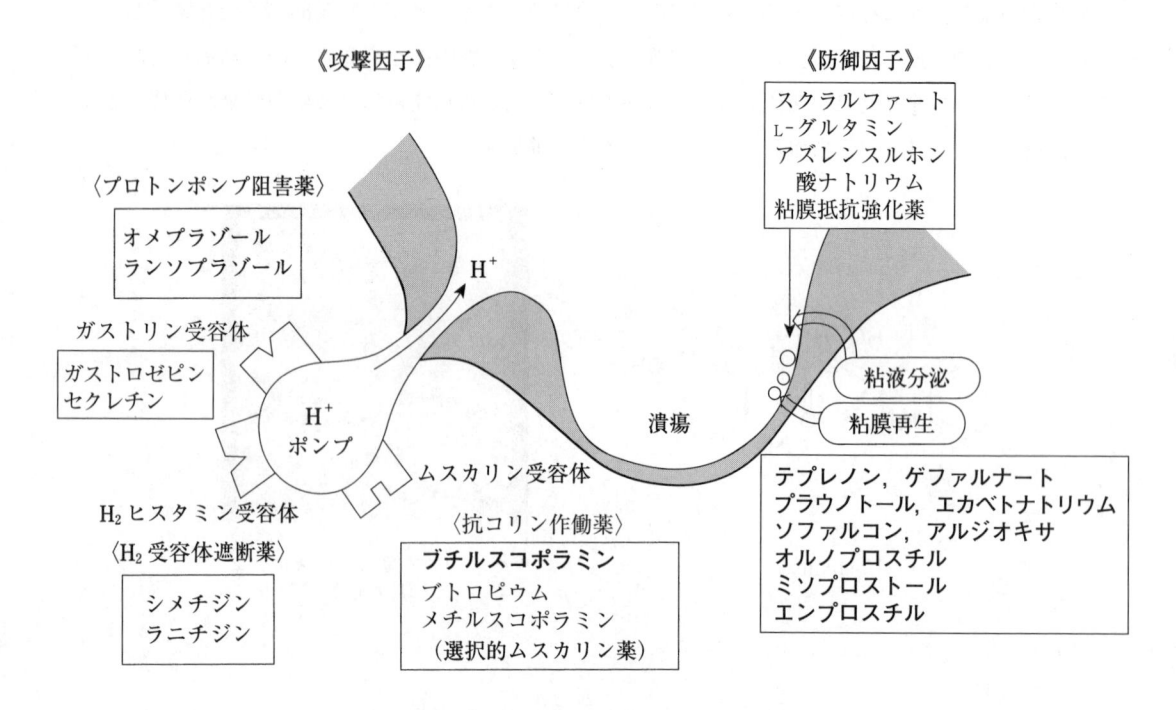

**図 2.2　消化性潰瘍の発生因子と治療薬**

## 2.2.1　胃粘膜攻撃因子に作用する薬物

　胃粘膜の攻撃因子となる酸分泌抑制薬は，プロトンポンプ阻害薬，ヒスタミン $H_2$ 受容体拮抗薬（$H_2$ ブロッカー），抗コリン作働薬，ガストリン受容体拮抗薬に分けられる．ここでは天然由来の医薬品として抗コリン作働薬とガストリン受容体拮抗薬について紹介する．

#### アトロピン硫酸塩⑮ Atropine sulfate

　アトロピンは，ナス科のベラドンナ *Atropa belladonna* より Mein により抽出されたトロパン型アルカロイドである．ヒヨスチアミンのラセミ体である．ムスカリン性のアセチルコリン受容体を阻害することにより，副交感神経を抑制し，胃腸の運動を抑制する．また，有機リン剤中毒等の治療にも用いられ，地下鉄サリン事件での治療にも用いられた．

アトロピン注
（テルモ）

## ブトロピウム臭化物 Butropium bromide，N-メチルスコポラミンメチル硫酸塩
## N-methylscopolamine methylsulfate，ブチルスコポラミン臭化物局 Scopolamine butylbromide

ナス科のヒヨス *Hyoscyamus niger* より抽出されたトロパン型4級塩基をもつヒヨスチアミンより誘導された半合成医薬品で，胃炎，腸炎，胃・十二指腸潰瘍に用いる．トロパン型4級塩基は3級塩基を持つアトロピンと比べ作用発現も速く，消失も速い．また，口渇，散瞳，尿閉などの副作用も軽減されている．

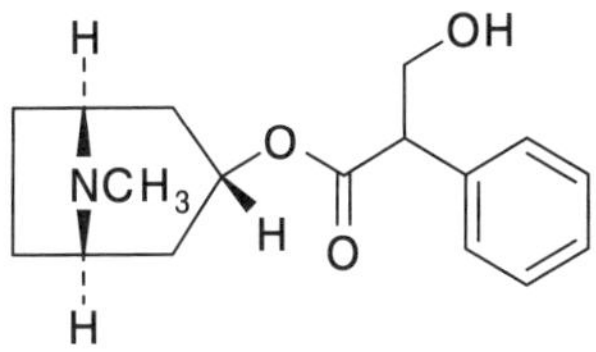

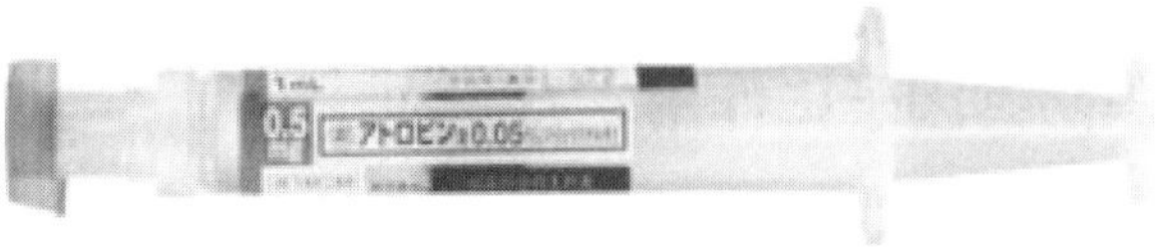

Atropine

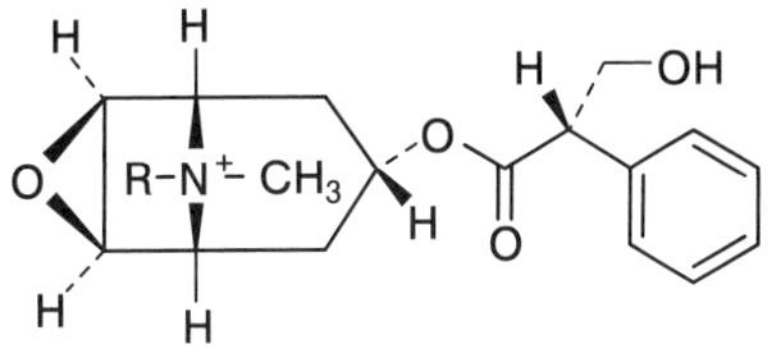

| | R |
|---|---|
| Methylscopolamine | $CH_4$ |
| Butylscopolamine | $(CH_2)_3CH_3$ |

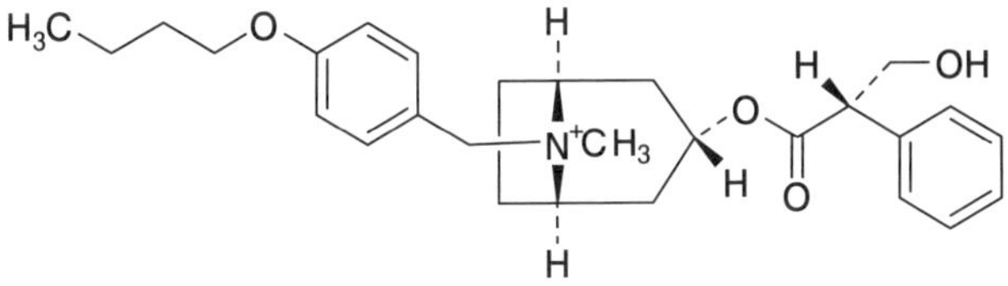

Butropium

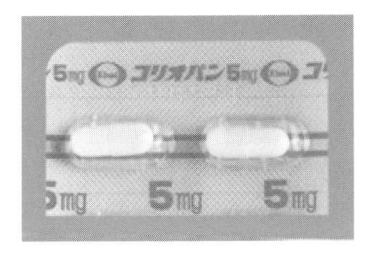

ブトロピウム臭化物製剤（コリオパン）（エーザイ）　　メチルスコポラミンメチル硫酸塩製剤（ダイピン）（第一三共）　　ブチルスコポラミン臭化物製剤（ブスコパン）（ベーリンガー）

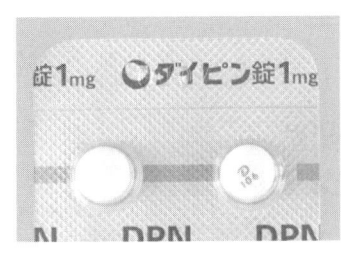

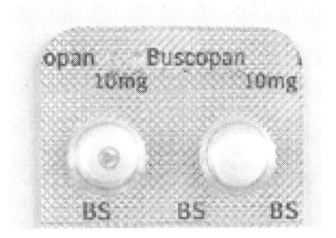

## 2.2.2 胃粘膜防御因子に作用する薬物

防御因子に作用する薬物には，潰瘍治療を促進するプロスタグランジン（PG）製剤，粘液産生・分泌促進剤，粘膜抵抗強化剤がある．

### 1 PG 製剤

#### オルノプロスチル Ornoprostil，ミソプロストール Misoprostol

これらの PG 製剤はプロスタグランジン $E_1$ の誘導体であり，胃粘膜血流量を増強し，また胃酸分泌を抑制する．オルノプロスチルは胃潰瘍に，ミソプロストールは NSAIDs の長期投与にみられる胃潰瘍および十二指腸潰瘍に用いられる．

Ornoprostil

Misoprostol

#### エンプロスチル Enprostil

持続性を有するプロスタグランジン $E_2$ の誘導体である．胃酸分泌およびペプシン分泌を抑制する．また，血清ガストリン値を低下させ細胞を保護する．

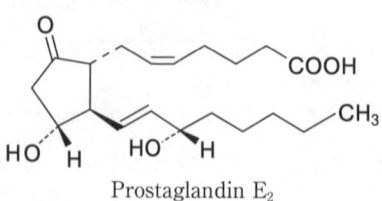

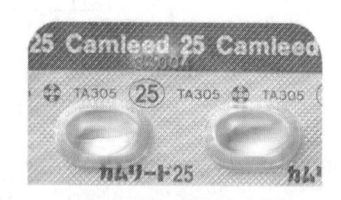

Enprostil

エンプロスチル製剤（カムリード）
（田辺三共）

Prostaglandin $E_2$

### 2 粘膜産生・分泌促進剤

#### プラウノトール Plaunotol，テプレノン Teprenone

タイ国でプラウノイと呼ばれるトウダイグサ科植物 *Croton sublyratus* の幹から得られた抽出分

画の主成分である直鎖型ジテルペノイドがプラウノトールである．一方，テプレノンは，プラウノトールの構造を模して合成された薬物である．胃内のプロスタグランジン合成を促進し，胃粘膜の血流量ならびに胃粘液を増加させる．

Plaunotol

プラウノトール製剤（ケルナック）
（第一三共）

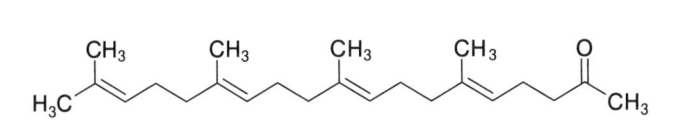

Teprenone

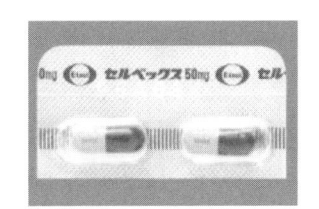

テプレノン製剤（セルベックス）
（エーザイ）

### ゲファルナート Gefarnate

生野菜汁の脂溶性分画に多量に存在する天然のビタミンKの側鎖が抗潰瘍作用を有することが見いだされ，この特性を持つ多数の誘導体で効力の最も強いものとしてゲファルナート（ゲファニール）がスクリーニングされた．粘膜の抵抗性を増強し，粘液分泌を亢進する．また粘膜微小循環を改善することで胃潰瘍，十二指腸潰瘍，胃粘膜病変を治療する．

Gefarnate

### アルジオキサ Aldioxa

中世よりヨーロッパで皮膚の傷や潰瘍の治療に用いられてきたヒレハリソウ *Symphtum officinale* の地下茎より有効成分としてアラントイン allantoin が単離された．この物質は，化膿した傷に故意に蛆をわかせて治療する蛆療法に用いるヒロズキンバエ *Lucilia sericata* の幼虫が分泌する化合物と同一物であることが知られている．アルジオキサは，アラントインの誘導体である．粘膜の被覆作用，制酸作用，抗ペプシン作用により胃粘膜組織を修復する．胃潰瘍，十二指腸潰瘍，胃炎に用いられる．

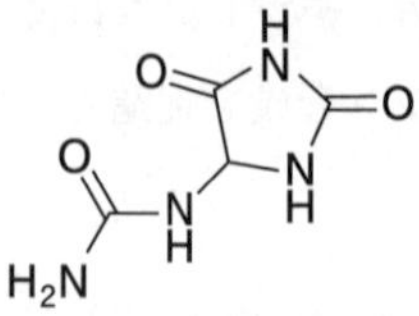

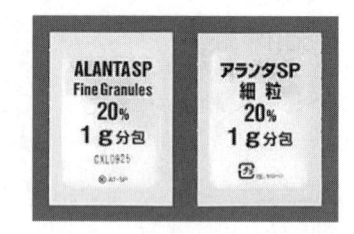

アルジオキサ製剤（アランタSP）　アラントイン製剤（イサロン）
（キッセイ）　　　　　　　　（あすか製薬-武田）

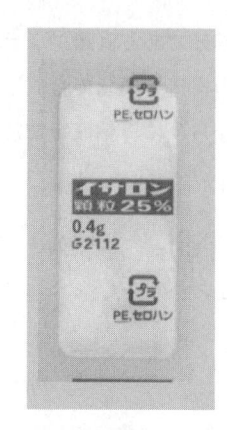

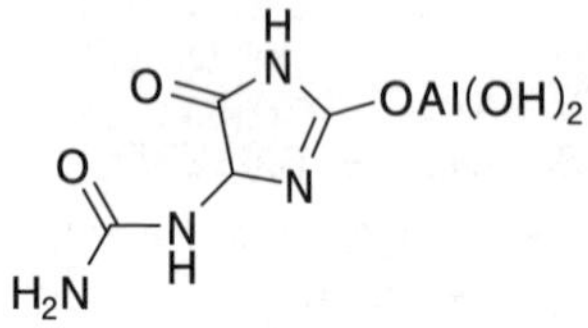

## アズレンスルホン酸ナトリウム Sodium azulene sulfonate

ヨーロッパで古くから胃腸疾患や各種炎症性疾患に利用されているキク科植物カミツレ *Matricaria chamomilla* の水蒸気蒸留により得られた精油から有効成分として分離された青色の油アズレン Azulene の水溶性の誘導体．アズレンは，5員環と7員環が縮環したテルペン誘導体が，脱水・酸化されて生じる．消炎作用を有し，創傷治癒も促進する．

胃炎，胃潰瘍の治療以外に含嗽剤として咽頭炎，扁桃炎，口内炎にも用いる．

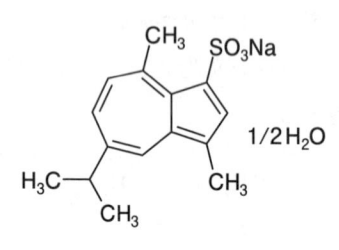

Sodium azulene sulfonate 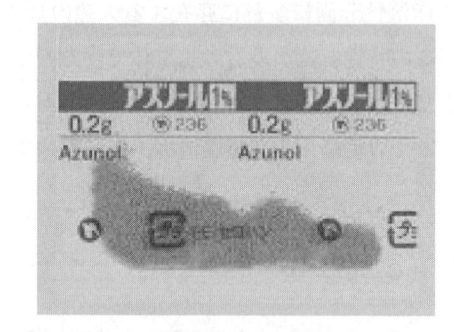　　アズレンスルホン酸ナトリウム製剤（アズノール）
（日本新薬）

## ビタミンU Methylmethionine sulfonium

キャベツジュース中の潰瘍抑制効果を有する未知物質が Vitamin U とよばれていたが，McRrie, MA 等によりその一成分がメチオニンの誘導体であるメチルメチオニンスルホニウム塩であることが明らかにされた．胃粘膜組織ムコ多糖成分分解を防止するとともに，胃血流を増加させ，胃粘膜表層部の粘液も増加させる．

## L-グルタミン L-glutamine

生キャベツ汁中の抗潰瘍作用の有効成分であり，熱に強い因子として抽出されたのが L-グルタミンである．潰瘍組織を賦活し再生を促す．

Methylmethionine sulfonium

L-Glutamine

## エカベトナトリウム Ecabet sodium

松香成分中に，抗潰瘍作用を有する一連の誘導体の中から見いだされたアビエンタ型ジテルペン化合物である．現在は，アビエチン酸 abietic acid からの半合成により製造されている．

胃粘膜障害部を被覆し保護する．また胃液ペプシン活性を抑制する．*Helicobacter pylori* に対してはウレアーゼを阻害するとともに殺菌する．胃粘膜防御因子も増強する．

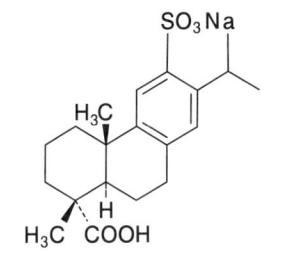

Ecabet sodium

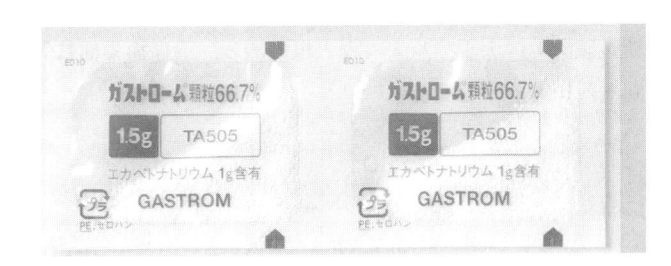

エカベトナトリウム製剤（ガストローム）
（田辺製薬）

## ソファルコン Sofalcone

古来中国において主として消化器疾患の治療剤に用いられてきた広豆根マメ科植物 *Sophora subprostrata* の根より抗潰瘍成分として単離されたソフォラジンをもとに合成されたイソプレニルカルコン誘導体である．内因性プロスタグランジンを増加させ，血流を増加し，粘液量を増やし，積極的に粘膜再生を促進し，また，*H. pylori* に対しても抵抗性を示す．

Sofalcone

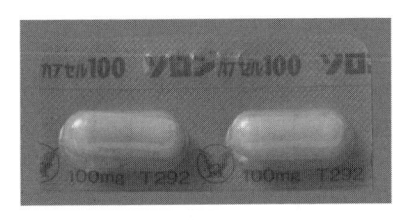

ソファルコン製剤（ソロン）
（大正製薬-大正富山）

### アルギン酸ナトリウム Sodium alginate

アルギン酸は，褐藻などに含まれる多糖類で，α-L-グルロン酸，β-D-マンヌロン酸が1,4-グリコシド結合した構造をとる．水に不溶性であることからナトリウムなどの塩として抽出され，主に食品添加物として利用される．医療では5% アルギン酸ナトリウム水溶液（アルロイドG）が胃炎，胃潰瘍，消化管出血に用いられる．

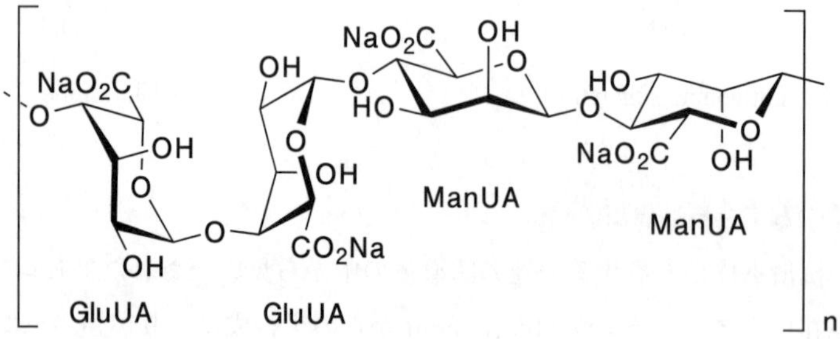

Sodium alginate

### スクラルファート Sucralfate

ショ糖の硫酸エステルアルミニウム塩である．潰瘍病巣部に保護膜を形成する．また抗ペプシン作用や制酸作用も有する．

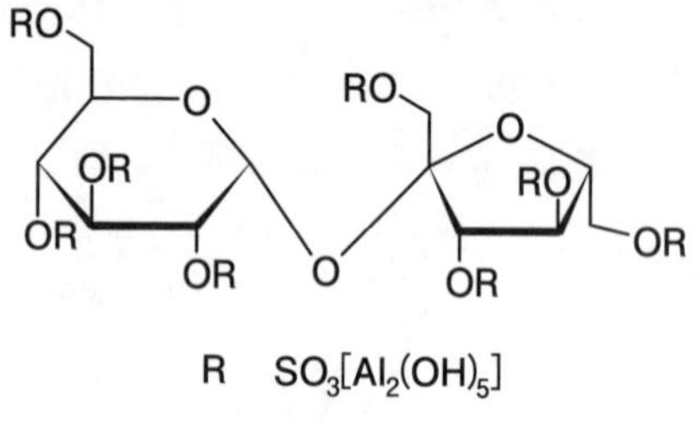

R  SO$_3$[Al$_2$(OH)$_5$]

Sucralfate

# 2.3　抗炎症，抗アレルギー物質

炎症は，感染，外傷や熱傷，アレルギー反応といった生体組織にとって好ましくない刺激が発生した時に免疫系が引き起こす局所的な防御反応で，生体にとって非自己の排除を促す一方，損傷や苦痛を引き起こす．

抗炎症薬は，非ステロイド系抗炎症薬とステロイド系抗炎症薬の2種類に分類される．非ステロイド系抗炎症薬（NSAIDs：Non-Steroidal Anti-Inflammatory Drugs）には抗炎症作用のほか，

鎮痛作用，解熱作用を併せ持つものが多く，更に酸性抗炎症薬と塩基性抗炎症薬に分類することができる．酸性抗炎症薬は一般に広く使用されており，アスピリン，メフェナム酸，ジクロフェナクナトリウムなどがこれに分類される．酸性抗炎症薬はアラキドン酸からプロスタグランジンを合成する酵素であるシクロオキシゲナーゼ（COX）を阻害することによってケミカルメディエーターの一種であるプロスタグランジンやロイコトリエンの合成を阻害し，炎症が起きるのを抑える．

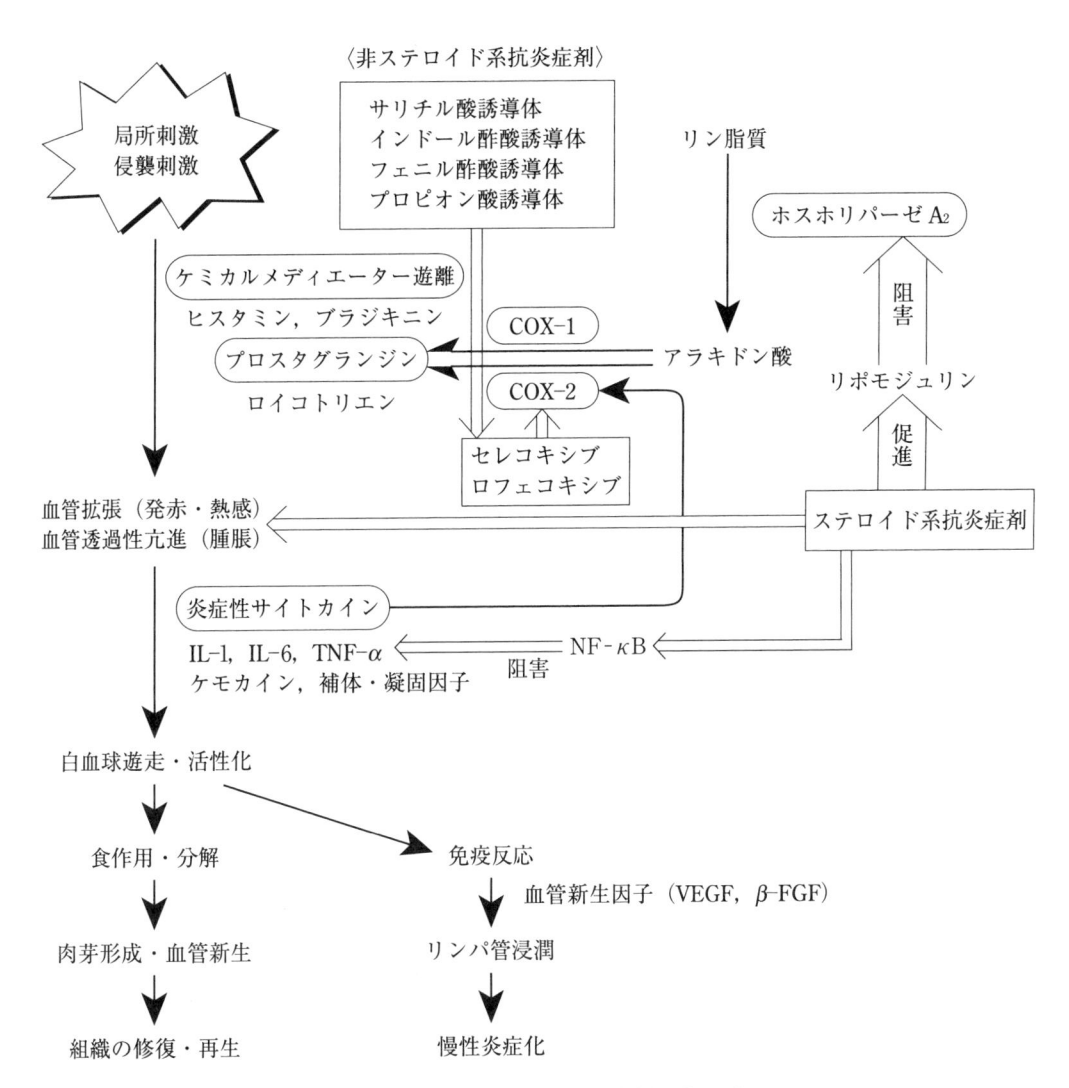

**図 2.3 炎症反応機構と抗炎症剤の作用点**

## 2.3.1 抗炎症物質

### 1 非ステロイド系抗炎症薬 Non-steroidal anti-inflammatory drug（NSAIDs）

酸性非ステロイド系抗炎症薬は，シクロオキシゲナーゼ（COX）を阻害することによりプロスタグランジンの生成を抑制し，解熱鎮痛，抗炎症作用を示す．

アスピリンを代表とする非ステロイド系抗炎症薬は，炎症，疼痛，発熱の治療に用いられる．シクロオキシゲナーゼ（COX-1, COX-2）活性を可逆的に競合阻害し，プロスタグランジンが合成されるのを阻害する．COX-1, COX-2の両者を阻害することから副作用として消化管障害を発現することがある．そこで COX-2 を選択的に阻害する新しい NSAID の創製がなされているが，プロスタサイクリンが減り，トロンボキサン $A_2$ の働きが強まり，血栓傾向が高まって心血管事故が増えていることがわかり，問題となっている．

#### サリチル酸系

セイヨウシロヤナギ *Salix alba* の樹皮（柳皮）の抗炎症成分であるサリシンより化学的に誘導されたサリチル酸 salicylic acid やアスピリン aspirin は，シクロオキシゲナーゼをアセチル化することにより，不可逆的にその活性を阻害し，ケミカルメディエーターやプロスタグランジン類の産生を抑制する．

サリチル酸は，症候性神経痛に，アスピリンは，関節リウマチ，関節痛，筋肉痛，頭痛，月経痛などに使用されるが，水痘やインフルエンザに感染している小児への投与は Reye 症候群を引き起こす危険性があり，注意が必要である．

#### サリチル酸ナトリウム Sodium salicylate

本剤は解熱鎮痛薬，抗リウマチ薬として用いられるが，効力はアスピリンより弱い．胃障害を起こしやすいため，注射薬として静注されることが多い．Kolbe による合成法が古くから知られ，ナトリウムフェノキシドに高温，高圧（5〜6気圧，125℃）で二酸化炭素を反応させるとオルト位にカルボキシ基が導入されたサリチル酸ナトリウムが合成される．

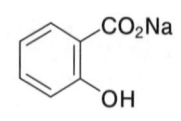

Sodium salicylate

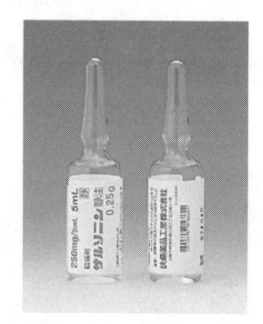

サリチル酸ナトリウム製剤（サルソニン）
（扶桑）

### アスピリン Aspirin（アセチルサリチル酸）

最も代表的な非ステロイド系抗炎症薬であり，鎮痛，解熱，抗炎症，血小板凝集抑制作用を示す．その最も主要な作用機序は COX の阻害であり，また，低用量においても選択的に血小板におけるプロスタグランジン類の生合成を阻害することにより，血小板凝集抑制作用を示し血栓形成を予防する．

Aspirin

### グリチルレチン酸 Glycyrrhetinic acid

カンゾウ *Glycyrrhiza glabra* L. の根（甘草）より抽出される glycyrrhizic acid のアグリコンである．ヒドロコルチゾンと化学構造が類似している．血管透過性亢進を抑制し，白血球遊走能を低下させることで抗炎症作用を示す．外用で湿疹，皮膚瘙痒症，神経性皮膚炎に用いられる．

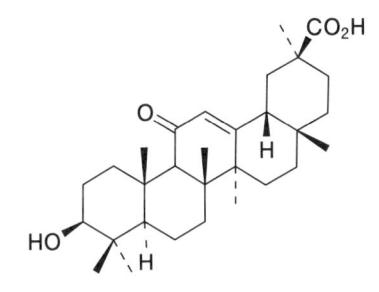

Glycyrrhetinic acid

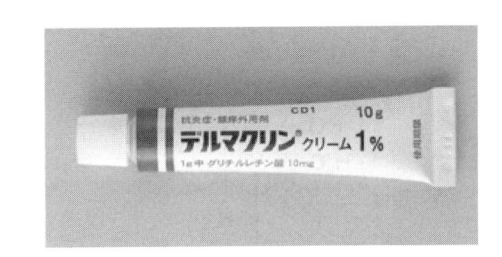

グリチルレチン酸製剤（デルマクリン）
（摩耶堂）

## 2　副腎皮質ステロイドホルモン系抗炎症薬

ステロイド系抗炎症薬は副腎皮質ホルモンの糖質コルチコイドステロイドで，その作用機序は遺伝子を介する経路と介さない経路が知られるが，解明が進んでいる遺伝子を介する経路は，細胞質に存在するグルココルチコイド受容体と結合し，抗炎症タンパク質遺伝子の転写を亢進すると共に炎症性タンパク質遺伝子の転写に関与する転写因子 NF-κB を抑制し，炎症性サイトカインなどの生成を抑制することが明らかになっている．

### コルチゾン Cortisone，ヒドロコルチゾン Hydrocortisone

Cortisone は 1936 年に Kendall および Reichstein らによってウシの副腎より抽出され，1949 年に Hench により，リウマチに効果があることが発表された．hydrocortisone は副腎皮質より抽出

された糖質コルチコイドで抗炎症作用はコルチゾンより強いことが認められている．

内服薬として慢性・急性副腎皮質機能不全，関節リウマチ，ネフローゼ，湿疹，皮膚炎などに，また，吸入薬，外用薬として用いられる．

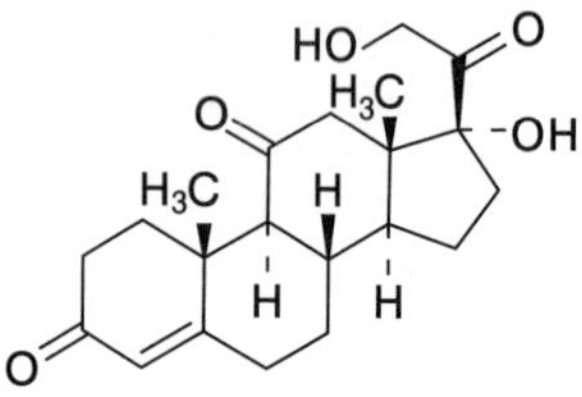

Cortisone 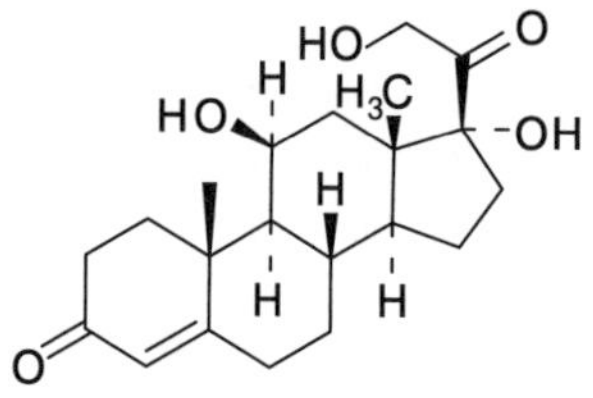　　　　　　　　　　　Hydrocortisone

### プレドニゾロン Prednisolone，デキサメタゾン Dexamethasone

副腎皮質ホルモンの誘導体．ヒドロコルチゾンと比較して，プレドニゾロンは4〜5倍，デキサメタゾンは25〜30倍の抗炎症作用を示す．デキサメタゾンは半減期も長い．

内服薬として慢性・急性副腎皮質機能不全，関節リウマチ，ネフローゼ，湿疹，皮膚炎，気管支喘息などに用いられる．

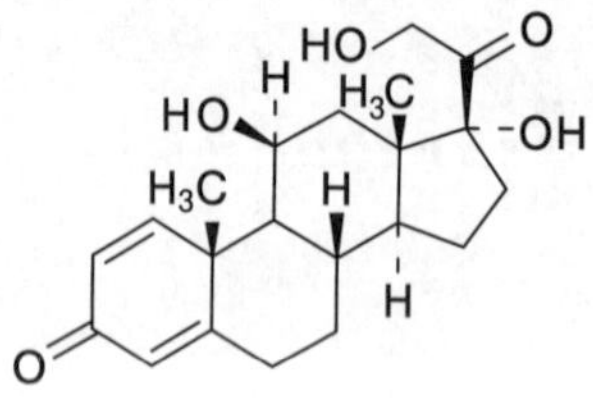

Prednisolone 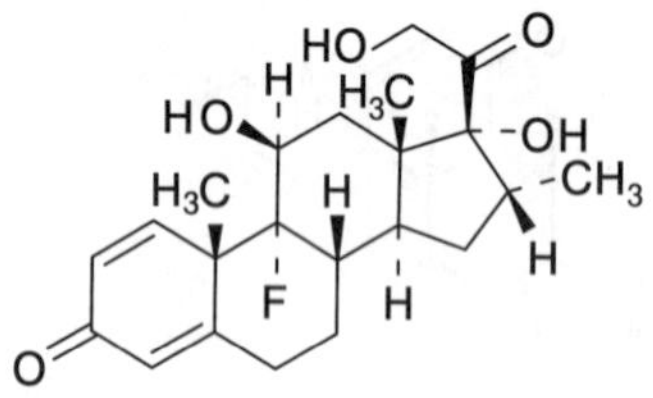　　　　　　　　　　Dexamethasone

## 2.3.2　抗アレルギー薬

アレルギーは，免疫反応により特定の抗原に対して過剰に起こることをいい，異物（抗原）を排除するための，生体にとって不可欠な生理機能である．アレルギーは，その発生機序により大きくIからV型に分類されるが，ここでは，蕁麻疹，PIE症候群，食物アレルギー，花粉症，アレルギー性鼻炎，気管支喘息，アトピー性皮膚炎，アナフィラキシーショックなどに使用される天然由来のI型アレルギー薬について解説する．I型アレルギーの作用機序について，花粉アレルギーを例にあげる．通常異物として認識しない花粉などが体内に侵入すると，何らかのマクロファージのような抗原提示細胞がヘルパーT細胞（Th cell）に，異物として抗原タンパク質の情報を伝達する．Th細胞はB細胞にその情報を伝え，B細胞は抗原情報をもった免疫グロブリンIgEを生産す

る．この IgE はマスト細胞（肥満細胞）の受容体に結合する（感作）．再度，同じ抗原が侵入するとマスト細胞の IgE の Fc 部分に橋渡しするように結合（架橋形成）する．マスト細胞内では，細胞中の顆粒が脱顆粒すると共に細胞膜からアラキドン酸が遊離してプロスタグランジン（PG）やロイコトリエン（LT）が生成する．また脱顆粒により，ヒスタミンをはじめとする多くのケミカルメディエーターが放出されることから，その局部において血管透過性の亢進が起こり，急性の炎症を生じる．そこでケミカルメディエーターの合成，遊離およびその作用を調節する薬物が抗アレルギー薬として使用されている．

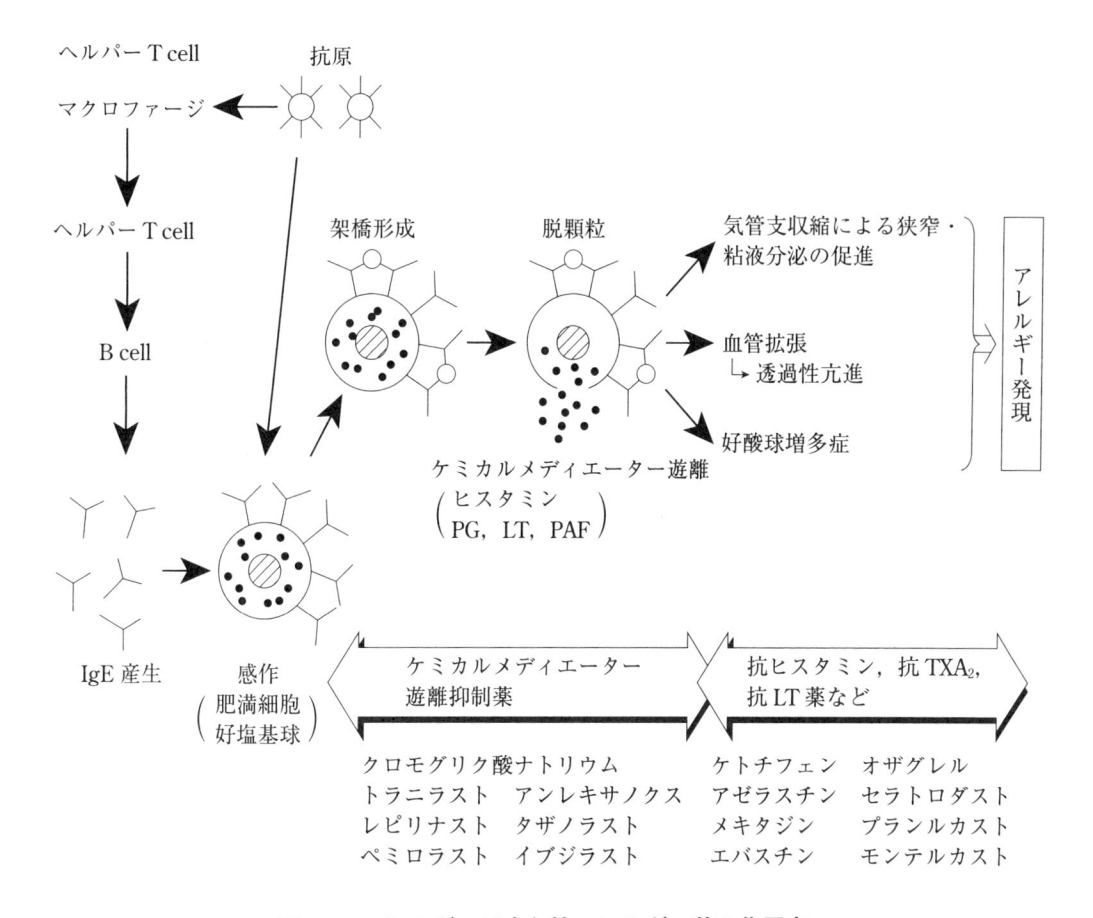

**図 2.4 アレルギー反応と抗アレルギー薬の作用点**

### グリチルリチン酸 Glycyrrhizic acid

カンゾウ *Glycyrrhiza glabra* L. の根（甘草）より抽出される甘味成分である．抗アレルギー作用，ホスホリパーゼ A$_2$ 活性を阻害する．また免疫調節作用，ウイルス増殖抑制・不活化作用も有する．注射薬として慢性肝疾患における肝機能異常の改善の目的で使用される．また湿疹・皮膚炎，小児ストロフルス，円形脱毛症，口内炎にも利用されている．

Glycyrrhizic acid

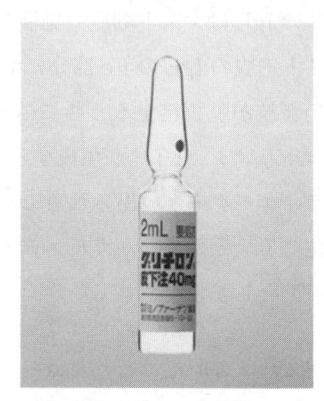

グリチロン皮下注
（ミノファーゲン）

## クロモグリク酸 Cromoglicic acid

　地中海沿岸に生息するセリ科アンミ *Ammi visnaga* から抽出された khellin は平滑筋弛緩作用を有することが知られており，この作用を増強することを目的として khellin 誘導体である cromoglicic acid が合成され，抗原吸入誘発による気管支収縮を最も強く抑制することが認められた．マスト細胞の膜の安定化によるケミカルメディエーターの放出抑制が考えられていたが，消化管から多量の抗原が血液へ流入するのを防ぎ，免疫複合体の形成を阻止するなどの作用機序も推定されている．食物アレルギーに基づくアトピー性皮膚炎，気管支喘息，アレルギー性鼻炎に適用されている．

## トラニラスト Tranilast

　ナンテン *Nandina domestica* の葉より抽出された肥満細胞からのケミカルメディエーターの遊離抑制作用を有するナンテン配糖体 nantenoside の構造をもとに誘導化した薬物である．

　肥満細胞，各種炎症細胞からのケミカルメディエーターの遊離を抑制することで抗アレルギー作用を示す．気管支喘息，アレルギー性鼻炎，アトピー性皮膚炎，ケロイド・肥厚性瘢痕に適用される．

Tranilast

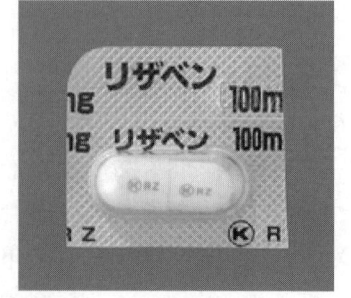

トラニラスト製剤（リザベン）
（キッセイ）

### アンレキサノクス Amlexanox

　アンレキサノクスは，コガネバナ *Scutellaria baicalensis* の根（黄芩）の成分であるバイカレイン baicalein が抗アレルギー作用を示すことに注目し，バイカレインの母核のクロモン骨格を有するアザキサントン誘導体である．アレルギー反応におけるヒスタミン遊離を抑制し，ロイコトリエン生成を抑制する．抗ロイコトリエン作用に基づく抗喘息作用ならびにアレルギー性鼻炎抑制作用も有する．吸入剤として気管支喘息，アレルギー性鼻炎に適用されている

Baicalein　　　　　　Amlexanox

## 2.4 循環器系に作用する物質

　循環器系の疾患には高血圧症，心不全，不整脈，狭心症や心筋梗塞などがあり，患者の数が多く，日本人の三大疾患のうち，悪性新生物とともに循環器の疾病として急性心筋梗塞と脳卒中の二つがあげられている．

　高血圧は脳卒中や心不全などの二次的疾患を引き起こす危険因子であり，天然由来の降圧剤としては，レセルピンが古くから知られている．心不全は心臓の血液拍出が不十分であり，しばしばうっ血を伴い，静脈うっ滞を改善するには利尿薬が，心臓の拍出量改善のためには強心薬が使われる．その他，血管拡張薬や心房からナトリウム利尿ペプチド（ANP），心室からは脳性ナトリウムペプチド（BNP）の分泌が利尿，血管拡張，アルドステロン分泌抑制の作用をもち，アンジオテンシンと拮抗するホルモンであることが認められ，急性心不全薬として使用されている．不整脈は，心臓の興奮が普通，洞結節から始まるが，洞結節以外から興奮が始まるものがあり，これが不整脈となる．心筋細胞の活動電位に関わるイオンは時間が経つにつれ，使用されるイオンは $Na^+$ → $Ca^{2+}$ → $K^+$ と変化するが，キニジンやアジマリンは $Na^+$ チャネルと $K^+$ チャネルを抑制し，活動電位時間を延長することにより次の興奮を抑える薬物である．

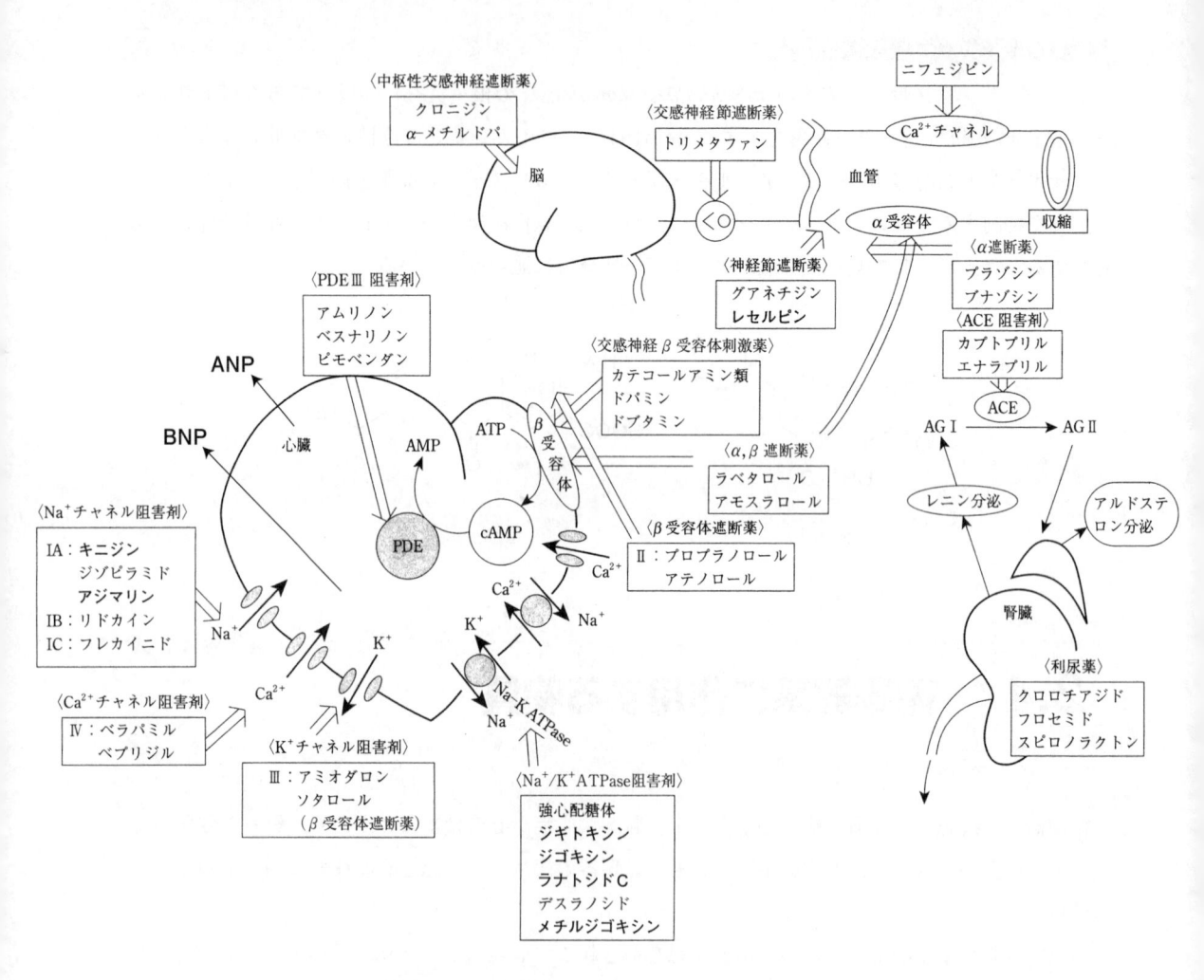

**図 2.5　心臓治療薬および高血圧治療薬の作用点**

## 2.4.1　降圧薬

### レセルピン⑮ Reserpine，レシナミン Rescinnamine

　キョウチクトウ科インドジャボク *Rauwolfia serpentina* の根から単離されたエステル型のラウォルフィア・アルカロイドである．中枢および末梢のアドレナリン作動性神経の伝達物質貯蔵顆粒に強く結合し，長時間そこにとどまるためノルアドレナリンが枯渇し，交感神経機能を低下させ血圧を下げる．高血圧症やフェノチアジン系薬物の使用困難な統合失調症の患者に用いる．

Reserpine

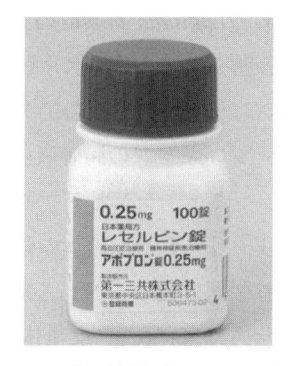

レセルピン製剤（アポプロン）
（第一三共）

Rescinnamine

## 2.4.2　心不全治療薬

### 強心配糖体

**ジギトキシン㊁ Digitoxin，ジゴキシン㊁ Digoxin，ラナトシド C ㊁ Lanatoside C，メチルジゴキシン㊁ Methyldigoxin**

　18世紀の医師 W. Withering は，当時では治療が難しかった重い水腫に有効な"魔女の秘薬"について民間療法師より詳細を聞き出した．そして，その秘薬に配合されている植物のうちジギタリスが効能の本体であることを見いだし，これを近代医学に導入した．当時では民間療法を科学的に評価して，近代医学に利用することは画期的なことであった．ジギタリスの活性成分については，1875年ドイツの O. Schmiedeberg がジギトキシンの分離に成功したが，その構造についてはそれから半世紀以上たった1929年になってようやくドイツ・ゲッティンゲン大学の A. Windaus によって決定された．

　ジギトキシンは，ゴマノハグサ科ジギタリス *Digitalis purpurea* より，ジゴキシンおよびラナトシ

ドCは，*Digitalis lanata*の葉より抽出される強心配糖体である．ジゴキシンはラナトシドCのアセチル基をアルカリ加水分解した後に，末端のグルコースを酵素加水分解して得られる．またジゴキシンはジギトキシンのアグリコン部の12位に水酸基を有し体内動態が異なる．メチルジゴキシンは，ジゴキシンの腸管吸収率を改善する目的で末端のdigitoxoseの4位をメチル化した薬物であり，ジギトキシンとジゴキシンの中間的な体内動態を示す．

ジギタリス強心配糖体の強心作用は，心筋膜のNa$^+$/K$^+$-ATPaseを阻害し，細胞内Na$^+$を増加し，拡張期に起こるNa$^+$心筋収縮力を増強する細胞内Ca$^{2+}$とK$^+$の能動輸送を妨害する．そのため細胞内のNa$^+$/Ca$^{2+}$交換体によりCa$^{2+}$排泄を減少させることにより，心筋収縮力が高まる．

ジギタリス強心配糖体は経口投与での消化管からの吸収はよく，ジギトキシンではほぼ100％吸収される．また，血中のジギトキシンはアルブミンと約95％結合しているので，排泄は遅く，作用の持続時間は20日と長いが，最大効果の発現までに6〜10時間とかなりの遅効性である．一方，ジゴキシンの腸管吸収率は50〜90％で，血中でアルブミンとあまり結合しないため（約25％）排泄は早く，ほとんどが未変化体のまま腎臓から排出される．また持続時間は6日と短いが，最大効果発現時間は2〜5時間と速効性を示す．

ジギタリス強心配糖体は，いずれも先天性心疾患，弁膜疾患，高血圧症，虚血性心疾患などの疾患に基づくうっ血性心不全の治療に用いられる．

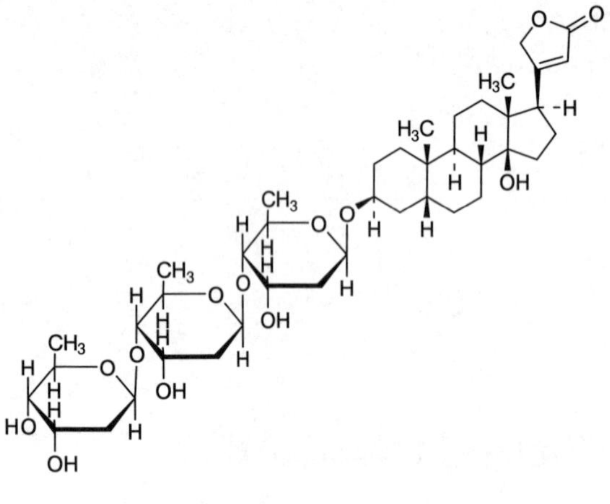

Digitoxin

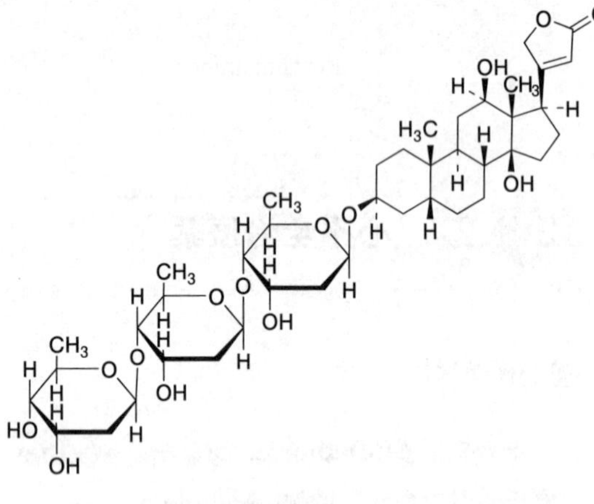

Digoxin

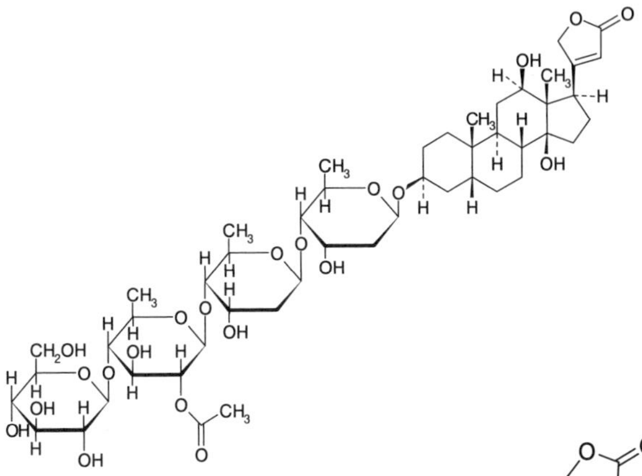

Lanatoside C

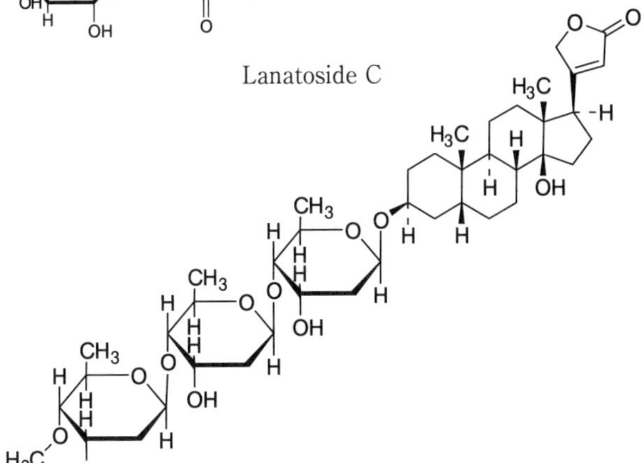

Methyldigoxin

### G-ストロファンチン G-Strophanthin

　キョウチクトウ科 *Strophanthus gratus* の種子から抽出される強心配糖体である．別名ウワバイン（ouabain）とも称し，東アフリカのソマリ族が矢毒として用いていたキョウチクトウ科 *Acokanthera ouabaio* の樹皮や木部からも得られる．消化管からの吸収が悪く内服では効果がないが，注射剤として急性心不全・肺水腫などに用いる．最大効果発現時間が非常に短く，速効型である．また，研究用試薬として利用される．

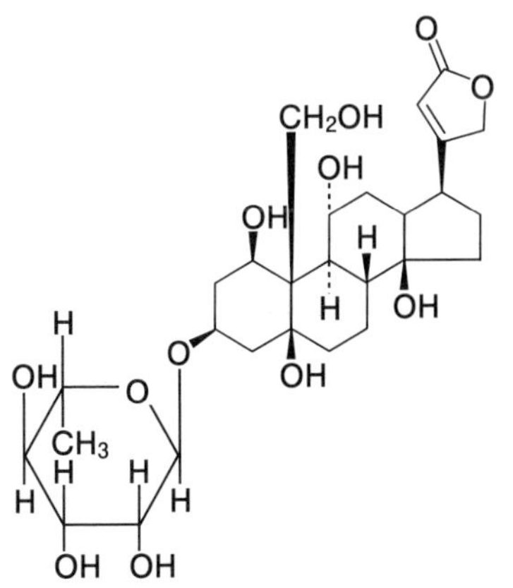

G-Strophanthin

## 2.4.3 抗不整脈薬

### キニジン Quinidine，キニジン硫酸塩水和物⓳ Quinidine sulfate hydrate

アカネ科アカキナノキ *Cinchona succirubra* の樹皮より抽出されたキノリンアルカロイドで，同じ植物より得られる抗マラリア薬である quinine の右旋性光学異性体である．

### アジマリン⓳ Ajmaline

キョウチクトウ科インドジャボク *Rauwolfia serpentina* より抽出されたインドールアルカロイド，キニジン，アジマリンはともに，心筋の $Na^+$ チャネルと $K^+$ チャネルを遮断して，刺激伝導を遅延する．その結果，細胞の異常伝達による不整脈を抑制する．上室性および心室性の期外収縮や発作性頻脈の治療ならびに発作性心房細動の予防に用いられる．

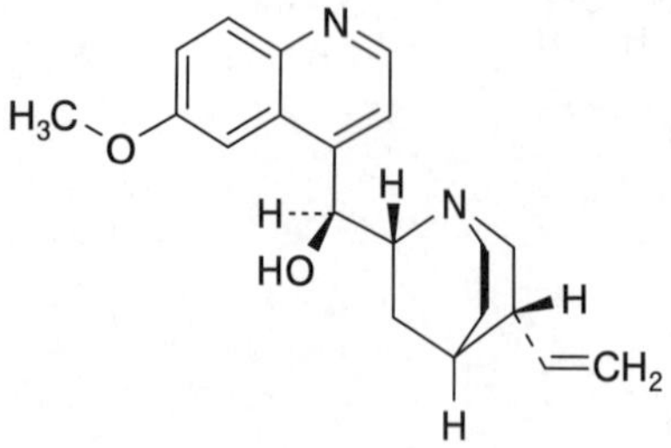

Quinidine

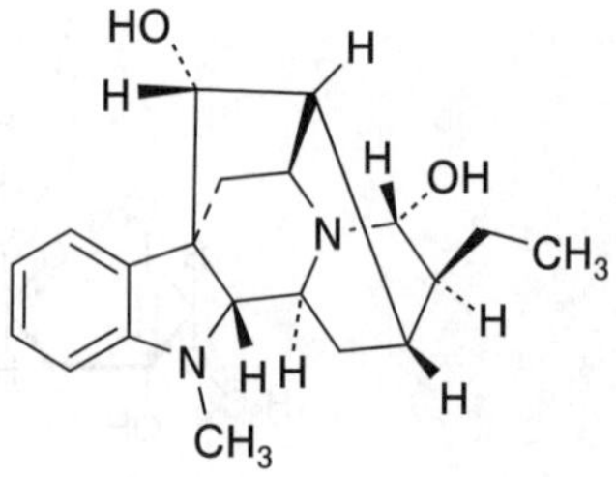

Ajmaline

## 2.4.4 抗血栓薬

血管内で血栓が形成され，血管内腔の狭窄や閉塞が起こるのを予防もしくは改善する薬物である．血栓の生成におけるメカニズムは凝固系と呼ばれる一連のカスケードと深く関連しており，凝固のメカニズムとしては，最初にプロトロンビンが Xa 因子によってトロンビンとなり，血管内皮細胞由来のトロンボモジュリンとの結合体を生成し血液を凝固させる．一方，トロンビンにはフィブリノーゲン（血栓溶解作用）を生成する働きがあり，凝固経路が成り立っている．そこで血液凝固経路を抑制する作用を持つ薬剤を抗血栓薬としている．

### ワルファリン Warfarin，ワルファリンカリウム⓳ Warfarin potassium

マメ科ムラサキウマゴヤシ *Medicago sativa* の発酵全草から血液凝固阻害成分として抽出されたクマリン二量体であるジクマロールをもとに合成された．

ビタミン K に拮抗して，肝臓におけるビタミン K 依存性血液凝固因子の生合成を阻害すること

で血栓の形成を抑制する．血栓塞栓症（静脈血栓症，心筋梗塞，肺塞栓症，脳塞栓症，緩徐に進行する脳血栓症等）の治療及び予防に用いられる．

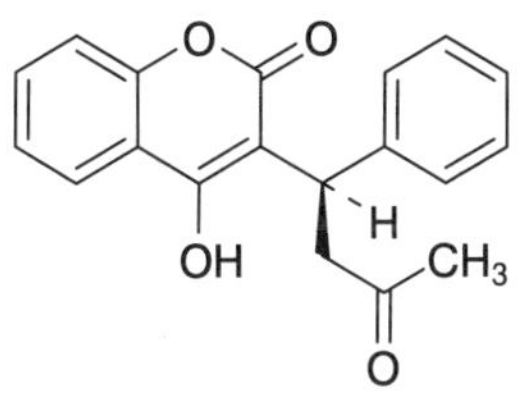

及び鏡像異性体

Warfarin

### ヘパリンナトリウム⑮ Heparin sodium

硫酸グルコサミンとグルクロン酸からなる多糖である．アンチトロンビンⅢと複合体を形成して凝固因子の働きを阻害する．汎発性血管内血液凝固症候群，体外循環装置使用や輸血時の血液凝固防止などに用いられる．

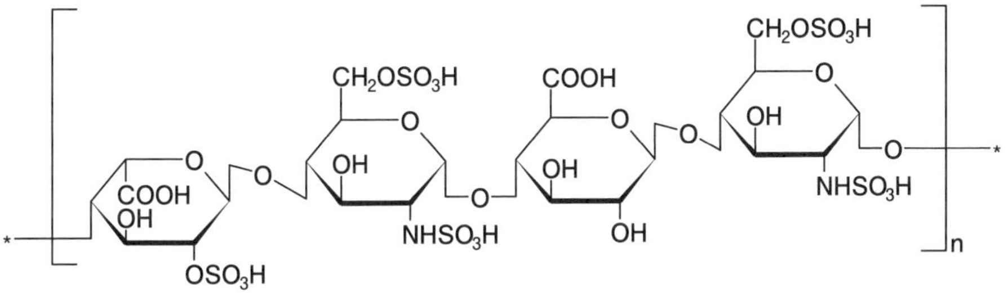

Heparin

## 2.4.5 高脂血症治療薬

主としてコレステロールとトリグリセリドを低下させる薬物をいう．

### プラバスタチンナトリウム⑮ Pravastatin sodium

1973年，三共（現第一三共）の遠藤章らによりコレステロール生成経路全体の速度を決定するHMG-CoA還元酵素のみを強く阻害するメバスタチンが発見されたが，医薬品としての開発過程で，作用がより強力なメバスタチンの動物体内代謝物であるプラバスタチンが発見された．この化合物はメバスタチンの化学構造がP-450酵素によりラクトンが開裂したもので，現在プラバスタチンは，青カビである *Penicillium citrinum* を用いてメバスタチンを生産し，つぎに放線菌である *Streptomyces carbophilus* を用いてこれを水酸化する方法で製造されている．

## シンバスタチン⑬ Simvastatin

酵母 *Aspergillus terreus* が産生する HMG-CoA 還元酵素阻害物質ロバスタチンの誘導体である．プラバスタチン，シンバスタチンなどのスタチン系薬物は，コレステロール生合成系の律速酵素である HMG-CoA 還元酵素を特異的に阻害し，血中コレステロールを速やかに，かつ持続的に低下させ，高脂血症，家族性高コレステロール血症の第一選択薬となっている．

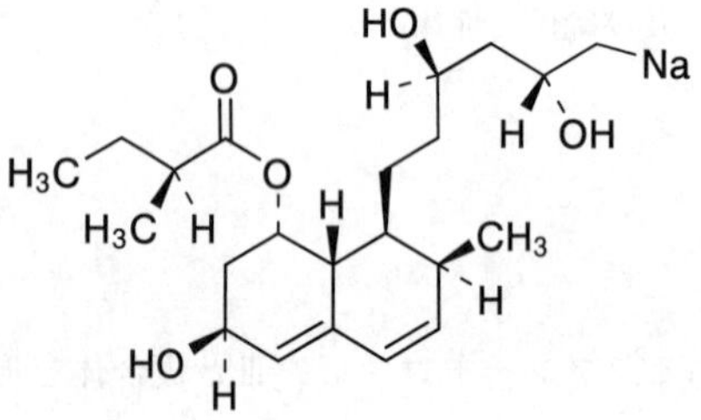

Pravastatin sodium

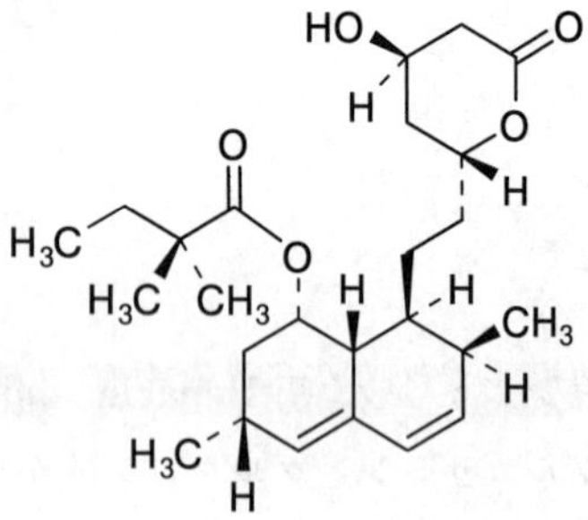

Simvastatin

## γ-オリザノール γ-Oryzanol

1954 年に土屋知太郎によって米油から動物のビタミン様成長促進作用を有する新規物質として発見されたもので，フェルラ酸とステロールとが縮合したエステル類の総称である．腸管でのコレステロール吸収を抑制し，血清総コレステロール，血清トリグリセライドを低下させ，低値のHDL-コレステロールを上昇させると共に，抗酸化作用により血清過酸化脂質の低下作用を示す．また，自律神経失調症等の不定愁訴に効果があるといわれており，血管拡張作用も有しているため，小じわ，しみ等を防ぐ化粧品原料としても用いられる．

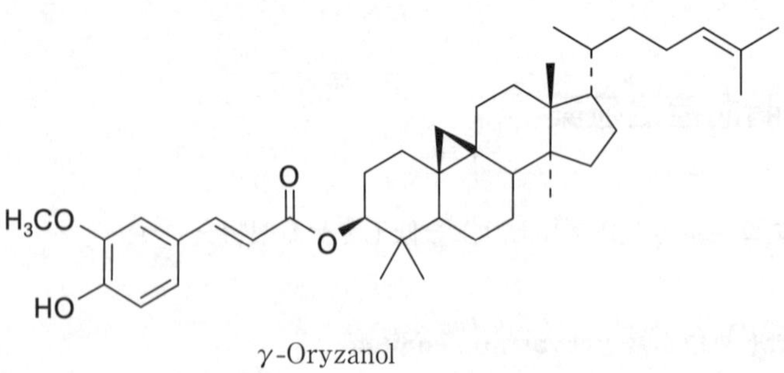

γ-Oryzanol

## デキストラン硫酸⑬ Dextran sulfate

デキストラン硫酸はグリコサミノグリカンの一種で，ポリ陰イオン性のデキストラン誘導体である．リポタンパクリパーゼ活性を上昇させる．トリグリセリドの分解を促進する．高トリグリセリド血症に有効である．

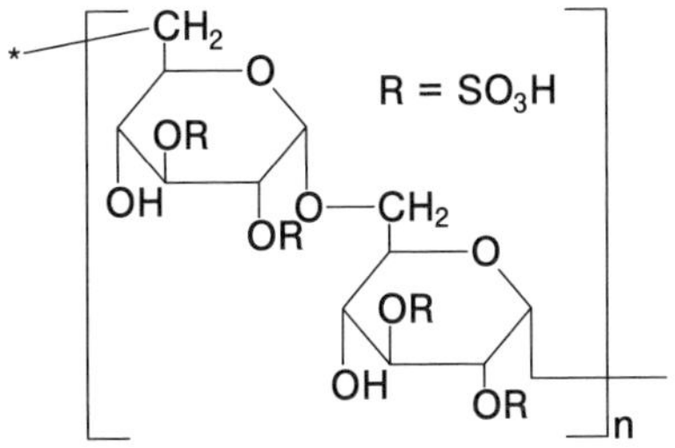

Dextran sulfate

### イコサペント酸エチル（エイコサペンタエン酸エチル，EPA-E）

タラ，イワシなどの青魚やアザラシなどを主食とするグリーンランドの人々は血栓性疾患の罹患率が極めて低く，血清脂質も低いことが，血中の不飽和脂肪酸であるイコサペント酸（EPA）の濃度と相関性が認められたことにより注目を浴びた．血清脂質の低下，血小板凝集抑制作用，動脈の弾力性保持作用を持ち，閉塞性動脈硬化症に伴う潰瘍，疼痛及び冷感の改善，高脂血症に用いられる．

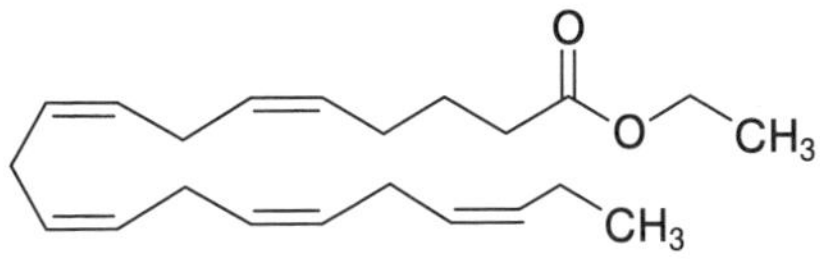

EPA-E

### 心房性ナトリウム利尿ペプチド（ANP）

ヒトの心房組織からは，分子量3000，6000，13000の$\alpha, \beta, \gamma$-ANPが単離されたが，この3種のうち，利尿，降圧に最も強力な作用を表すのは，$\alpha$-ANPである．心房細胞がANPを分泌し，腎臓に働いて利尿を行うと同時に，末梢血管に作用して拡張，血圧降下に働く．急性心不全の第一選択薬として広く臨床応用されている．また，血中ANPの測定は，心機能，腎機能障害など浮腫を伴う疾患の診断に利用されている．

### 脳性ナトリウム利尿ペプチド（BNP）

脳性ナトリウム利尿ペプチド（BNP）は環状構造を有する32個のアミノ酸残基から構成され，ANPに引き続き，第二の利尿ペプチドとしてブタの脳から単離同定された．主として心室から分泌され，血管拡張作用，利尿作用をもち，体液量や血圧の調整に重要な役割を果たしており，現在臨床応用が検討されている．血中のBNPは心不全の状況をすみやかに反映すると考えられていることから，治療効果のマーカーとして臨床検査項目にあげられている．

## 2.5 向神経作用物質

　鎮静，催眠，精神安定，興奮，幻覚作用など精神機能に影響を与える麻薬や覚せい剤には，天然薬物あるいはそれから誘導された化合物が多く見受けられる．この中で中枢神経に対して抑制的に作用する薬物には，アヘンアルカロイド系薬物，カンナビノイドが知られ，また興奮的に作用する薬物としては，cocaine，amphetamine，mescaline や LSD などの薬物があげられる．ここでは狭義の意味で麻薬や覚せい剤に指定され，中枢神経に作用して精神機能に影響を及ぼし乱用により依存性や精神毒性をもつ天然薬物について解説する．

**モルヒネ塩酸塩水和物㊁ Morphine hydrochloride hydrate,**
**コデインリン酸塩水和物㊁ Codeine phosphate hydrate, テバイン Thebaine, ヘロイン Heroin**

　ケシ *Papaver somniferum* および *P. setigerum* はあへん法で栽培が規制され，これらに含有されるアヘンアルカロイドのうち，morphine，codeine，thebaine は麻薬に指定されている．これらの化学構造の違いは morphine をもとに水酸基がメチル化されている点にある．モルヒネは強オピオイド鎮痛薬としてがん患者の疼痛などに用いられるが，依存性が強い薬物である．コデインは弱オピオイド鎮痛薬として手術後の鎮痛薬や鎮咳薬として使用され，morphine と鎮痛作用を比べると 1/6 程度で，これは体内で morphine に変換されると考えられている．また，依存性は morphine より弱いとされる．テバインは morphine とは逆に中枢に対して興奮的に働き，多量に摂取すると痙攣を起こす．薬物としてそのまま用いられることはなく，オキシコドン，ナロキソンなどの薬物原料として用いられる．ヘロイン（diacetyl morphine）は morphine をアセチル化した薬物で，morphine の 2～3 倍の鎮痛効果を有するが，同時にきわめて強い依存性をもつことから，麻薬及び向精神薬取締法で，規制対象になっている．

|  | $R_1$ | $R_2$ |
|---|---|---|
| Morphine | H | H |
| Codeine | $CH_3$ | H |
| Thebaine | $CH_3$ | $CH_3$ |
| Heloin | $COCH_3$ | $COCH_3$ |

**カンナビノイド Cannabinoid**

　アサ（大麻）*Cannabis sativa* の花序，葉を乾燥あるいは樹脂化，液体化したものが大麻（マリファナ），より濃厚な抽出物はハシッシュと呼ばれ，これらを摂取すると多幸感があるといわれる．

これらは，tetrahydrocannabinol（THC），cannabidiol（CBD），cannabinol（CBN）を主要成分としている．このうち多幸感を示す成分は $\Delta^9$-THC とされ，比較的不安定な化合物である．$\Delta^9$-THC は脳内のカンナビノイド受容体を介して聴覚，視覚の鋭敏化などをひき起こし，軽度の依存性をもつと考えられている．

### コカイン塩酸塩㊁ Cocaine hydrochloride

コカインはコカ *Erythroxylon coca* の乾燥葉中に約 1.5% 含有する．コカインは医療用として粘膜の麻酔，鼻やのどの表面麻酔に利用されるが，一方，中枢神経興奮作用による覚醒作用があるため，欧米諸国でよく乱用される薬物である．コカインはモノアミントランスポーターの阻害により，神経終末へのドパミンなどのカテコールアミンの再取り込みを遮断するため，疲労感の喪失，多幸感，食欲低下など amphetamine に似た作用を引き起こす．中毒症状には消化器障害，不眠，幻覚，精神障害がある．

THC                     Cocaine

### アンフェタミン系化合物　メタンフェタミン Methamphetamine，アンフェタミン Amphetamine

メタンフェタミンは ephedrine から合成される中枢興奮剤で覚せい剤として知られる．メタンフェタミンおよびアンフェタミンは，中枢神経の強い興奮作用と食欲減退作用があり，血圧上昇や心拍数上昇などの交感神経刺激作用を示す．メタンフェタミンは，アンフェタミンより中枢に対する活性が 2 倍強いといわれる．かつてメタンフェタミンはヒロポンとして，また，アンフェタミンはゼドリンの名で上市されたことがある．

Ephedrine → (PCl₅ or SOCl₂) → → (H₂, Pd-BaSO₄) → Methamphetamine

### リゼルグ酸ジエチルアミド Lysergic acid diethylamide（LSD）

バッカクアルカロイドの lysergic acid から 1938 年，A. Hoffmann が合成し，1943 年，Hoffmann は研究室で偶然 LSD の溶液が指についたことから幻覚作用が見つかった．また，Hoffmann によって偏頭痛薬のエルゴタミンや子宮収縮剤，子宮止血剤が開発された．LSD はヒルガオ科の *Ipo-*

*moea violacea* や *Rivea corymbosa* などの種子にも含まれる．LSD は最も強力な精神異常誘発剤（幻覚剤）で，10 μg 程度の経口摂取で，1 時間後には恐慌，驚愕妄想，幻覚が起こり，8〜12 時間ほど続く薬物で，麻薬及び向精神薬取締法により規制されている．紫外線を照射すると青白色の強力な蛍光を発することから LSD の検出に用いられる．

Ergometrine → → D-Lysergic acid diethylamide（LSD）

### メスカリン Mescaline

サボテン科のウバタマ *Lophophora williamsii* やサンペドロ *Trichocereus pachanoi* は mescaline を含有する．メスカリンの化学構造は中枢神経系の伝達物質のセロトニンに類似している．ウバタマはメキシコインディアンによって宗教的儀式にピヨーテと呼んで用いられ，また，サンペドロもピヨーテと同様にアンデスの山岳民族により使用された．メスカリンは，麻薬及び向精神薬取締法で規制されている．

### サイロシビン Psilocybin, サイロシン Psilocin

中央アメリカのインディオはキノコの 1 種マツタケ科 *Psilocybe mexicana*, *P. aztecorum* など（マジック・マッシュルーム）を宗教儀式に使用してきた．これらのキノコを服用すると幻覚などの症状のほかに，しびれや瞳孔反射がなくなるといった症状が出る．これらのキノコは，2002 年に麻薬原料植物に指定された．作用は受容体に結合して幻覚・幻聴などを引き起こす．

### ブフォテニン Bufotenine

ブフォテニンはシビレタケ *Psilocybe venenata* やセンソに含まれる．また，シビレタケには，ブフォテニンの他サイロシビンなどが含まれ，幻覚作用を示す．

### イボガイン Ibogaine

*Tabernanthe iboga* は西アフリカに産するキョウチクトウ科の低木で，現地の人々は幻覚剤や催淫剤として用いていた．イボガインの作用は持続性で，オピオイドへの依存症の治療に用いられる．多量に摂取すると麻痺，痙攣，死を引き起こすことがある．

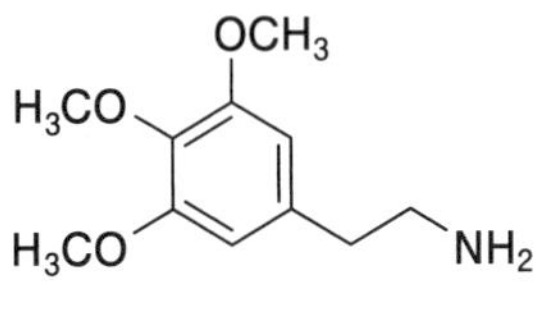

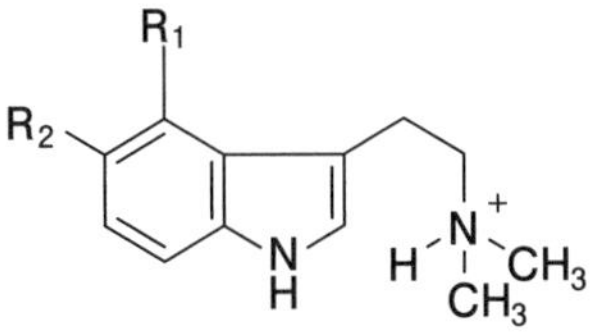

|  | R₁ | R₂ |
|---|---|---|
| Psilocybin | OPO₃H | H |
| Psilocin | OH | H |
| Bufotenine | H | OH |

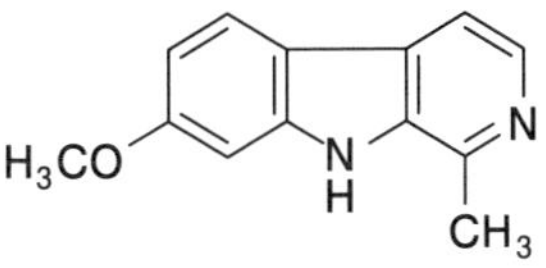

Mescaline

Harmine 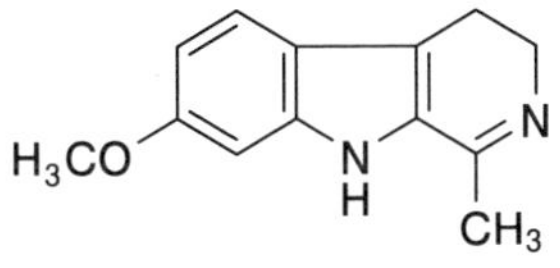　　Harmaline 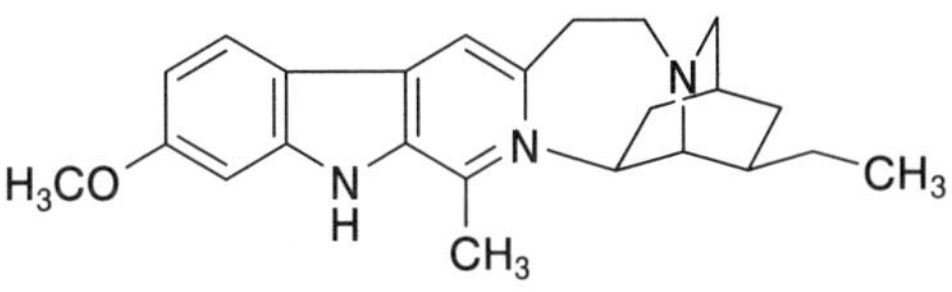　　Ibogaine

## 2.6　末梢神経に作用する天然薬物

### コカイン塩酸塩㊋ Cocaine hydrochloride

　コカインは神経繊維の伝導を遮断し，血管収縮生を有して鼻などで表面麻酔に使用され，局所麻酔剤として知られる．この作用は，電位依存性ナトリウムイオンチャネルの興奮を抑えることで，感覚神経の興奮を抑制することによる．コカインの局所麻酔薬としての利用は，1884年，眼科医 Karl Koeller が眼に 2% コカイン溶液を点眼し白内障の手術に成功したのが始まりである．コカインは麻薬及び向精神薬取締法によって規制されている．

### アトロピン硫酸塩水和物㊋ Atropine sulfate hydrate，スコポラミン臭化水素酸塩水和物㊋ Scopolamine hydrobromide hydrate

　ハシリドコロ *Scopolia japonica* の根茎及び根，ベラドンナ *Atropa belladonna* の根，チョウセンアサガオ類の葉，種子 *Datura* spp.，ヒヨス *Hyoscyamus niger* などに含まれる．アトロピンやスコポラミンはムスカリン受容体拮抗薬（抗コリン作動薬）として知られ，節後副交感神経終末から放出されるアセチルコリンを遮断し，消化管の鎮痙薬や散瞳薬として用いられる．スコポラミンはアトロピンより鎮静作用が強く，乗物酔いやパーキンソン病などに使用される．

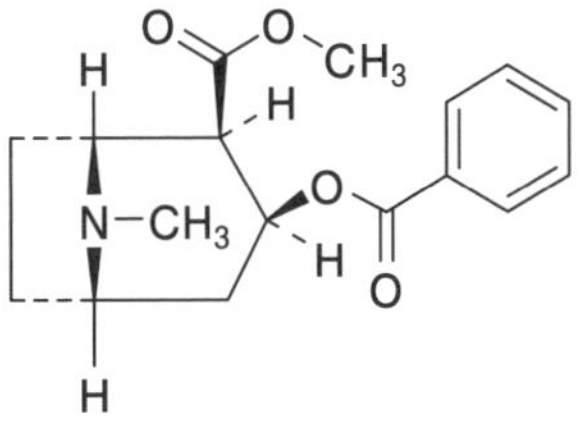

Cocaine 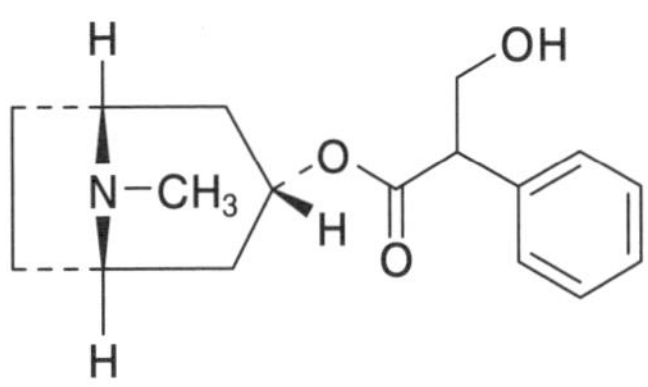　　Atropine 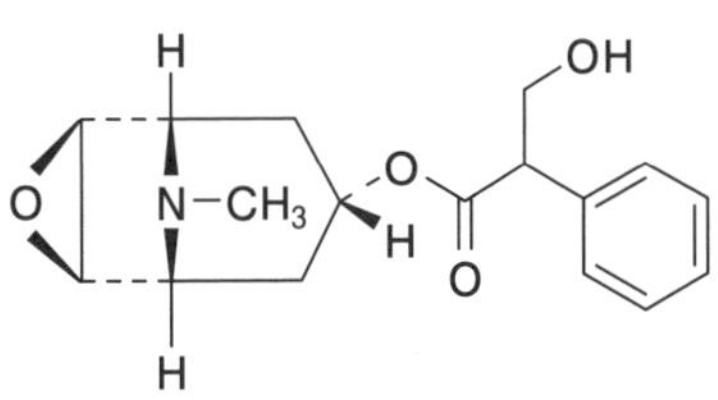　　Scopolamine

## ピロカルピン塩酸塩㊕ Pilocarpine hydrochloride

*Pilocarpus jaborandi*, *P. pennatifolius* の葉（ヤボランジ葉）に含まれる．ピロカルピンはムスカリン様作用薬として知られ，緑内障の点眼薬として用いられる．速やかに角膜を通過し，眼球の房水流出を増加させ眼内圧を低下させる．虹彩は，副交感神経支配を受ける括約筋と交感神経支配を受ける散大筋からなり，ピロカルピンは括約筋に作用し，瞳孔を縮瞳させる．

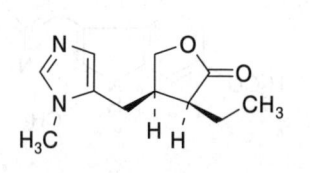

Pilocarpine

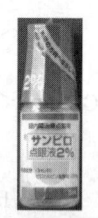

ピロカルピン含有点服薬（サンピロ）
（参天）

## フィゾスチグミン Physostigmine

*Physostigma venenosum* の種子（カラバル豆）に含まれる．フィゾスチグミンは，アセチルコリンエステラーゼを阻害し，アセチルコリンを蓄積させる．脂溶性が高く，経口または点眼薬など局所使用でよく吸収され，脳に透過する．強い縮瞳作用，眼圧低下をきたすため，緑内障の治療及びアトロピン散瞳の拮抗薬，重症筋無力症の治療や手術で用いられる競合性筋弛緩薬の効果を弱めるのに使用される．

Physostigmine

## エフェドリン塩酸塩㊕ Ephedrine hydrochloride

マオウ *Ephedra sinica* 中のエフェドリンは，鎮咳剤として使用される．その作用は，アドレナリン作用神経終末からのアドレナリンと置換してアドレナリンを遊離させる間接的な作用と，アドレナリン $\alpha$-および $\beta$-受容体への直接作用により交感神経を興奮させて気管支拡張作用を示す．

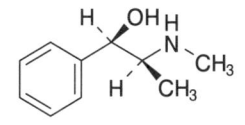

Ephedrine

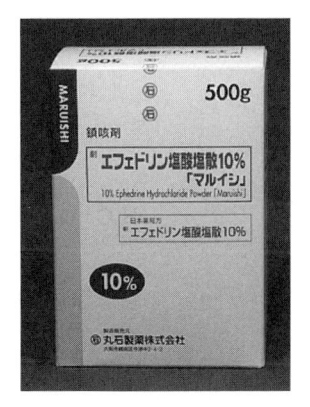

エフェドリン塩酸塩散 10%
（丸石）

### レセルピン局 Reserpin

インドジャボク *Rauwolfia serpentina* の根に含まれる．Reserpine は末梢及び中枢のアドレナリン神経終末に取り込まれ，ノルアドレナリン貯蔵顆粒からノルアドレナリンを追い出し，交感神経興奮に伴うノルアドレナリン放出を減少させることにより，末梢血管抵抗の低下，心拍数や心拍出量の減少により降圧効果を示す．

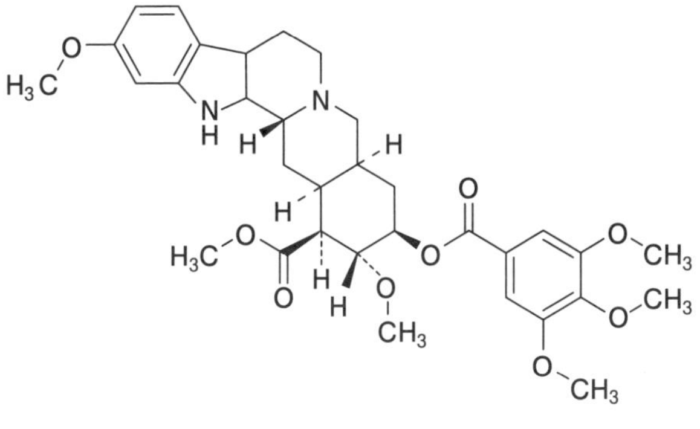

Reserpine

### *d*-ツボクラリン塩化物局 *d*-Tubocurarine chloride

南米で矢毒として用いられていた植物 *Chondodendron tomentosum* の樹皮のエキスなどから製造される．*d*-tubocurarine は鏡像異性の関係にある 2 つのテトラヒドロベンジルイソキノリンが結合する特異的な構造を有し，傷口から入ると末梢神経と筋の接続部のニコチン受容体のアセチルコリンと競合して神経筋の遮断作用を有することから，末梢性骨格筋弛緩薬で競合性（非脱分極性）遮断薬に分類される．全身麻酔時の筋弛緩薬として静注され，作用は速やかに発現し，30 分以上持続しない．

*d*-Tubocurarine

## 2.7 天然の発癌物質

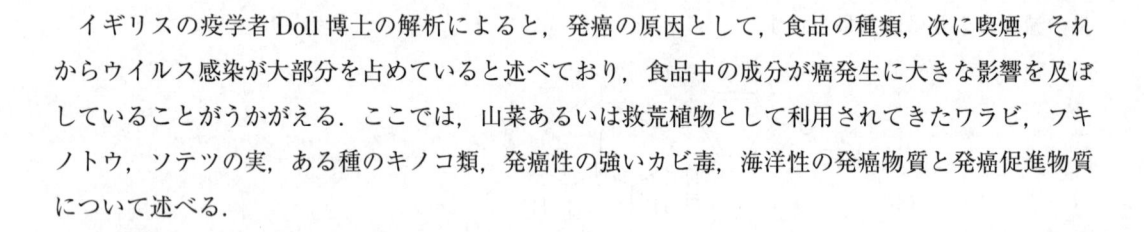

　イギリスの疫学者 Doll 博士の解析によると，発癌の原因として，食品の種類，次に喫煙，それからウイルス感染が大部分を占めていると述べており，食品中の成分が癌発生に大きな影響を及ぼしていることがうかがえる．ここでは，山菜あるいは救荒植物として利用されてきたワラビ，フキノトウ，ソテツの実，ある種のキノコ類，発癌性の強いカビ毒，海洋性の発癌物質と発癌促進物質について述べる．

### 2.7.1　植物中の発癌物質

**プタキロシド Ptaquiloside**

　ワラビ *Pteridium aquilinum* に 0.05% 程度含まれる毒成分であり，牛などが食べて骨髄障害を起こす．また強力な発癌性物質であることが知られている．この毒は熱に弱く，また水溶性であるため，あく抜きし，熱を通して食べれば変性し，発癌性はなくなる．

　発癌のメカニズムは，プタキロサイドが加水分解により真性発癌物質であるジエノン体となり，シクロプロパン環が開裂してカチオンが生成し，核酸塩基に結合して DNA 鎖を切断することによる．

ptaquiloside → → → DNA 切断

### ペタシテニン Petasitenine（フキノトキシン Fukinotoxin）

フキ *Petasites japonicus* のフキノトウに含まれるピロリチジンアルカロイドで，苦味を持つ発癌成分である．フキノトウはあく抜き，茹でることにより petasitenine が分解し，問題とならない．Fukinotoxin とも呼ばれる．

### セネシオニン Senecionine

ノボロギクなどの *Senecio* 属に多く含まれる senecio アルカロイドの一種で，pyrrolizidine 骨格を持つ．本アルカロイドは毒性が強く，肝臓障害や発癌性を示す．

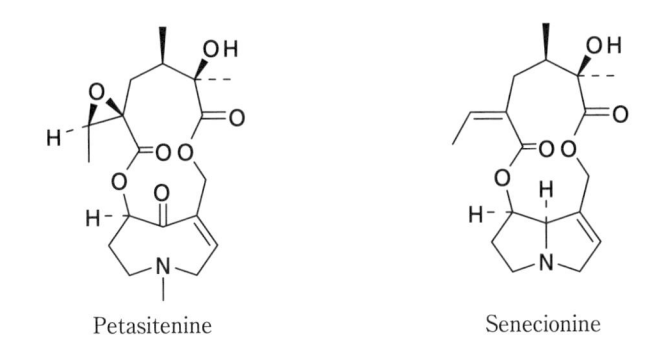

Petasitenine

Senecionine

### サイカシン Cycasin

ソテツ *Cycas revoluta* は，九州以南に分布し，沖縄や奄美群島では飢饉の時にデンプンの多い実を水でさらして食料とした救荒植物である．実や茎にはサイカシンが含まれ，水溶性の配糖体である．サイカシンは消化管微生物の $\beta$-D-グルコシダーゼによってアグリコンのメチルアゾキシメタノール methylazoxymethanol を生成する．メチルアゾキシメタノールは，ホルムアルデヒド，ジアゾメタン，メタノールを発生して中毒を引き起こし，肝臓，腎臓，腸に発癌作用を有する．

$H_3C-N=N-CH_2O-Glc \longrightarrow H_3C-N=N-CH_2OH + glucose \longrightarrow HCHO + CH_2N_2 + CH_3OH$

Cycasin

Methylazoxymethanol

### サフロール Safrole

クスノキ，サッサフラス油に含まれる．肝毒性があり肝臓癌を引き起こす．以前食品添加物として利用されていたことがあるが，現在は禁止されている．

Safrole

## 2.7.2　カビ毒

### アフラトキシン B₁ Aflatoxin B₁

熱帯から亜熱帯に生息するコウジカビ属の *Aspergillus flavus* が産生するマイコトキシンで，十数種知られるアフラトキシン類の中で最も毒性，検出率が高い．1960年イギリスで七面鳥が大量死したのをきっかけにクマリンに2つのフラン環が結合した構造を持つ化合物として発見された．最も強力な発癌物質であり，また突然変異誘起物質である．ラットに数 $\mu$g を1回投与するだけで，数ヶ月後にはすべてのラットに肝臓癌が発生することが知られ，人間の肝臓癌の原因物質の一つとして考えられている．ピーナッツ，米などから検出が報告されている．

### オクラトキシン Ochratoxin A

*Aspergillus ochraceus* あるいは *Penicillium viridicatum* によってつくられる Ochratoxin A, B, C など数種類が見出されている．*A. ochraceus* は熱帯から寒冷地まで分布し毒素を産生するため，ヨーロッパやカナダでも問題となっている．構造的にはイソクマリンにフェニルアラニンがアミドとなった形をとっており，Ochratoxin A は腎毒性および肝毒性が知られ，マウスでは肝臓と腎臓に癌を発生させる．コーヒー豆，豆類，大麦，小麦，そば粉，燕麦などからの検出が報告されている．

Aflatoxin B₁

Ochratoxin A

## 2.7.3　発癌促進物質

以前，化学発癌には，正常細胞が潜在的腫瘍細胞に変化する不可逆的な段階であるイニシエーションと，潜在的腫瘍細胞が増殖し，最終的には悪性化する可逆的な段階であるプロモーションの複数の段階からなるという，「化学発がん二段階仮説」が提唱された．発がんのイニシエーション作用を持つ化合物を，発癌イニシエーター，プロモーション作用を持つ化学物質を発癌プロモーターと呼び，発癌プロモーターは単独では発癌性を示さず，イニシエーターの作用を促進させる働きを

するという発癌二段階説が提唱された．1980年以降，分子生物学的な研究の進展により，プロモーター作用といわれていたものが，複雑な細胞内シグナル伝達と遺伝子発現制御機構であることが明らかとなった．現在では，発癌には複数の遺伝子の順次変化が必要であるとする多段階発癌説が提唱されている．ここでは，従来発癌促進物質と言われていた発癌プロモーター作用のある天然薬物をとりあげた．

### 12-O-Tetradecanoylphorbol 13-acetate（TPA；Phorbol myristate acetate：PMA）

ハズ Croton tiglium（トウダイグサ科）の種子油に存在するチグラン型ジテルペンである．クロトン油中のホルボールエステルの中で，マウスの皮膚発癌において最も強力な発癌促進物質であり，峻下作用，強い皮膚刺激作用をもつ有毒成分である．細胞内シグナル伝達研究などで，プロテインキナーゼC（PKC）の下流のシグナル伝達経路を活性化させるための研究試薬として利用される．

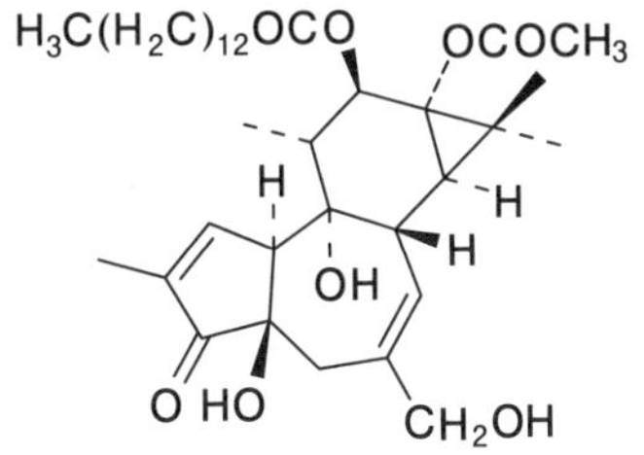

TPA（PMA）

## 海洋由来の発癌促進物質

### オカダ酸 Okadaic acid

オカダ酸（$C_{44}H_{68}O_{13}$）は，1981年にクロイソカイメンから急性致死毒性を示す化合物として単離された．

TPAとはレセプターが異なる非TPA型の発癌プロモーターとして知られていたが，タンパク質脱リン酸化酵素プロテインホスファターゼ1（PP1）及び2A（PP2A）を阻害して発癌を促進することが見出されている．

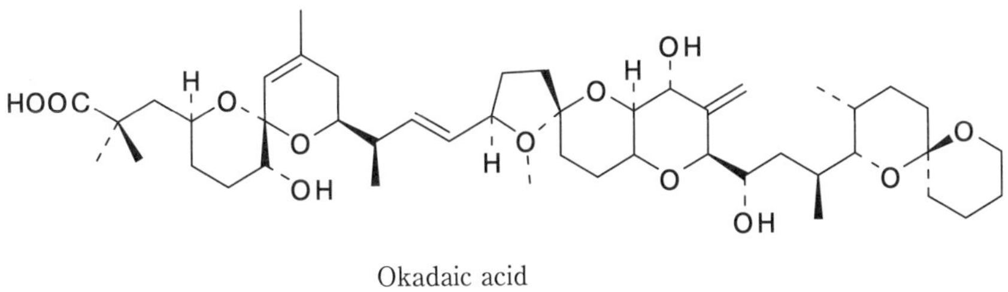

Okadaic acid

## パリトキシン Palytoxin

ハワイで矢毒として用いられていたイワスナギンチャクから1971年に単離された．その毒性は，マイトマイシンに次ぐ毒性を有し，強力な発がんプロモーター作用を持つことが知られている．また，アオブダイ食中毒の原因物質でもある．分子量2680で分子式 $C_{129}H_{223}N_3O_{54}$ を持ち，分子量を決定するのが困難であったが，1976年，$^{252}Cf$（カリホルニウム）を用いたプラズマ脱離イオン化質量分析（PDI-MS）法により決定された．palytoxin は，64個の不斉炭素と115個の連続した炭素骨格を持つ複雑な巨大分子であるため，構造決定に困難を極めたが，平面構造は，1981年 Moore らと上村大輔らの研究グループにより独立に解明され，これに続き1982年に Moore ら，別に上村大輔，岸義人らにより，全合成により絶対構造が決定された．天然物の中で構造式が正確に定まる化合物として最大級の化合物である．その作用は，ナトリウムチャネルに作用して，細胞膜のナトリウムイオン透過性を増すといわれているが，十分に解明されていない．

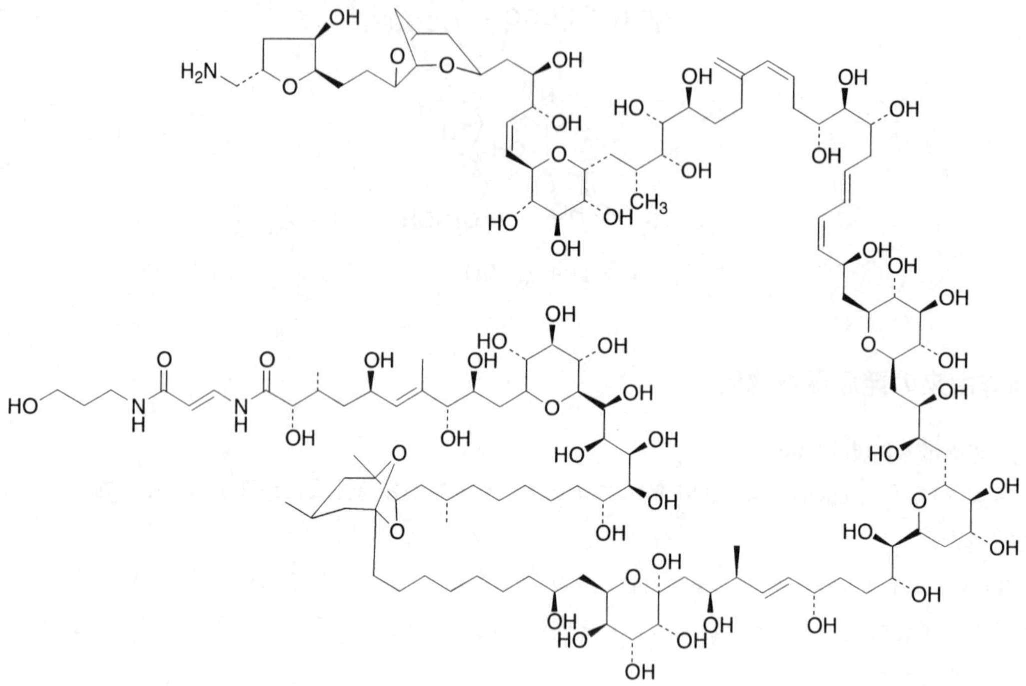

Palytoxin

# 第3章 天然物質の生合成

　これまでに動植物界，微生物界から単離され，化学構造の決定された天然有機化合物の数は膨大なものになる．もちろん，その化学構造は多岐にわたるが，これらの天然有機化合物の中には化学構造的に類似性をもつものや，共通の部分構造を有しているものがある．そこで，これらの類似性に着目してそれぞれの化合物をみていくと，種々の天然有機化合物は，いくつかの共通の生合成経路を経てできあがっていることがわかってきた．この章では，こうしてわかってきた天然有機化合物の代表的な生合成経路についてみていくことにする．

　膨大な数となっている天然有機化合物を整理し，理解していく際に，それぞれの化合物がどのように生合成されているかを考えていくとわかりやすいことが多い．近年は，天然有機化合物の生合成がかなり詳しく解明されてきたことから，天然有機化合物を分類する際にも，その基本骨格によって分類するよりも，生合成経路をもとに分類すると便利なことが多い．例えば，一見，雑多な化合物の集まりのように思えるアルカロイド類もその生合成を基本にするとかなりすっきりと分類されることが示されている．

　なお，天然有機化合物には，**一次代謝産物**と**二次代謝産物**とがある．前者には，生命維持に基本的役割を果たしているような，糖や，アミノ酸，核酸，およびこれらの重合体である炭水化物やタンパク質，そして，脂質のようなものが含まれる．一次代謝産物には糖質代謝や脂肪酸代謝などが関連し，それぞれ，生体において重要なものであるが，一次代謝の主な部分についての記述は生化学などの他の分野の成書にゆずり，この本では主に二次代謝産物についての記述に限ることにする．

　一次代謝産物に対して二次代謝産物は，生命維持のための基本的な代謝には関与していないような低分子化合物をいう．しかしながら，両者の境界は必ずしもはっきりとはしていないことも事実である．

　すべての天然有機化合物の元をたどっていくと，いずれもグルコースに至ることがわかる．さらには，グルコースは炭酸同化作用，すなわち，植物が，太陽光と各種の酵素を駆使し，二酸化炭素と水を原料としてつくり出した化合物ということになる．二酸化炭素はすべての天然有機化合物の炭素骨格の原料となっていることは注目に値する．

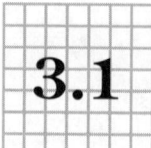

## 3.1 各種の生合成経路

すべての生物は生きるためのエネルギーを自分自身で獲得しなければならない．そのために，生体においては，糖質，タンパク質，核酸，脂質などが代謝されている．これらの化合物は生物にとって必須のものであり，一次代謝産物と称されることはすでに述べた．

一方，生物はこれらの一次代謝産物の他に，その種独特の化合物を生成している．これらの化合物は生命の維持に必須のものではないこともあって「二次代謝産物」と称される．

通常，天然物化学の分野では二次代謝産物が扱われ，これらの中には，テルペノイドや，ステロイド，芳香族化合物，アルカロイドなどがある．その中には天然物由来の医薬品として重要な化合物も多々ある．二次代謝産物は一次代謝系でつくり出される比較的小さな分子から生成することが多い．したがって，各生物において独特の二次代謝産物がつくられるとはいえ，それぞれの化合物の生合成過程をみていくと，生物種を問わずこれらの化合物の生合成のされ方は共通している場合が多い．

天然有機化合物の生合成のされ方を整理していくと，現在，生合成の経路は，基本的に，次の4つの経路に分類されることがわかっている．

1) ポリケタイド経路（酢酸-マロン酸経路）polyketide pathway（acetic acid-malonic acid pathway）
2) シキミ酸経路（ケイヒ酸経路）shikimic acid pathway
3) メバロン酸経路とデオキシキシルロースリン酸経路（非メバロン酸経路）mevalonic acid pathway and deoxyxylulose phosphate pathway
4) アミノ酸経路 amino acid pathway

そこで，この章では二次代謝産物の生合成におけるこれらの4つの基本的な経路について順次説明していくことにする．

### 3.1.1 ポリケタイド経路（酢酸-マロン酸経路）

ピルビン酸 pyruvic acid の脱炭酸によって生じるアセチル CoA acetyl CoA と，アセチル CoA から生じるマロニル CoA malonyl CoA が縮合反応をし，還元，脱水，さらに二重結合の還元を受けると飽和脂肪酸合成の最初のステップが完成する．このものにさらにマロニル CoA が縮合して同様の過程を経れば，炭素鎖が2個増加したものへと変換する．このような過程をくり返すこと

によって，ポリ-β-ケトエステルが生成し，このもののカルボニル基が還元されることによって飽和脂肪酸合成が生成する（図3.1）．天然界から得られる脂肪酸の多くが，偶数個の炭素から成り立っていることは，上記のような生合成経路を経てこれらの脂肪酸が生成していることを如実に示す．よく知られている飽和脂肪酸の例を表3.1に示す．

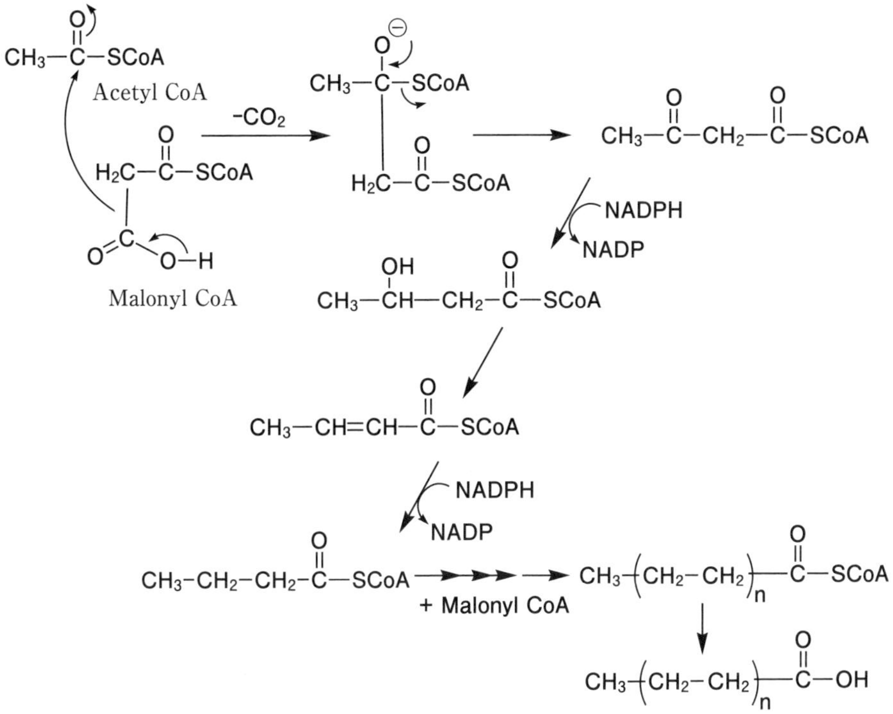

**図 3.1 脂肪酸の生合成**

**表 3.1 飽和脂肪酸の例**

| 炭素数 | 名　称 | | 分子式 | mp(℃) |
|---|---|---|---|---|
| 4 | 酪酸 | butyric acid | $CH_3(CH_2)_2COOH$ | −4.7 |
| 6 | カプロン酸 | caproic acid | $CH_3(CH_2)_4COOH$ | −1.5 |
| 8 | カプリル酸 | caprylic acid | $CH_3(CH_2)_6COOH$ | 16.5 |
| 10 | カプリン酸 | capric acid | $CH_3(CH_2)_8COOH$ | 31.3 |
| 12 | ラウリン酸 | lauric acid | $CH_3(CH_2)_{10}COOH$ | 43.6 |
| 14 | ミリスチン酸 | myristic acid | $CH_3(CH_2)_{12}COOH$ | 58.0 |
| 16 | パルミチン酸 | palmitic acid | $CH_3(CH_2)_{14}COOH$ | 62.9 |
| 18 | ステアリン酸 | stearic acid | $CH_3(CH_2)_{16}COOH$ | 69.9 |

一方，上記のマロニル CoA の縮合反応の後，カルボニル基が還元を受けずに炭素鎖延長反応を行うとポリケトン体が与えられる．このポリケトン体には活性メチレンが存在するために，この活性メチレンとカルボニル基との間に，アルドール aldol 型，あるいは，クライゼン Claisen 型の縮合反応をし，芳香環が形成されることになる．

以上のような生合成経路をポリケタイド生合成経路という．ポリケタイド中間体のケトン基は1つおきに並んでいるので，この生合成経路を経て芳香環が形成された際には，芳香環の水酸基が互いにメタ位となっている．図 3.2 に 1 分子のアセチル CoA と 7 分子のマロニル CoA が縮合した中間体から emodin anthrone，さらには emodin が生合成される過程を示す．なお，この生合成経路を経て生成する化合物にはその他，レイン rhein やレインタイプの化合物が 2 分子重合して生成するセンノシド A sennoside A やヒペリシン hypericin，さらには抗生物質のテトラサイクリン tetracycline などもある（図 3.3）．

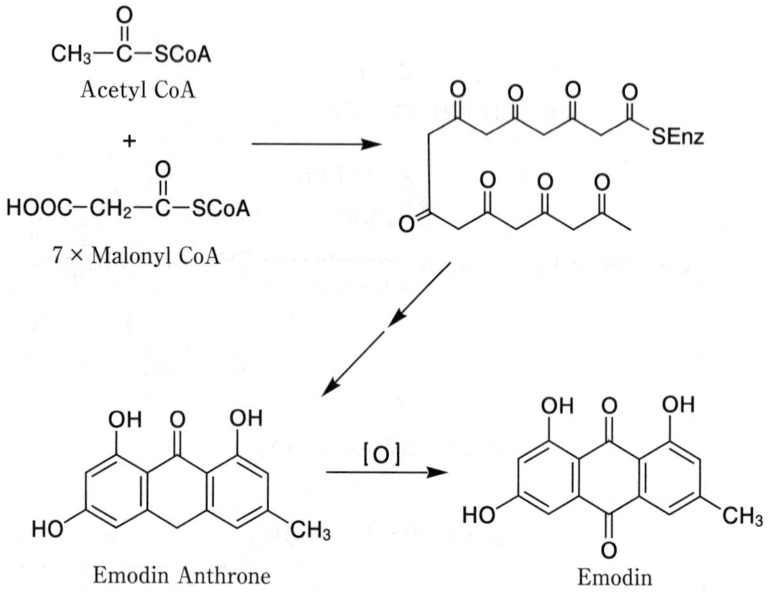

**図 3.2　ポリ-β-ケトエステルからエモジンの生合成**

ポリケタイド polyketide 生合成経路はフラボノイド flavonoid 骨格の一部や，微生物においては，テトラサイクリン tetracycline 系抗生物質などの生合成にもかかわっている．フラボノイド骨格の生合成については次項において述べる．また，やはり，ポリケタイド生合成経路によってつくられるニグリファクチンについては，この章の最後の生合成研究法において述べる．

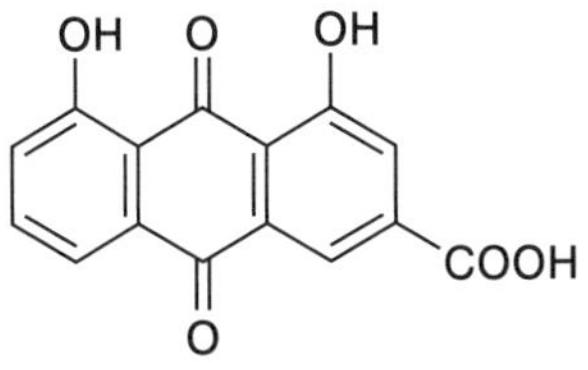

第3章 天然物質の生合成　73

Rhein

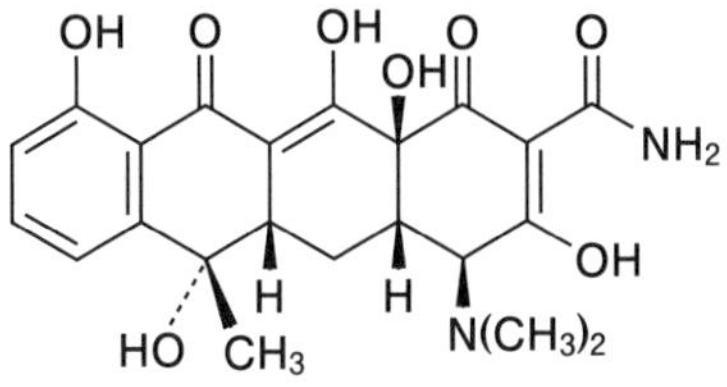

Tetracycline

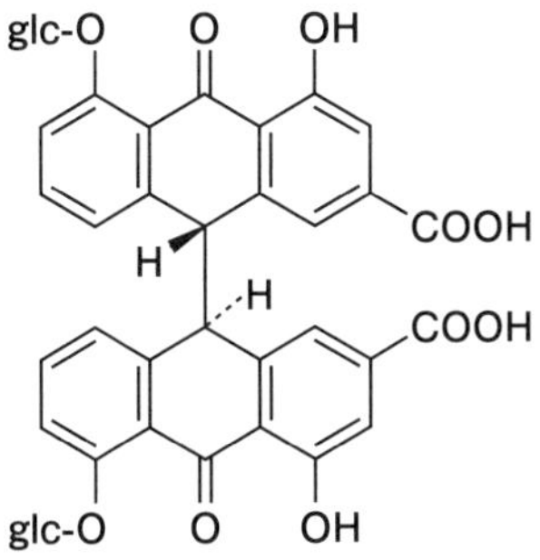

Sennoside A

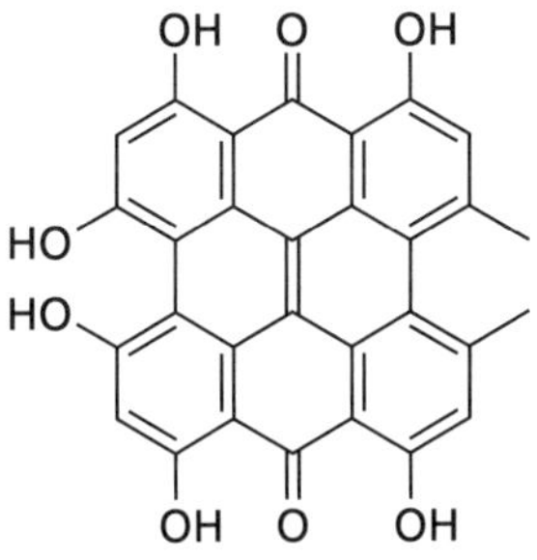

Hypericin

図 3.3　ポリ-β-ケトエステルから生合成されるその他の化合物の例

## 3.1.2　シキミ酸経路

　解糖経路から生じるホスホエノールピルビン酸 phosphoenol pyruvic acid（PEP）と，ペントースリン酸回路から生じるエリスロース 4-リン酸 erythrose 4-phosphate との縮合反応によって生合成されるシキミ酸 shikimic acid を中間体とする生合成経路をシキミ酸経路という．図 3.4 に PEP と erythrose 4-phosphate からシキミ酸が生合成される経路を示す．

　また，図 3.5 に示すように，シキミ酸にもう 1 分子のピルビン酸が導入されて，分子内クライゼン転位反応が起こり，プレフェン酸 prephenic acid が生じ，脱炭酸を伴いながら芳香環が形成され，さらに，次に述べるように，L-フェニルアラニン L-phenylalanine や L-チロシン L-tyrosine が生合成される．

　ここで芳香環が形成される際には 2 通りの経路が知られている．その 1 つは，脱炭酸反応を伴った脱水反応が起こってフェニルピルビン酸 phenylpyruvic acid が生じる経路，そして，もう 1 つは p-ヒドロキシフェニルピルビン酸 p-hydroxyphenylpyruvic acid が生じる経路である．これら両者の中間体がアミノ基転位反応を受ければ，それぞれ，芳香族アミノ酸の L-フェニルアラニンおよび L-チロシンに変換されることになる．

　L-フェニルアラニンが脱アミノ化されると，フェニルプロパノイド phenylpropanoid 類の前駆体ともなる桂皮酸 cinnamic acid が生じる（図 3.6）．桂皮酸のカルボキシ基がアルデヒド基に還元された形のものがシンナムアルデヒド cinnamaldehyde で，この化合物はいわゆるニッキの香り

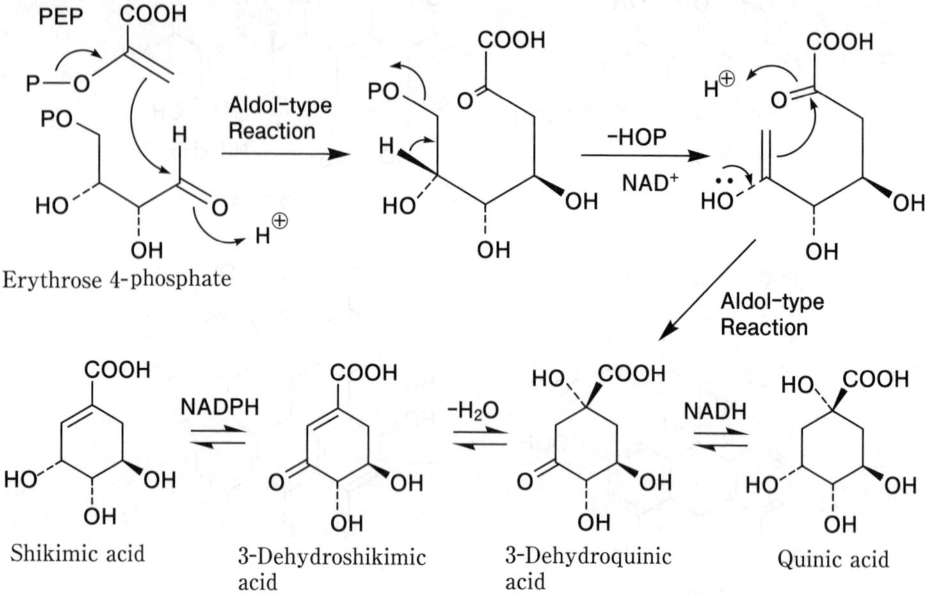

図 3.4 シキミ酸の生合成

の主成分である．一方，桂皮酸が o-クマル酸 o-coumaric acid を経て環を巻くとクマリン coumarine が生成する．クマリンは桜餅の香りの主成分である．この生合成経路を経て生成するその他の化合物の例としては，種々の植物の化学成分の部分構造となっているカフェー酸 caffeic acid の他，セリ科のアニス Pimpinella anisum の果実（aniseed）やシキミ科のダイウィキョウ Illicium verum の果実（star anise）などの精油の主成分であるアネトール anethole, フトモモ科のチョウジ Syzygium aromaticum から得られる香りの主成分であるオイゲノール eugenol, ラン科のバニラ Vanilla planiflora の香りの主成分であるバニリン vanillin などがある（図3.7）．なお，フェニルプロパノイド類の化合物2分子が結合すると（+）-ピノレジノール（+）-pinoresinol のようなリグナン lignan と称される化合物が生成する．リグナンはさらにポドフィロトキシン podophyllotoxin のような化合物の生合成前駆体となっている．ポドフィロトキシンはメギ科ポドフィルム属植物である Podophyllum hexadrum（P. emodi）や P. peltatum の乾燥した根茎と根から得られる化合物であり，この化合物の化学誘導体であるエトポシド etoposide は抗がん剤として用いられている．

一方，セリ科やミカン科の植物に広く分布しているソラレン psoralen やベルガプテン bergapten のようなフロクマリン furocoumarin 類は，ウンベリフェロン umbelliferone のようなフェニルプロパノイドに $C_5$ ユニットが結合した後，$C_5$ ユニットのうち $C_3$ ユニットが脱落して生成する．その過程を図3.8に示す．

フェニルプロパノイド類は，フラボノイド骨格の生合成の際，取り込まれて骨格の一部ともなる．すなわち，図3.9に示すように，ポリケタイド経路による3分子のマロニル CoA 由来のベンゼン環ユニット（A ユニット）に後述のシキミ酸経路由来のフェニルプロパノイドユニットが結合してB環とC環が形成される．

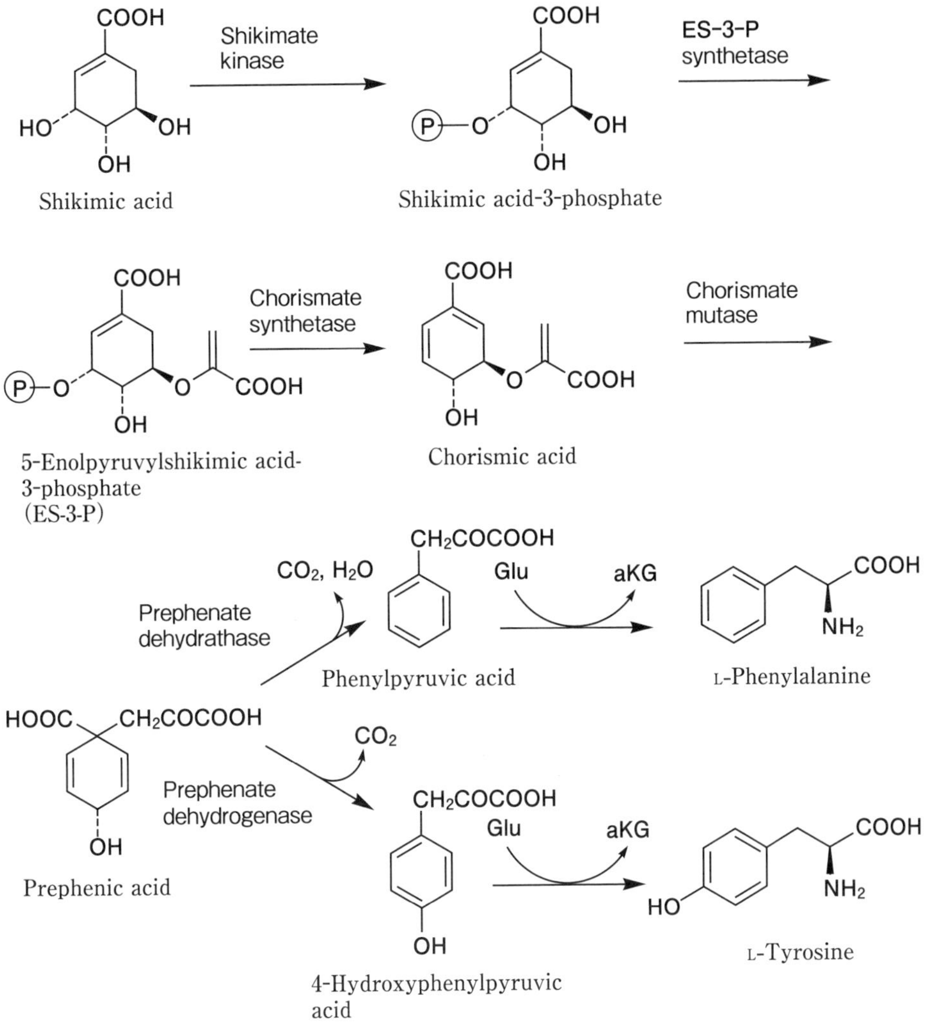

図3.5 シキミ酸経路によるフェニルアラニンおよびチロシンの生合成

図 3.6　シキミ酸より桂皮酸およびクマリンの生合成

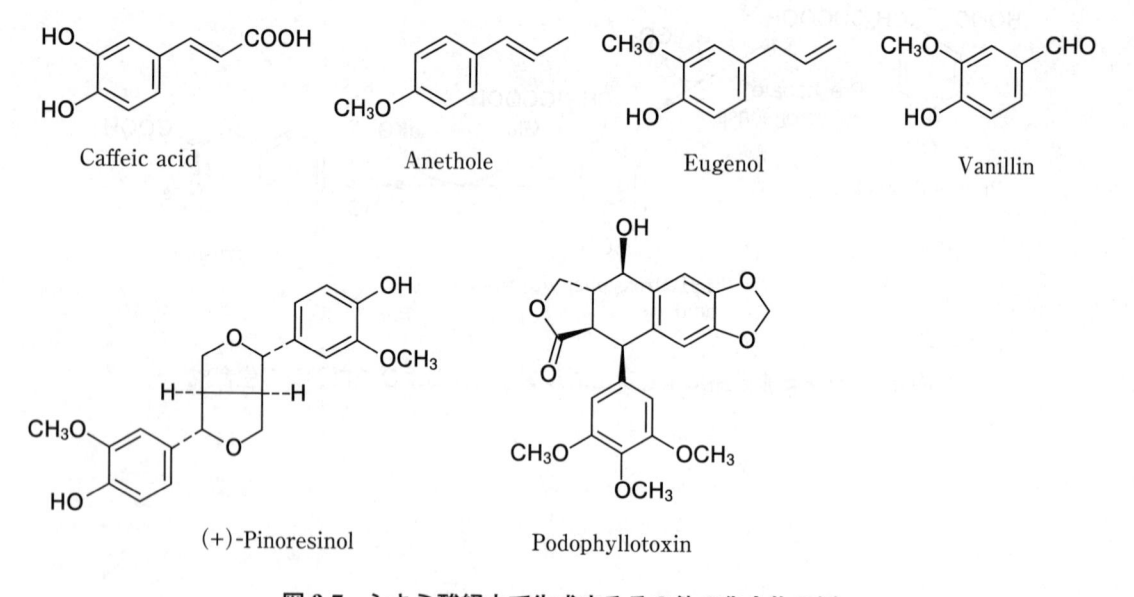

図 3.7　シキミ酸経由で生成するその他の化合物の例

**図 3.8　フェニルプロパノイドよりフロクマリンの生合成**

　この場合，ポリケタイド生合成経路由来のベンゼン環ユニットの結合の仕方には，(a) で示した方式と (b) で示した方式の2通りあるが，いずれにせよ，上述したように，芳香環上の水酸基の位置は互いにメタ位となり，生成したフラボノイド骨格においては，C5位とC7位にOH基が結合している形となる．これは，実際に単離されるフラボノイドのC5位とC7位が酸化された形のものが多いことに符合する．なお，イソフラボン骨格はB環がC2位からC3位に転位して生成するので，フェニルプロパノイド由来のユニットのうち，ベンゼン環部分が移る．

　一方，L-チロシンは水酸化／脱炭酸／メチル化などの変化を経て，重要な生体アミンとしても知られるドーパミン dopamine やアドレナリン adrenaline が生合成される．図 3.10 にドーパミンやアドレナリンの生合成経路を示す．

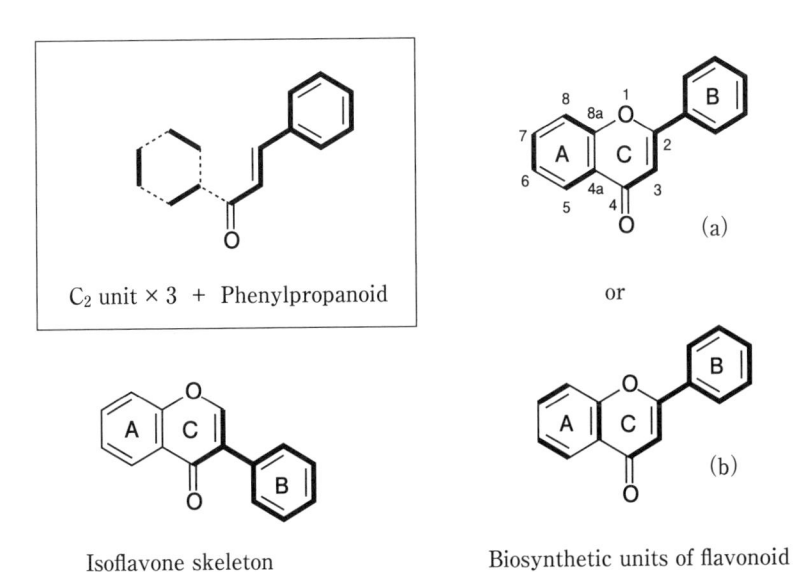

**図 3.9　フラボノイド類の生合成ユニット**

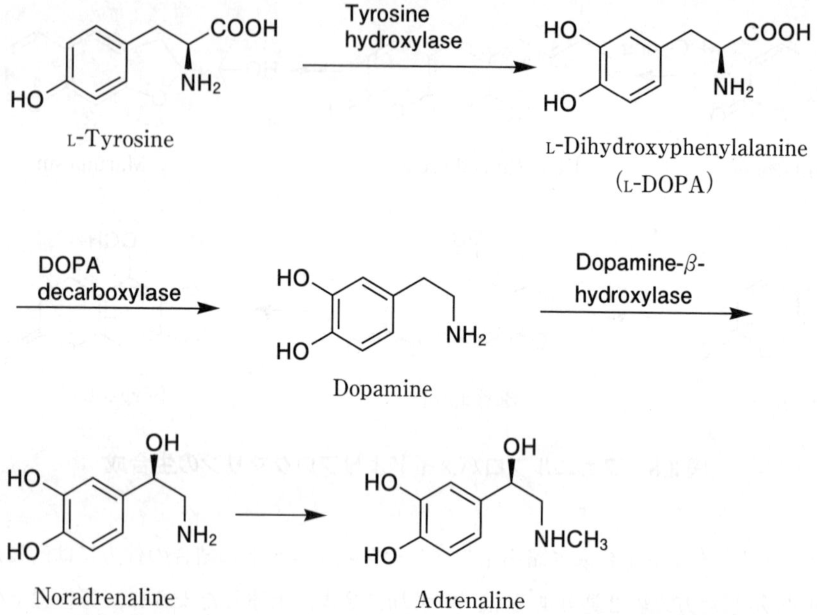

図3.10 ノルアドレナリンおよびアドレナリンの生合成経路

## 3.1.3 メバロン酸経路とデオキシキシルロースリン酸経路

いわゆるイソプレン化合物あるいはテルペノイド terpenoid と称される天然有機化合物群はこの経路によって生合成される．

テルペノイドとは炭素5個からなるイソプレンユニット isoprene unit（$C_5$ ユニット）2個，すなわち，$C_{10}$ ユニットが基本となっており，そのユニットの数によって，次のような名称が付いている．

モノテルペノイド monoterpenoid （$C_{10}$ ユニット × 1 = $C_{10}$）
セスキテルペノイド sesquiterpenoid （$C_{10}$ ユニット × 1.5 = $C_{15}$）
ジテルペノイド diterpenoid （$C_{10}$ ユニット × 2 = $C_{20}$）
セスタテルペノイド sesterterpenoid （$C_{10}$ ユニット × 2.5 = $C_{25}$）
トリテルペノイド triterpenoid （$C_{10}$ ユニット × 3 = $C_{30}$）

これらはいずれも，イソペンテニル二リン酸 isopentenyl pyrophosphate（IPP）あるいは DMAPP と称される $C_5$ ユニットが結合して生成する．$C_5$ ユニットの形状を図3.11に示すが，$C_5$ ユニットの頭 head と称される部分と尾 tail と称される部分で結合して，より大きな構造を構築しているのが特徴である．

第 3 章　天然物質の生合成　79

**図 3.11　C₅ Unit の形状と結合方法**

　IPP あるいは DMAPP と称される C₅ ユニット（イソプレンユニット）は，かつてはメバロン酸 mevalonic acid を経由して生合成されると考えられていた．すなわち，この項に述べているイソプレン骨格を基本として生成する天然有機化合物の生合成経路は，すべて，炭素 5 個からなるメバロン酸 mevalonic acid という中間体を経るものと考えられていた．そのため，この生合成経路はメバロン酸経路 mevalonic acid pathway と称されていた．

　しかし，その後，それまでメバロン酸経路で生合成されると考えられていた化合物の中には，生合成中間体としてメバロン酸を経ないものが存在することが判明した．後者のような化合物は現在，1-デオキシキシルロース 1-deoxyxylulose を中間体として生合成されることがわかっており，こち

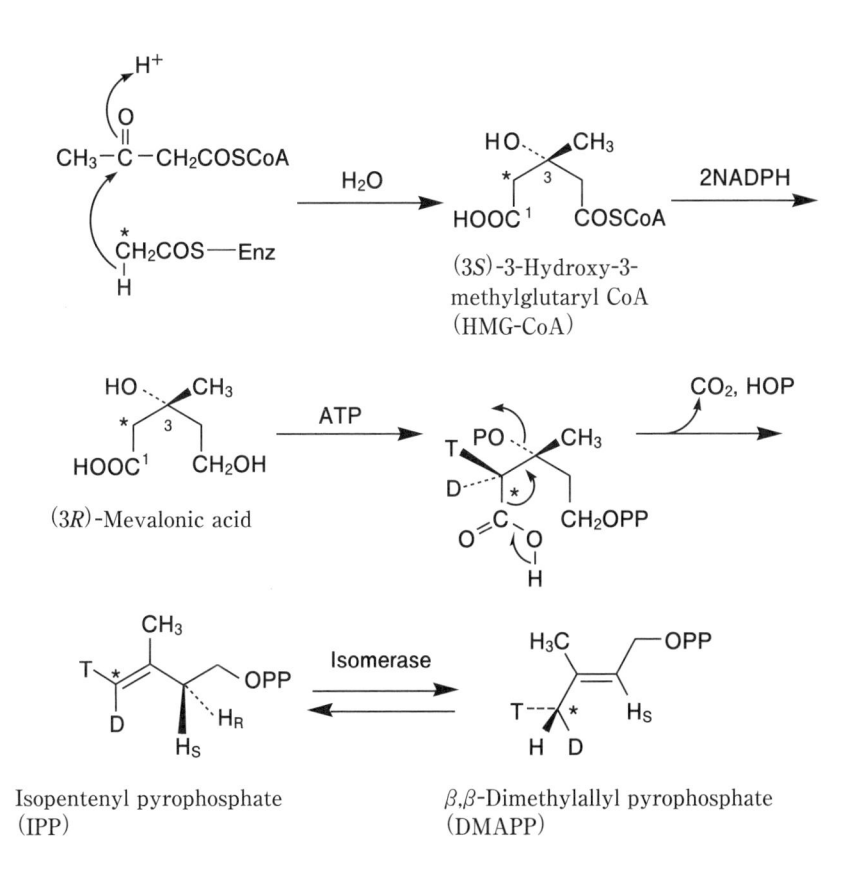

**図 3.12　β,β-Dimethylallyl pyrophosphate（DMAPP）の生合成**

らの生合成経路は，現在，非メバロン酸経路と称されている．ただし，いずれの経路を経るとしても，直接の中間体としてはイソプレンユニットに該当するイソペンテニル二リン酸（IPP）がかかわっていることは共通である．

メバロン酸経路の方は，一次代謝系の解糖経路から生じるアセチル CoA 3 分子が原料となって生じるメバロン酸 mevalonic acid（MVA）が生合成の基本物質となっている．このメバロン酸がリン酸化されて MVAPP（mevalonic acid pyrophosphate）となり，さらに，MVAPP が脱炭酸して IPP が生成する（図 3.12）．

一方，非メバロン酸経路においては，解糖経路で生じるピルビン酸 pyruvic acid とグリセルアルデヒド 3-リン酸 glyceraldehyde 3-phosphate との縮合によって生じる 1-デオキシキシロース 1-deoxyxylulose を中間体としている．そして，IPP は 1-デオキシキシロースの分子内転位反応によって生じるトリオール体から生合成される（図 3.13）．トリオール体から IPP が生成する過程については未詳である．

種々の IPP を起源として生成する天然有機化合物のうち，現在までの知見では，ほとんどのトリテルペノイドやトリテルペノイド由来のステロイドは「メバロン酸経路」由来である一方，ジテルペノイドの方は「非メバロン酸経路（1-デオキシキシロースリン酸経路）」を経て生合成されているという報告例が多いようである．中には，双方の経路を併用しているとの報告例もある（図 3.14）．

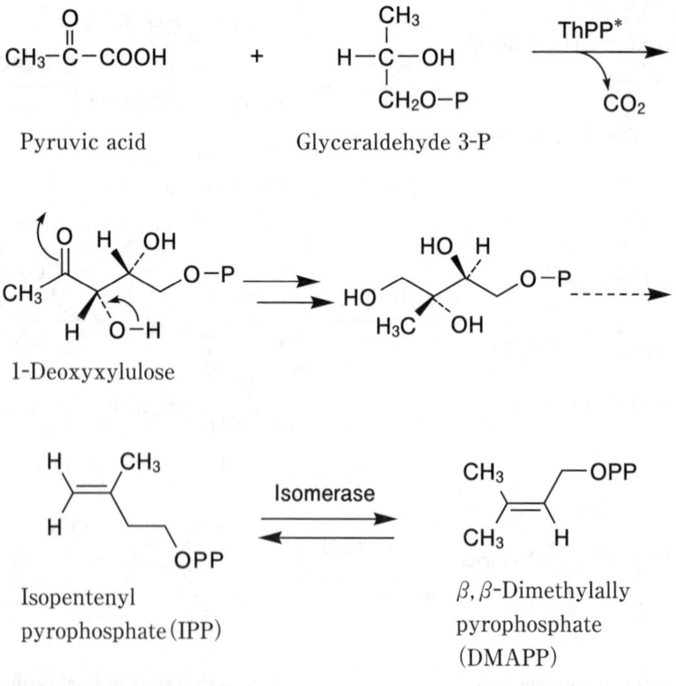

**図 3.13　1-Deoxyxylulose 経路による Isopentenyl pyrophosphate（IPP）の生合成**
　　＊ Thiamine diphosphate

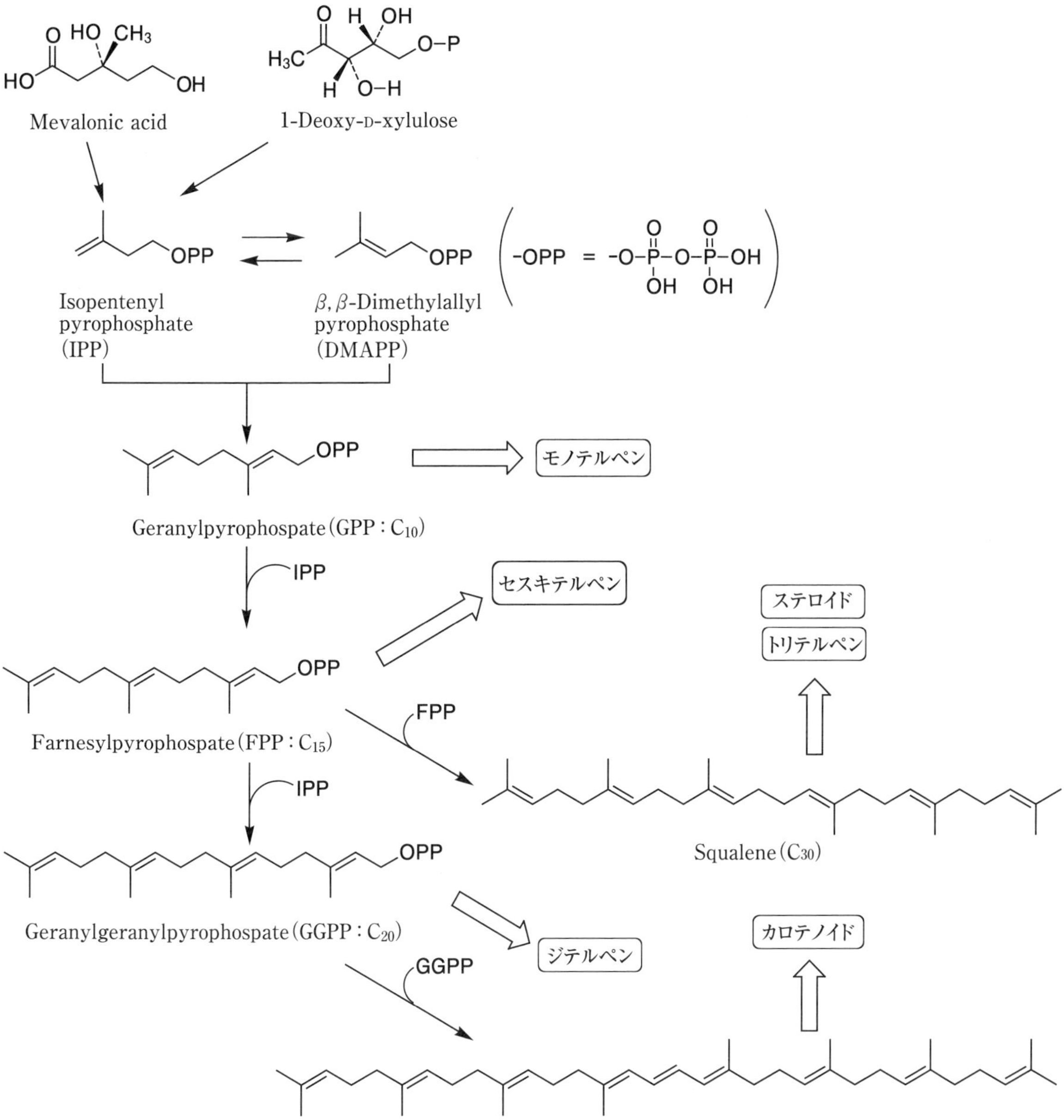

**図 3.14　テルペノイドの生合成**

　図 3.15 にモノテルペノイド～セスタテルペノイドの例を示す．このうち，セスタテルペノイドのオフィオボリン A ophiobolin A はイネに寄生する植物病原菌（イネゴマハガレ病）の培養物から得られた化合物で，白せん菌などに発育阻止作用を示す．

　なお，ステロイド steroid 類やカロテノイド carotenoid 類と称されるそれぞれ一群の化合物もテルペノイドから派生して生じる化合物である．

[Monoterpenoids]

d-Limonene   Ascaridole   (−)-Menthol   (+)-Camphor   Secologanin

[Sesquiterpenoids]

(+)-Abscisic acid   α-Humulene   Santonin

[Diterpenoid]

Retinol

[Sesterterpenoid]

Ophiobolin A

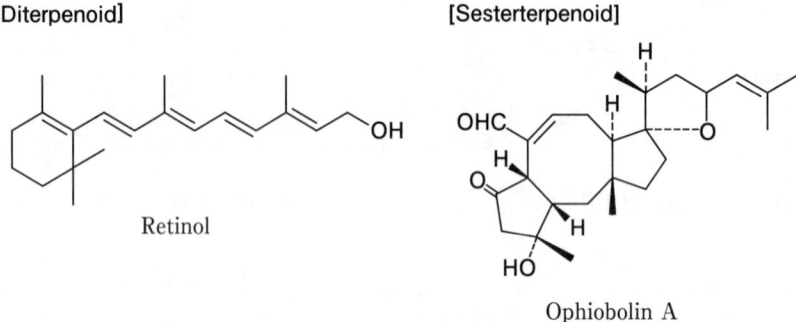

図 3.15

　すなわち，ステロイド類は図3.16に示したように，テルペンユニットが3つ結合して生成したトリテルペノイドのスクアレン squalene から生合成される．スクアレンは折り畳まれて環化反応をし，やがて，ステロイド骨格を有するラノステロール lanosterol となる．ラノステロールからはさらに脱メチル化反応などを経てコレステロール cholesterol が生合成される．コレステロールは性ホルモンであるテストステロン testosterone やエストラジオール estradiol などの生合成前駆体となっている．また，図3.17には，やはりスクアレン由来の2,3-オキシドスクアレンから生成する各種のトリテルペンの生合成経路を示す．

　一方，カロテノイド carotenoid 類は，炭素40個からなるフィトエン phytoene を起源として生合成される．フィトエンは，炭素10個からなるゲラニル二リン酸 geranylpyrophosphate（GPP）にIPPが1分子結合してファルネシル二リン酸 farnesylpyrophosphate（FPP）となったものにさ

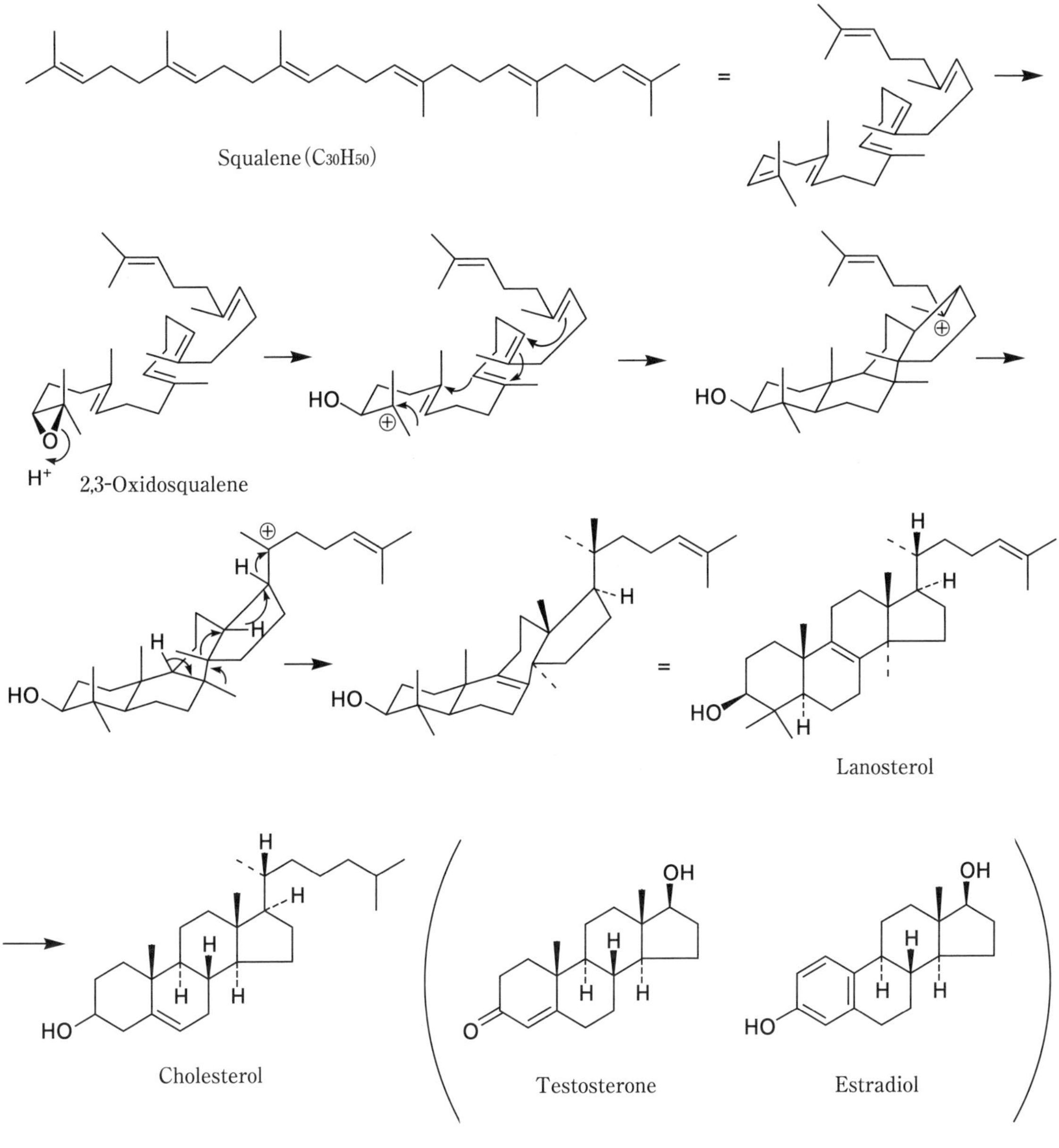

第 3 章　天然物質の生合成　　*83*

**図 3.16　トリテルペノイド類とステロイド類の生合成**

らに IPP が 1 分子結合して生成した炭素 20 個からなるゲラニルゲラニル二リン酸 geranylgeranylpyrophospate（GGPP）の尾同士が結合して生成する．すなわち，カロテノイドは，ジテルペノイドが 2 分子結合したものを生合成前駆体として生成することになる．さらに，弾性ゴムはイソプレン骨格が頭と尾の間で無数に結合して生成する．

図 3.18 に，カロテノイドの生合成前駆体であるフィトエンと代表的なカロテン類の化学構造式も示す．

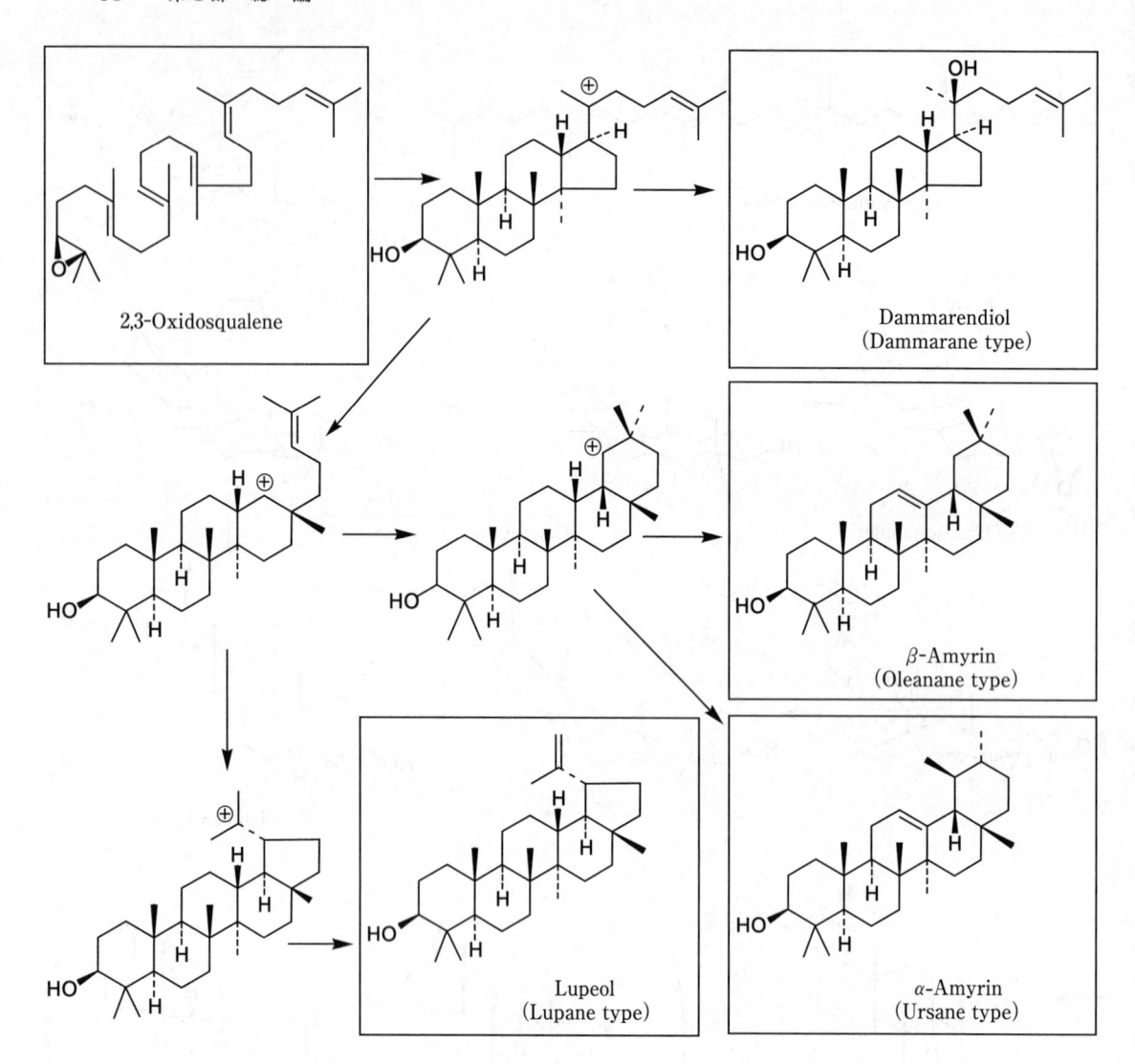

図 3.17 各種トリテルペンの生合成

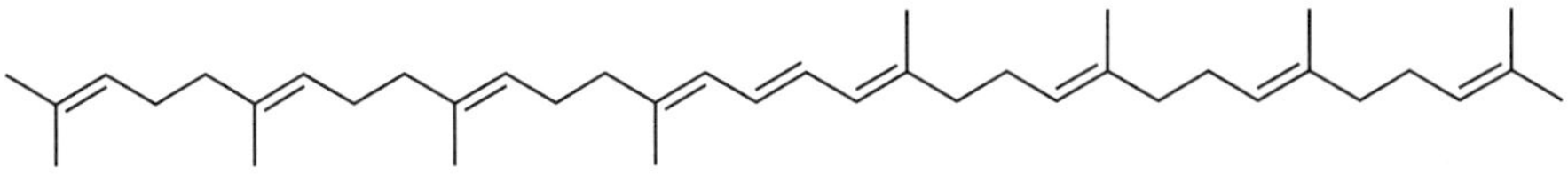

Phytoene (C$_{40}$H$_{64}$)

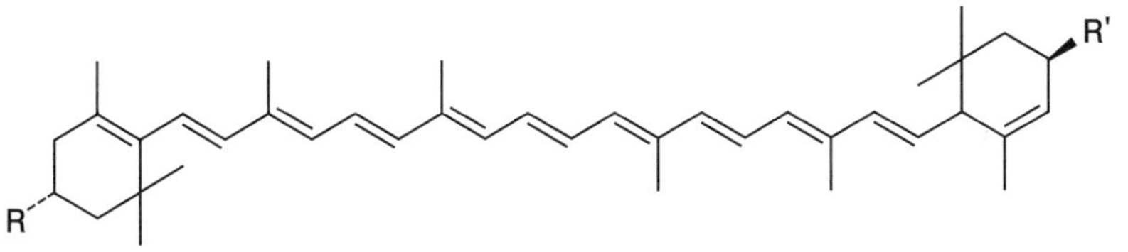

α-Carotene　　R = R' = H
Xanthophyll　R = R' = OH

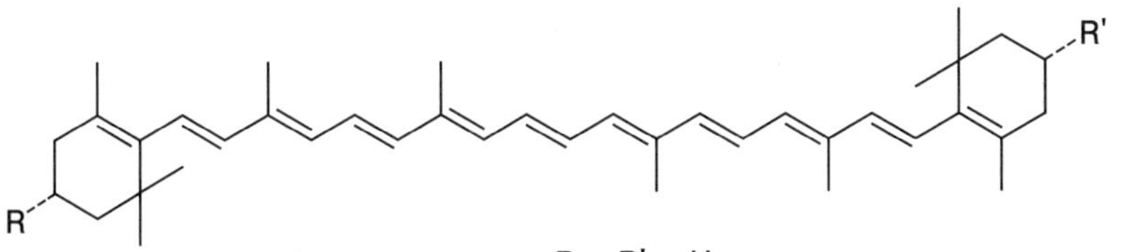

β-Carotene　　　R = R' = H
Cryptoxanthin　R = OH, R' = H
Zeaxanthin　　　R = R' = OH

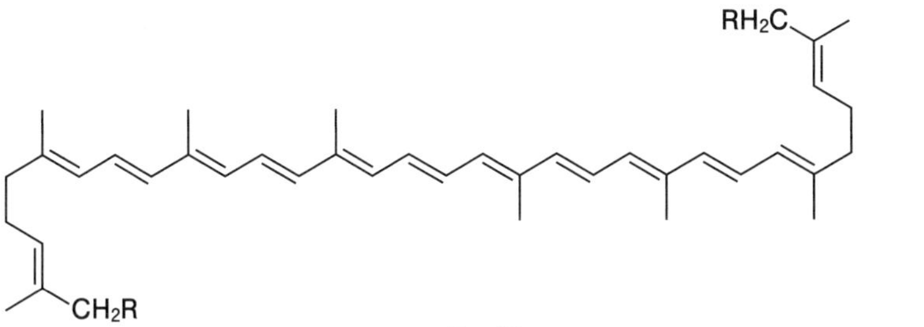

Lycopene　R = H
Lycophyll　R = OH

図 3.18

## 3.1.4 アミノ酸経路

　この項ではアミノ酸，特にタンパク質を構成するアミノ酸とこれらのアミノ酸が組み込まれて生合成される各種アルカロイドの生合成経路について述べる．

　天然に存在するアミノ酸はタンパク質を構成するアミノ酸とそれ以外のアミノ酸に分類され，前者をタンパク質構成アミノ酸または常アミノ酸，後者を異常アミノ酸と称することがある．この項では前者については主にタンパク質構成アミノ酸という言葉を使うことにする．なお，タンパク質を構成するアミノ酸については，一般アミノ酸 common amino acid と呼ぶこともある．

　タンパク質構成アミノ酸は図 3.19 に示す 20 種であり，その性質によって，中性，酸性および塩

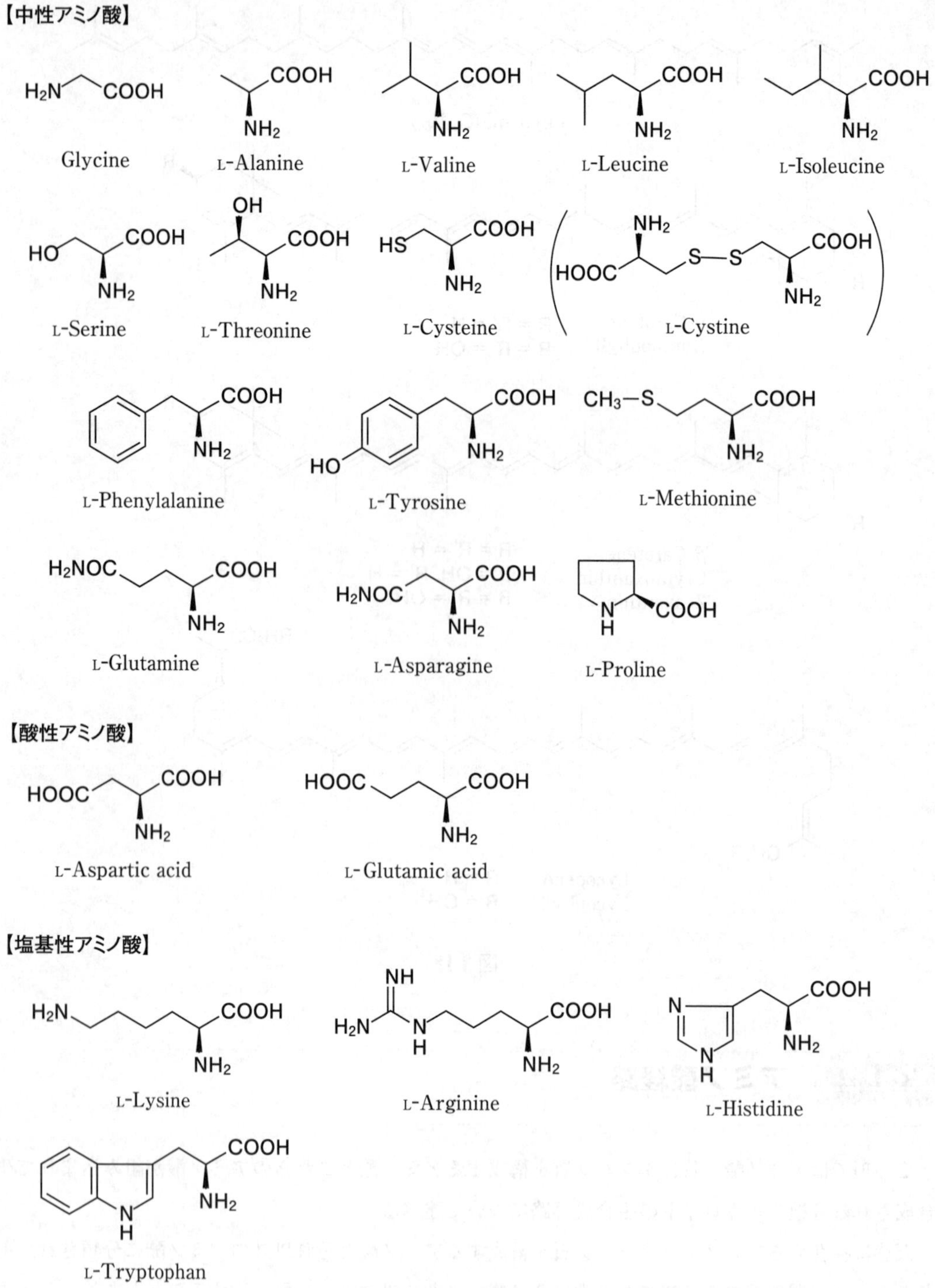

【中性アミノ酸】

Glycine  L-Alanine  L-Valine  L-Leucine  L-Isoleucine

L-Serine  L-Threonine  L-Cysteine  (L-Cystine)

L-Phenylalanine  L-Tyrosine  L-Methionine

L-Glutamine  L-Asparagine  L-Proline

【酸性アミノ酸】

L-Aspartic acid  L-Glutamic acid

【塩基性アミノ酸】

L-Lysine  L-Arginine  L-Histidine

L-Tryptophan

図 3.19 タンパク質を構成するアミノ酸

基性アミノ酸に分類される．なお，L-システイン L-cysteine が 2 分子 S-S 結合して生成した L-シスチン L-cystine（図 3.19 には括弧内に示してある）を別種のアミノ酸としてカウントし，合計 21 種と数えることもある．

さらに，コラーゲン cholagen やゼラチン gelatin にのみ見いだされる 4-ヒドロキシ-L-プロリン 4-hydroxy-L-proline や 5-ヒドロキシ-L-リジン 5-hydroxy-L-lysine のような特殊な存在のタンパク質構成アミノ酸の存在も知られている．ただし，後述するように，これらのアミノ酸は当該タンパク質中に存在はするが，それぞれのアミノ酸の単体がその生合成原料となっているわけではない．すなわち，L-プロリン L-proline や L-リジン L-lysine がタンパク質分子中に導入されてからそれぞれのヒドロキシ体に変化するのである．

タンパク質を構成する主なアミノ酸のうち，基本的な生合成ルートで生成するアミノ酸の生合成ルートを次に示す（図 3.20）．

アミノ酸の生合成にあたり，グルコースが代謝される際，まず，グルコースがリン酸化されてグルコース 6-リン酸 glucose 6-phosphate となり，このものがさらに代謝されて，グリセルアルデヒド 3-リン酸 glyceraldehyde 3-phosphate，グリセリン酸 3-リン酸 glyceric acid 3-phosphate やホスホエノールピルビン酸 phosphoenol pyruvic acid を経て，ピルビン酸 pyruvic acid やアセチル CoA acetyl CoA となり，さらに，オキザロ酢酸 oxalacetic acid や 2-オキソグルタル酸 2-oxoglutaric acid となる．結局は，このグルコースの代謝過程において順次生成する各化合物が各アミノ酸の生合成起源物質となっている．

グリセリン酸 3-リン酸は L-セリン L-serine へと変換され，L-セリンからさらにグリシン glycine や L-システインが生合成される．また，ピルビン酸は L-アラニン L-alanine や L-バリン L-valine，L-ロイシン L-leucine の生合成起源物質となっている．

さらに，生合成過程をずっと下ると，オキザロ酢酸は L-アスパラギン酸 L-aspartic acid，2-オキソグルタル酸は L-グルタミン酸 L-glutamic acid の生合成起源物質となっているが，L-アスパラギン酸や L-グルタミン酸はそれぞれ，L-イソロイシン L-isoleucine や，L-メチオニン L-methionine，L-リジン L-lysine，そして，L-グルタミン L-glutamine へと変換される．また，L-アルギニン L-arginine は L-オルニチン L-ornithine を経て生合成される．そして，L-プロリンや L-グルタミンは L-グルタミン酸を，また，L-アスパラギン L-asparagine は L-アスパラギン酸を起源として生成する．

一方，芳香族アミノ酸である L-チロシン L-tyrosine や L-トリプトファン L-tryptophan，L-フェニルアラニン L-phenylalanine の芳香環はシキミ酸 shikimic acid 由来であるが，シキミ酸は先に述べたように，グルコース 6-リン酸由来のエリスロース 4-リン酸 erythrose 4-phosphate とホスホエノールピルビン酸 phosphoenol pyruvic acid から生合成される．そして，シキミ酸由来のコリスミ酸 chorismic acid からプレフェン酸 prephenic acid となったのち，脱炭酸して窒素原子を得て L-チロシンが生成する．これに対して，プレフェン酸が脱炭酸と脱水過程を経ると L-フェニルアラニンが生成する．さらに，コリスミ酸からアントラニル酸 anthranilic acid を経て L-トリプトファンが生合成される．

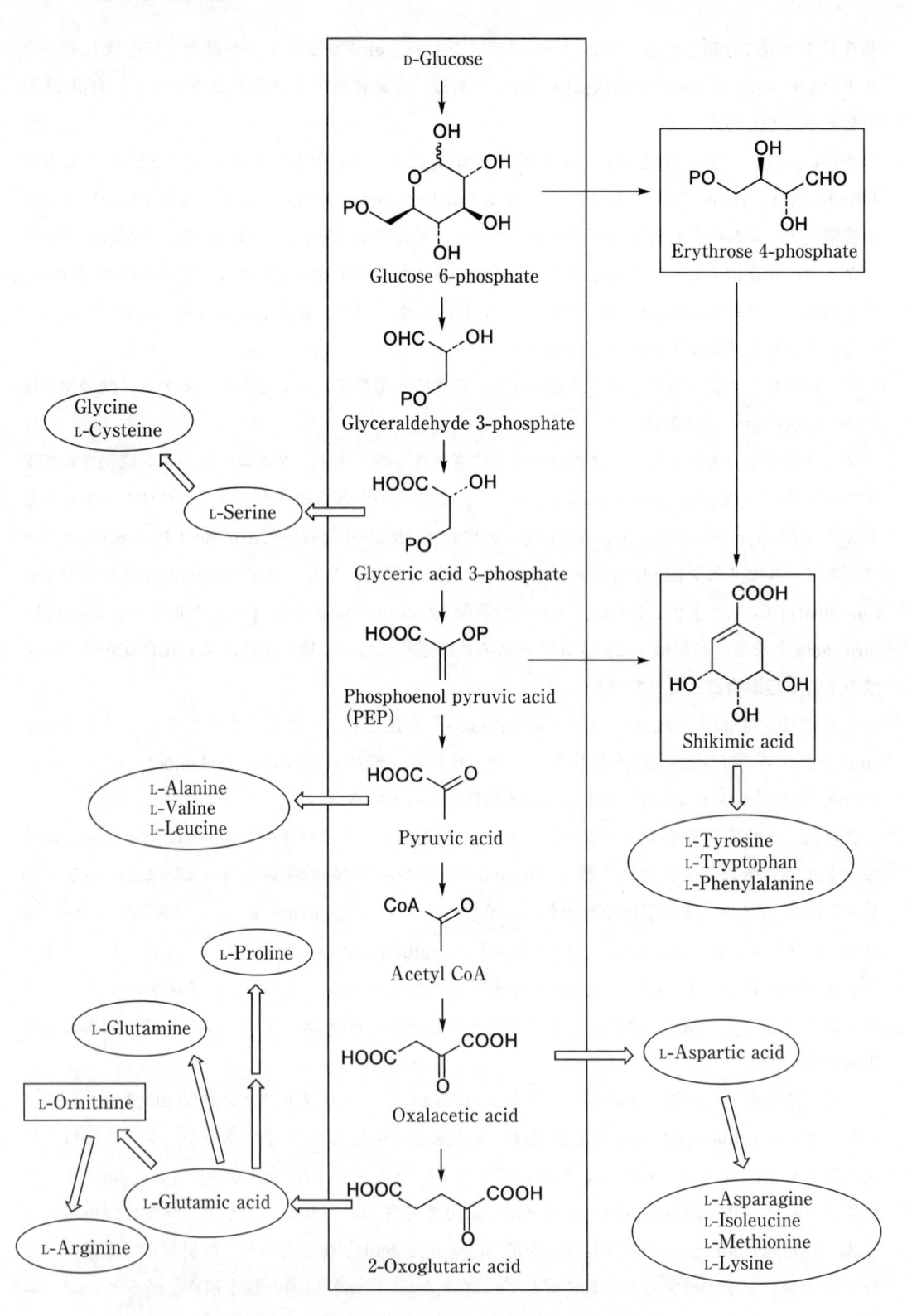

図 3.20　タンパク質構成アミノ酸の生合成ルート

(P. M. Dewick（海老塚豊監訳）(2004) 医薬品天然物化学 第 2 版, p.9, 南江堂より改変)

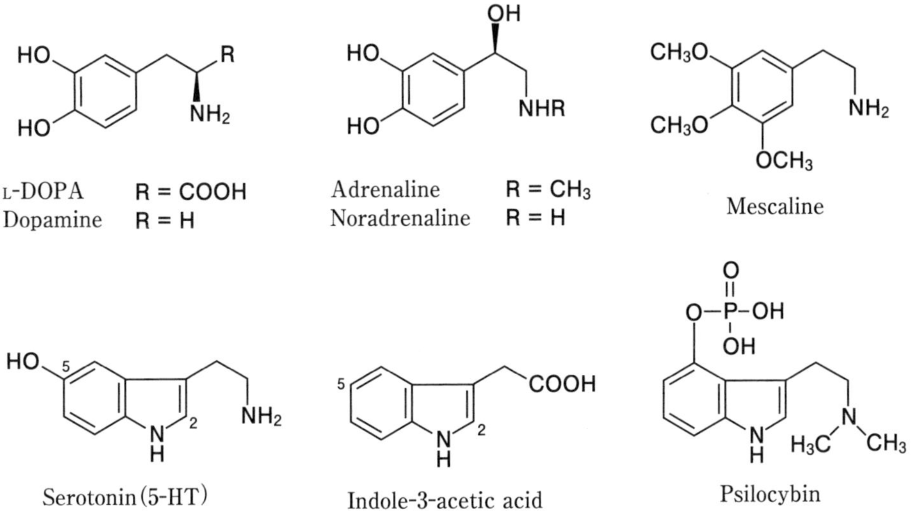

図 3.21　フェニルアラニン，チロシン，トリプトファン由来のアルカロイドの例

　L-フェニルアラニンや，L-チロシン，L-トリプトファンは様々なアルカロイドの生合成前駆体となっており，これらの中には重要な医薬品として応用されているものもある．このようなアルカロイドについては各論第7章で詳述する．一方，これらのアミノ酸にわずかな変化が加わることによって生じる L-ドーパ L-DOPA や，ドーパミン，アドレナリン，ノルアドレナリン，メスカリン mescaline，セロトニン serotonin（5-HT），インドール-3-酢酸 indole-3-acetic acid，サイロシビン psilocybin のようなアルカロイドもある（図 3.21）．これらのアルカロイドの生合成経路の一部については各論第7章で説明する．

　タンパク質構成アミノ酸のうち，ヒトにとっての必須アミノ酸は，L-イソロイシン，L-スレオニン，L-トリプトファン，L-バリン，L-ヒスチジン，L-フェニルアラニン，L-メチオニン，L-リジン，L-ロイシンの9種であり，これらのアミノ酸は私たちの体内で生合成されないか生合成されても十分な量が供給されない．

　図 3.22 にパパベリン papaverine およびベルベリン berberine がフェニルアラニン・チロシンを生合成起源物質として生合成される様子を示す．パパベリンは (S)-norcoclaurine から，また，ベルベリンは (S)-norcoclaurine が N-メチル化を経て生成した (S)-scoulerine を前駆体として生成する．一方，モルヒネ morphine は (S)-norcoclaurine の立体が反転した (R)-norcoclaurine を前駆体として生合成される．この前駆体の p, o' カップリングを経て，テバイン thebaine が生成し，テバインからコデイン codeine に至り，さらにコデインが脱メチル化してモルヒネが生成する（図 3.23）．

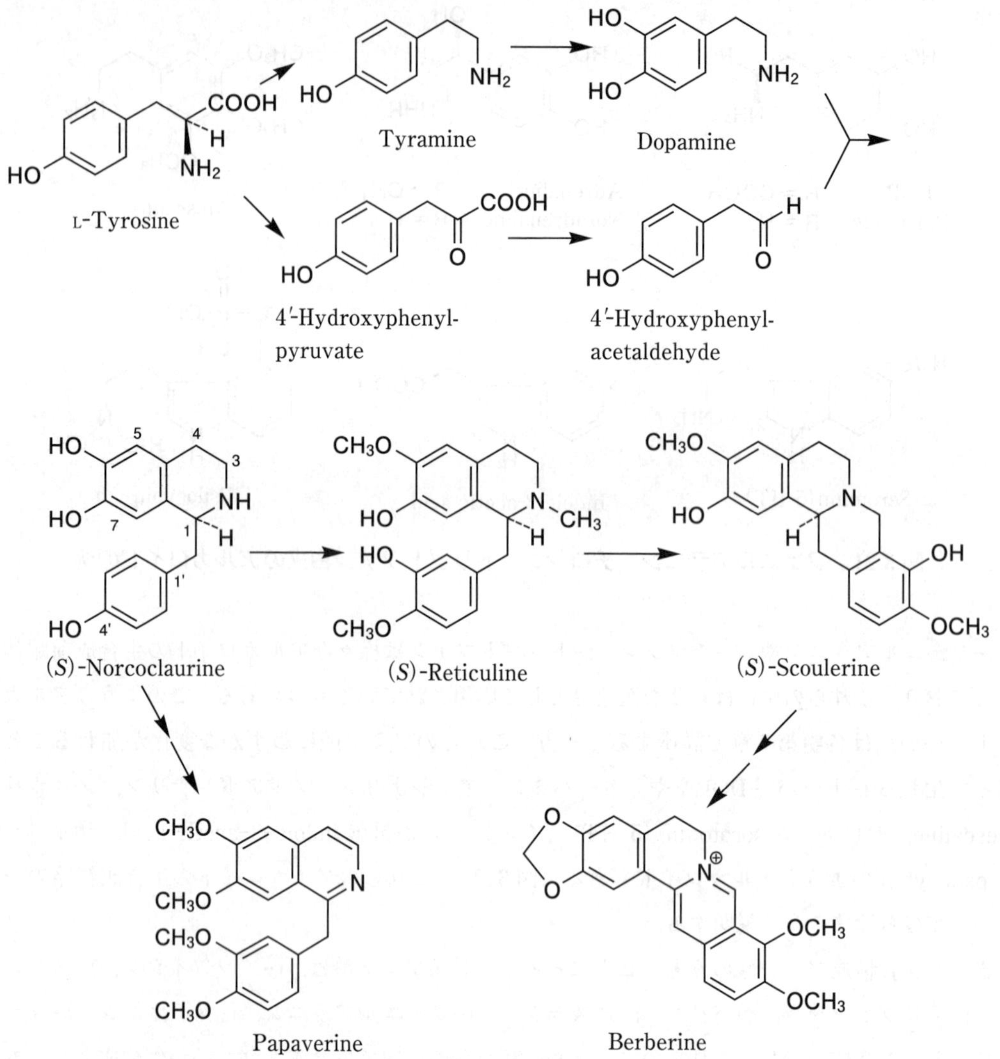

図 3.22　パパベリンおよびベルベリンの生合成

　トリプトファンを生合成の起源として生合成される代表的なアルカロイドの例として，キニーネ qunine，ストリキニーネ strychnine，レセルピン reserpine，ビンブラスチン vinblastine，およびビンクリスチン vincristine の生合成過程を示す（図 3.24）．これらのアルカロイドの生合成に際しては，いずれも，モノテルペン類のセコロガニン secologanin がトリプトファン由来のトリプタミン tryptamine と結合して生成したストリクトサイド strictoside を前駆物質としている．キニーネは基本骨格としてキノリン骨格を有しているものの，実際にはトリプトファンが取り込まれ，複雑な生合成経路を経て生成している．なお，トリプトファンを取り込んで基本骨格を生成するアルカロイドの中にはエルゴタミンやエルゴメトリン（各論第 7 章）もある．これらのアルカロイドに共通する部分構造をリゼルグ酸 lysergic acid といい，その生合成ユニットを図 3.25 に示す．リゼル

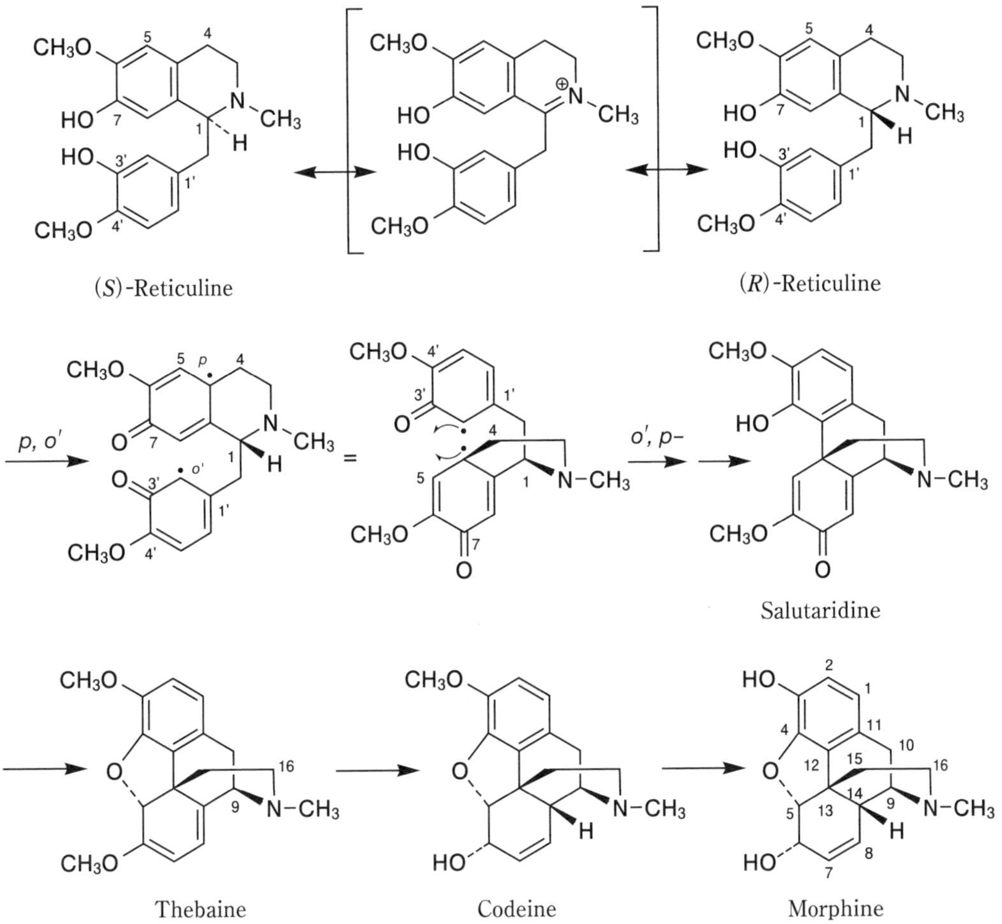

第3章 天然物質の生合成　　91

**図 3.23　テバイン，コデイン，およびモルヒネの生合成**

グ酸のカルボキシ基部分がジエチルアミド基となったものが有名な LSD である．リゼルグ酸骨格はトリプトファンとヘミテルペンに該当する $C_5$ ユニットから形成されている．

芳香環を有さないアミノ酸を取り込んで生合成される代表的なアルカロイドとして，コカイン cocaine および (−)-ヒヨスチアミン (−)-hyoscyamine の生合成経路を図 3.26 に示す．アミノ酸のオルニチンから生成した N-methyl-$\Delta^1$-pyrrolinium に $C_4$ ユニットが結合したものが両者の共通の前駆体となるが，カルボキシ基を残したまま安息香酸とメチル基を取り込んでコカインが生成する．一方，ヒヨスチアミンの生合成においては，カルボキシ基を失い，水酸基の立体が異なった前駆体を経て生成する．

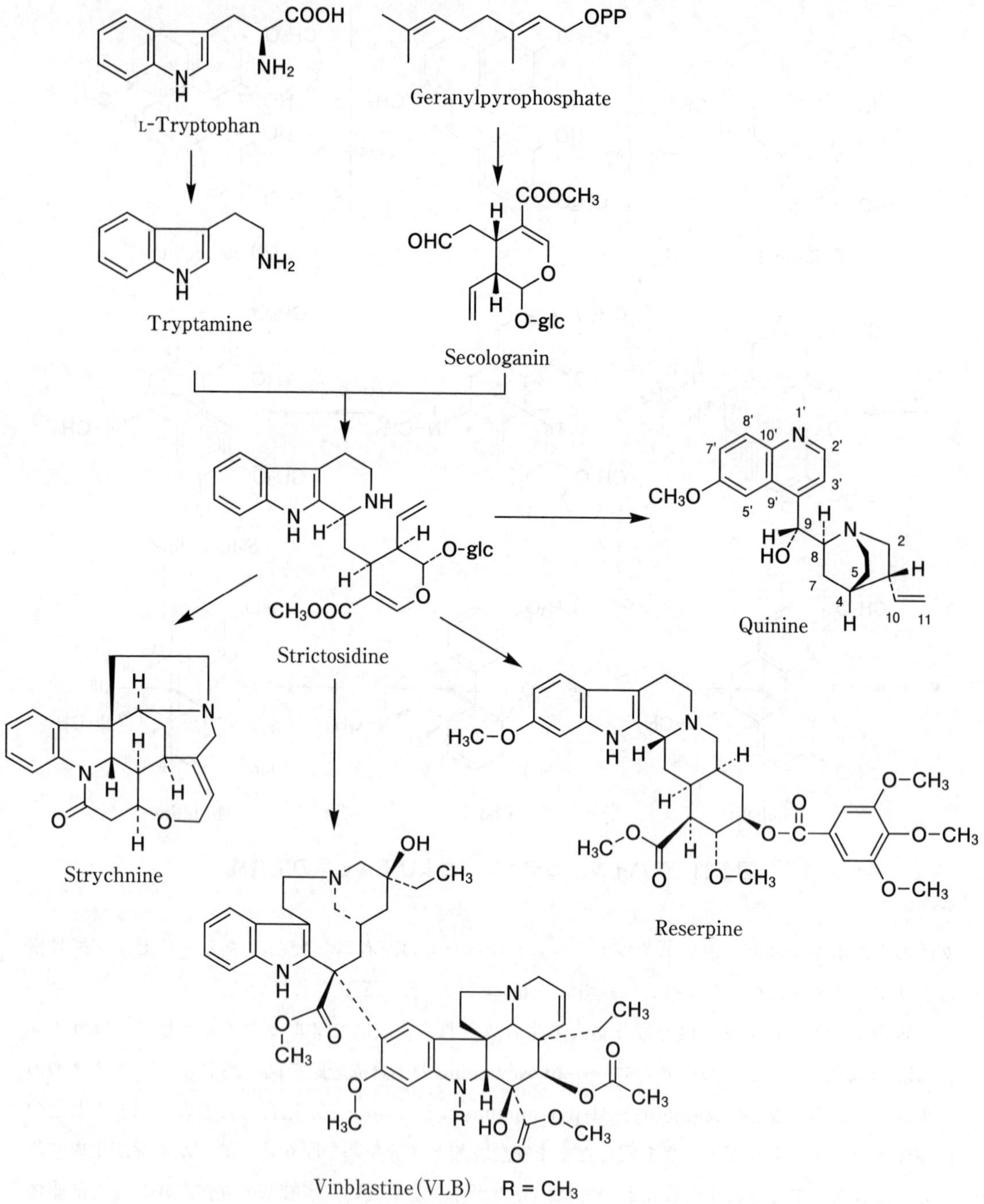

図 3.24　キニーネ，ストリキニーネ，レセルピン，ビンブラスチンおよびビンクリスチンの生合成

第3章　天然物質の生合成　　93

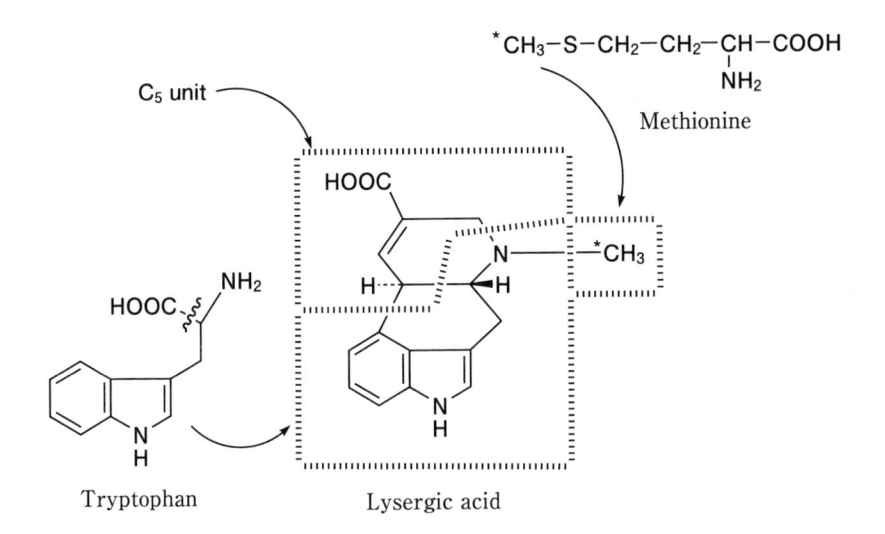

図3.25　リゼルグ酸の生合成ユニット

図3.26　コカインおよびヒヨスチアミンの生合成

## 3.2 天然有機化合物の生合成研究

　天然有機化合物の生合成研究はかつては放射性同位元素を用いる方法が一般的であった．この方法においては，まず，各化合物の生合成前駆体を推定し，その前駆体に放射性同位元素である $^{14}C$ や $^{3}H$ でラベルしたものを調製し，このものを植物体や微生物の培地に投与する．ついで，放射性同位元素でラベルした前駆体を投与した植物体や微生物によって生成した目的化合物を分離生成する．そののち，この化合物を分解し，化合物のどの位置がラベルされているかを調べる．

　この手法を使って研究されたニグリファクチンの生合成について説明する．図 3.27 は，1 位（カルボニル基）を $^{14}C$ でラベルした酢酸を培地に入れて培養して得たニグリファクチンのラベルされた炭素の位置を示す．すなわち，2, 4, 6, 2′, 4′, 6′ 位にラベルされた炭素が取り込まれることがわかった．したがって，この化合物の生合成は酢酸ユニットが 6 分子縮合したものに窒素が導入された形で生成していることが明らかになった．実際には酢酸は炭酸化された形のマロニル CoA に変化して脱炭酸されながら導入されることになる．図 3.27 においては，取り込まれた酢酸分子の炭素 2 個の挙動がわかりやすいように，それぞれユニットを太線にて示した．

　さらに，△で示した位置をラベルした [1-$^{14}$C]5-オキソ-$n$-ドデカノール [1-$^{14}$C]5-oxo-$n$-dodecanol や，[6-$^{14}$C]2-$n$-ヘプチルピペリデイン [6-$^{14}$C] 2-$n$-heptylpiperideine，および [6-$^{14}$C] 2-$n$-ヘプチルピペリジン [6-$^{14}$C]2-$n$-heptylpiperidine も，それぞれニグリファクチンに取り込ま

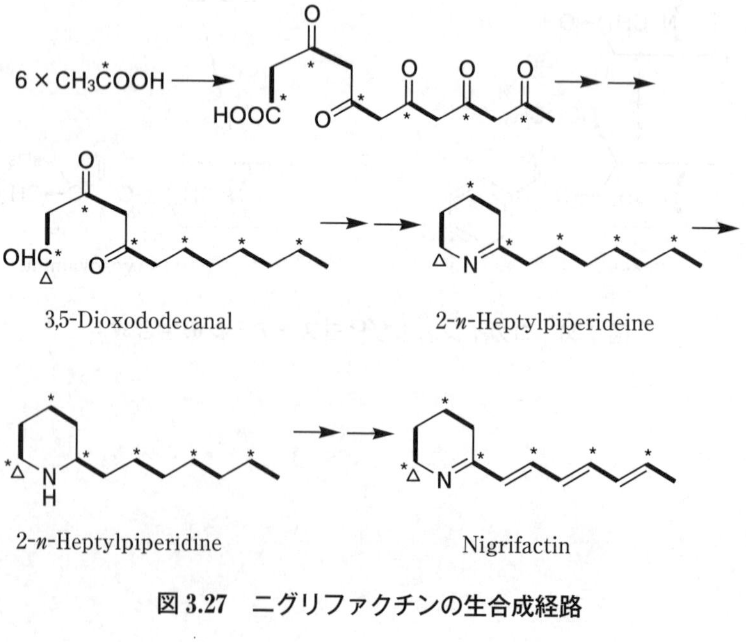

**図 3.27　ニグリファクチンの生合成経路**

れることから，その生合成経路は図に示したように結論づけられた．また，[6-$^{14}$C]2-$n$-ヘプチルピペリジンがニグリファクチンに取り込まれることも確認されたことから，ニグリファクチンの二重結合は生合成の最終段階で導入されることもわかった．

しかし，現在はごく少量のサンプルで$^{13}$C-NMRが測定できるようになったこともあって，生合成前駆体としては，安定同位体である$^{13}$Cでラベルされた化合物が使われることが多い．上述のニグリファクチンの生合成過程についても，安定同位体の$^{13}$Cで標識した[1-$^{13}$C]酢酸を投与して得たニグリファクチンの$^{13}$C-NMRを測定することによっても証明されている．

通常$^{13}$C-NMRにおいては，天然に約1%含まれている$^{13}$Cを観測する．しかし，もしここで，外部から$^{13}$Cでラベルされた化合物を人為的に投与してやり，この前駆体が目的化合物に導入されていれば，その目的化合物の$^{13}$C-NMRスペクトルにおいては，$^{13}$Cが導入された炭素のシグナルは他のシグナルと比較して異常に強く出ることになる．この手法の優れたところは，安定同位体が利用できることのみならず，ラベルされる位置を知るために目的化合物を分解する必要がないことや，ラベルされる位置が明確にわかること，生合成の中間化合物についても調べられる等，多くある．

この手法によく使用される前駆体には，1位か2位が$^{13}$Cでラベルされた[1-$^{13}$C]酢酸や[2-$^{13}$C]酢酸，1位と2位の双方とも$^{13}$Cでラベルされた[1,2-$^{13}$C]酢酸があり，いずれもナトリウム塩として市販されている．その他にも1位がラベル化された[1-$^{13}$C]プロピオン酸なども市販されている．1位と2位の双方とも$^{13}$Cでラベルされた酢酸を投与すると，もし酢酸の2つの炭素が結合を保ったまま導入されれば，隣り合った炭素どうしのカップリングも観測される．そのため，この酢酸ユニットがそっくりそのまま（インタクト intact）に目的分子内に導入されているか否かも判断できる．

以上のような手法を用いて，ユリ科のイヌサフラン（別名をコルチカムという）*Colchicum autumnale* 由来のアルカロイドであるコルヒチン colchicine や，アカネ科のキナ *Cinchona ledgeriana*/*C. succirubra*（アカネ科）から単離されるアルカロイドであるキニーネ quinine は，それぞれ図3.28，3.29に示す複雑な経路をたどって生合成されていることが明らかとなった．

マオウ由来のエフェドリン類の化学構造は，幻覚物質であるメスカリン mescaline に似ていることから，一見，その生合成もメスカリン同様，アミノ酸のフェニルアラニンを起源としているように思われた．実際に，マオウに標識体を投与する実験によって，（−）-エフェドリンの$C_6$-$C_2$-N構造のベンゼン環の生合成には，フェニルアラニンの3位を放射性同位体で標識した[3-$^{14}$C]フェニルアラニンが導入されることが示された．

しかし，この場合，フェニルアラニンは直接導入されていなかった．なぜなら，2位を標識した[2-$^{14}$C]フェニルアラニンの標識はエフェドリンに移行せず，また，二重標識化合物の[2,3-$^{14}$C]フェニルアラニンではC-3位のみが取り込まれることがわかったからである．さらに，エフェドリン類には，フェニルアラニンよりも$C_6$-$C_1$タイプの安息香酸やベンズアルデヒドのほうが効率よく取り込まれることも明らかとなった．そこで，以上の事実を総合すると，エフェドリン類の

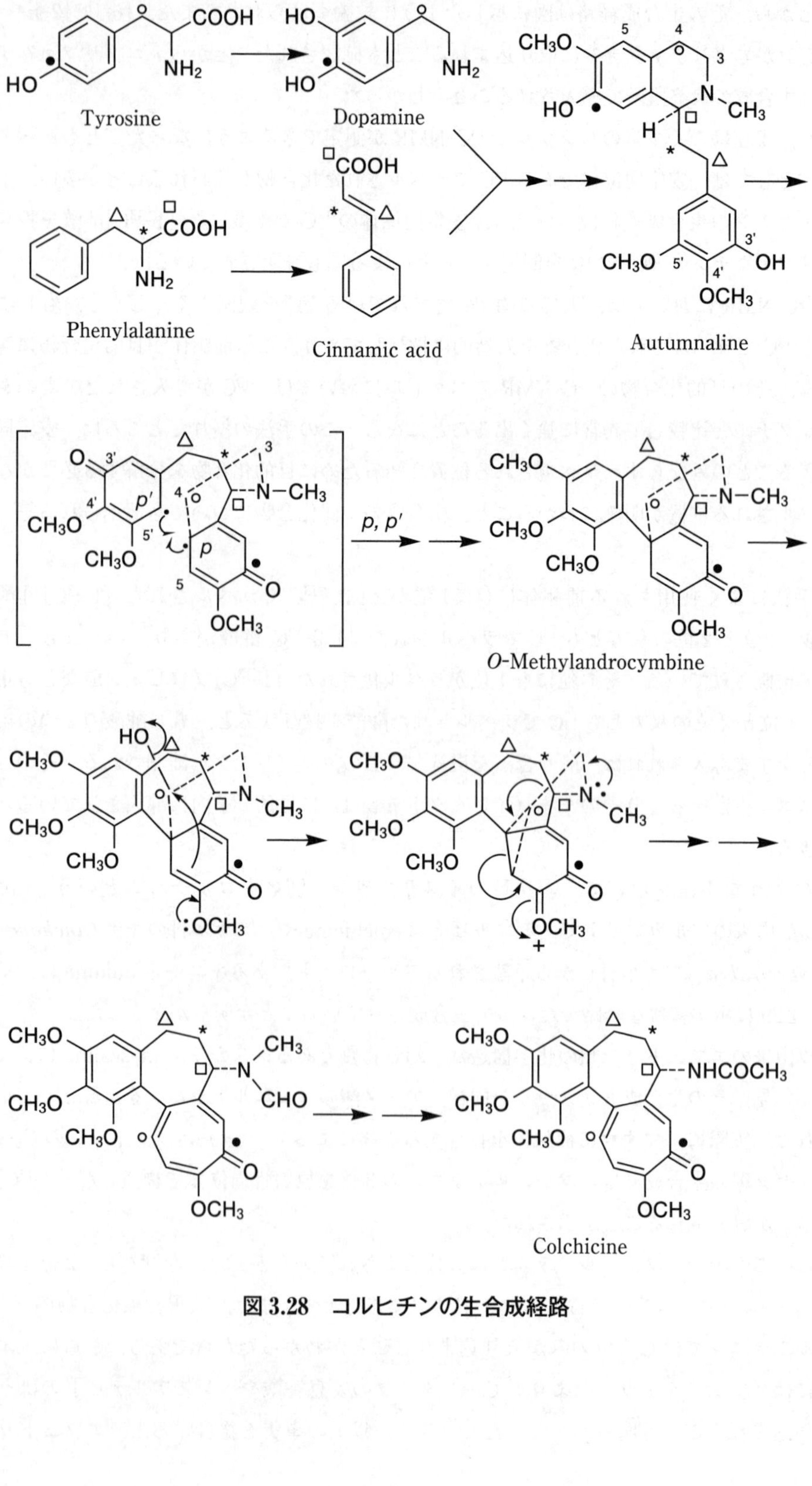

図 3.28 コルヒチンの生合成経路

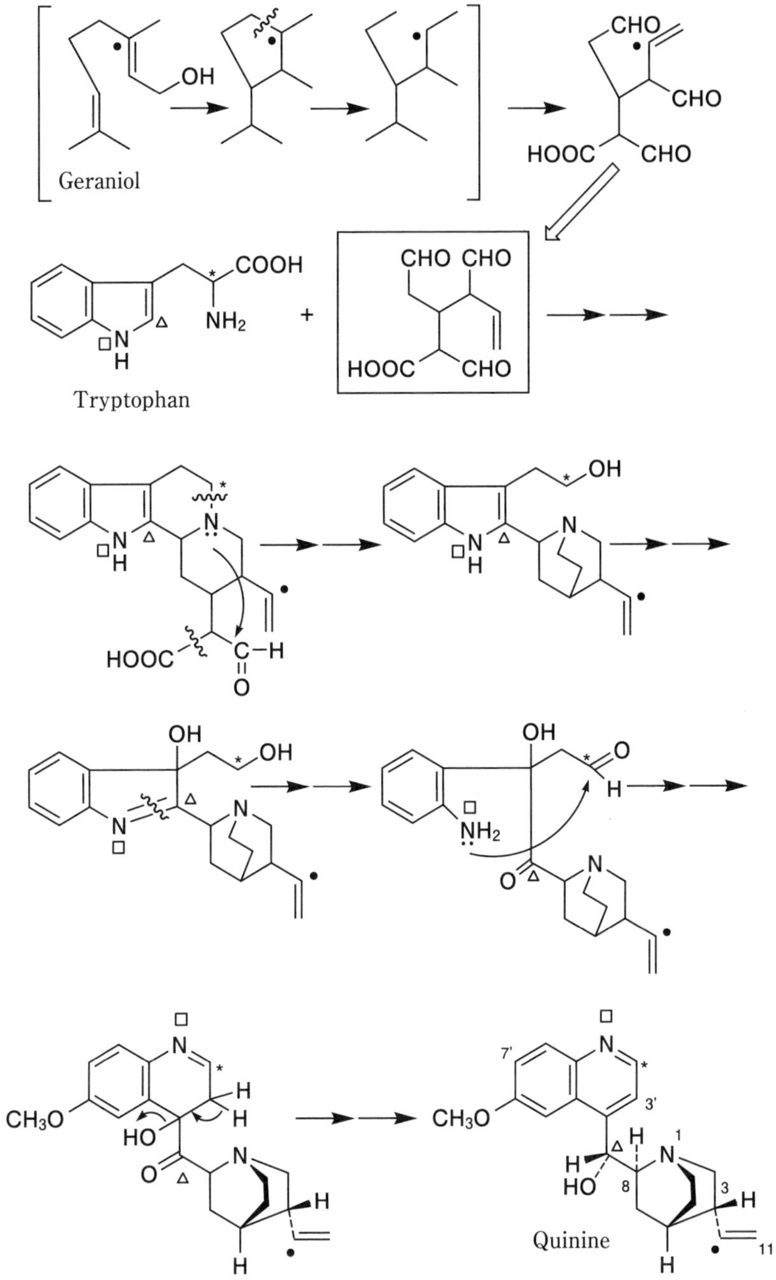

第3章 天然物質の生合成　97

図 3.29　キニーネの推定生合成経路

C₆-C₁部と，クロモフォアに結合しているC₂+Nユニットの起源は別個であり，フェニルアラニンがそのままの形で導入されているものではないと推定されるに至った．

一方，1988年に安定同位体の¹³Cで二重標識した［2,3-¹³C］ピルビン酸（●と□部分がラベルされている）をマオウの茎に5日間投与し，さらに2日間栽培したのち，地上部を刈りとってエフェドリン類を抽出し，¹³C NMRで調べた実験が報告されている．その結果，単離された化合物のうち，エフェドリンのC-3位のメチル基の¹³C NMRシグナルは$\delta_C$ 12.49 ppmに現れ，$J$ = 37 HzでC-2位と¹³C-¹³Cカップリングしていた．一方，C-2位のほうは$\delta_C$ 62.69 ppmに$J$ = 37 HzでC-3位とカップリングしているシグナルとして現れていた．これに対して，C-1位（ベンジル位）の炭素は，$\delta_C$ 74.16に一重線として現れていた．この事実は，エフェドリン類のC-2位とC-3位の炭素の由来はピルビン酸のC-2位とC-3位がそのままの形で導入されたものであることを示す．

なお，エフェドリンやプソイドエフェドリンは，それぞれ，ノルエフェドリンやノルプソイドエフェドリンの窒素原子にメチル基が導入されて生成する（図3.30）．メチル化に際して，メチオニンの$S$-メチル基を受け取る過程は，メチオニンのメチル基を放射性同位元素の¹⁴Cで標識した［メチル-¹⁴C］DL-メチオニンをマオウに投与する実験ですでに確認されている．

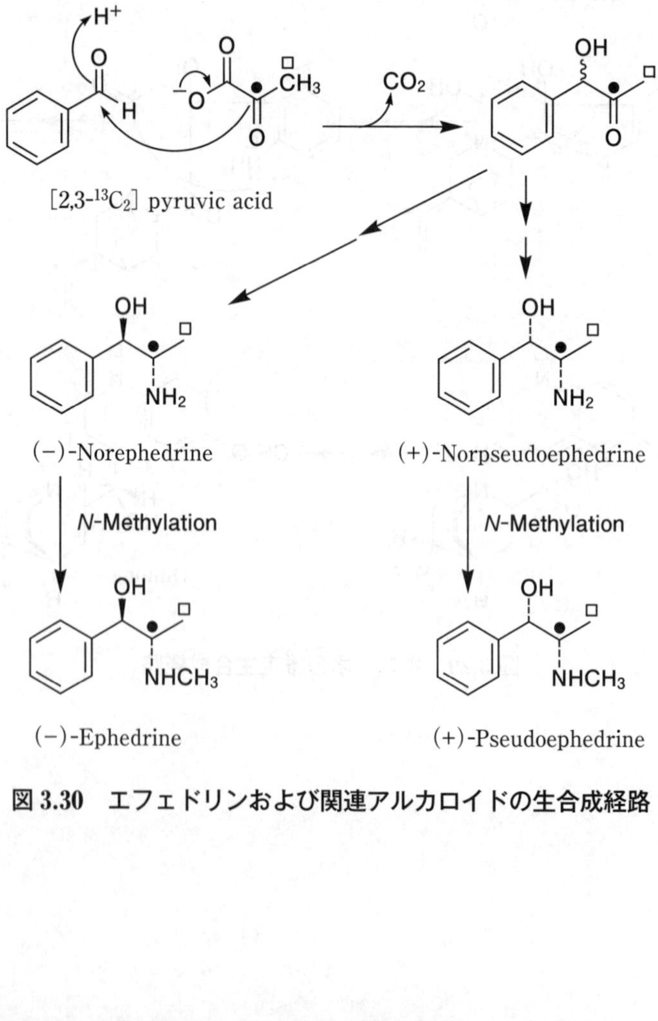

図3.30 エフェドリンおよび関連アルカロイドの生合成経路

## コラム　4つの主要生合成経路をすべて経ている化合物

　この世の中には種々の天然有機化合物が存在しているが，その中で，アクリドン基本骨格を有するアルカロイドに属するアクロナイシン acronycine は，この章に述べた4つの主要な生合成経路をすべて経ている面白い化合物である．

　アクロナイシンはオーストラリアのミカン科植物である *Acronychia baueri*（*Baurella simplicifolia*）から単離された．それまでにも，原油からアクリジン acridine が単離されたことはあるものの，この化合物は生物界から単離されたアクリドン acridone 骨格を有する初めての天然有機化合物としても着目された．その後，アクロナイシンは，動物実験において，それまでに得られたいかなる化合物よりも広い抗癌スペクトルを有するということで研究が進められた．しかしながら，アクロナイシンには，臨床試験においては，動物実験によって期待されたほどの効果が発現せず，その臨床応用は今のところされるに至っていない．

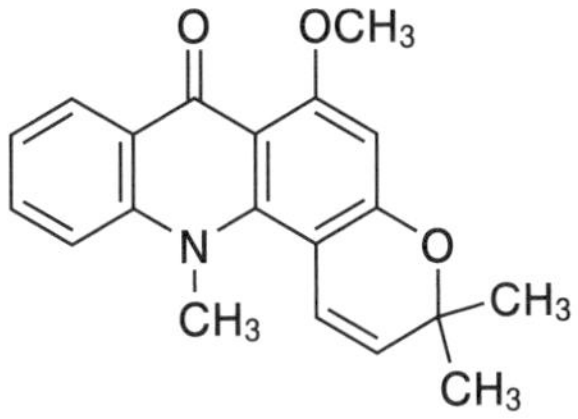

Acronycine

(a)　(b)　(c)　(d)

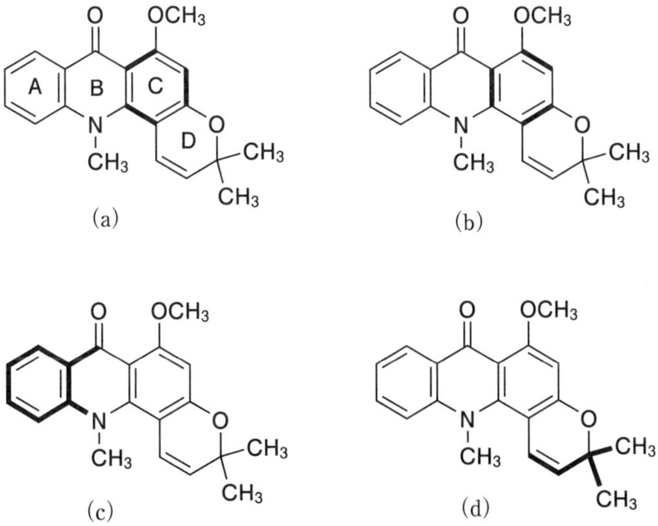

**図　アクロナイシンの生合成ユニット**

さて，アクロナイシンの生合成であるが，このアルカロイドは，アルカロイド分類によれば，アントラニル酸を核として生合成されたアントラニル酸由来のアルカロイドということになる．

アクロナイシン分子のうち，図の(c)に示したように，A環とB環の一部を形成するアントラニル酸はシキミ酸経由で生合成される．また，この部分は，同時に，アミノ酸のの生合成経路をたどっているともいえる．一方，C環にあたる部分（B環やD環の一部ともなっている）はポリケタイド生合成を経て形成される．このとき，$C_2$ユニット3個の入り方には図に示す(a)と(b)の2つの様式がある．さらに(d)に示すように，D環の一部はテルペノイド生合成経路を経ているのである．

アクロナイシンは小さな分子であるが，以上のように主たる4つの生合成経路を経て生合成されている点でも大変に興味深い化合物である．

# 第4章 天然物質と立体化学

　天然物質は立体分子であり，物質を構成する原子は三次元に配置されている．分子固有の物理的，化学的性質はこの三次元的構造によって大きく影響される．すなわち分子の立体構造を知ることは"形"を超えた情報を得ることを意味しており，分子の本質を理解するためには，これを扱う**立体化学** stereochemistry は必要不可欠である．天然由来の化合物は複雑な構造をもつものが多く，光学活性である場合が多い．それらの立体構造の違いによる化学反応性や生合成，生物活性との相関性を知ることは，天然物質を理解する上で重要である．本章では，天然物質の構造を理解するのに必要な立体化学について学習する．

## 4.1 分子の三次元構造

### 4.1.1 立体配置と立体配座

　分子を構成する原子や置換基の配置や配列，および空間的配向を表記する用語として，**立体配置** configuration と**立体配座** conformation がある．立体配置とは，分子中の原子どうしが空間的（立体的）にどのように結合しているかを意味する．一方，立体配座は，単結合のまわりの自由回転による分子内の原子あるいは置換基の空間的配置のことである．これらの違いから生じる異性体を，それぞれ立体配置異性体および立体配座異性体という．

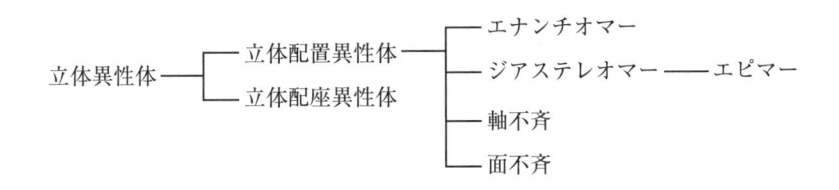

```
立体異性体 ┬ 立体配置異性体 ┬ エナンチオマー
          │                ├ ジアステレオマー ── エピマー
          └ 立体配座異性体  ├ 軸不斉
                           └ 面不斉
```

*102*　第 I 部　総　論

　メントール menthol は，ハッカ *Mentha arvensis* var. *piperascens*，またはセイヨウハッカ *Mentha piperita* などの精油中に含まれている．弱い麻酔作用があり，鎮痛薬などとして用いられる．また香粧品の分野でも利用されている．メントールはその構造中に3個の不斉炭素原子をもっているので，$2^3$ 個，すなわち8個の立体異性体が可能である．(−)-メントールと(+)-ネオイソメントールは鏡像の関係にあるが，その他7つの立体配置異性体とはそうではない．このことは，1位の炭素に着目すると，(−)-メントールと(−)-イソメントールでは立体配置は同じ（β配置）であるが，(−)-ネオメントールや(−)-ネオイソメントールでは異なる（α配置）ことから理解できる．さらに，(−)-メントールはシクロヘキサン環をもっており，無数の立体配座を取りうるが，図に示す A, B などを**絶対配座**という．

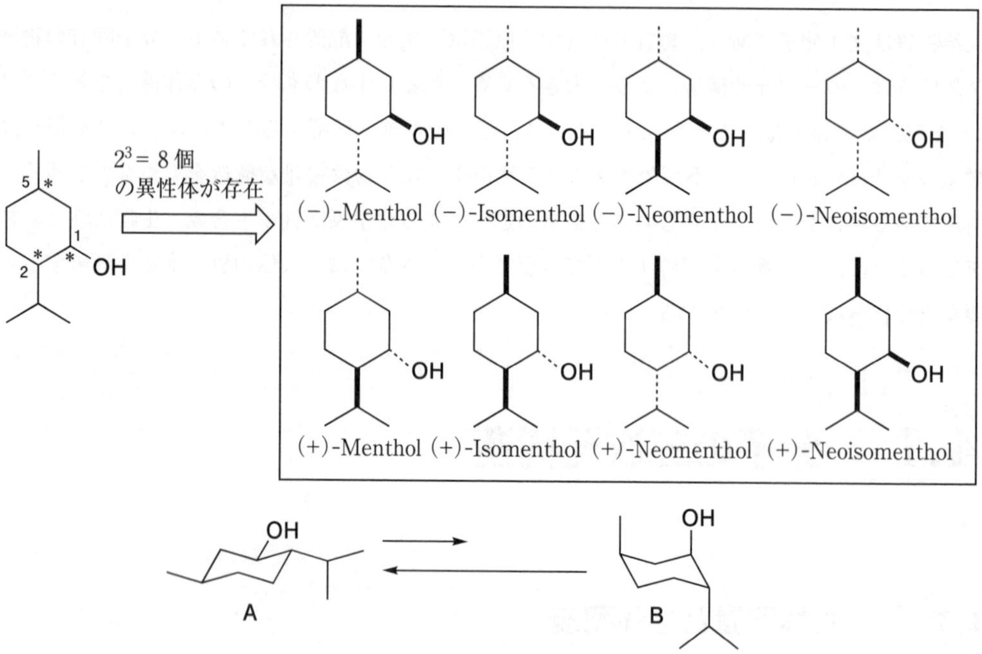

(−)-Menthol　(−)-Isomenthol　(−)-Neomenthol　(−)-Neoisomenthol

(+)-Menthol　(+)-Isomenthol　(+)-Neomenthol　(+)-Neoisomenthol

## 4.2　立体配置異性

### 4.2.1　キラリティーと立体配置

　ある分子構造とその鏡像が重なり合わないとき，その構造は**キラル** chiral であり，重なり合わない2つの立体異性体は，互いに**エナンチオマー** enantiomer の関係にあるという．一方，それら

が重なり合うときは**アキラル** achiral であるという．H₂O, CH₄ などは不斉原子をもたずアキラルであるといえる．キラルな分子は平面偏光の偏光面を回転させたりする．この回転を誘発する分子を光学活性であるという．これに対し，アキラルな分子は光学不活性である．

キラリティーは，有機化合物の物性や生理活性に大きな影響を与える．酵素はL-アミノ酸から構成されるタンパク質であり，キラルである．L-アミノ酸酸化酵素は，L-アミノ酸のみを酸化しD-アミノ酸は酸化しない．リモネン limonene は，不斉炭素を1つもつエナンチオマーであり，(R)-(+)-リモネンは柑橘系の芳香がするが，(S)-(−)-リモネンは石油臭い．さらに医薬品の作用において，2-アミノ-3-(3′,4′-ジヒドロキシフェニル)プロパン酸（ドーパ DOPA）のD体は生理活性をもたないが，L体はパーキンソン病の治療薬として用いられる．

| 鏡像 | | 鏡像 | |
|---|---|---|---|
| (R)-(+)-Limonene | (S)-(−)-Limonene | D-DOPA | L-DOPA |
| 柑橘臭い | 石油臭い | 活性なし | 活性あり |

鏡像関係にある異性体であるエナンチオマーに対し，それ以外の立体異性体を**ジアステレオマー** diastereomer という．また，複数の不斉炭素をもつ化合物において1か所の立体配置だけが逆だけであるジアステレオマーを**エピマー** epimer という．

光学活性な分子を構成している各原子が，キラル炭素に対して空間内でどのような立体的な配置をとっているかを**絶対配置** absolute configuration という．絶対配置は，後述のD/L表示法，R/S表示法などにより決められる．これに対し，ある1つの（絶対配置によって決められた）化合物を基準として，他の化合物がそれと同じ立体配置をとっているか，逆の立体配置をとっているかとい

う相対的構造関係を**相対配置** relative configuration という．また，相対配置という語は同一分子中に絶対配置が不明な複数のキラル要素があるとき，それらの相互の相対的な配置関係の意味にも用いられる．

上図の 3-bromo-4-chloro-2-phenyl-pentanol について，ある1つの化合物の立体構造は絶対配置により決まるが，その他の立体異性体（エナンチオマー，ジアステレオマー）については相対配置に従う．

### コラム　*d*-カンフル

一般に立体異性体の数は，不斉炭素数を $n$ としたとき $2^n$ 個存在することになる．しかし分子内に対称面がある場合や多環状化合物であるときは例外となる．*d*-カンフルは2個の不斉炭素を有するものの，光学異性体の数は2種類である．

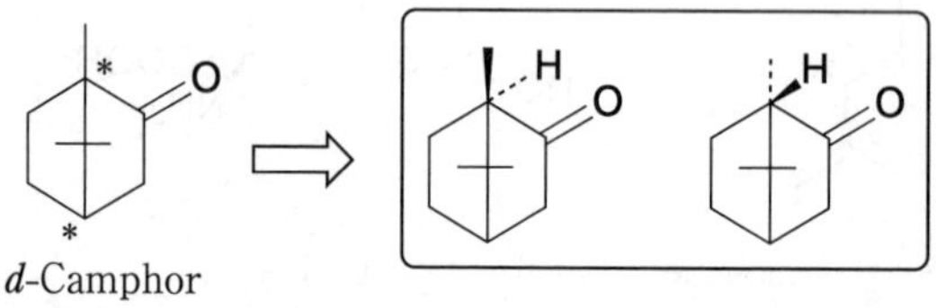

*d*-Camphor

不斉炭素の数と光学活性体の数の関係については過去の薬剤師国家試験にも出題されている．しっかりと学習しておきたい．

## 4.2.2　Fischer 投影式

**Fischer 投影式** Fischer projection は，不斉炭素原子に結合している4つの置換基の空間的配置を二次元的に表記する方法である．最も酸化された基が上にくるように主鎖を縦に配置し，不斉炭素に結合する側鎖を横に配置するように記したもので，主鎖を不斉炭素に対して紙面の奥に，側鎖を紙面の手前になるように見る．

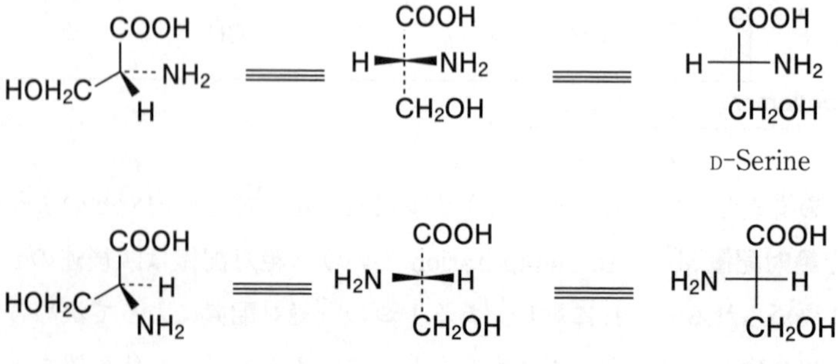

D-Serine

L-Serine

破線-くさび型表示法　　Fischer 投影式

## 4.2.3 D/L表示法

D/L表示法は主に糖やアミノ酸の配置を指定するときに用いられ，その他の一般の有機化合物には使用されることはない．この表示法は，D-あるいはL-グリセルアルデヒドを基準にして，それらと同じ空間配置をもつ化合物群に指定するものである．D，L配置の指定には，Fischer投影式で行われ，主鎖において最も酸化段階が高い炭素から離れた不斉炭素を見る．この不斉炭素にOH基（あるいはアミノ基）が右に書かれているものをD系列，逆に左側にあるものをL系列と分類される．D/L表示法は，糖やアミノ酸のように類型構造を持つ化合物群に対しては適切な表示法である．

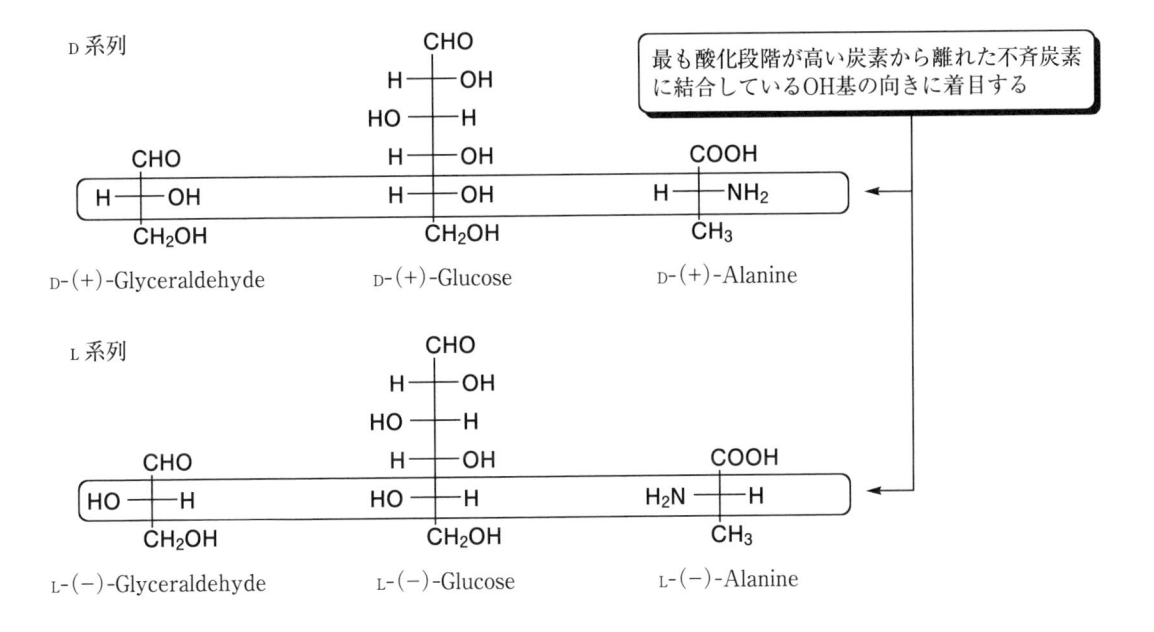

D系列

```
                    CHO
                H ──┼── OH
               HO ──┼── H
     CHO        H ──┼── OH         COOH
 H ──┼── OH     H ──┼── OH     H ──┼── NH₂
    CH₂OH         CH₂OH            CH₃
D-(+)-Glyceraldehyde  D-(+)-Glucose   D-(+)-Alanine
```

最も酸化段階が高い炭素から離れた不斉炭素に結合しているOH基の向きに着目する

L系列

```
                    CHO
                H ──┼── OH
               HO ──┼── H
     CHO        H ──┼── OH         COOH
HO ──┼── H     HO ──┼── H     H₂N ──┼── H
    CH₂OH         CH₂OH            CH₃
L-(−)-Glyceraldehyde  L-(−)-Glucose   L-(−)-Alanine
```

## 4.2.4 *R/S*表示法

一般の有機化合物について，キラル炭素における二つの立体配置を指定するには，***R/S*表示法**がある．これは，R. S. Cahn, C. Ingold, V. Prelogの3人の化学者によって開発されたものであり，CIP法とも呼ばれる．その手順を以下にまとめる．

(1) 不斉炭素に直接結合している原子を比較して原子番号の大きい原子から1〜4番の順列を決める．

　　例）O＞N＞C，　　D＞H，　　I＞Br＞Cl

(2) (1)で順位が決まらない場合，次に結合している原子を比較する．多重結合については結合を開いて，同じ原子が結合の数だけついているものとする．つまりC＝Oの場合，炭素原子に

酸素原子が2つ結合していることになる．

また，1つでも優先順位が高い原子が結合していれば，そちらの方が優先される．

(3) 順位が最も低い原子（④番）を最も遠くになるように見る．
(4) 残りの3つを順位の高いものから低いものへ見回したとき（①番→②番→③番），右回りなら $R$ (rectus, ラテン語で「右」)，左回りなら $S$ (sinister, ラテン語で「左」) とする．

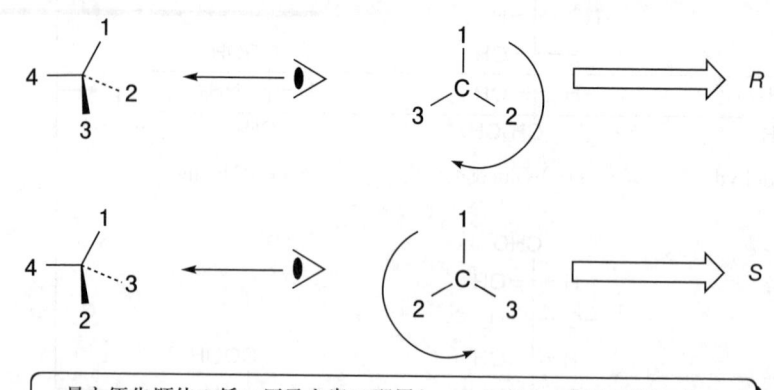

最も優先順位の低い原子を奥に配置し，ハンドルを回す要領で見る

◆実例1◆ キナ *Cinchona succirubra*, *C. officinalis*, *C. calisaya*, *C. ledgeriana* に含まれるアルカロイド——キニーネ quinine

第 4 章　天然物質と立体化学　*107*

　まず，手順 (1) に従い，不斉炭素（立体中心）(*) に結合している 3 つの原子を比較する．酸素原子 (O) が最も優先順位が高いことがわかる（① 番）．残り 2 つの炭素原子について，手順 (2) により，それぞれに結合している原子を比較すると，(C, N, H) と (C, C, C) であることから，(C, N, H) ＞ (C, C, C) となり，② 番，③ 番と決めることができる．手順 (3) で最も順位の低い原子 (H) を視点から最も遠い位置に配置する．最後に ① から ③ について，優先順位の高い数字から低い数字に向けて回転させると右回転することがわかり，R 配置であると決定できる〔手順 (4)〕．

◆**実例 2**◆　シソ科 *Perilla* 属に含まれるモノテルペノイド —— (−)-ペリルアルデヒド (−)-perillaldehyde

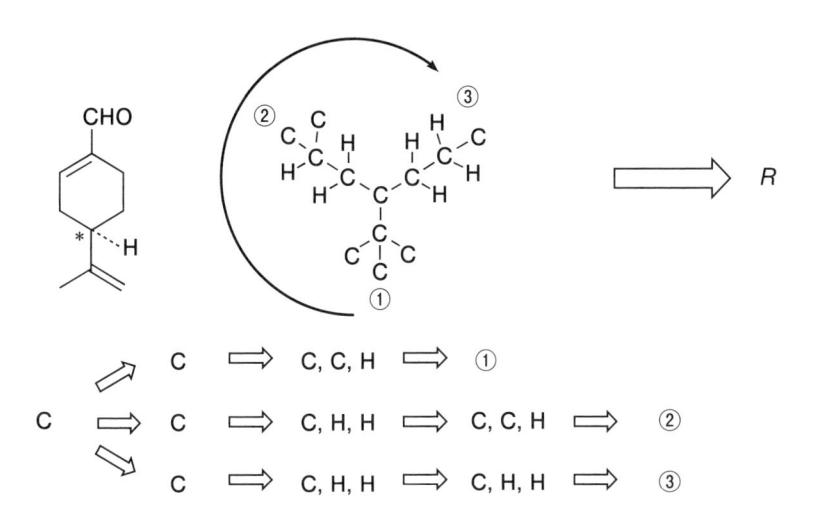

　不斉炭素に結合している原子を比較するとすべて炭素 (C) であることから順位を決めることができない〔手順 (1)〕．そこで，各炭素原子に結合している原子を比較すると，(C, C, C)，(C, H, H)，(C, H, H) となり優先順位 ① が決定される．さらに次に結合している炭素を見てみると (C, C, H)，(C, H, H) となり，②，③ が決められる．二重結合については，C–C 結合を 2 つもっているものとする〔手順 (2)〕．水素原子を一番遠くに配置し〔手順 (4)〕，① → ② → ③ の順番で回転させると右回転することから，*R* 配置となる．

## コラム　サリドマイド

　光学異性体が社会に与えた薬害としてサリドマイド事件が挙げられる．サリドマイドは不斉炭素を1つもつことから光学活性を有する化合物であるものの，分離精製が困難であることからラセミ体混合物の形で鎮静剤として市販された．しかし，これを妊婦が服用することで新生児に重篤な副作用が発現し社会問題となった．後に $S$ 体には催奇形性があるが $R$ 体にはその作用は全く確認されないことが明らかとなった．問題はさらに深刻で，化学合成により一方だけを合成してもラセミ化してしまうことから，サリドマイドは一時的に販売停止になった．この事件以降，光学活性を無視できなくなった．なお，サリドマイドは現在，ハンセン病治療薬として再評価され，使用されている．

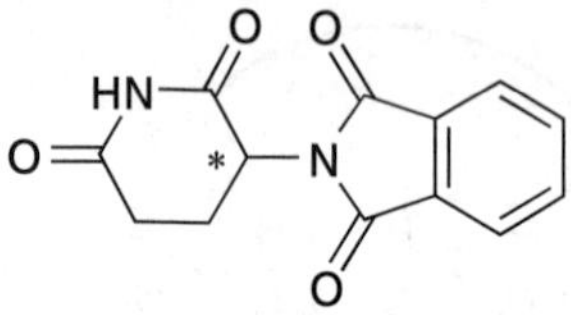

Thalidomide

## 4.2.5　幾何異性体 —— $E/Z$ 表示法

　シス-トランス表示法はアルケンの二重結合に3つや4つの異なる置換基が付いている場合には適用できない．そこで，優先順位を置換基に付けて，立体配置を示す **$E/Z$ 表示法** が IUPAC で採用されている．ここでの優先順位の付け方については，$R/S$ 表示法と同様である．優先順位の高いものどうしが同じ側にあるものを $Z$ (zusammen, ドイツ語で「一緒」)，反対側にあるものを $E$ (entgegen, ドイツ語で「反対」) と表示する．

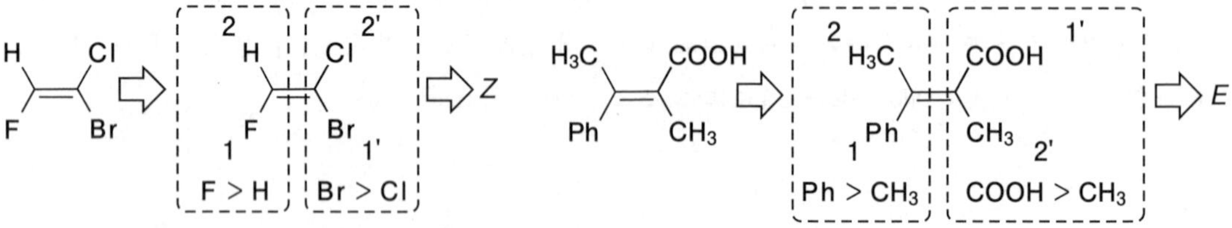

　マレイン酸 maleic acid とフマル酸 fumaric acid は互いに空間の配列だけが異なる立体異性体であるが，鏡像の関係ではない．このように二重結合の回転障害によって生じる異性体を **幾何異性体** geometrical isomer という．

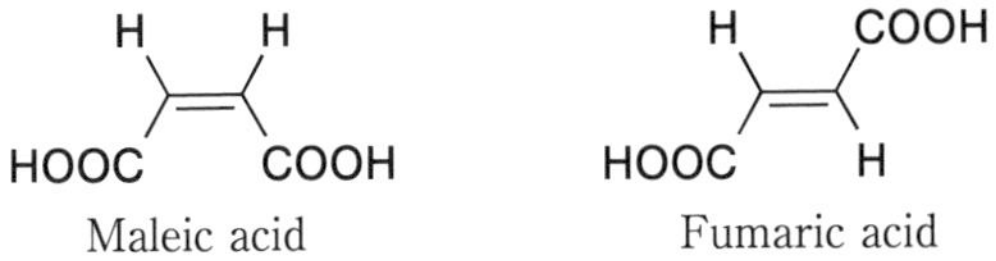

Maleic acid
(*cis, Z*)

Fumaric acid
(*trans, E*)

私たち人間が，食物などから摂取しなければならない必須脂肪酸には炭素鎖に二重結合が複数個存在する．これらの二重結合の立体配置はすべて*Z*体である．

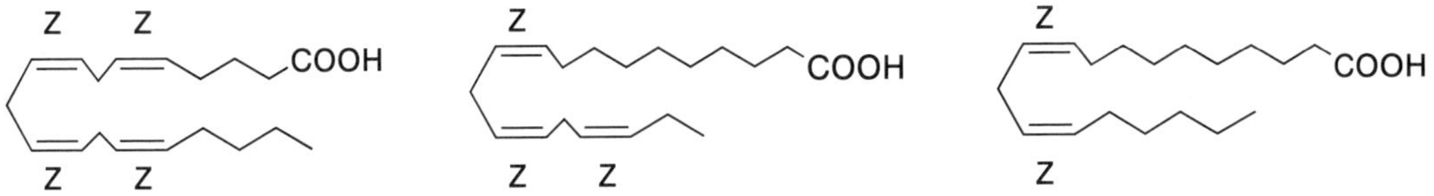

Arachidonic acid

Linolenic acid

Linoleic acid

### 4.2.6 軸不斉（アトロプ異性）

分子内に不斉炭素をもたない場合でも，軸のまわりにある置換基の配置のために生じるキラリティー，つまり軸性キラリティーをもつ場合がある．このような軸性キラル化合物でも*R/S*表示法によってその絶対配置を決定できる．

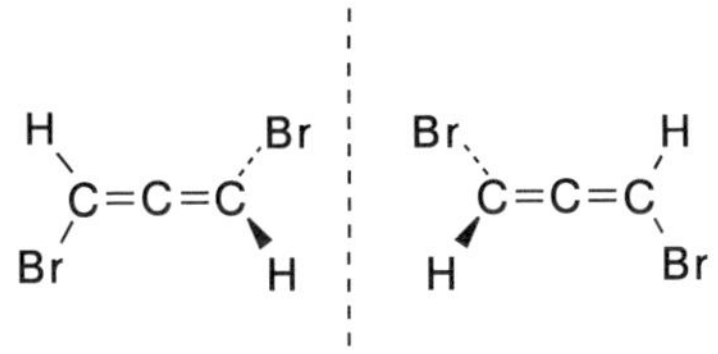

この場合における優先順位の決定方法は以下の通りである．

手順(1) 化合物を Newman 投影式で表す．ここでの視点はどちらからでもよいが，"前方"置換基を垂直に，"後方"置換基を水平に配置する．

手順(2) "前方"置換基は，"後方"置換基より高い順位をもつが，それぞれの置換基の中でも優先順位を決める．

手順(3) 最も優先順位の低い置換基を視点から一番遠くに配置し，優先順位の高い置換基から低い置換基へと回転させる．このとき右回りなら*R*配置，左回りなら*S*配置となる．

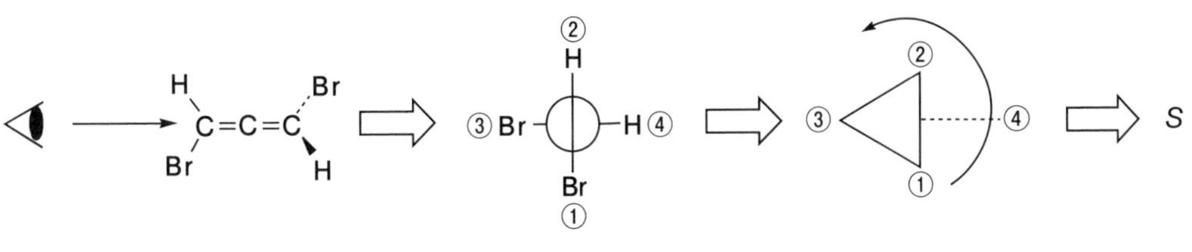

*110*　第Ⅰ部　総論

　分子内における単結合の自由回転が束縛されてキラリティーが生じることを**アトロプ異性** atropisomerism という．ビフェニル化合物において，オルト位に嵩高い置換基をもつ場合や環結合を形成する場合，立体障害を誘発しビフェニルの自由回転が抑えられる．

　天然物において，リグナンやタンニンなどには，軸不斉を含む化合物が多く存在する．例えば，五味子 *Schisandra fructus* に含まれるリグナンのゴミシン A gomisin A（鎮咳，抗炎症作用），スチザンドリン schizandrin（鎮痛，中枢抑制作用）や，訶子の主タンニン類であるコリラジン Corilagin などがある．

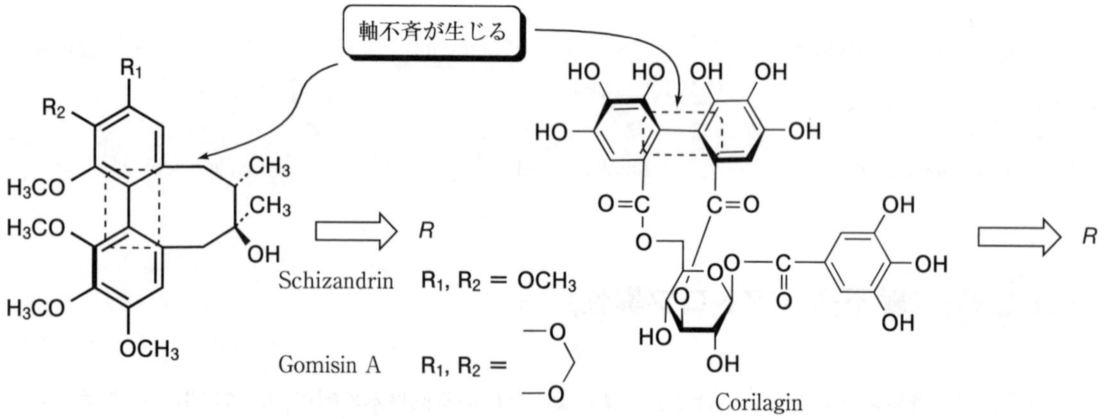

## 4.2.7　面不斉

　不斉要素として点や軸があるが，面の場合もある．分子の中のいくつかの原子によってつくられる平面に対し，その分子の他の部分がどのように配置されているかで生じるキラリティーを**面不斉** planar chirality という．面不斉をもつ天然物の例は非常に少ないが，*Myrica galeon*（Myricaceae）より単離されたガレオン galeon などが知られている．

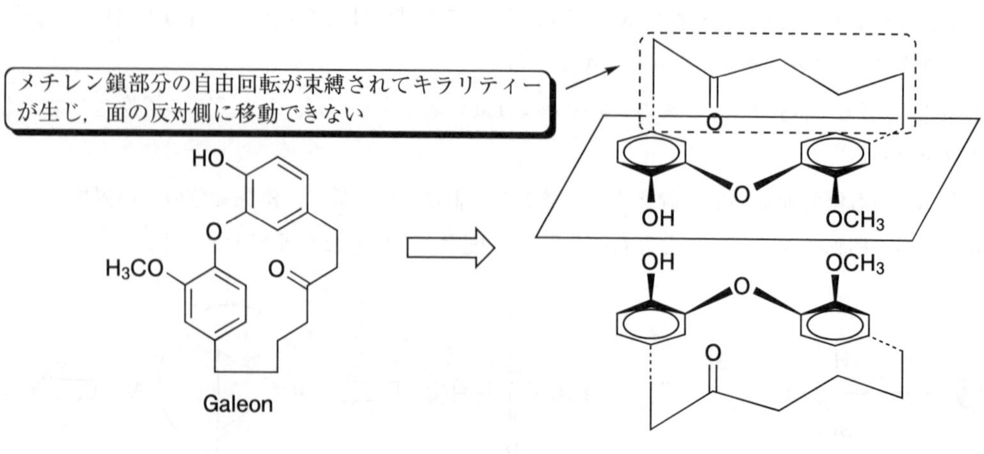

## 4.3 立体配座異性

### 4.3.1 配座異性体と Newman 投影式

　単結合のまわりの回転により生じる，分子内の原子や置換基の空間的配置を立体配座という．また，立体配座の違いから生じる異性体を**配座異性体** conformational isomer という．立体配座異性体は結合が切れることなく相互に変換するので，化合物としては同一である．立体配座を示すために **Newman 投影式** Newman projection がしばしば用いられる．この投影式は自由回転（例えば炭素-炭素結合）を軸として，その結合をつくっている 2 つの原子を手前と奥に配置する．つまり，炭素-炭素結合軸に沿って眺めた図である．Newman 投影式では，視点に対して手前側の炭素に結合している置換基と奥側の炭素に結合している置換基との立体関係を，**二面角** dihedral angle により知ることができる．

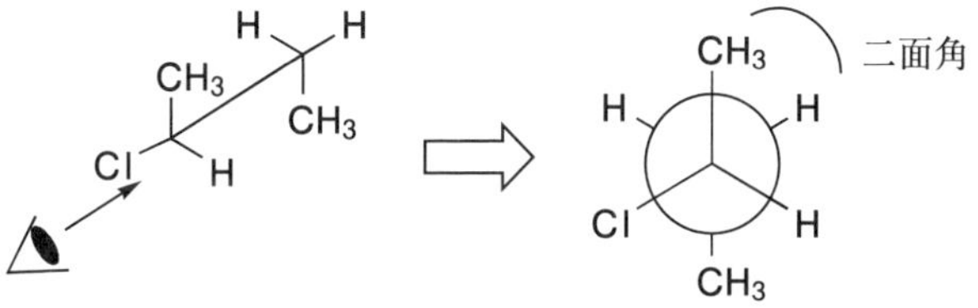

### 4.3.2 鎖状化合物の配座異性体

　エタン分子が中央の C–C 結合のまわりで回転すると，**ねじれ形** staggered form と**重なり形** eclipsed form を形成する．これらを Newman 投影式で書き表すと両者の安定性を理解することができる．重なり形は，二面角が 0° となり，ねじれ形と比較して，C–H 結合の電子対が互いに近づくことで反発しあい，不安定な状態となる．

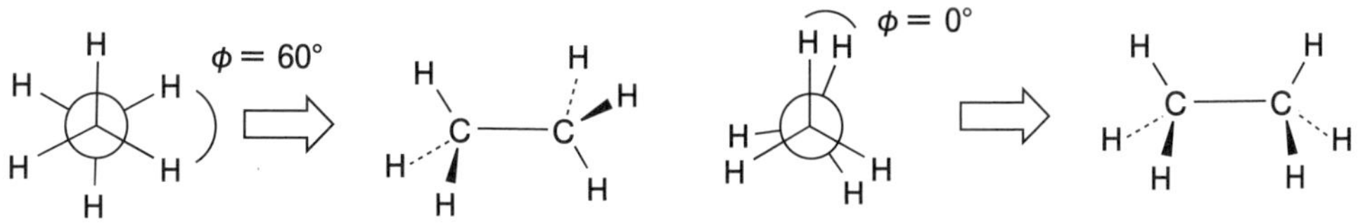

ねじれ形 staggered form　　　　重なり形 eclipsed form

マオウに含まれるアルカロイドである l-(−)-エフェドリン l-(−)-ephedrine は，2つの不斉炭素をもち，それぞれの炭素に置換基が結合している．この C–C 結合は自由回転しているが，最も安定な配座であるアンチ形 anti-form を主として存在する．また，ゴーシュ形 gauche-form も安定な配座である．

l-(−)-Ephedrine

| gauche | eclipsed | anti | eclipsed | gauche | eclipsed |
| --- | --- | --- | --- | --- | --- |
| φ = 60° | φ = 120° | φ = 180° | φ = 240° | φ = 300° | φ = 0, 360° |

## 4.3.3　環状化合物の配座異性体

天然物においてシクロヘキサン環を含む化合物は多数存在し，多岐にわたる立体配座を形成する．中でも**いす形配座** chair conformation はすべての炭素–炭素結合のまわりがゴーシュ形となっており，最も安定な構造である．いす形のシクロヘキサン環には，2種類の結合様式が存在する．環に対し置換基が垂直方向に結合することを**アキシャル結合** axial bond，置換基が横方向に結合することを**エクアトリアル結合** equatorial bond という．一方，**舟形** boat conformation は2組の炭素–炭素結合のまわりの配座が重なり形となり，その結果，立体障害が生じることから不安定な配座として知られている．

a = axial bond
e = equatorial bond
立体障害により不安定な配座となる

Cyclohexane　　いす形　　舟形

また，いす形配座の間でも置換基の結合様式により違いが生じる．アキシャル位に結合した置換基は他のアキシャル位の置換基と立体的に接近することから，一般にエクアトリアル位に置換基が

存在するほうが安定な化合物とされている.

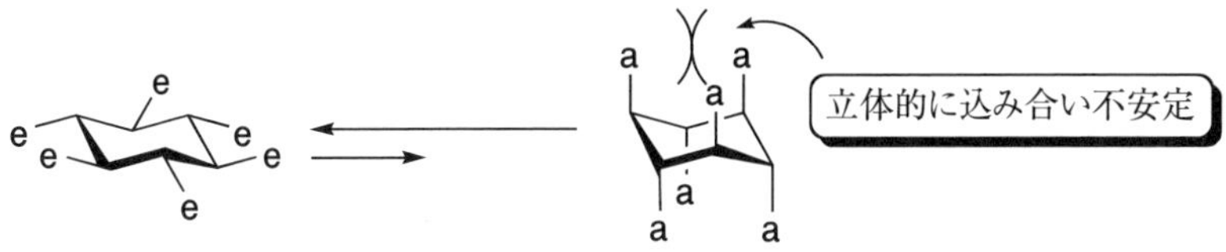

　このことは，天然物においても証明されている．シクロヘキサン環を有するモノテルペンである(−)-メントールは，いす形および舟形配座をとるが，いす形配座C1は，3つの置換基がエクアトリアル位にあるため3つの置換基がアキシャル位に位置するC2に比べてエネルギー的に安定である．

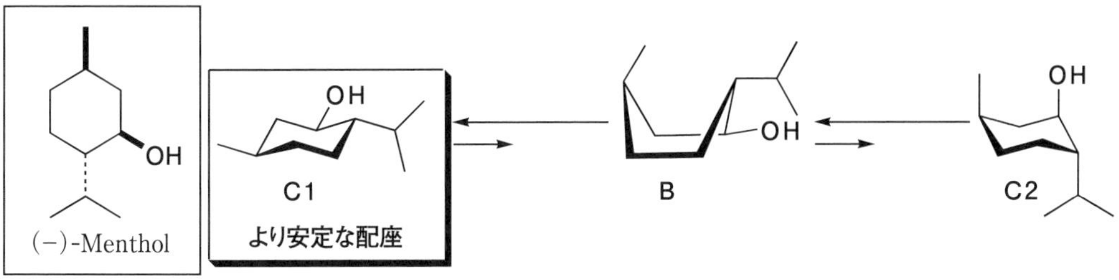

(−)-Menthol のいす形および舟形配座

### 参考図書

1) M. J. T. Robinson 著，豊田真司訳：立体化学入門，化学同人
2) 加藤明良，鍋島達弥著：有機化学のしくみ，三共出版

# 第 5 章

# 天然物質の分離精製

## 5.1 天然物研究法
（抽出，スクリーニング，分離・精製）

　天然物化学研究は植物，動物，微生物などの天然資源の確保に始まる．対象とする素材によっては資源保護の観点上貴重なものもあり，採集量などに配慮を必要とする場合もある．研究素材が得られたら，採集の時期，場所，部位などを記録して標本を作成し，必要があれば研究素材の鑑定を専門家に依頼する．対象とする天然資源に関しては事前に入念な文献調査を行い，今までにどのような研究が行われどのような成果が得られているか調べておく必要がある．現在では SciFinder や PubMed などの検索ソフトやインターネットサイトが利用でき，天然物化学研究においても強力なツールとなっている．研究素材の確保や文献検索が済んだら，いよいよ実験に取りかかることになる．素材とする天然資源は非常に多くの化合物を含有している．目的とする成分をなるべく選択的に抽出し，純粋に取り出すための分離・精製操作に多くの時間が割かれることになる．

## 5.2 抽出，分離・精製
（溶媒の選択，溶媒の極性，溶媒分画，沈殿，再結晶）

　研究材料の準備ができたら，そこから目的とする化学成分をなるべく多量に取り出す必要がある．植物などの天然資源は通常類似した化学成分を多数含有しており，材料から直接，純粋な化合物が得られることはごくまれである．そこで材料を適当な有機溶媒や水溶液で"抽出"し，目的とする化学成分を多量に含む抽出液を得る．その際，室温で抽出することを冷浸，熱をかけて抽出することを温浸という．抽出溶媒は目的とする化合物をよく溶解する必要があり，低極性物質から高極性物質まで，様々な化合物について利用できるメタノールを使用することが多い．一般的に"似たも

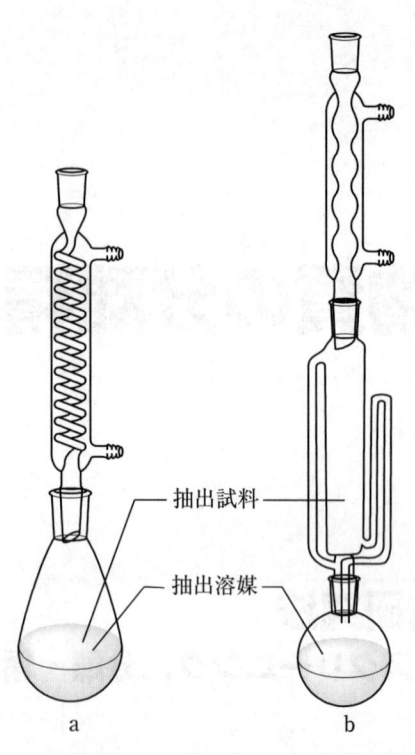

**図 5.1　通常の抽出装置 (a) と Soxhlet 抽出器 (b)**

のは似たものを溶かす"ので，脂溶性物質の抽出にはヘキサンやエーテルなどの低極性溶媒が，水溶性物質にはアルコールや水などの高極性溶媒が用いられる．アセトンや酢酸エチル，エタノールなども抽出溶媒としてよく用いられる．抽出液が得られたら不溶物をろ過して取り除き，ろ液の溶媒を留去することにより目的とする化合物を含む抽出物が得られる．抽出物は各種溶媒への溶解性を利用して分離する．この操作は溶媒分画と呼ばれるが，ヘキサン／メタノール，酢酸エチル／水，ブタノール／水などの組合せにより順次分配し，種々の極性の化合物群に分離するとその後の精製操作が容易になる．さらに目的の化合物の溶媒への溶解性がわかっている場合などには，溶解性の悪い溶媒を加えることで沈殿として分離し，再結晶を行うことで比較的容易に化合物が得られる場合もある．

対象とする化合物が酸性や塩基性物質の場合には，液性によって溶解性が変化する性質を利用して選択的に抽出することもできる．例えば対象とする化合物がアルカロイドなどの塩基性物質の場合，これらの物質が希薄な酢酸や塩酸などの酸性水溶液に溶解する性質を利用し，一度水溶液に転溶させる．次いで水層を塩基性とすることにより，今度は脂溶性の成分として適当な有機溶媒で抽出することができる．

◆実験例◆　カイカ（エンジュ *Sophora japonica* の花蕾）から rutin の単離

カイカをメタノールで何度か温浸し，綿栓ろ過したのち，得られた抽出液を合わせて濃縮する．エキスに熱湯を加え，ろ過後生じる黄色沈殿をろ取する．黄色沈殿を MeOH から再結晶すると rutin が得られる．

## 5.3 クロマトグラフィー

　先に述べたように，天然資源から得られる抽出物は多くの場合，多数の化合物の混合物である．したがって目的とする化合物を得るためには，分離・精製を繰り返し，純粋な成分として取り出す必要がある．この分離・精製の手段として汎用されるのがクロマトグラフィーである．クロマトグラフィーは互いに混合しない2つの相で構成されており，固定相 stationary phase と移動相 mobile phase から成り立っている．移動相に気体を用いる場合をガスクロマトグラフィー gas chromatography，液体を用いる場合を液体クロマトグラフィー liquid chromatography と呼称する．クロマトグラフィーは固定相と移動相の組み合わせにより様々な分離法があり，分配型，吸着型，イオン交換型，分子ふるい型などに分類されている．

### 5.3.1 カラムクロマトグラフィー

　ガラス管に適当な固定相を詰め，分離する試料を保持させた後，溶媒を流して溶出させる．固定相として最もよく利用されるのはシリカゲルで，順相系と呼ばれる．シリカゲルは極性の高い固定相であり，移動相には極性の低い溶媒を用い，必要があれば極性の低いものから高いものへと変化させながら化合物を溶出させる．シリカゲルを固定相として用いる分離は，シリカゲルと溶質との静電的相互作用や水素結合に起因すると考えられている．極性の高いものほど，つまりシリカゲルと相互作用しやすいものほど強く吸着され，その結果極性の低いものから高いものへと溶出されることになる．順相系の固定相としてアルミナもよく用いられる．

　逆相系の分離でよく利用される固定相は，オクタデシルシリル化（ODS）シリカゲルである．逆相系の固定相は脂溶性が高く，移動相として極性の高い溶媒が用いられる．その結果，極性の低いものほど強く吸着され，極性の高いものほど容易に溶出されることになる．オクタデシルシリル化シリカゲルを固定相として用いる分離は，固定相と溶質とのファンデルワールス力に起因すると考えられている．

　固定相と移動相，さらに分離する化合物の相性を加味しながら，時にはイオン交換型，分子ふるい型のクロマトグラフィーも組み合わせて精製操作を繰り返すことになる．官能基の極性の大きさ，および溶媒の極性の大きさをまとめると，おおむね以下の通りになる．

**[官能基の極性の大きさ]**
　アルキル＜オレフィン＜ケトン，エーテル＜エステル＜アミン＜アルコール＜カルボン酸

**[溶媒の極性の大きさ]**
　$n$-ヘキサン＜ベンゼン＜塩化メチレン＜クロロホルム＜エーテル＜酢酸エチル＜$n$-ブタノール

水素結合

シリカゲル表面

ファンデルワールス力

ODS シリカゲル表面

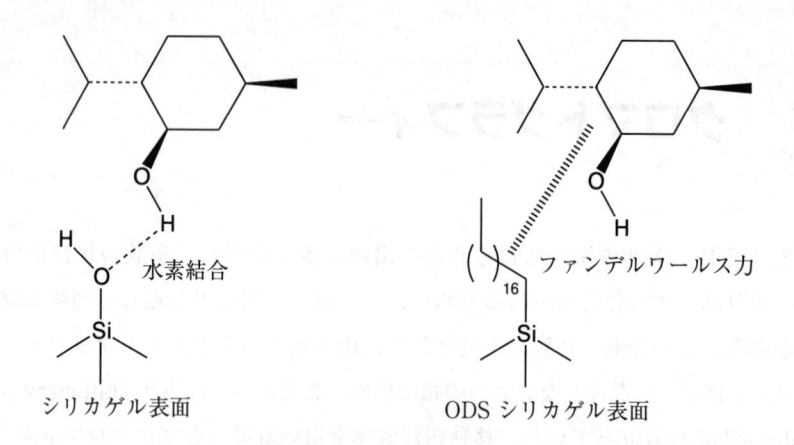

**図 5.2　シリカゲルおよび ODS シリカゲルと溶質の相互作用**

＜アセトン＜エタノール＜メタノール＜水＜ピリジン＜酢酸

　カラムクロマトグラフィーで分離した成分は，後述する薄層クロマトグラフィーや高速液体クロマトグラフィーなどにより純度を確認し，必要があれば同様の作業を繰り返して純粋な成分へと精製していくことになる．

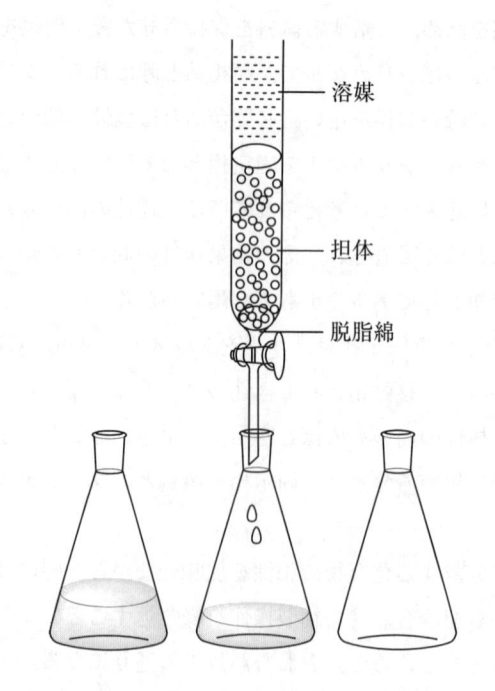

溶媒

担体

脱脂綿

**図 5.3　オープンカラムクロマトグラフィー**

## 5.3.2　薄層クロマトグラフィーとろ紙クロマトグラフィー

　薄層クロマトグラフィー thin layer chromatography（TLC）は，クロマトグラフィーで溶出された成分を検出する最も一般的な方法である．ガラス板に 0.20～0.25 mm 程度の固定相を塗布した薄層を用い，移動相で展開した化合物をスポットとして検出する方法である．固定相としてシリカゲルのほか，アルミナやセルロース，オクタデシルシリル化シリカゲルなども用いることができ，市販もされている．

　薄層クロマトグラフィーを用いる利点として
　① 展開時間が短い（10分程度）．
　② スポットの検出に腐食性の試薬を用いることができる．
が挙げられる．

　ただし，$R_f$ 値の再現性はあまり良くないため，標準物質が必要となる場合もある．検出したスポットを分取することもできる．

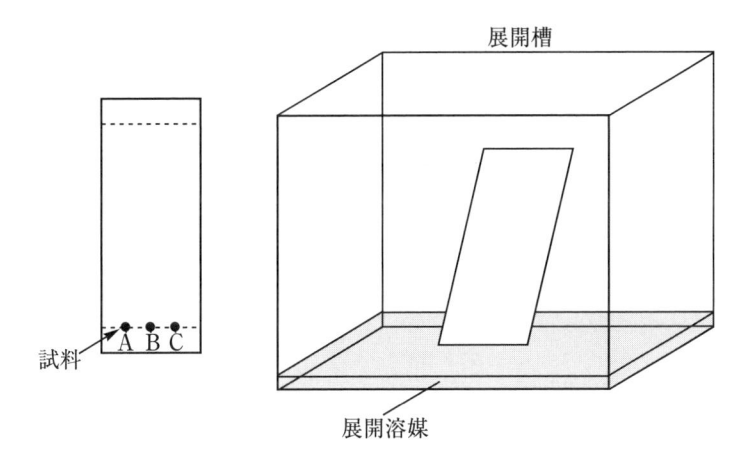

**図 5.4　薄層クロマトグラフィー**

　ろ紙クロマトグラフィーは固定相としてろ紙を用いる方法である．糖類やアミノ酸などの高極性物質の分離に適しているが，展開時間が長い場合が多く，スポットの検出に腐食性の試薬を使用できないなどの短所もある．$R_f$ 値の再現性は TLC よりも良いが，現在ではあまり用いられない．

### 5.3.3 高速液体クロマトグラフィー

高速液体クロマトグラフィー high-performance（あるいは high-pressure）liquid chromatography（HPLC）は，液体の移動相をポンプで加圧して送液し，高分離能充填剤がつまったカラムに化合物を通過させることで分離する方法である．検出器として紫外可視分光光度計，蛍光光度計，示差屈折計などが用いられるほか，質量分析計（MS）やタンデム型質量分析計（MS$^2$）なども利用されている．試料の純度の確認や定量に極めて有用な分析法であるほか，大型のカラムを使用すれば分取用としても利用できる．カラム充填剤としてオクタデシルシリル化シリカゲルやシリカゲルがよく使用されるが，その他の化学修飾型の固定相や，イオン交換，分子ふるいなどの充填剤も用いることができる．

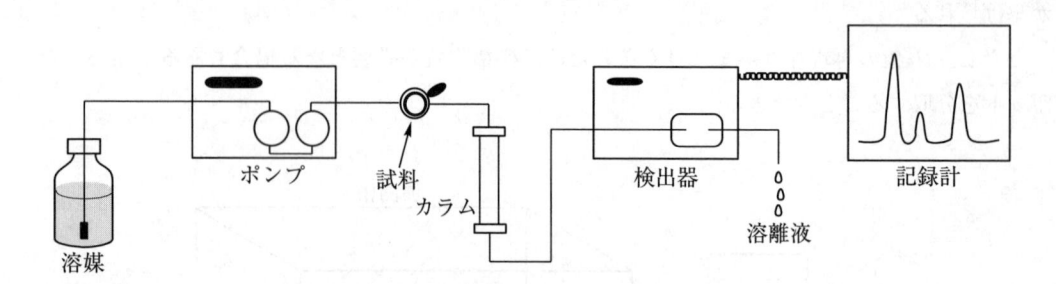

図 5.5 高速液体クロマトグラフィー

## 5.3.4 用語の解説

高速液体クロマトグラフィーにおいて用いられる主な用語を概説する.

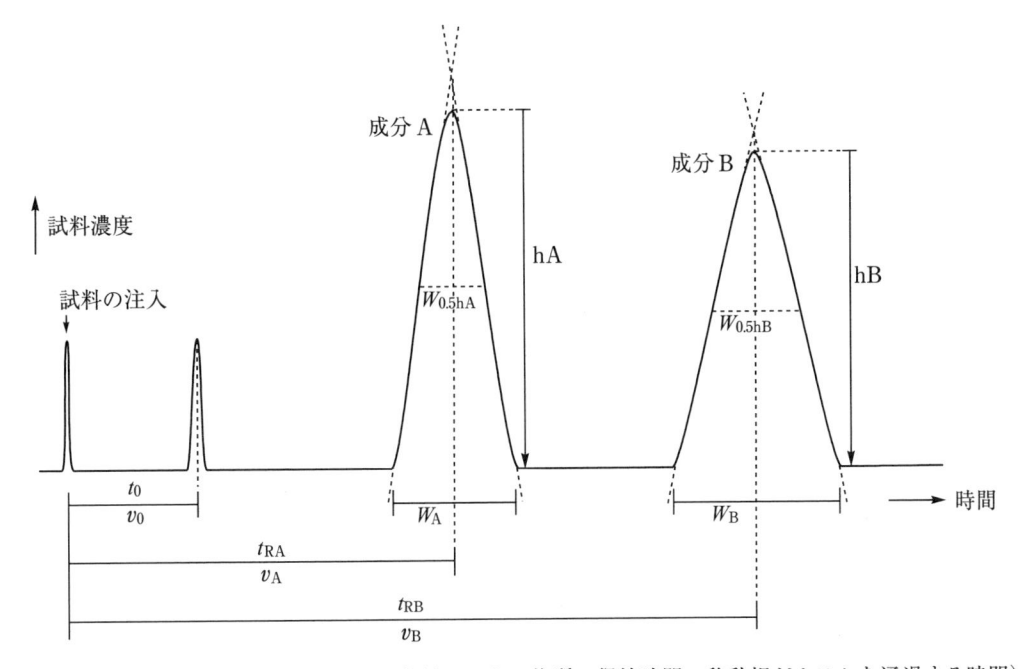

$t_0$：非保持時間(固定相にまったく保持されない物質の保持時間＝移動相がカラムを通過する時間)
$t_{RA}, t_{RB}$：成分 A, B それぞれの保持時間
$v_0$：非保持容量
$v_A, v_B$：成分 A, B それぞれの見かけの保持容量
$W_A, W_B$：成分 A, B それぞれのピーク幅
$W_{0.5h}$：ピーク高さの中点におけるピーク幅

**図5.6 成分 A, B を含む試料のクロマトグラムと主な略号**

### 1 質量分布比 $k'$

試料が固定相に保持される目安であり, $k'$ が大きいほど試料は固定相に保持されやすい.

$$k' = \frac{試料の固定相に存在する量}{試料の移動層に存在する量}$$

また, 同一の条件で保持時間 $t_R$ は物質固有の値となる.

$$t_R = (1+k)t_0$$

## 2 理論段数 $N$

試料ピークの広がり度合いの指標.

$$N = 5.55 \times \frac{t_R^2}{W_{0.5h}^2}$$

## 3 分離係数 $\alpha$

2つのピーク A，B における頂点の離れ具合の指標.

$$\alpha = \frac{k_B}{k_A'} = \frac{t_{RB} - t_0}{t_{RA} - t_0}$$

## 4 分離度 $R_s$

ピークの重なり度合いの指標.

$$R_s = 1.18 \times \frac{t_{RB} - t_{RA}}{W_{0.5hA} + W_{0.5hB}}$$

## 5 シンメトリー係数 $S$

ピークの対称性の指標.

$$S = \frac{W_{0.05h}}{2f}$$

$W_{0.05h}$：ピークの基線からピーク高さの 1/20 の高さにおけるピーク幅
$f$：$W_{0.05h}$ のピーク幅をピークの頂点から記録紙の横軸へ下ろした垂線で二分したときのピークの立ち上がり側の距離

# 第6章 天然物の構造決定

　天然物 natural product は，医薬品のみならず，香料や農薬などの素材として，また，バイオプローブ bioprobe をも含めた研究用試薬として生命現象の解明など，人類にとって多大な貢献をしてきた．したがって，天然有機化合物の構造決定は，現在においても極めて重要な位置を占めている．かつては，大量の天然素材から精製した含有成分を，分解反応も含めた化学的手法を用いて，その化学構造を解明してきた．近年では，天然由来の化学成分の分離・精製技術と合わせて，各種スペクトル測定機器の進歩により，1 mg 以下の微量成分の構造解析が容易になった．また，インターネットの普及により，関連する膨大な科学情報が容易に得られることも，天然物の化学構造解析が迅速化された要因となっている．

　天然物の物理化学的性質の測定は，現在でも化合物の特徴を示す重要な要素であり，医薬品開発において，安定性や化学的挙動を知る上でも重要な指標となりうる．

## 6.1 物理化学的性質

### 1 融 点

　結晶や粉末などの有機化合物において，固体が融解し，液体になる温度を融点 melting point (mp) という．融点は物質の基本的物性の1つであり，化合物固有の値を示す．有機合成品や既知化合物の測定値を文献値と比較することにより，化合物の同定に利用される．天然由来の有機化合物は，微量でしか得られないことも多いことから，数個の結晶をカバーガラスで挟み，拡大鏡下，ホットプレート上で加熱するタイプの融点測定装置を使用することが多い．

　日本薬局方では，指定の融点測定装置を用いて，試料を毛細管に入れて，シリコン油中で加熱する方法など3種の測定法がとられている．

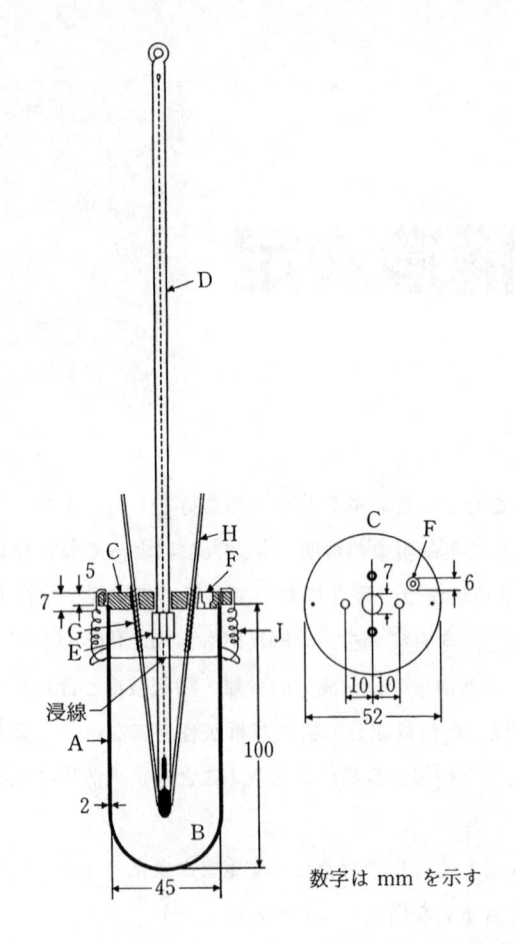

A：加熱容器（硬質ガラス製）
B：溶液
C：テフロン製ふた
D：浸線付温度計
E：温度計固定ばね
F：溶液量加減用小孔
G：コイルスプリング
H：毛細管
J：テフロン製ふた固定ばね

数字は mm を示す

**図 6.1　融点測定装置**

**混融試験** mixed melting point test

二物質の融点が等しいか近い場合には，混融試験によって同一物質かどうか確認できる．異物質や純度の低い化合物の場合には融点降下が観察される．

## 2　旋光度

天然物には光学活性物質（キラル物質）が多く存在する．光学活性物質またはその溶液に平面偏光を通過させると，その偏光面を回転させる．この性質を**旋光性** optical rotation，この回転角度を**旋光度**といい，旋光光度計を用いて測定する．測定者が旋光計の接眼鏡から光源の方向に向かって右（時計回り）に回転させるとき，その物質は**右旋性**（＋または dextrotatory），左（反時計回り）に回転させるとき，**左旋性**（－または levorotatory）を示すという．**鏡像異性体（エナンチオマー）**は絶対値が等しく，符号が反対の旋光度を示す．

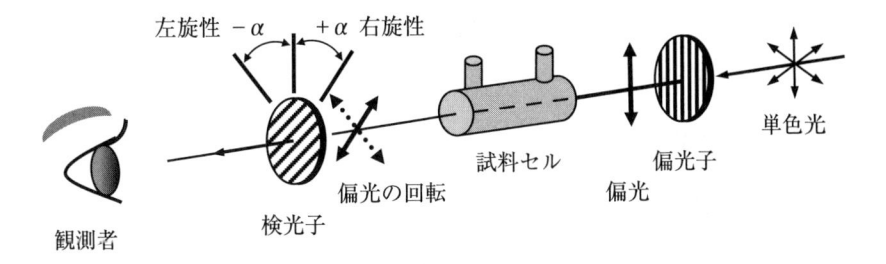

図 6.2 旋光計の概略
(演習を中心とした薬学生の分析化学(一部改変), 廣川書店)

比旋光度 $[\alpha]_x^t$ は,単位質量当たりの旋光度であり,次式で表される.

$$[\alpha]_x^t = 100\alpha/lc$$

α：偏光面を回転させた角度
l：測定セルの長さ(mm)
c：溶液 1 mL 中の物質の g 数
t：測定温度
x：使用単色光(ナトリウムスペクトルの D 線,波長 589 nm の光)の波長または名称

## 3 元素分析

試料中に含まれる各元素の組成を決める定量分析を**元素分析**という.精密に秤量された有機化合物を酸素気流中で燃焼させ,最終的に得られる二酸化炭素($CO_2$),水($H_2O$),窒素ガス($N_2$)等の重量を測定し,結果として分子中に占める C, H, O, N 等の各元素の重量比率がパーセントで与えられる(分子式).許容範囲は理論値の ±0.30% という値が目安として用いられている.

分子式から,次式により**不飽和度**(水素不足指数)が計算できる.この値は,化合物中の不飽和結合数と環の数を示しており,構造に関する重要な情報となる.

$$不飽和度 = C - H/2 + N/2 + 1$$

C は炭素原子,H は水素原子,X はハロゲン原子,N は 3 価の窒素原子の数をそれぞれ示す.

最近では,元素分析はあまり行われなくなり,エレクトロスプレーイオン化法 electrospray ionization (ESI) などの**高分解能質量スペクトル**の測定(後述)が主流となっている.

## 4 化学的方法(分解反応,化学誘導)

古典的な化合物の構造決定方法では,部分分解や化学誘導する手法で既知物質へ導いたりして構造を推定し,合成的な手法と組み合わせたりすることで,化合物の構造を決定した.そのためには多量の試料と多くの労力を要し,また,経験によるところが大きかった.今日では質量分析,核磁

器共鳴スペクトル（二次元 NMR），X 線結晶構造解析などの機器分析装置のめざましい進歩によって，数 mg の試料で非破壊的にかつ迅速に構造決定を行うことが可能となった．

### 5 文献調査，生合成的考察

　天然物の構造決定の際には，抽出素材の基原（植物，動物，微生物）をキーワードに文献調査を予め行うことが，化合物の早期同定あるいは構造決定の手がかりとなる．分類学的に近縁の生物からは，同一の化合物，またはその誘導体などが得られることが多い．また，推定された構造が，その生合成経路を考慮し，矛盾なく説明できることも重要である．

　パーソナルコンピューターの普及により，容易に大量の検索情報が得られることや，化学構造のデータベースの充実により，分離・精製前の粗抽出エキスの段階で，LC-MS や GC-MS により未精製の含有成分を非経験的に簡易に同定あるいは推定できるようになってきている．

## 6.2　機器分析法

### 6.2.1　赤外線吸収スペクトル Infrared absorption spectroscopy (IR)

　**赤外線吸収スペクトル**は，主として官能基に関する情報が得られるスペクトルである．縦軸は透過率，横軸は波数（波長の逆数 $cm^{-1}$）で示され，その吸収波長と吸収の強度から官能基などの情報を得ることができる．**波数 $cm^{-1}$** は以前，**カイザー** kaiser と呼ばれていたが，近年，日本薬局方では"**毎センチメートル**"と呼称されている．有機化合物の構造研究では，400〜4000 $cm^{-1}$ の電磁波が利用され，官能基の情報は主に 1500〜4000 $cm^{-1}$ の領域から得られる．一方，400〜1500 $cm^{-1}$ の部分は**指紋領域**と呼ばれ複雑なスペクトルを与えるが，化合物の比較同定において有用である．

　臭化カリウム錠剤法（臭化カリウムと試料を混和し，加圧製錠する方法）や溶液法（試料を $CCl_4$ や $CHCl_3$ などの溶液とする方法）が一般的に用いられるが，近年では ATR (attenuated total reflectance；全反射) 法も利用される．ATR 法では ZnSe などのプリズムの表面に試料を密着させ，試料表層部の吸収スペクトルを測定する．固体試料を特別な前処理なしに測定することができ，また水溶液の測定も可能である．

表 6.1　代表的な部分構造とその吸収領域

| 部分構造 | 吸収領域（cm$^{-1}$） |
|---|---|
| C−H, O−H, N−H | 3,800 ～ 2,700 |
| C≡C, C≡N | 2,300 ～ 2,000 |
| C=C, C=O, C=N, N=O | 1,900 ～ 1,500 |
| C−C, C−O, C−N | 1,300 ～ 800 |

以下に camphor の IR スペクトルを示す．1743 cm$^{-1}$ にカルボニル基（ケトン）に由来する強い吸収が読み取れる．

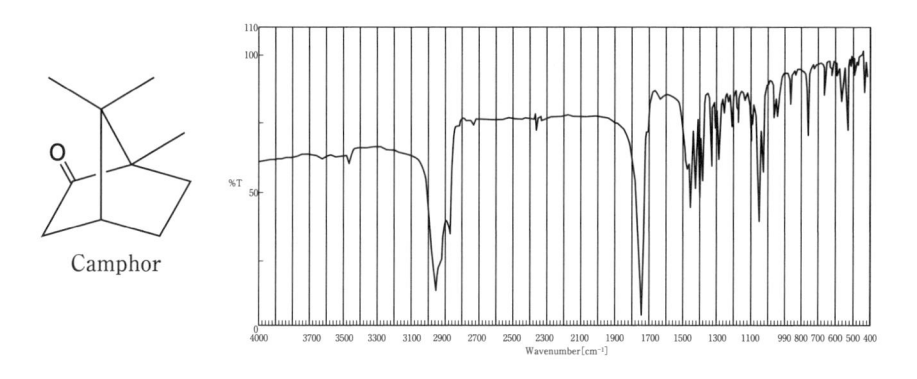

図 6.3　Camphor の IR スペクトル（KBr 法）

## 6.2.2 紫外可視吸収スペクトル
### Ultraviolet and visible absorption spectroscopy (UV)

**紫外可視吸収スペクトル**は，分子中の基底状態の電子が励起状態へと遷移することに基づくスペクトルである．本スペクトルでは 200 ～ 800 nm の波長の光が使用され，芳香環や共役二重結合などに関する情報が得られる．縦軸は吸光度，横軸は波長で示される．C=C, C=O などが吸収を示す直接的な官能基であり，**発色団**と呼ばれる．これに対し，発色団に結合することにより，吸収波長や強度を変化させる −OH や −NH$_2$ などの官能基を**助色団**という．一定条件下で測定された紫外可視吸収スペクトルは物質固有の値を示すため，化合物の比較同定にも有用である．

**吸光度** absorbance（$A$）は試料濃度（$c$）とセルの層長（$l$）に比例する［Lambert-Beer の法則］．

$$A = -\log I/I_0 = k \cdot c \cdot l$$

$I_0$：入射光の強さ，$I$：透過光の強さ，$k$：比例定数

濃度を mol/L, 層長を cm で表した時の比例定数 $k$ はモル吸光係数 molar extinction coefficient ($\varepsilon$) と呼ばれる.

$$\varepsilon = A/[c(\mathrm{mol/L}) \cdot l(\mathrm{cm})]$$

以下に quercetin の UV スペクトルを示す. 375 nm にカフェオイル基, 256 nm にベンゾイル基に由来する極大吸収を示している.

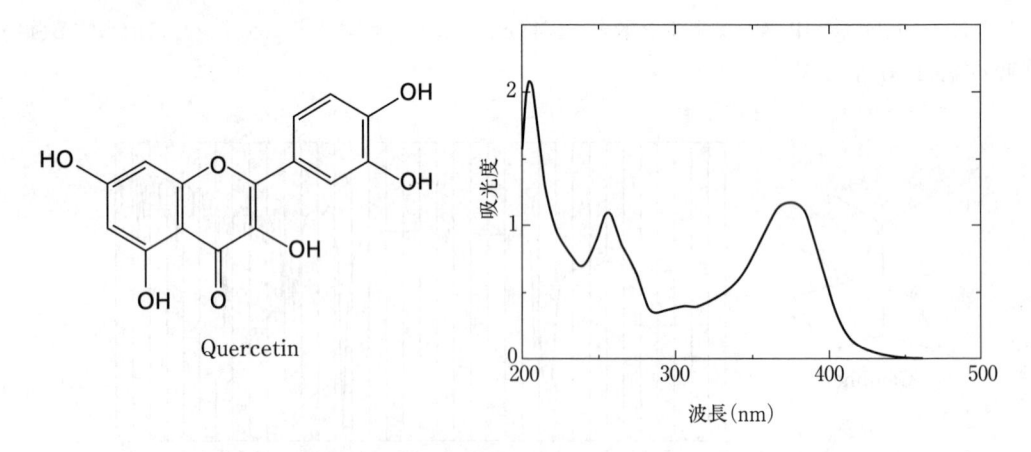

**図 6.4　Quercetin の UV スペクトル**

### 6.2.3　質量スペクトル Mass spectrometry（MS）

質量スペクトルは，分子量に関する情報が得られるスペクトルである．質量分析法は他のスペクトルと異なり，特定波長の電磁波を用いるものではない．技術の進歩により消費する試料はごくわずかであるが，破壊的な分析法である．得られるスペクトルは縦軸にイオン強度（%），横軸に**質量電荷比**（*m/z*）で表される．試料を種々の方法でイオン化し，質量（*m*）と電荷（*z*）の比により分離して検出する．イオン化された分子（親イオン）は質量分析計内で分解などを受け，種々の**フラグメントイオン**を与える．フラグメントイオンを詳細に解析すると，分子量だけでなく分子構造に関する情報も得られる．スペクトル中の最も強度の強い（100%）ピークを特に**基準ピーク base peak**（**bp**）と呼ぶ．代表的なイオン化法としては，電子衝撃 electron impact（EI）法，高速原子衝撃 fast atom bombardment（FAB）法，エレクトロスプレーイオン化 electrospray ionization（ESI）法などが頻繁に用いられている．EI 法はフラグメントイオンを良好に観測できるのに対し，FAB 法や ESI 法はイオン化法としてはソフトであり，**分子イオンピーク**を観察する上では優れているが，フラグメントイオンピークをあまり与えない．そこで質量分析計を 2 つつなげたタンデム型質量分析計（MS/MS）が開発され，第一の質量分析計で特定のイオン（親イオン）を

検出し，さらに第二の質量分析計で親イオンから派生する娘イオンを観測するといった分析装置も利用されている．さらに MS$^n$ を観測できる装置が開発され，ライフサイエンスの分野で幅広く利用されている．

以下に camphor の EI-MS スペクトルを示す（図 6.5）．$m/z$ 152 に分子イオンピーク（M$^+$），$m/z$ 95 に基準ピーク（bp）が観察されている．$m/z$ 108 などのピークはフラグメントイオンピークである．

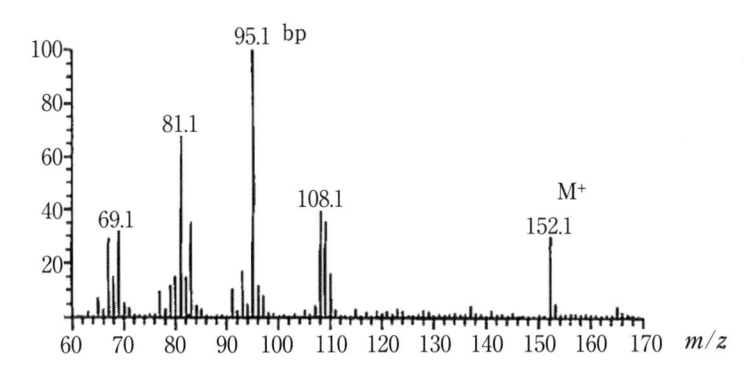

**図 6.5　Camphor の EI-MS スペクトル**

質量スペクトルは未知試料の分子量の推定のほか，分子式の推定にも用いられる．**高分解能測定**と呼ばれるこの方法を用いると，上で述べた camphor の分子イオンピークに対して $m/z$ 152.12001 という精密質量を観測することができる．理論上の計算値（$C_{10}H_{16}O$, 152.12011）と比較すると 0.1 mmu の差であり，誤差範囲であることから分子式を確定することができる．これまで分子式の確立には多量の試料を消費する元素分析が用いられてきたが，分解能質量スペクトルが実用化されたことにより少量の試料でも分子式を明らかにすることができるようになった．

## 6.2.4　核磁気共鳴スペクトル　Nuclear magnetic resonance spectroscopy（NMR）

**核磁気共鳴スペクトル**は，特に分子内の水素，炭素の化学的な環境（二重結合を形成している，酸素官能基が結合しているなど）やその配列に関する情報が得られるスペクトルである．有機化合物の構造解析において，大部分の時間が NMR スペクトルの解析に費やされるといっても過言ではない．しかしながら本スペクトルから得られる情報は非常に詳細であり，化合物のほぼ完全な分子構造，さらには立体化学に関する情報までもが得られる．

天然有機化合物の分子構造を構成する原子として，水素，炭素，酸素，窒素がその多くを占めている．しかしながら，すべての原子が NMR スペクトルで観測できるのではない．これにはスピン量子数が関係しており，その値が0の核は NMR では観測できない．またスピン量子数が0でなくとも，シグナルの観測のしやすさなどからから，大部分の天然有機化合物の構造解析において用い

られているのは $^1$H と $^{13}$C である．多くの場合トリメチルシラン（TMS）が内標準物質として利用され，観測核は基準物質からの共鳴周波数のずれを示す化学シフト δ（ppm）で表される．

$$\delta = [実測の共鳴周波数(Hz) / 装置の周波数(Hz)] \times 10^6$$

上の式が示すように，装置の周波数（多くの場合 300 ～ 800 MHz）が異なっても，化学シフトは一定の値となる．

## 1　$^1$H-NMR

$^1$H の天然存在比はほぼ 100% であり，そのスピン量子数は 1/2 である．これから予想できるように，$^1$H は NMR スペクトルを容易に観測することができる（数 mg のサンプルがあれば，装置の設定も含めても 10 分程度で良好なスペクトルを得ることができる）．また $^1$H-NMR におけるシグナルの積分値を比較することで，分子内に存在する様々な**プロトンの数**を予想することができる．

### 1) 化学シフトと化学的環境の推定

$^1$H-NMR において，電子により遮蔽されているプロトンほど高磁場（スペクトルの右側）で観測され，逆に脱遮蔽されているプロトンは低磁場（左側）に観測される．この性質を利用し，個々のプロトンが置かれている化学的環境を推定することができる．大まかに記載すると，δ 0.7 ～ 1.8 ppm の領域は飽和炭素上のプロトン，δ 1.5 ～ 2.3 ppm の領域は不飽和結合（二重結合やカルボニル炭素）の隣の炭素上のプロトンが観測される．また炭素上に酸素，窒素，ハロゲンなどの置換基が存在すると，その電子吸引性のためより低磁場側で共鳴し，多くの場合 δ 2.5 ～ 4.5 ppm に観測される．不飽和系の場合，二重結合上のプロトンは δ 4.5 ～ 6.5 ppm に観測され，芳香環を形成していると δ 6.5 ～ 8.0 ppm に観測される．

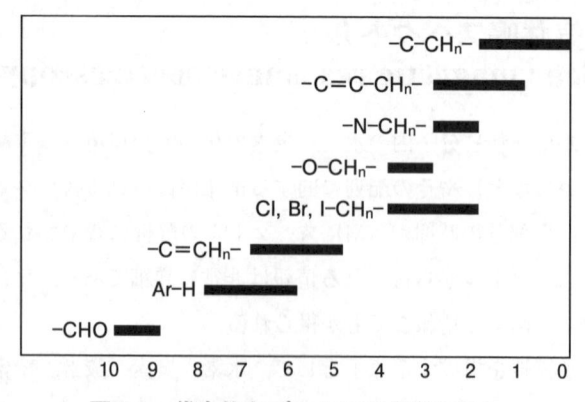

**図 6.6　代表的なプロトンの化学シフト**

## 2) スピン-スピン結合

$^1$H-NMR において，観測されるシグナルは多くの場合分裂している．これは H–C–C′–H′（ビシナル vicinal）のような関係にあるプロトン同士が相互作用することに起因する．この結果，H は H′ と相互作用することにより二重線に分裂し，H′ も同様に H との相互作用により二重線に分裂する．その際，二重線に分裂したシグナルの間隔を**スピン結合定数 $J$（Hz）**と呼ぶ．互いに相互作用しているプロトン同士の結合定数は同じ値となる．ビシナル関係にあるプロトンが増加すれば，さらにそれらのプロトンとの相互作用が生まれるため，シグナルはより複雑になる．また，ジェミナル geminal（H–C–H′）関係にあるプロトンが非等価となる場合，H と H′ はお互いに**スピン-スピン結合**を起こす．

有機化学や機器分析学で学ぶ n + 1 則は，結合が自由に回転することによりジェミナルプロトンが等価となる場合に成り立つものである．エチルベンゼンのエチル基に着目すると，メチル基のシグナルは n + 1 則から予想できるように三重線として観測される．これは隣接するビシナルプロトンが 2 個存在するため，$H_A$ との分裂（$J_1$）により二重線，$H_B$ との分裂（$J_2$）によりさらに二重線に分裂する．その際，$H_A$ と $H_B$ は等価であり，メチルプロトンと $H_A$，$H_B$ との結合定数が等しくなるため（$J_1 = J_2$）中央の分裂したシグナルが重なる．その結果，強度が 1 : 2 : 1 の三重線として観測されるのである．さらに 3 つのメチルプロトンは互いに等価なため，ジェミナルカップリングは起こらないことにも注意が必要である．

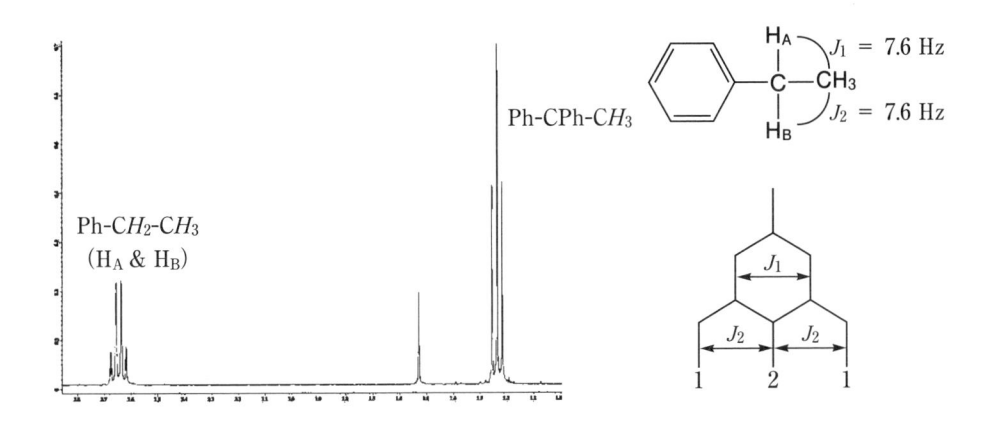

**図 6.7　Ethylbenzene のエチル基部分の $^1$H-NMR スペクトル**

結合の自由回転が制御されている環状化合物の場合には，スペクトルの解析がより複雑になる．camphor を例にあげると，6 位プロトンの 1 つ H-6b は $\delta_H$ 1.65 に dd(t)d として観測されている．結合定数を求めると，このプロトンはそれぞれ $J = 12.3$，12.3，3.7 Hz で近隣のプロトンとカップリングしていることがわかる．つまり，このプロトンは 3 つのプロトンと相互作用しており，下で述べる **Karplus 則**などを加味すると，ビシナル関係にある 5 位プロトンとそれぞれ $J = 12.3$ Hz，3.7 Hz，6 位のジェミナルプロトン H-6a と $J = 12.3$ Hz でカップリングしていることがわかる．こ

のように，環状化合物や側鎖に不斉中心が存在すると自由回転が制御され，ビシナル関係にあるプロトンとの結合定数が異なる値になることや，ジェミナルプロトンとのカップリングが起こることもよく観察される．したがって自由回転の有無，プロトンの等価，非等価の概念は，NMRの帰属を行う上で極めて重要であり，注意を要する．

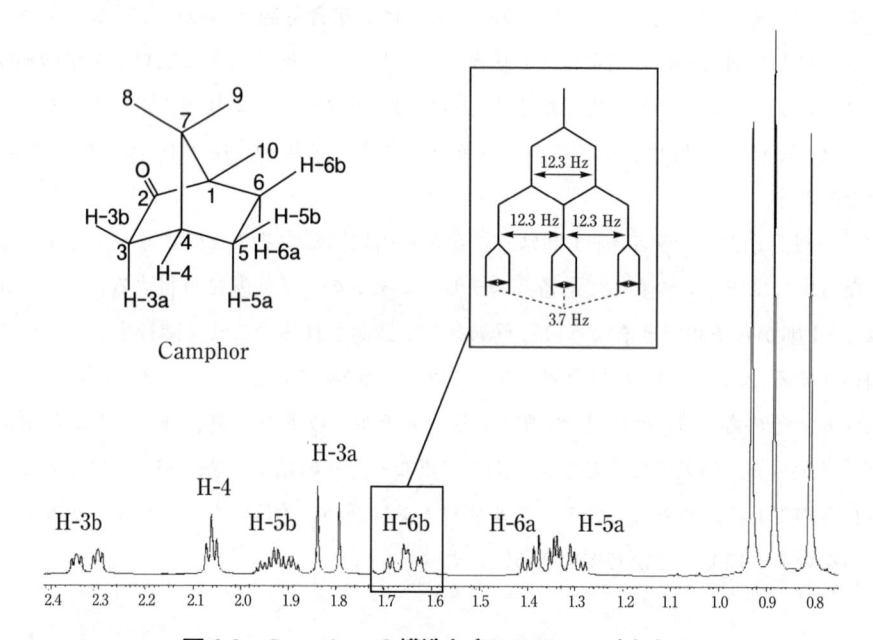

**図6.8** Camphorの構造と$^1$H-NMRスペクトル

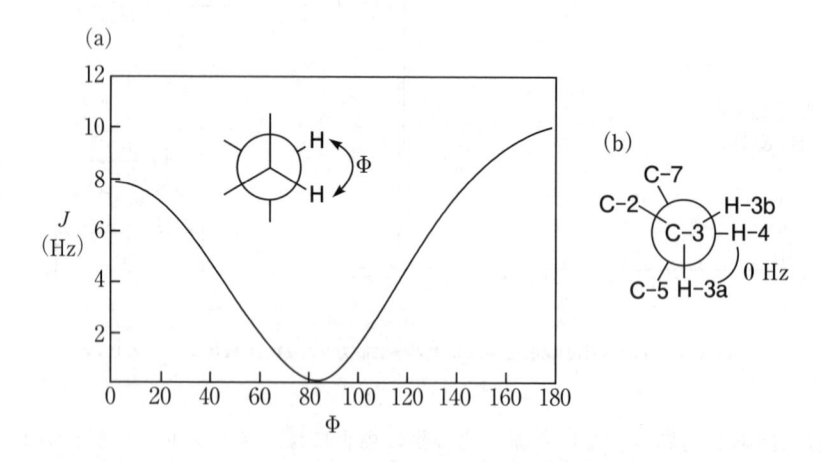

**図6.9** (a) Karplusによるビシナルプロトン間の二面角と結合定数の関係
(b) Camphor C-3 〜 C-4 部分の Newman 投影式

スピン-スピン結合を解析する1つの大きな理由は，結合定数の値から立体化学を推定することができるためである．ビシナルプロトンの結合定数は，**二面角 dihedral angle** に依存することが知られている．**Karplus則**と呼ばれるこの法則は，特に環状化合物の立体配置の推定において有用である．

Camphorの4位プロトン（H-4）は$\delta_H$ 2.06にdd(t)として観測され，その結合定数は$J$ = 4.6および4.6 Hzである．つまり4位プロトン（H-4）は3位および5位に計4つあるビシナルプロトンのうち2つとしかカップリングしていない．Karplus則により，プロトン間の二面角が90度付近になると結合定数が0に近くなる．事実，分子モデルを組んでみると，3位の$\delta_H$ 1.83のプロトン（H-3a）と，5位の$\delta_H$ 1.33のプロトン（H-5a）との二面角が90度付近になっており，3，5位のプロトンの立体配置を推定することができる．

二重結合の幾何学的な配置（シス，トランス）も，結合定数の解析から推定できる．これは二重結合上のプロトンが互いにシス配置のときは$J$ = 6〜12 Hzと比較的小さな値でカップリングするのに対し，トランス配置のときは$J$ = 12〜18 Hzと比較的大きな結合定数を示すことによるものである．二重結合上のプロトンの結合定数を解析する場合，**ロングレンジのスピン-スピン結合**に配慮する必要がある．これはアリルカップリングやホモアリルカップリングとして知られ，いずれも$J$ = 0〜3 Hz程度の小さな結合定数を示す．ベンゼン環ではオルト位の水素と$J$ = 6〜10 Hz，メタ位の水素と$J$ = 1〜3 Hzでカップリングするため，置換様式の推定に役立つ．脂肪族化合物におけるロングレンジカップリングとしては，**W字型カップリング**が知られている．実際にcamphorでは，3位Hbと5位HbがW字型カップリングしている．

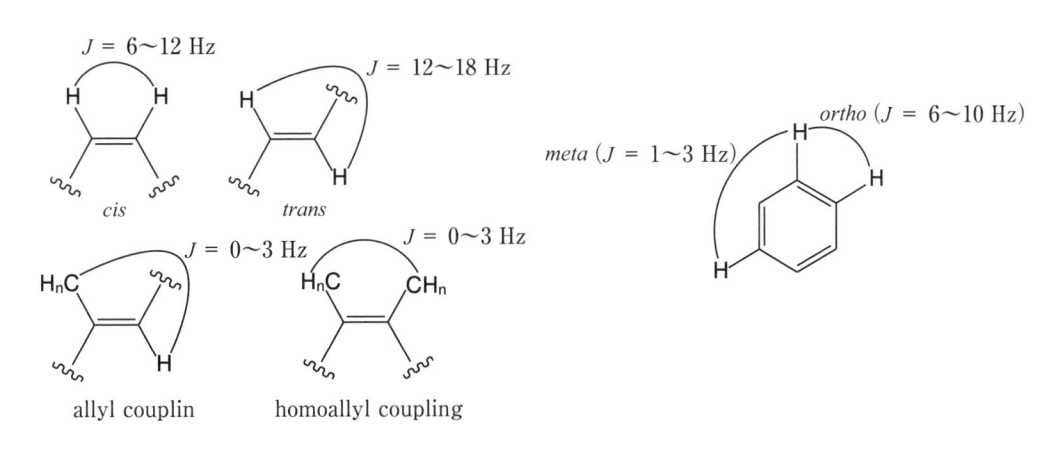

**図6.10 二重結合およびベンゼン環の置換様式に関する結合定数**

## 2　$^{13}$C-NMR

炭素は約99%が$^{12}$Cであり，スピン量子数が0であることからNMRスペクトルを観測することができない．したがって炭素のNMRスペクトルを観測しようとする場合，天然存在比約1%，

スピン量子数 1/2 の $^{13}$C を利用することになり，$^1$H と比較すると感度が非常に悪くなる．幸い，現在の技術を持ってすれば $^{13}$C を観測することは可能であり，実際に天然有機化合物の構造解析に広く利用されている．分子量にもよるが，数 mg のサンプルの $^{13}$C-NMR を測定するには，数時間，場合によっては数日間の測定が必要である．

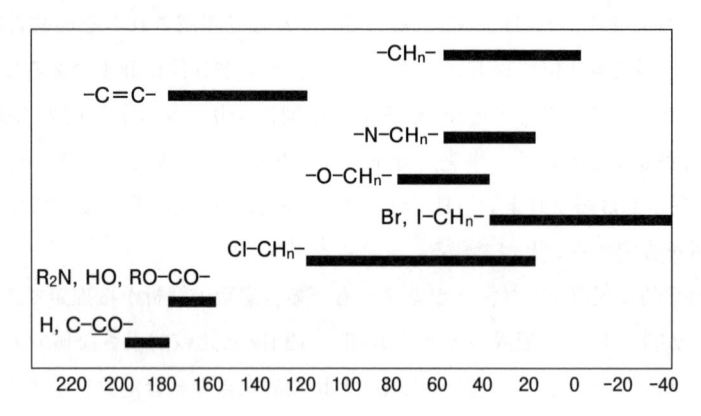

**図 6.11** 代表的なカーボンの化学シフト

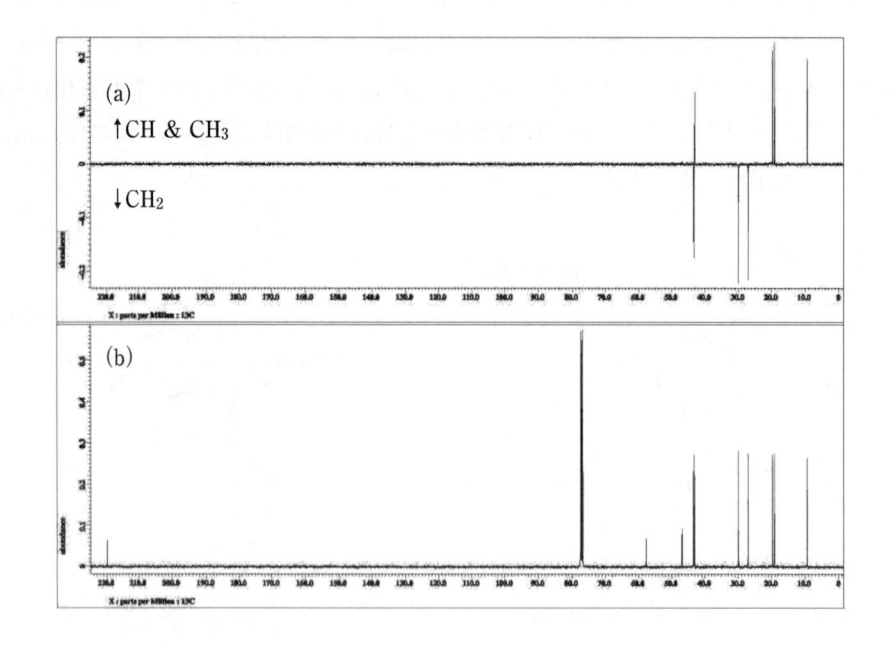

**図 6.12** Camphor の $^{13}$C-NMR スペクトルおよび DEPT135 スペクトル
(a) DEPT135 スペクトル（4 級炭素は観測されない），(b) $^{13}$C-NMR スペクトル

$^{13}$C-NMR においても，そのケミカルシフトから炭素の化学的環境を予測することができる．アルキル炭素は 10〜60 ppm に観測され，酸素が 1 つ結合した sp$^3$ 炭素は 60〜80 ppm に観測される．100 ppm 以上の低磁場領域は主に sp$^2$ 炭素の領域であり，中でも 160 ppm 以上にはカルボニ

ル炭素が観測される．なお$^{13}$C-NMRでは，シグナル面積と炭素数の比例関係は通常ない．また DEPT法を用いると，炭素に結合したプロトン数を区別することもできる．

## ③ 二次元NMR

これまで述べてきた$^{1}$H-および$^{13}$C-NMRは，単に$^{1}$Hまたは$^{13}$Cの情報のみ，すなわち一次元のスペクトルであった．二次元NMR法では，同種核（$^{1}$Hと$^{1}$Hなど），異種核（$^{1}$Hと$^{13}$Cなど）間の相関情報が得られる．ここでは，天然物の構造解析に頻繁に用いられる二次元NMR法について，構造解析の順番に沿って述べることにする．

**HMQC**（<u>H</u>eteronuclear <u>M</u>ultiple <u>Q</u>uantum <u>C</u>orrelation）**法**は$^{1}$Hと$^{13}$Cの直接結合に関するスペクトルで，縦軸は$^{13}$C，横軸は$^{1}$Hで表される．二次元NMR法では，種々の核間の**交差ピーク**（**クロスピーク**）としてスペクトルが得られる．つまりHMQC法では，どのプロトンがどの炭素に結合しているかを視覚的に明らかにすることができる．よく似た方法にHSQC（<u>H</u>eteronuclear <u>S</u>ingle <u>Q</u>uantum <u>C</u>orrelation）法があり，やはり$^{1}$H，$^{13}$C間の直接結合に関する情報が得られる．HSQC法はHMQC法に比較してクロスピークの分離が良いが，測定法が複雑であり，感度や測定時間の関係でHMQC法のほうがより一般的に用いられている．

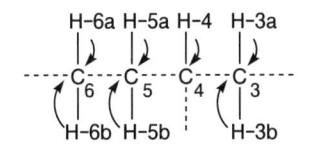

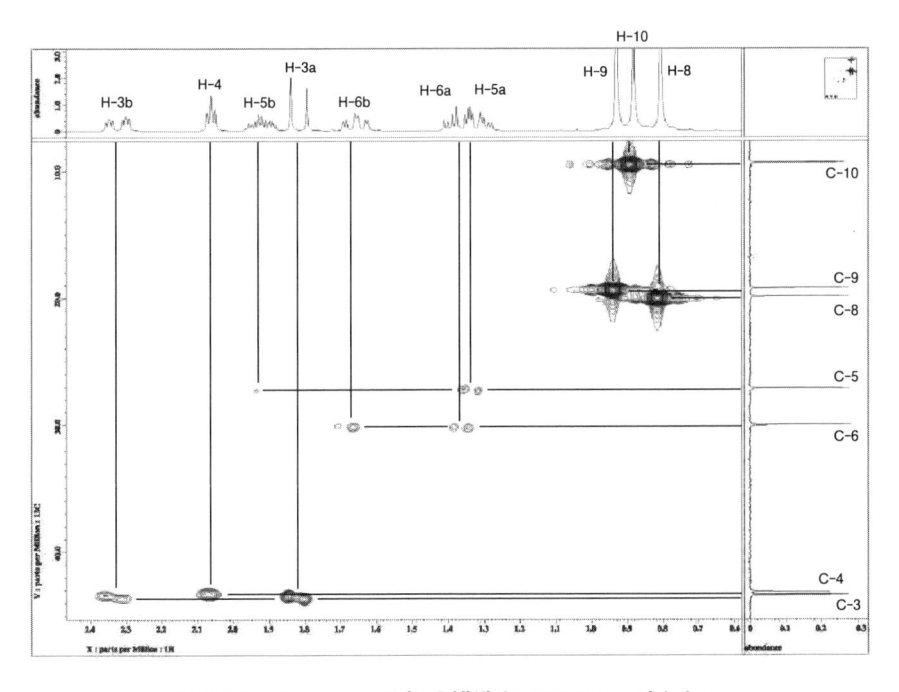

**図6.13　Camphorの部分構造とHMQCスペクトル**

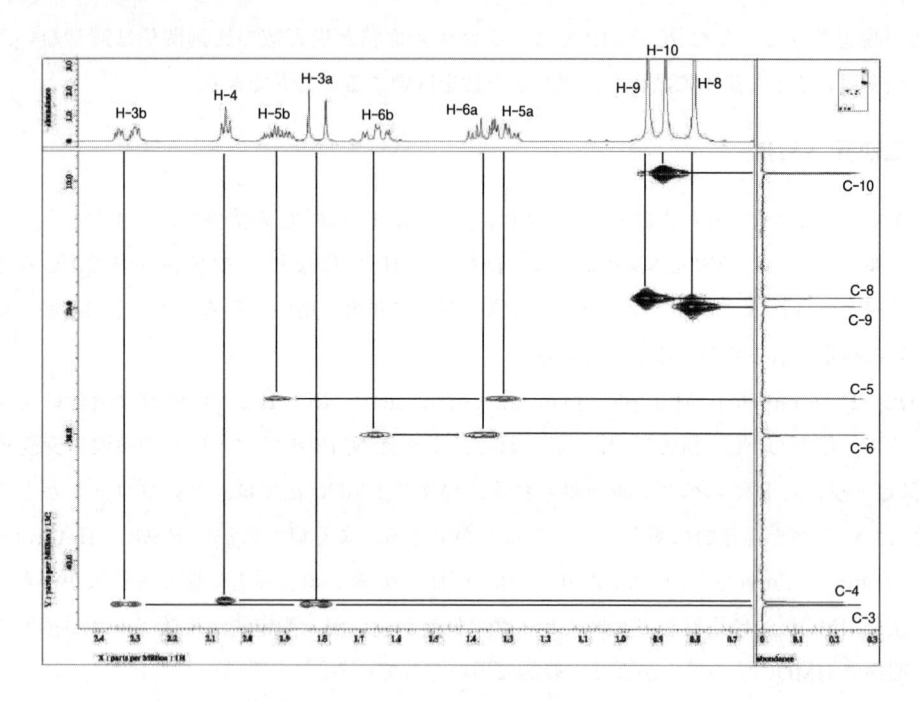

図6.14　Camphor の HSQC スペクトル

**¹H-¹H COSY**（**C**orrelation **S**pectroscopy）法は，プロトン間のスピン-スピン結合に関する相関情報が得られるスペクトルである．¹H-NMR の項で述べたように，ビシナル（非等価な場合はジェミナルも）関係にあるプロトン同士はスピン-スピン結合する．理論的には結合定数 $J$ を計算することにより，スピン-スピン結合しているプロトンを探し出すことは可能である．しかしながら結合定数が同じ値になったり，非常に複雑な分裂線（multiplet）として観測されたりする場合には，スピン-スピン結合している相手を探すのは至難の業である．本スペクトルではスピン-スピン結合している相手をクロスピークとして一瞬にして読み取ることができる．このように HMQC スペクトルと ¹H-¹H COSY スペクトルを解析することにより，プロトンが結合している炭素に関して，その配列（部分構造）を知ることができる．

¹H-¹H COSY 法と HMQC 法により部分構造がわかったら，次はそれらの部分構造どうしがどのように結合しているかを解析し，平面構造を明らかとする必要がある．

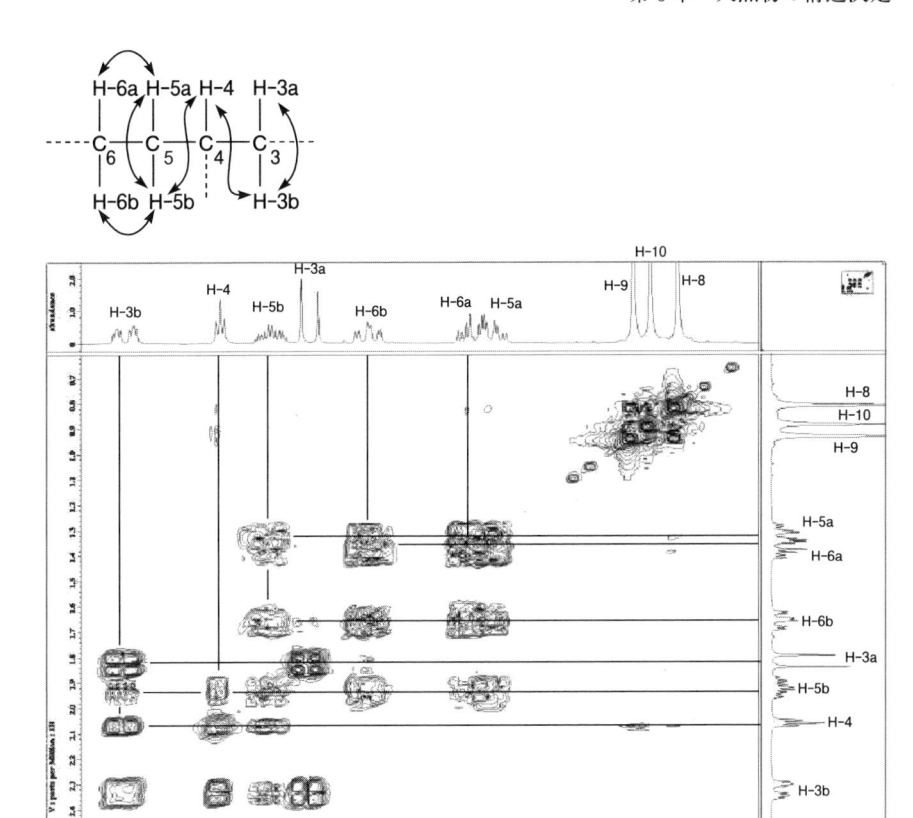

図 6.15　Camphor の部分構造と $^1$H-$^1$H COSY スペクトル

**HMBC**（<u>H</u>eteronuclear <u>M</u>ultiple <u>B</u>ond <u>C</u>orrelation）**法**は，2および3結合を隔てた $^1$H と $^{13}$C の相関情報を得るスペクトルである．この方法の利点は，プロトンの結合していない炭素（4級炭素）への相関が観察されることである．2結合を隔てた相関と3結合を隔てた相関が混在するためスペクトルの解析には注意が必要であるが，$^1$H-$^1$H COSY 法と HMQC 法により導いた部分構造やケミカルシフトを加味することで，分子の平面構造を推定することができる．

　上で述べた二次元測定法は，現在はフィールドグラジエントモードで測定されるのが主流である．フィールドグラジエントモードでは磁場勾配をかけることで，良質なスペクトルを短時間で得ることができる．$^{13}$C 核の関与する HMQC，HMBC 法は測定時間が比較的必要であるが，通常は数時間〜数日の測定で良好なスペクトルを得ることができる．

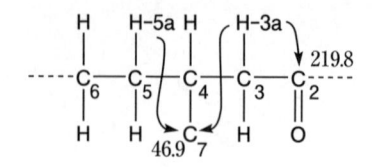

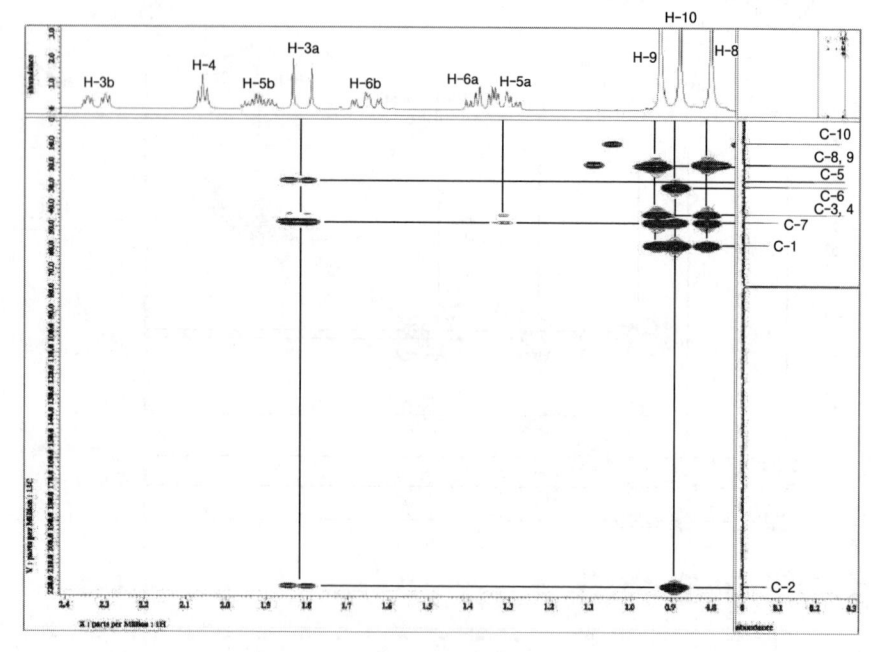

図 6.16 Camphor の HMBC スペクトル

## 4 立体化学の推定（NOE，NOESY）

　二次元 NMR を駆使して平面構造を解析したら，次は立体化学を推定する必要がある．**NOE**（**N**uclear **O**verhauser **E**ffect）**法**は，プロトンの近接度に関する情報が得られるスペクトルである．一次元の NOE スペクトルは，ある特定のプロトンを選択的に照射し，このプロトンに対して近傍（4Å 以内）に存在するプロトンのシグナル強度の増加を示す差スペクトルとして得られる．**NOESY**（**N**uclear **O**verhauser **E**ffect **S**pectroscopy）スペクトルは NOE スペクトルを二次元スペクトルで示したもので，近接したプロトン間の交差ピークとして観察する．一次元の NOE スペクトルは近接度を知りたいプロトンが明確であり，シグナルの分離が良い場合に有用で，測定時間も NOESY スペクトルに比べて短時間で済むといった利点がある．それに対し NOESY 法は通常数時間〜数日間の測定時間を要するが，分子全体のプロトンの近接度を網羅的に解析したい場合や，重要なシグナルが他のシグナルと近接している（シグナルの分離が悪い）場合に有用である．通常，NOE スペクトルと先に述べた Karplus 則に基づく立体配置の推定とを組み合わせ，分子の立体構造を推定する．

　以下に camphor の一次元 NOE スペクトルと NOESY スペクトルを示す．図 6.17 に示した一次

元 NOE スペクトルでは，H-3b を照射すると H-8 のシグナルの増強が確認されている．すなわち，H-3b と H-8 が立体的に近いことがわかる．図 6.18 に示した NOESY スペクトルにおいても，H-3b と H-8 の間に交差ピークが観測されている．

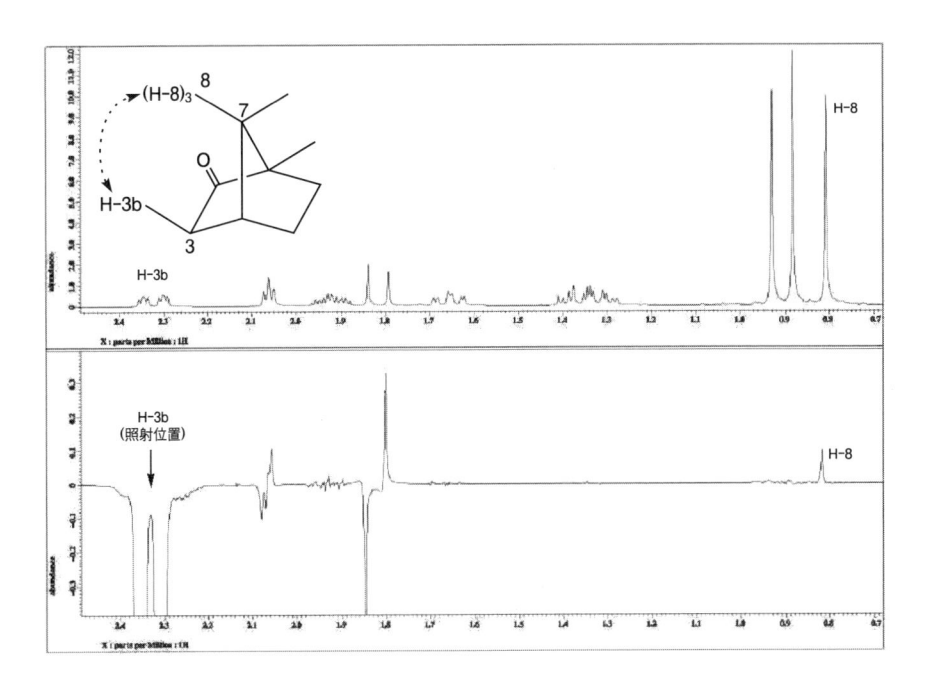

**図 6.17　Camphor の $^1$H-NMR スペクトルと差 NOE スペクトルの比較**

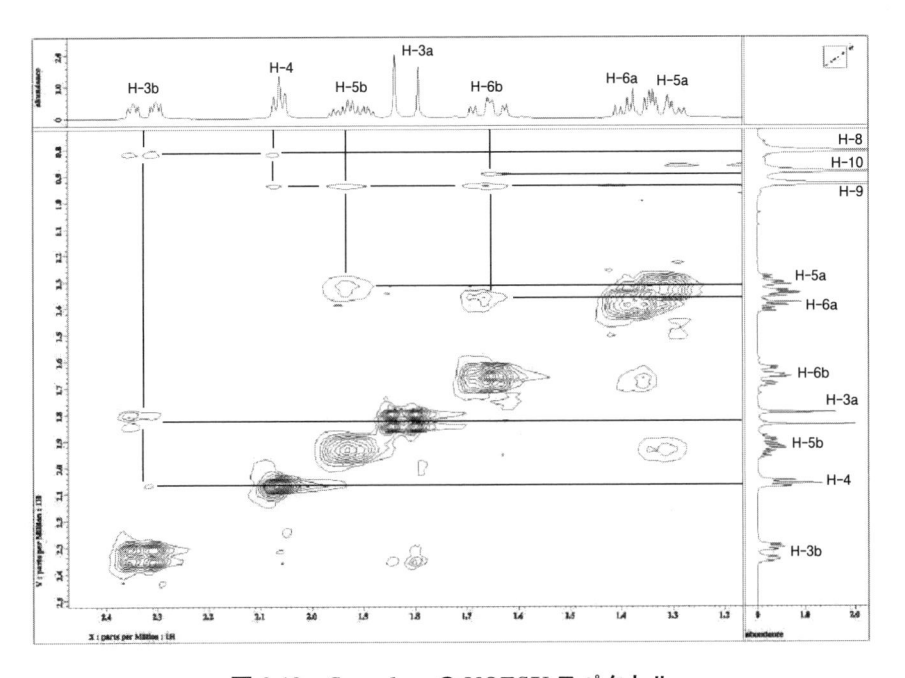

**図 6.18　Camphor の NOESY スペクトル**

上で述べた各種NMRスペクトルを詳細に解析すると，$^1$H，$^{13}$Cを図6.19のように帰属することができる．

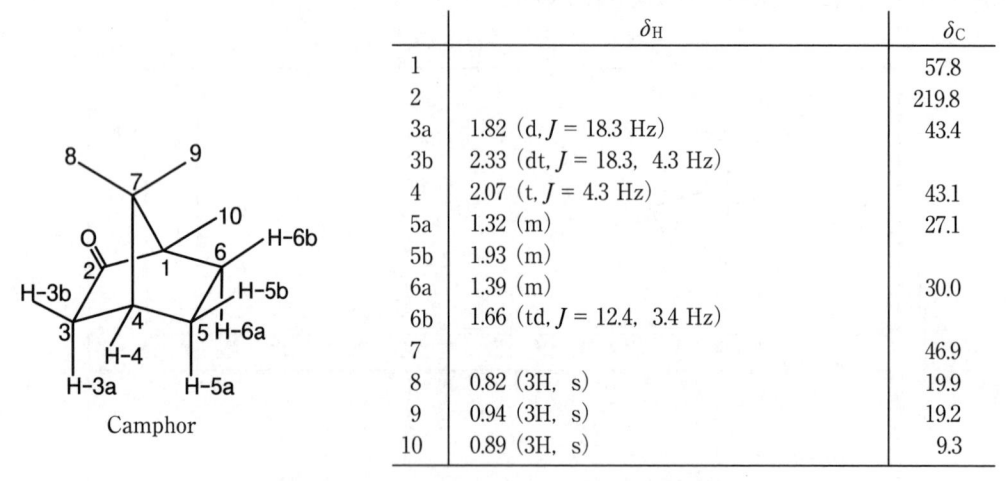

|   | $\delta_H$ | $\delta_C$ |
|---|---|---|
| 1 |  | 57.8 |
| 2 |  | 219.8 |
| 3a | 1.82 (d, $J$ = 18.3 Hz) | 43.4 |
| 3b | 2.33 (dt, $J$ = 18.3, 4.3 Hz) |  |
| 4 | 2.07 (t, $J$ = 4.3 Hz) | 43.1 |
| 5a | 1.32 (m) | 27.1 |
| 5b | 1.93 (m) |  |
| 6a | 1.39 (m) | 30.0 |
| 6b | 1.66 (td, $J$ = 12.4, 3.4 Hz) |  |
| 7 |  | 46.9 |
| 8 | 0.82 (3H, s) | 19.9 |
| 9 | 0.94 (3H, s) | 19.2 |
| 10 | 0.89 (3H, s) | 9.3 |

図6.19　Camphorの$^1$H，$^{13}$Cデータの帰属

## 6.2.5　光学活性と絶対配置の推定（改良Mosher法，旋光度，円二色性）

多くの天然有機化合物は不斉中心や軸性キラリティーを持ち，光学活性を示す．鏡像異性体が他の動植物から発見されることや，光学純度が100%でない化合物，場合によってはラセミ体として得られる天然有機化合物もある．この光学活性に関するデータは化合物の物理化学的性質であることはもとより，絶対配置の推定に役立つことも多い．

### 1　NMRによる絶対配置の推定：改良Mosher法

改良Mosher法は$^1$H-NMRを用いて絶対配置を推定する方法である．以前にはMosher法と呼ばれる$^1$H-または$^{19}$F-NMRを用いる手法が知られていたが，特に後者はその信頼度があまり高くなく，現在は用いられなくなった．このMosher法について新たに検討し，より精度よく絶対配置を帰属できるようにしたのが改良Mosher法である．

2級水酸基を有する化合物と$R$-および$S$-MTPA（methoxytrifluoromethylphenylacetic）酸（またはMTPA酸クロリド）を反応させ，それぞれの対応するエステルへと導く．生じるエステルは図6.20に示すようなコンフォメーションを取っていると考えられる．その際，フェニル基の異方性効果により，フェニル基側に位置するプロトンは高磁場シフトを受ける．合成した$R$-および$S$-MTPA酸エステルそれぞれについて，ケミカルシフトの帰属を行った後，$\Delta\delta$値（$\delta_S-\delta_R$）を求める．$\Delta\delta$値の値を図に当てはめることで，絶対配置を推定することができる．この時，$\Delta\delta$値がすべて同じ符号の場合や，エステル化した水酸基の左右で正負の符号が入り混じるような場合には

本法は適用できない．改良 Mosher 法は1級アミンにも適用できることが知られており，類似の手法をカルボン酸へ応用した研究の報告もある．

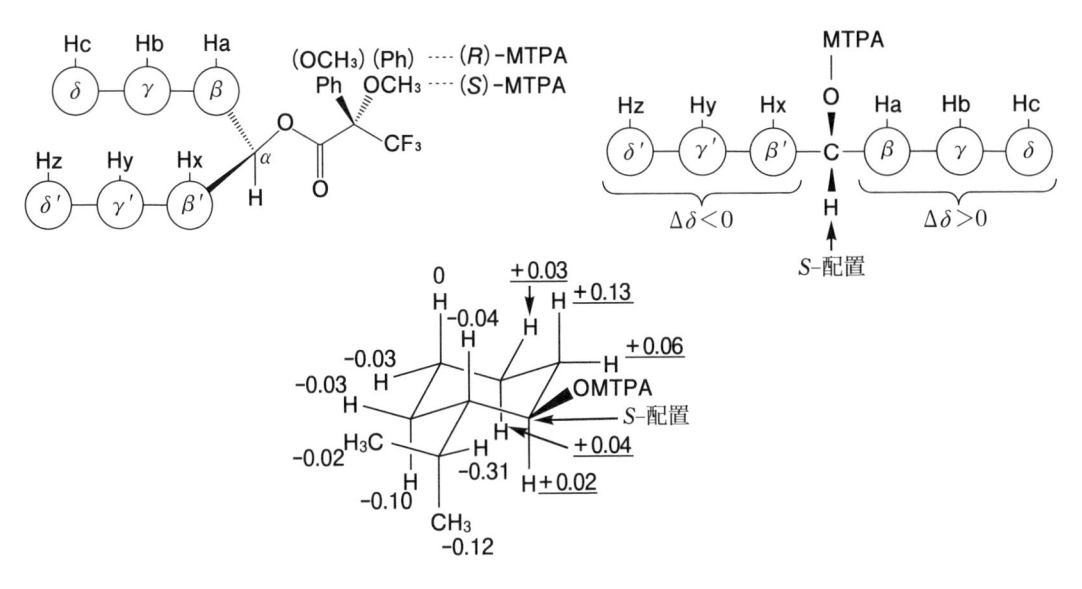

**図 6.20　改良 Mosher 法と menthol への適用例**

（楠見武徳（1993）有機合成化学協会誌，462-470）

## 2　旋光度

**旋光度**はナトリウムの D 線（589 nm）を用いるのが一般的であり，通常は**比旋光度** $[\alpha]_D$ で表わされる．

$$[\alpha]_x^t = 100\alpha/lc$$

$\alpha$：旋光度，$t$：測定温度，$x$：単色光の波長，
$l$：試料溶液の層長（mm），$c$：試料の濃度（g/mL）

旋光度は溶媒によっても影響を受けるので記載する必要があり，$[\alpha]_D^{20} = +60.0 (c = 1.0,\ CHCl_3)$ のように記載する．比旋光度は化合物に特有であるため，化合物の比較同定における光学活性に関するパラメータとして最も一般的に用いられる．

## 3　円二色性とオクタント則

**円二色性スペクトル**は発色団（紫外可視吸収スペクトル参照）の近傍に位置する不斉中心の立体配置に影響されるため，旋光度と同様に光学活性に関する物理化学的データとして用いられる．本スペクトルでは，**コットン効果**と呼ばれる極大または極少値を示す曲線が観測される．長波長側に山が，短波長側に谷があるようなコットン効果のことを正のコットン効果，その逆を負のコットン

効果と呼ぶ．円二色性スペクトルにおける極大波長は，紫外可視吸収スペクトルにおける吸収極大を示す波長と一致する．

円二色性スペクトルを解析すると，絶対配置を推定することができる場合がある．**オクタント則**はシクロヘキサノン誘導体の絶対配置推定における経験則である．飽和ケトンには290 nm付近にn→π*遷移に基づく吸収が存在し，コットン効果を示す．シクロヘキサノン誘導体を，図6.19(a) のように互いに直交する $x$, $y$, $z$ 平面に置き，8つの空間（オクタント）に分ける．カルボニル基より奥，つまり $xy$ 平面より後方の空間を後方オクタントと呼び，$x$, $y$, $z$ 軸の符号の積を考えると図6.19(b)のようになる（後方オクタントでは $z$ 軸の符号は負である）．シクロヘキサノンの誘導体はこの符号に沿ったコットン効果を示すため，置換基の位置しているオクタントの符号を考慮することで，絶対配置を推定できる．

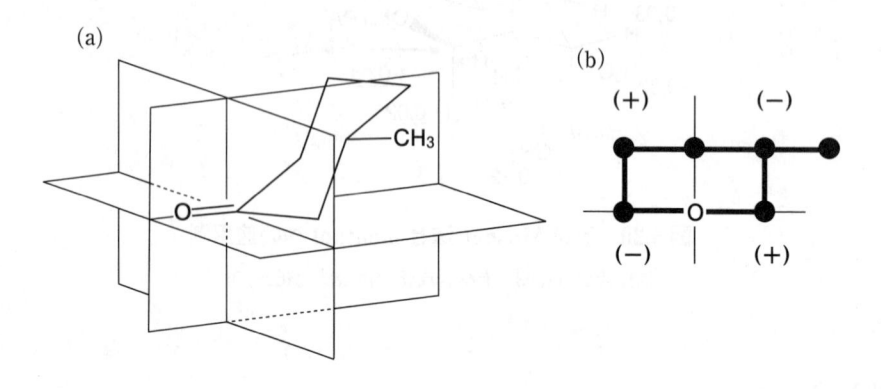

**図6.21** メチルシクロヘキサノンのオクタント投影図（a）と後方オクタント（b）

## 4 励起子キラリティー法

**励起子キラリティー法**は光学活性化合物の非経験的な絶対配置決定法である．本法は，2つの発色団が励起子相互作用することに基づいている．本法を適用するためには2つの発色団がなるべく長波長側に吸収を持つのが理想であり，吸収強度の強いπ-π*遷移を用いると良好な結果が得られる．分子内に適当な発色団がない場合も多いが，その際には水酸基をベンゾエートとするなどして2つの発色団を持つ化合物へと誘導する必要がある．罹病ジャガイモより単離されたrishitinのジベンゾエートのCDスペクトルは第1コットン効果（長波長側）が負，第2コットン効果（短波長側）が正であり，負の励起子キラリティーを示している．すなわち発色団の電気遷移モーメントのねじれが左回りであり，図6.23に示した絶対配置であるとわかる．

第 6 章　天然物の構造決定　**143**

コットン効果

正の励起子キラリティー　　　　　　　　　　第 1：正，第 2：負

負の励起子キラリティー　　　　　　　　　　第 1：負，第 2：正

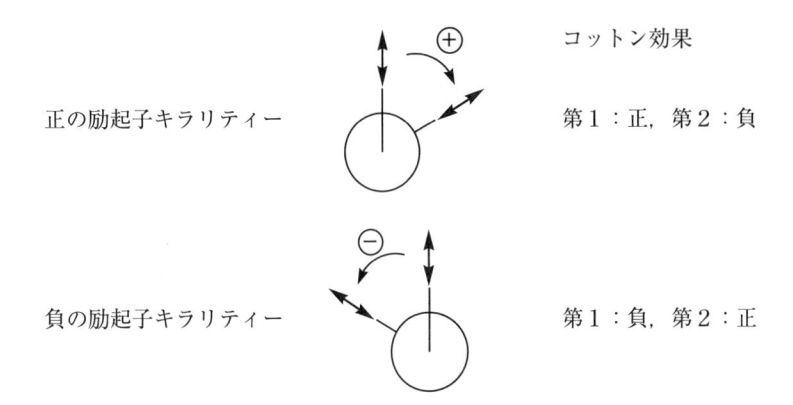

**図 6.22　CD 励起子キラリティー法**

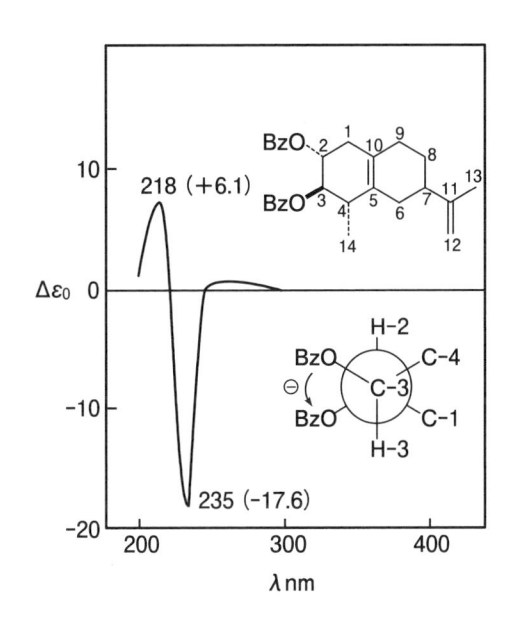

**図 6.23　Rishitin dibenzoate の CD スペクトル**

（原田宣之（1993）有機合成化学協会誌，563-576）

## 6.2.6　X 線結晶解析

　波長約 1Å の X 線を結晶に照射すると，X 線は散乱する．その結果得られる回折像とその強度をコンピューターにより解析すると，分子の立体配置も含めた構造，さらには分子の配列を明らかにすることができる．用いる結晶として，0.1 mm 角ほどの単結晶（一定の結晶軸に沿って生成している結晶）が必要である．Cu や Mo の $K\alpha$ 線が汎用され，イメージングプレートや CCD などの二次元検出器も利用されている．通常，低分子量の有機化合物の構造解析には**直接法**（構造因子 $F_{OBS}$ を求める方法の 1 つ）が用いられ，さらに精密化を行っていくことで構造を解析する．精密

化の指標として R 因子が用いられ，最終的には 5%（0.05）程度であれば正しい構造と判断できる．直接法で良好な結果が得られない場合には，**重原子法**（ハロゲンや金属原子が存在するときに使用できる）を用いることもある．

X 線結晶解析ではその名の通り化合物を"結晶"として得る必要があるため，非晶質の物質が得られた場合には誘導体化などを行い，良質な単結晶を調製する必要が生じる．また硫黄やハロゲンなどの原子が単結晶中に存在する場合，その異常分散を利用して絶対配置の決定も行うことができる．

X 線結晶解析は，これまで述べてきた NMR や IR などのスペクトルの解析により構造を推定できない化合物に関しても，その分子構造を決定することができるという点で非常に優れた分析法である．しかしながら通常は天然有機化合物が非晶質として得られることも多く，他の分析手法から構造を推定できない場合や，非常に特異な構造を導いた際の確認など，最終手段として用いられることが多い．

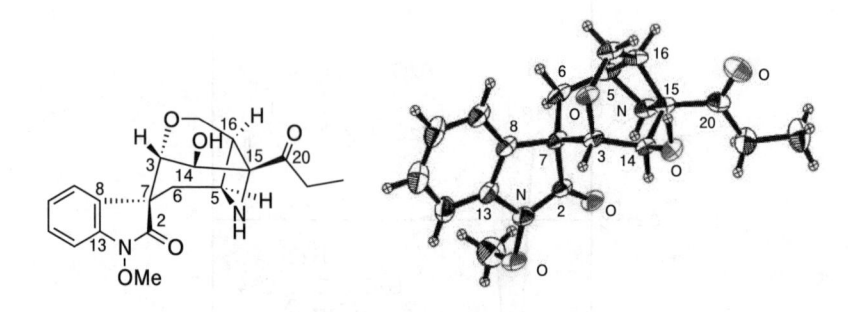

**図 6.24　Gelsemoxonine の構造と ORTEP 図**

(Kitajima, M., Kogure, N., Yamaguchi, K., Takayama, H., Aimi, N. (2003) *Org. Lett.*, **5**, 2075–2078)

## コラム　分析機器の発展と構造決定

　天然有機化合物の構造研究は，分析機器の発展とともに飛躍的に進化しました．特に NMR と MS の発展は目覚しく，NMR では 900 MHz を超える装置が，MS では高分解能測定や MS$^n$ を容易に測定できる装置がすでに実用化されています．また LC–NMR や LC–MS の登場により，成分の分離から分析データの取得までを一挙に行うことも可能になり，メタボロミクス研究（化学成分を網羅的に解析する研究手法）が天然物化学研究の 1 つの流行になりました．分析機器が発展し，良質なスペクトルを短時間で得られる一方で，未知物質の構造決定には解析する人の能力に頼る部分が大きいと感じます．スペクトルデータのみでは構造を明らかにできず，信頼性の高い構造を提出するには，化学合成や誘導体化が必要なことも少なくありません．これは化合物が複雑になればなるほど顕著になります．機器分析がどんなに発展しても，正しい構造を明らかにすることは天然物化学研究者にとって永遠の課題なのかもしれません．

## 6.3 構造研究におけるスペクトルの利用例

### 6.3.1 チモールの構造決定

シソ科のタチジャコウソウ *Thymus vulgaris* に含まれ，殺菌剤や鎮痛剤として用いられるチモールの化学構造を NMR スペクトルとマススペクトル（MS）から解析する．

ステップ 1　MS による分子量と分子式の確定

チモールの EI-MS においては $m/z$ 150 に分子イオンピークが観測された．また高分解能 EI-MS では，$m/z$ 150.1048（$C_{10}H_{14}O$ としての計算値，150.1044）から分子式 $C_{10}H_{14}O$ が推定された．この分子式から不飽和度を計算すると以下のようになり，不飽和度は 4 である．

$$10(炭素の数) - 14(水素の数)/2 + 1 = 4$$

ステップ 2　$^{13}$C-NMR スペクトルの解析

チモールの $^{13}$C-NMR スペクトルは 9 本のシグナルを示し，DEPT スペクトルから，これらはメチル基由来のシグナル 2 本（$\delta$20.8, $\delta$22.6），メチン基由来のシグナル 4 本（$\delta$26.7, $\delta$116.0, $\delta$121.6, $\delta$126.2），四級炭素由来のシグナル 3 本（$\delta$131.3, $\delta$136.6, $\delta$152.5）であることが示された．

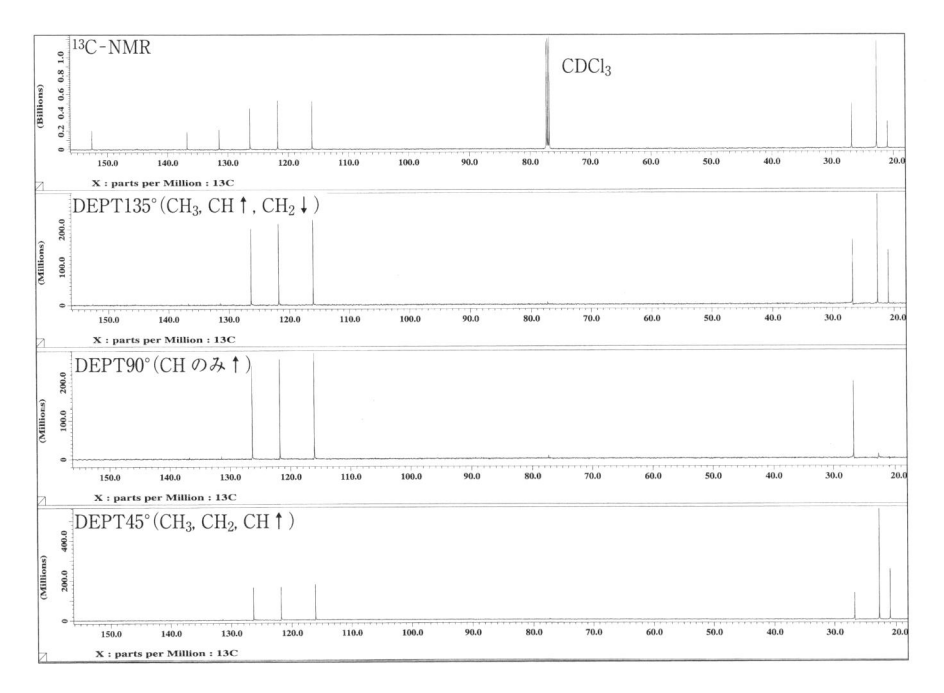

図 6.25　チモールの $^{13}$C-NMR（上）及び DEPT スペクトル（下）（$CDCl_3$, 125 MHz）

### ステップ3　¹H-NMR スペクトルの解析

チモールの ¹H-NMR スペクトルは，芳香族領域に 1, 2, 4-三置換ベンゼンのプロトンシグナル [$\delta$6.58 (1H, d, $J$=1.2Hz), $\delta$6.74 (1H, dd, $J$=8.0, 1.2Hz), $\delta$7.08 (1H, d, $J$=8.0Hz)]，脂肪族領域にメチル基由来のプロトンシグナル 3 組 [$\delta$1.25 (6H, d, $J$=6.9Hz), $\delta$2.28 (3H, s)]，メチン基由来のプロトンシグナル 1 個 [$\delta$3.17 (1H, m)]，重水添加で消失する水酸基由来のシグナル [$\delta$4.65 (1H, s)] を示した．¹H-¹H COSY スペクトルを解析した結果，芳香族領域のプロトンが 1, 2, 4-三置換ベンゼン上に存在すること，$\delta$1.25 の 2 個のメチル基は $\delta$3.17 のメチン基に結合していることが確認された．

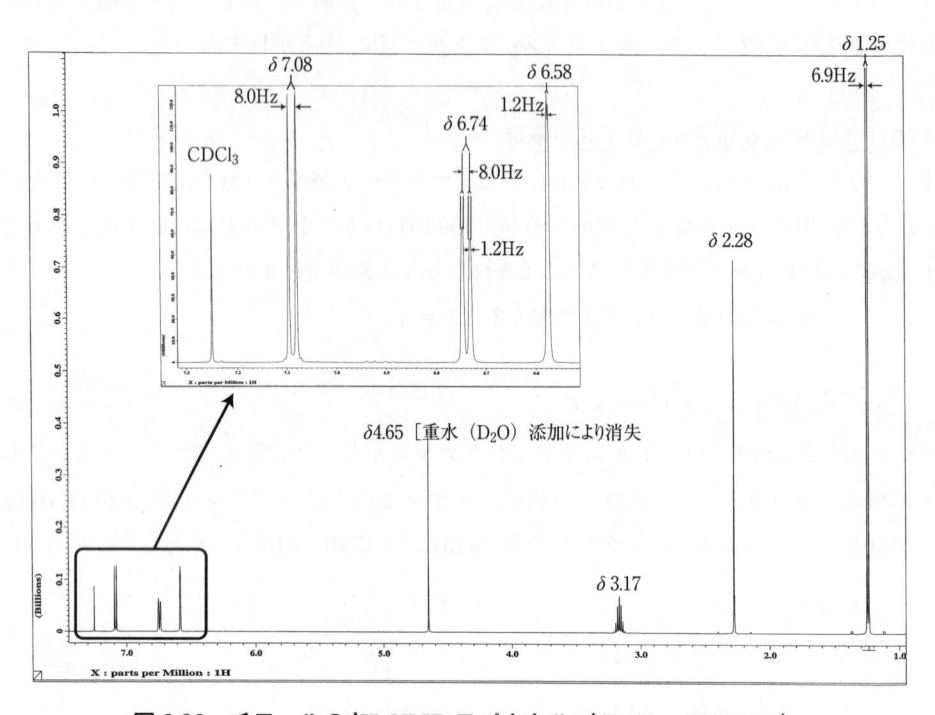

図 6.26　チモールの ¹H-NMR スペクトル（CDCl₃, 500 MHz）

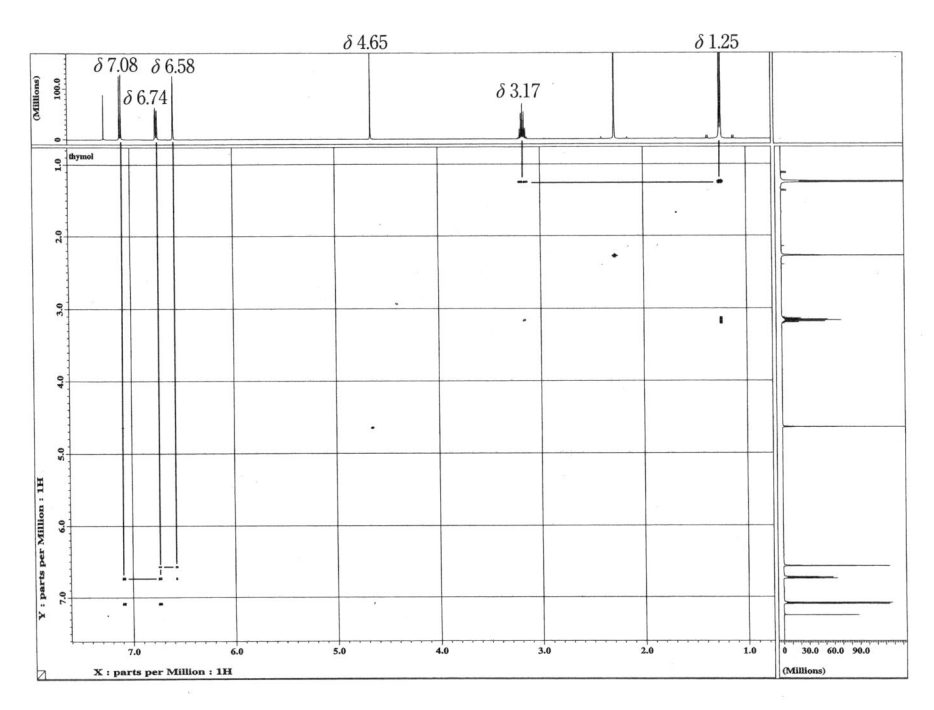

図 6.27　チモールの ¹H-¹H COSY スペクトル（CDCl₃, 500 MHz）

ステップ 4　HMQC スペクトルの解析

HMQC スペクトルを解析することにより，¹³C-NMR スペクトル上のシグナルと ¹H-NMR スペクトル上のシグナルを関連づけることができる．

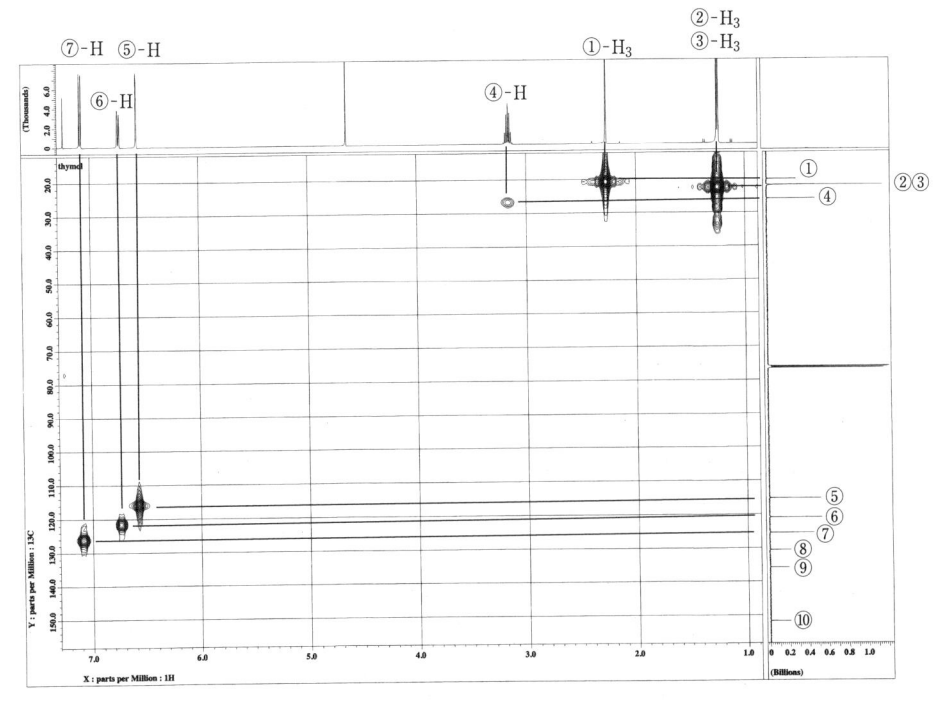

図 6.28　チモールの HMQC スペクトル

HMQC スペクトルの解析結果を表 6.2 に示す（炭素シグナルに高磁場から①～⑩と番号をつけた）．

表 6.2　チモールの NMR スペクトルデータ
($^1$H：500 MHz；$^{13}$C：125 MHz，CDCl$_3$)

| $^{13}$C | $^1$H | 炭素シグナルの番号 |
| --- | --- | --- |
| 20.8 | 2.28 (3H s) | ① |
| 23.6 | 1.25 (3H d, $J$=6.9 Hz) | ② |
| 23.6 | 1.25 (3H d, $J$=6.9 Hz) | ③ |
| 26.7 | 3.17 (1H m) | ④ |
| 116.0 | 6.58 (1H d, $J$=1.2 Hz) | ⑤ |
| 121.6 | 6.74 (1H dd, $J$=8.0, 1.2 Hz) | ⑥ |
| 126.2 | 7.08 (1H d, $J$=8.0 Hz) | ⑦ |
| 131.3 | — | ⑧ |
| 136.6 | — | ⑨ |
| 152.5 | — | ⑩ |
| — | 4.65 (1H s) | |

ステップ 5　HMBC スペクトルの解析

HMBC スペクトルを解析することにより，2 結合および 3 結合離れたプロトンとカーボンの関係を知ることができ，部分構造を結びつけるのに役立つ．これまでに得られた部分構造をもとに，炭素シグナルに仮につけた番号を用いて HMBC スペクトルの解析結果を表すと図 6.29 のようになる．

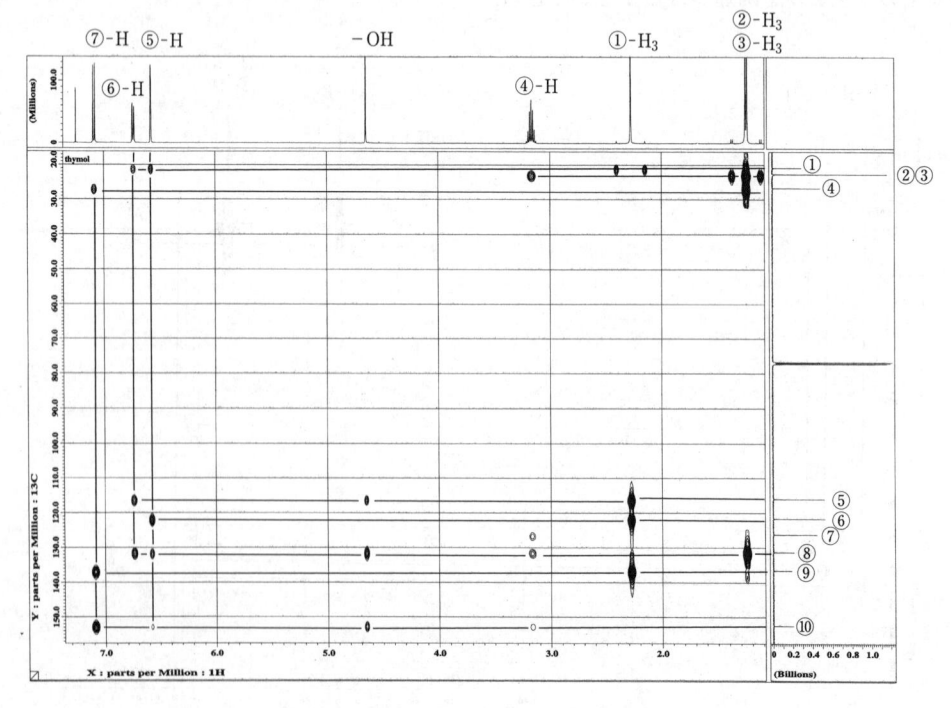

図 6.29　チモールの HMBC スペクトル

HMBC スペクトルから得られた主要な相関を図 6.30 に矢印で示す．

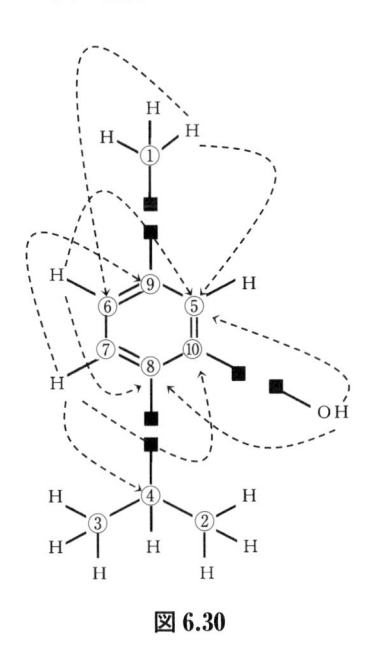

**図 6.30**

以上の結果から，NMR から導きだされたチモールの構造が MS からの分子式と一致したことから図 6.31 のように決定される．

**図 6.31**

## 6.3.2 アピゲニンの構造決定

抗炎症作用などの生理活性が報告され，植物成分として広く分布するフラボンのアピゲニンの化学構造を NMR スペクトルから解析する．

ステップ1　MS による分子量と分子式の確定

アピゲニンは EI-MS で $m/z$ 270 に分子イオンピークが観測され，また高分解能 EI-MS では，$m/z$ 270.0528（$C_{15}H_{10}O_5$ としての計算値，270.0528）から分子式 $C_{15}H_{10}O_5$ が推定された．この分子式から不飽和度は 11 である．

### ステップ2　$^{13}$C-NMRスペクトルの解析

アピゲニンの $^{13}$C-NMR スペクトルは 13 本のシグナルを示し，DEPT スペクトルから，これらはメチン基由来のシグナル 5 本（$\delta$94.2，$\delta$99.0，$\delta$103.0，$\delta$116.2，$\delta$128.7）と四級炭素由来のシグナル 8 本（$\delta$103.9，$\delta$121.4，$\delta$157.5，$\delta$161.4，$\delta$161.6，$\delta$163.9，$\delta$164.3，$\delta$181.9）であることが示された（図 6.32）．

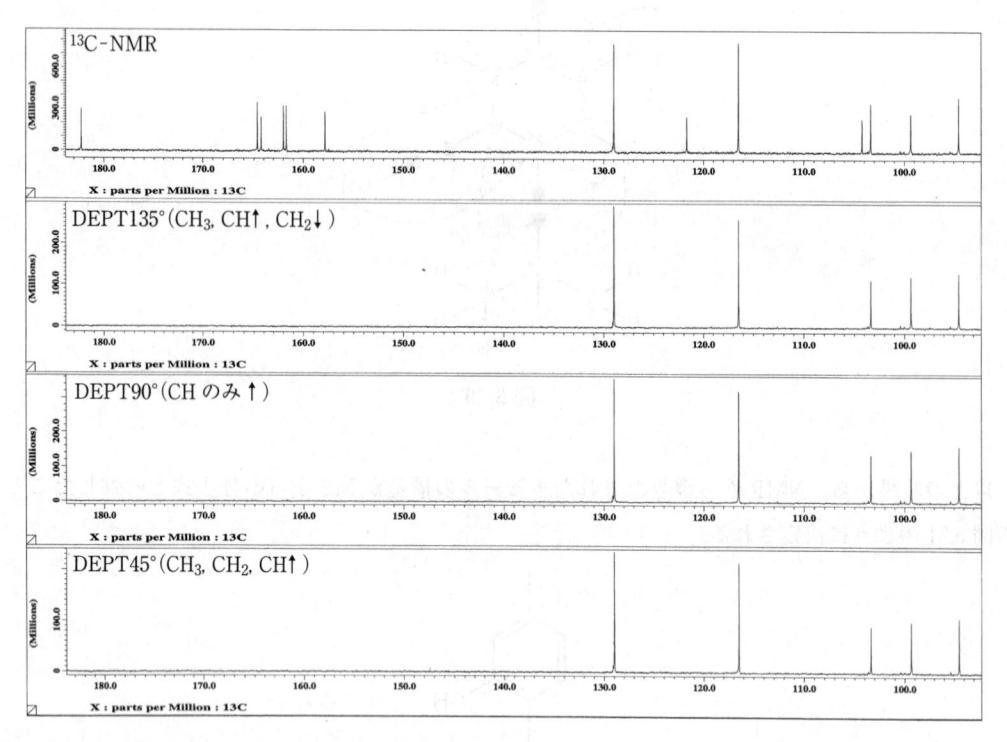

図 6.32　アピゲニンの $^{13}$C-NMR（上）および DEPT スペクトル（下）（DMSO-$d_6$，125 MHz）

### ステップ3　$^1$H-NMR スペクトルについて

アピゲニンの $^1$H-NMR スペクトルは，芳香族領域に 1,4-二置換ベンゼン［$\delta$8.03（2H，d，$J$ = 8.6 Hz），$\delta$7.04（2H，d，$J$ = 8.6 Hz）］及び 1,2,3,5-四置換ベンゼン［$\delta$6.59（1H，d，$J$ = 2.3 Hz），$\delta$6.30（1H，d，$J$ = 2.3 Hz）］のプロトンシグナル，オレフィン領域にシングレットプロトンシグナル 1 個［$\delta$6.90，s］，低磁場領域に重水添加により消失するフェノール性水酸基 3 個由来のシグナル $\delta$10.46（1H，s），$\delta$10.94（2H，s）を示した（図 6.33）．

アピゲニンの $^1$H-$^1$H COSY スペクトルを解析した結果，芳香族領域のプロトンは 1,4-二置換ベンゼンおよび 1,2,3,5-四置換ベンゼン上に存在することが確認された．

第 6 章　天然物の構造決定　151

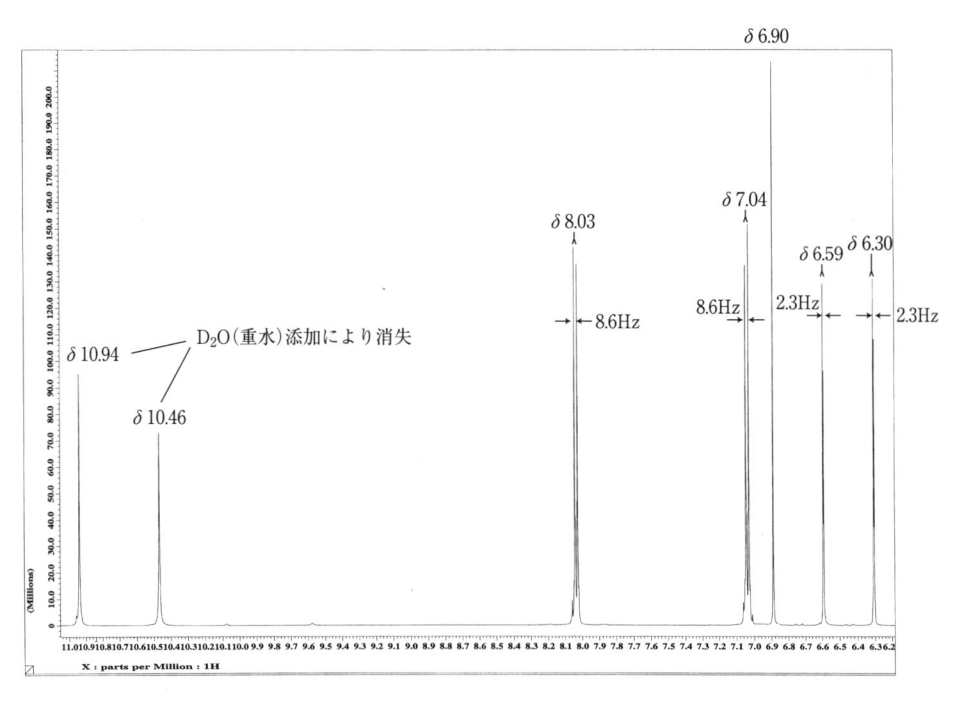

図 6.33　アピゲニンの ¹H-NMR スペクトル（DMSO-$d_6$, 500 MHz）

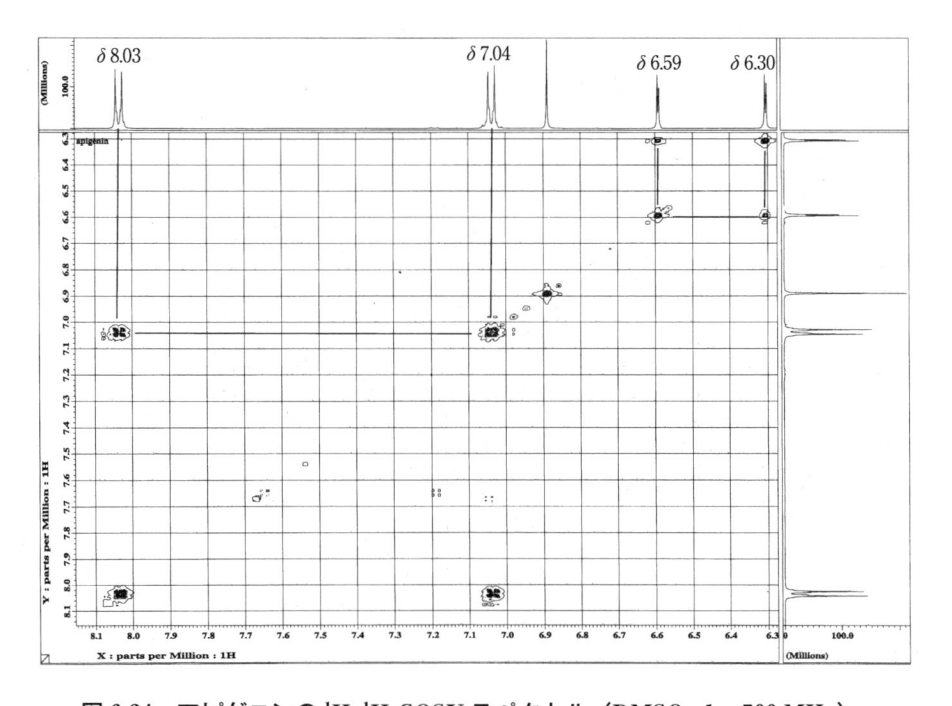

図 6.34　アピゲニンの ¹H-¹H COSY スペクトル（DMSO-$d_6$, 500 MHz）

## ステップ4　アピゲニンのHMQCスペクトルの解析

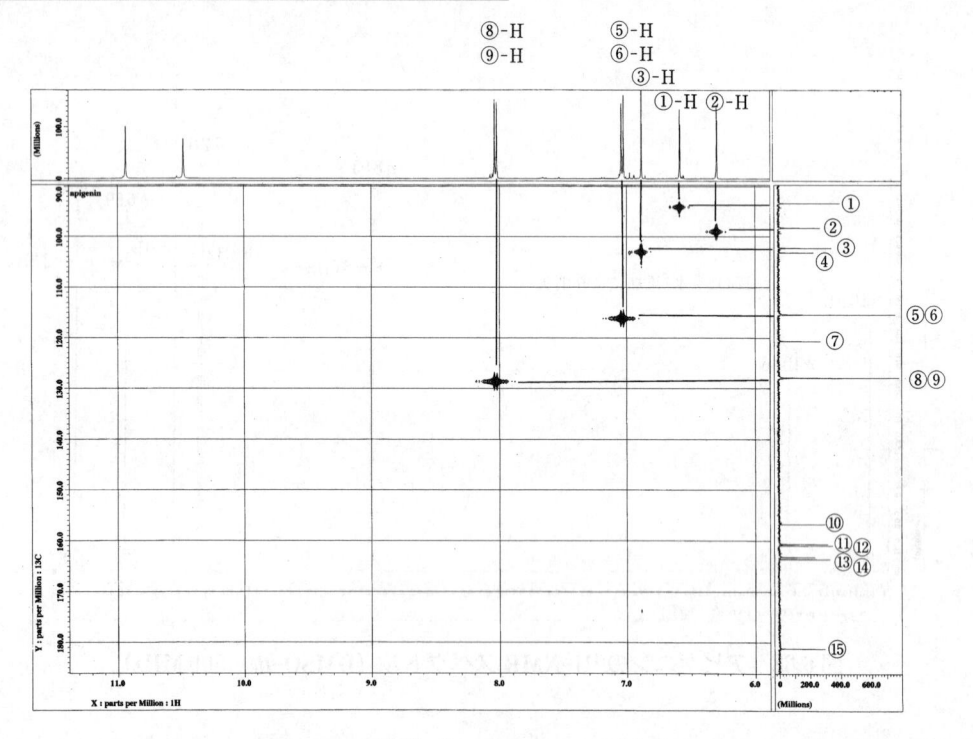

図6.35　アピゲニンのHMQCスペクトル

HMQCスペクトルを解析し，$^{13}$C-NMRスペクトル上のシグナルと$^1$H-NMRスペクトル上のシグナルを表6.3のように関連づけた．

**表6.3　アピゲニンのNMRスペクトルデータ**
**($^1$H：500 MHz；$^{13}$C：125 MHz，DMSO-$d_6$)**

| $^{13}$C | $^1$H | 仮の炭素番号 |
| --- | --- | --- |
| 94.2 | 6.59 (1H, d, $J$ = 2.3 Hz) | ① |
| 99.0 | 6.30 (1H, d, $J$ = 2.3 Hz) | ② |
| 103.0 | 6.90, s | ③ |
| 103.9 | — | ④ |
| 116.2 | 7.04 (1H, d, $J$ = 8.6 Hz) | ⑤ |
| 116.2 | 7.04 (1H, d, $J$ = 8.6 Hz) | ⑥ |
| 121.4 | — | ⑦ |
| 128.7 | 8.03 (1H, d, $J$ = 8.6 Hz) | ⑧ |
| 128.7 | 8.03 (1H, d, $J$ = 8.6 Hz) | ⑨ |
| 157.5 | — | ⑩ |
| 161.4 | — | ⑪ |
| 161.6 | — | ⑫ |
| 163.9 | — | ⑬ |
| 164.3 | — | ⑭ |
| 181.9 | — | ⑮ |
| — | 10.46 (1H, s) | |
| — | 10.94 (2H, s) | |

### ステップ5　HMBCスペクトルの解析

　これまでに得られた部分構造をもとに，炭素シグナルに仮につけた番号を用いてHMBCスペクトルの解析結果を表すと図6.36のようになる．

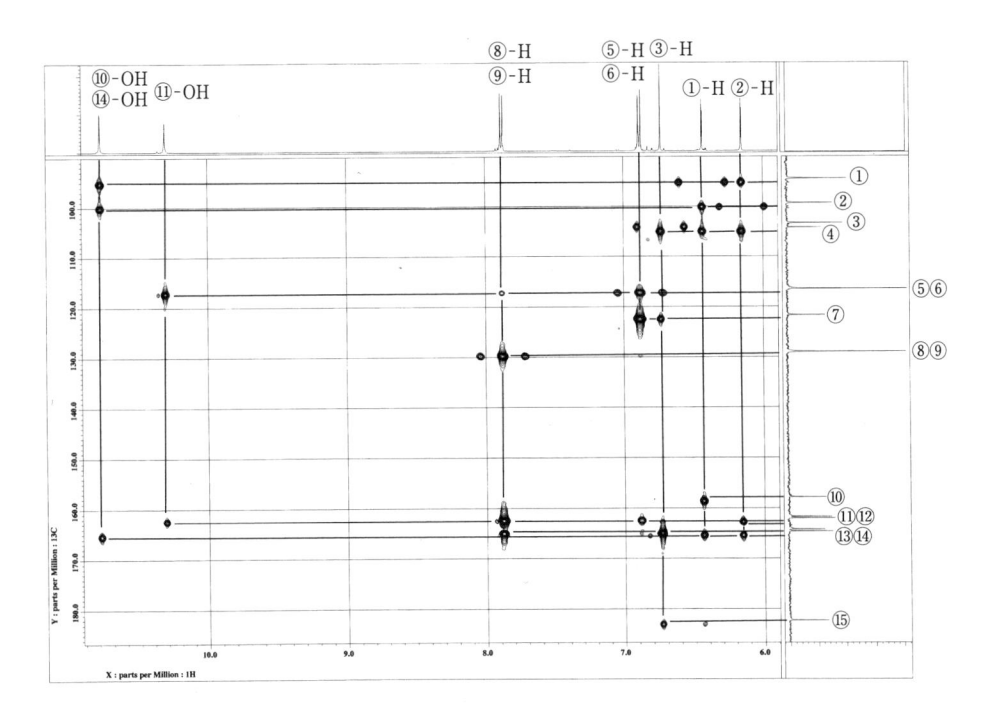

**図6.36　アピゲニンのHMBCスペクトル**

　HMBCスペクトルから得られた主要な相関を図6.37に矢印で示す．

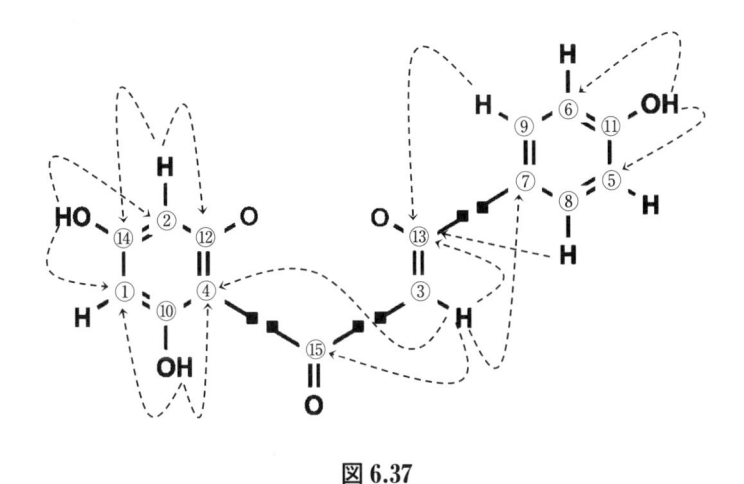

**図6.37**

この導き出された構造は，炭素数15，水素の数10で不飽和度10となる．炭素⑫と炭素⑬が酸素を介して結合していると考えると，酸素の数が5で不飽和11となり，MSの結果と矛盾なく説明できる．

以上の結果から，アピゲニン構造が図6.38のように決定される．

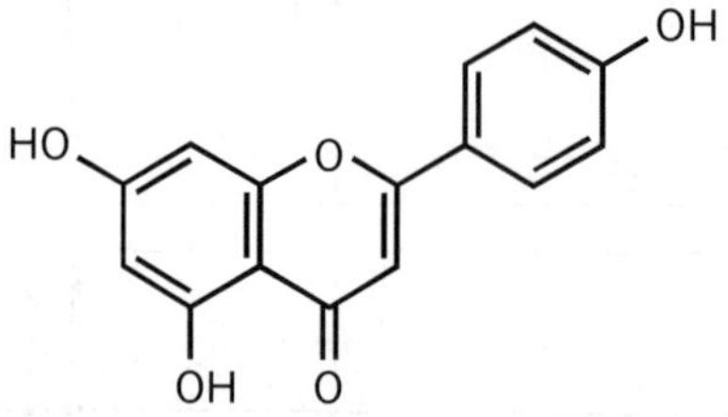

図 6.38

## 6.3.3 Torosaflavone B の構造決定

ハブソウ（*Cassia torosa*）は，マメ科植物の一年草で，茎葉を望江南といって血尿，腹痛，目の充血，虫さされなどに用いられ，種子は茶剤として使用されるが，茎葉の成分についての研究報告はほとんどない．

ハブソウの葉（5.5 kg）をメタノールで抽出し，減圧下で濃縮してエキスを得た．これを常法に従い，水に懸濁し，エーテル，酢酸エチル，1-ブタノールで順次分配抽出した．このような抽出法では，一般にエーテルに移行する画分には，極性の低い化合物が集まり，配糖体などの極性の高い化合物は，酢酸エチルや1-ブタノール画分に移行する．特にサポニンや糖が2モル以上結合する配糖体は，1-ブタノール画分に移行することが多い．エーテルに移行した画分（11.5 g）をシリカゲルのカラムクロマトグラフィーに付し，クロロホルム–メタノール混液で流出させ，3% メタノール–クロロホルム流出部から画分（1.6 g）を得た．これを Sephadex LH-20 のカラムに付しメタノールで溶出して化合物 **1**（torosaflavone B，67 mg）が得られた．

Torosaflavone B（**1**）はメタノールから再結晶して mp 171〜172℃，$[\alpha]_D$ +107.1°をもつ黄色プリズム晶として得られた．高分解能 EI-MS では，$m/z$ 430.1261 に [M]$^+$ を認め，分子式を $C_{22}H_{22}O_9$（計算値 430.1263）が推定され，さらに高分解能 FAB-MS（陽イオンモード）で，$m/z$ 431.1344 に [M+H]$^+$ を認め，分子式を $C_{22}H_{22}O_9$（$C_{22}H_{23}O_9$ の計算値 431.1342）と決定した．マグネシウム–塩酸反応では，淡赤色を呈することからフラボノイドが推定され，UVスペクトル（UV$\lambda_{max}$（MeOH）nm（log $\varepsilon$）：272（4.20），333（4.09））では2つの強い吸収帯が認められた．水酸基をもつフラボンあるいはフラボノール誘導体は，A環とC環のベンゾイル構造の共役系による270 nm 付近の吸収と，B環とC環のシンナミル構造に基づく共役系の340 nm 付近の吸収がみられるが，この化合物においても2つの特徴的な吸収が認められた．IRスペクトルでは，

3400 cm$^{-1}$付近に強い水酸基（OH）に基づく吸収，1653 cm$^{-1}$（共役カルボニル），1626 cm$^{-1}$（共役二重結合），1570 cm$^{-1}$（芳香環）のフラボノイドによく見られる3本の特徴的な吸収，1490，1442 cm$^{-1}$に芳香環に基づく吸収，1370〜1020 cm$^{-1}$にアルコールやフェノール性水酸基のC-Oに基づく吸収が認められ，分子式およびIRスペクトルより強い水酸基の吸収によりフラボノイド配糖体が推定された．

$^{13}$C-NMRスペクトルでは21個の炭素シグナルが認められ，分子式およびHMBCスペクトル（後述）と考え合わせるとシグナルが1か所重複していると考えられる．DEPTスペクトルでは，2個のメチル基［δ 17.3, δ 55.7（OCH$_3$）］，1個のメチレン基（δ 32.2），9個のメチン基（δ 68.4, 69.5, 70.0, 74.3, 94.6, 103.3, 112.0, 112.9, 118.6）と9個の4級炭素（110.0, 122.8, 146.7, 151.1, 156.1, 157.4, 162.5, 163.6, 181.8）のシグナルが認められた（図6.39）．

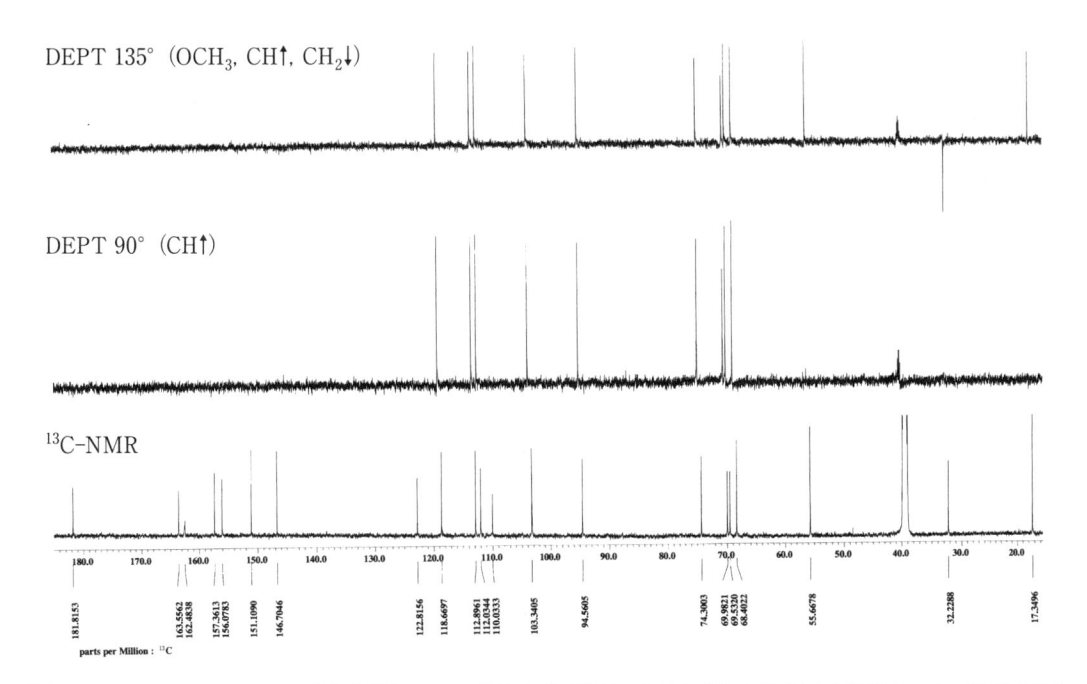

**図 6.39** Torosaflavone B(1)の$^{13}$C-NMR(下)およびDEPTスペクトル(上) (DMSO-$d_6$, 150 MHz)

$^1$H-NMR スペクトルでは（図 6.40），芳香族領域に $\delta$ 7.08（1H, d, $J$ = 8.4 Hz），7.42（1H, d, $J$ = 2.2 Hz），7.52（1H, dd, $J$ = 8.4, 2.2 Hz）に分裂する 1, 2, 4-三置換ベンゼンのプロトンシグナルからフラボン骨格の B 環の 3′ と 4′ に置換基（2′ と 4′ あるいは 2′ と 5′ の可能性もある）をもつと推定した．$\delta$ 13.40 のシングレットのプロトンはフラボノイドの 5 位に結合するキレート水酸基の存在が認められた．$\delta$ 6.50 および 6.70 の 2 個のシングレットプロトンは，3 位および A 環の 6 位または 8 位のシングレットのプロトンと推定され，6 位または 8 位に置換基が結合するフラボン誘導体が考えられた．

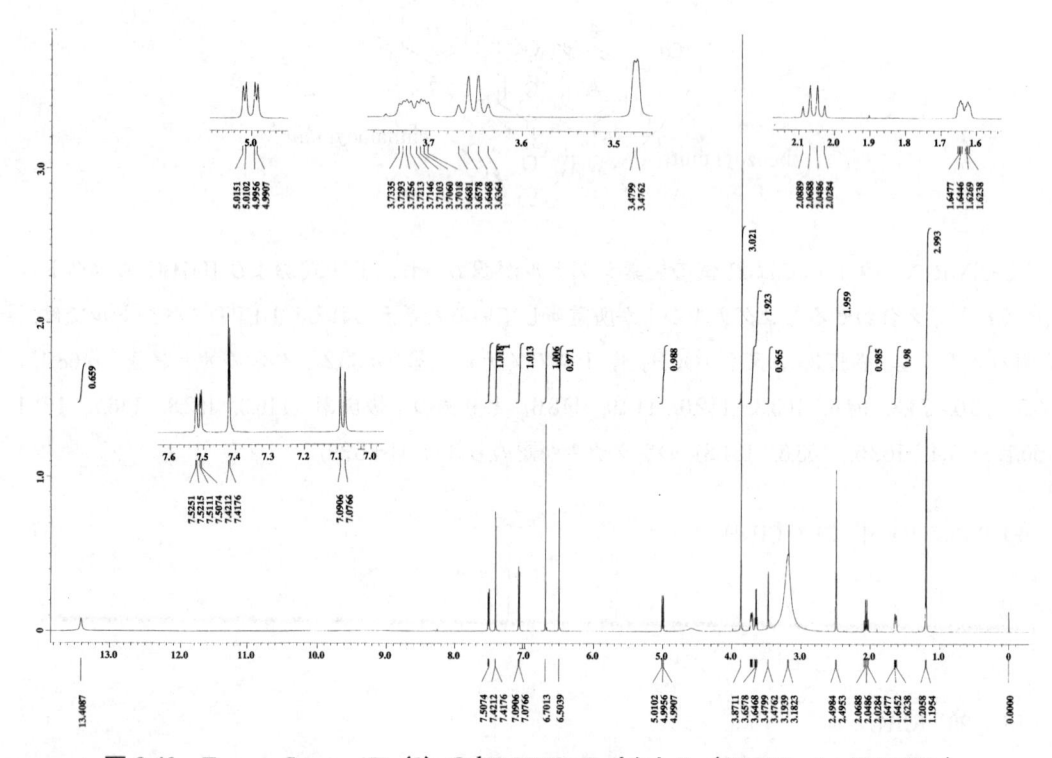

**図 6.40** Torosaflavone B (1) の $^1$H-NMR スペクトル（DMSO-$d_6$, 600 MHz）

脂肪族領域は，$\delta$ 1.20（3H, d, $J$ = 6.2 Hz, H-6″）のメチル基，$\delta$ 1.64（1H, ddd, $J$ = 11.7, 4.8, 2.9 Hz, H-2″eq），$\delta$ 2.06（1H, q, $J$ = 11.7 Hz, H-2″ax），$\delta$ 3.48（1H, d, $J$ = 2.6 Hz, H-4″），$\delta$ 3.65（1H, q, $J$ = 6.2 Hz, H-5″），$\delta$ 3.72（1H, ddd, $J$ = 11.7, 4.8, 2.6 Hz, H-3″），3.87（3H, s, OCH$_3$），$\delta$ 5.00（1H, dd, $J$ = 11.7, 2.9 Hz, H-1″）のプロトンシグナルが認められ，DEPT スペクトルからこれらのプロトンが結合する炭素シグナルが帰属された．DEPT スペクトルから $\delta$ 32.2 はメチレン炭素であり，HMQC スペクトル（図 6.41）から H-2″eq と H-2″ax の 2 つのプロトンとクロスピークをもつことから，これらのプロトンは非等価なメチレンプロトンであることがわかる．以上のデータを考え併せるとデオキシ糖が A 環の 6 位または 8 位に結合するフラボノイド配糖体が考えられた．一般に配糖体のアノマー水素は $^1$H-NMR 上 $\delta$ 5 ppm 付近に現れる．そこで

$^1$H-$^1$H COSY スペクトル（図 6.41）により，隣接してスピンカップリングしているプロトンの連接性について検討した．アノメリックプロトン δ 5.00（H-1″）のダブルダブレット（$J$ = 11.7, 2.9 Hz）は，H-2″eq および H-2″ax とクロスピークを示し，H-2″ には DEPT および HMQC（図 6.39, 6.42 スペクトルから）2 個の非等価な水素が存在すると考えられる．すなわち，H-1″ は隣りの H-2″ax（q, $J$ = 11.7 Hz）および H-2″eq（ddd, $J$ = 11.7, 4.8, 2.9 Hz）と $J$ = 11.7 Hz と 2.9 Hz で分裂することによりダブルダブレットとして表れている．H-2″ax と H-2″eq は δ 3.72（1H, ddd, $J$ = 11.7, 4.8, 2.6 Hz, H-3″）のオキシメチン（OCH）とクロスピークを示している．ここで H-2″ax が $J$ = 11.7 Hz のカルテットに分裂している理由について考えると，H-2″ax は，H-1″, H-2″eq, H-3″ の 3 つのそれぞれのプロトンと $J$ = 11.7 Hz の同じ結合定数で分裂しているため，隣のプロトンの数＋1 の分裂式が成り立ちカルテットとして観測された．H-3″ は δ 3.48（1H, d, $J$ = 2.6 Hz, H-4″）のオキシメチンとクロスピークが認められたが，H-4″ は他のプロトンとクロスピークが認められなく，隣にプロトンがないか，あるいはプロトン存在していてもこれらのプロトンの二面角が 90° に近い場合（Karplus 則）が考えられる．δ 1.20（3H, d, $J$ = 6.2 Hz, H-6″）のメチル基は，δ 3.65（1H, q, $J$ = 6.2 Hz, H-5″）のオキシメチンとクロスピークが認められ隣接していることが判明した．これらの糖部の化学シフト値とスピンカップリング値（$J$ 値）をまとめると以下の図のとなる．この化合物は分子式から不飽和度 12 が示され，フラボン骨格の不飽和度が 11 であることから，残り不飽和度 1 は環状構造をもつ置換基が結合していると考えられた．

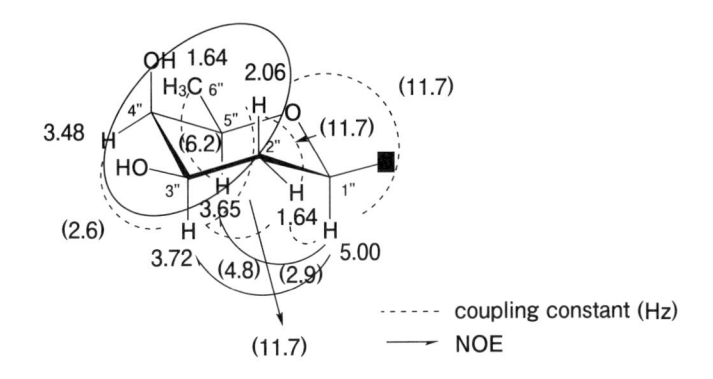

このようなデオキシ糖を推定した場合，H-1″, H-3″, H-5″ は互いに 1,3-ジアキシャルの関係をとるため，H-1″ を照射して差 NOE 実験を行うと場合，H-3″ と H-5″ に NOE が観測されると考えた．実際 H-1″ を照射したところ，H-3″ と H-5″ に NOE が観測されたことから，図の構造のようなイス型をとるピラノース環の相対構造が決定された．ここで $J$ 値から Newman の投影式をもとに隣接する水素の結合について Karplus 式をもとに考えると，$J$ = 6 Hz 以上の大きな値を示す場合は，隣接する 2 つの水素が互いにアキシャル（ax）の関係にあり，$J$ = 5 Hz 以下の値のときは，アキシャル-エカトリアルまたはエカトリアル-エカトリアルで結合していることがわかる．

HMBC は通常 2 結合（$^2J_{CH}$）あるいは 3 結合（$^3J_{CH}$）を介した遠隔カップリングを解析することができる測定法である．torosaflavone B（**1**）は芳香環部分に 10 個の 4 級炭素をもつことから，

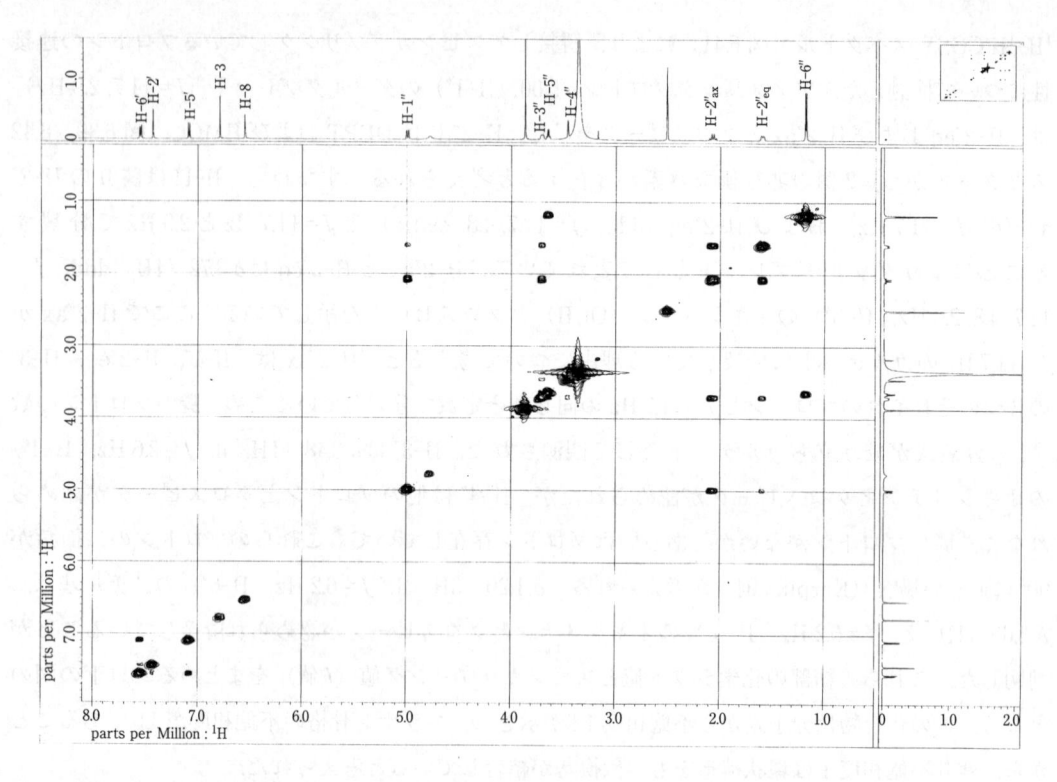

図 6.41 Torosaflavone B (1) の ¹H-¹H COSY スペクトル (DMSO-$d_6$, 600 MHz)

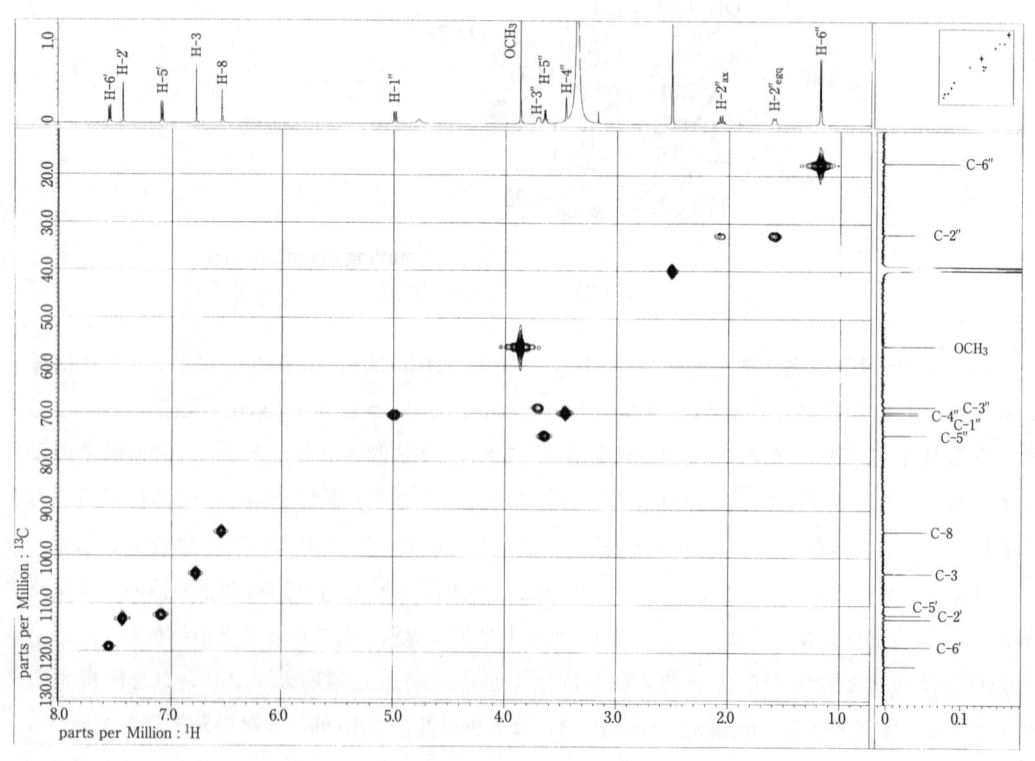

図 6.42 Torosaflavone B (1) の ¹H-¹H COSY スペクトル (DMSO-$d_6$, 600 MHz)

HMBC スペクトルを測定して遠隔カップリングする $^1$H と $^{13}$C の連接性について解析を行った（図 6.43）．$^1$H と $^{13}$C 間の遠隔相関について表 6.4 に記載し，構造決定に重要となる部分の相関を，構造式中に矢印で示した（図 6.44）．

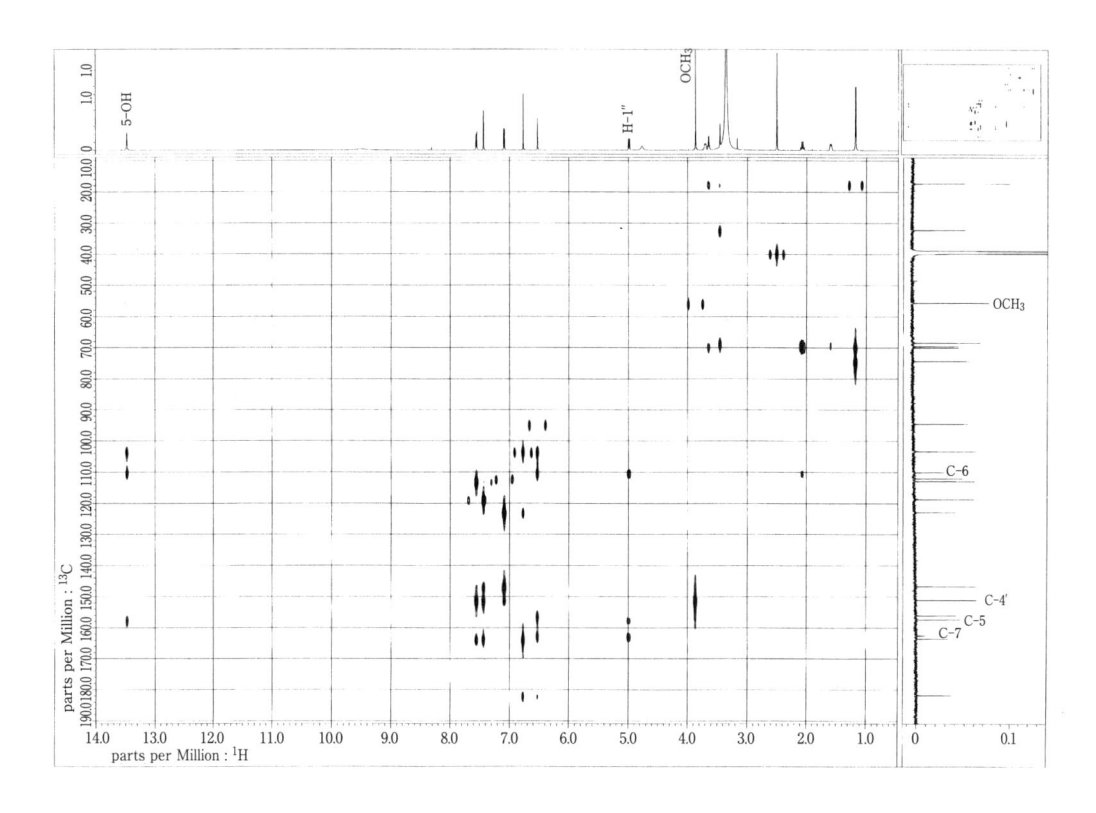

図 6.43　Torosaflavone B (1) の HMBC スペクトル（DMSO-$d_6$，150 MHz）

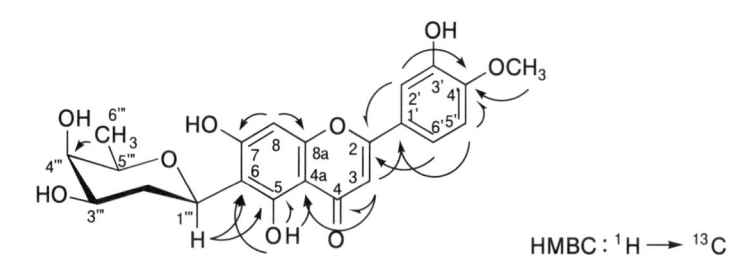

図 6.44　Torosaflavone B (1) の主な HMBC 相関

表 6.4　Torosaflavone B (1) の NMR スペクトルデータ
($^1$H：600 MHz；$^{13}$C：150 MHz, DMSO-$d_6$)

|  |  | $^1$H | $^{13}$C | $^{2,3}J_{CH}$ の相関シグナル（HMBC 解析） |
|---|---|---|---|---|
| アグリコン部 |  |  |  |  |
| 2 |  | – | 162.5s |  |
| 3 |  | 6.70s | 103.3d | 103.3, 122.8, 162.5, 181.8 |
| 4 |  | – | 181.8s |  |
| 4a |  | – | 103.3s |  |
| 5 |  | – | 157.4s |  |
| 6 |  | – | 110.0s |  |
| 7 |  | – | 163.6s |  |
| 8 |  | 6.50s | 94.6d | 103.3, 110.0, 163.6, 156.1 |
| 8a |  | – | 156.1s |  |
| 1′ |  | – | 122.8s |  |
| 2′ |  | 7.42d (2.2) | 112.9d | 118.7, 162.5, 146.7, 151.1 |
| 3′ |  | – | 146.7s |  |
| 4′ |  | – | 151.1s |  |
| 5′ |  | 7.08d (8.4) | 112.0d | 122.8, 146.7, 151.1 |
| 6′ |  | 7.52dd (8.4, 2.2) | 118.7d | 112.9, 151.1, 162.5 |
| OCH$_3$ |  | 3.87s | 55.7d | 151.1 |
| 5-OH |  | 13.40s | – | 103.3, 110.0, 157.4 |
| 糖　部 |  |  |  |  |
| 1″ |  | 5.00dd (11.7, 2.9) | 70.0d | 94.6, 110.0, 163.6 |
| 2″ | ax | 2.06q (11.7) | 32.2t | 70.0, 110.0 |
|  | eq | 1.64ddd (11.7, 4.8, 2.9) |  | 70.0 |
| 3″ |  | 3.72ddd (11.7, 4.8, 2.6) | 68.4d |  |
| 4″ |  | 3.48d (2.6) | 69.5d | 17.3, 32.2, 68.4 |
| 5″ |  | 3.65 (6.2) | 74.3d | 17.3, 69.5 |
| 6″ |  | 1.20d (6.2) | 17.3q | 69.5, 74.3 |

（　）値は結合定数（$J$ 値）

　HMBC スペクトルで 5 位のキレート水酸基は，C-5, C-4a, C-6 と，アノマープロトン（H-1″）は，C-6, C-5, C-7 とクロスピークを示しこれらの遠隔相関が認められたことから，C-6 に直接 C-配糖体が結合していることが明らかになった．また，糖部の 6 位のメチル基は C-4″ と相関を示すことから，C-4″ と C-5″ の結合が示され，前述の NOE 実験の結果と合致した．また，メトキシ基はその付け根の C-4′ の炭素とクロスピークが認められたことから C-4′ に結合することが明らかになった．δ 103.3 の炭素シグナルは DEPT および HMBC スペクトルから C-3 に帰属されるが，さらに H-8, H-3 および OH-5 とクロスピークをもつことから C-4a の四級炭素が重なっていることが明らかになった．以上の結果より torosaflavone B（1）の相対構造式が図 6.44 のように推定された．

## 1  Torosaflavone B (**1**) の X 線結晶構造解析

Trosaflavone B (**1**) の構造式を確認するため X 線結晶解析を直接法により行った．そこ結果は，スペクトル解析の結果と相対構造が完全に一致した．しかし，直接法では，一般に絶対配置を決定することが難しいことから，糖部の C-3″ と C-4″ の 2 級水酸基部分について絶対配置を明らかにするため，CD スペクトルを用いて絶対構造の検討を試みた．

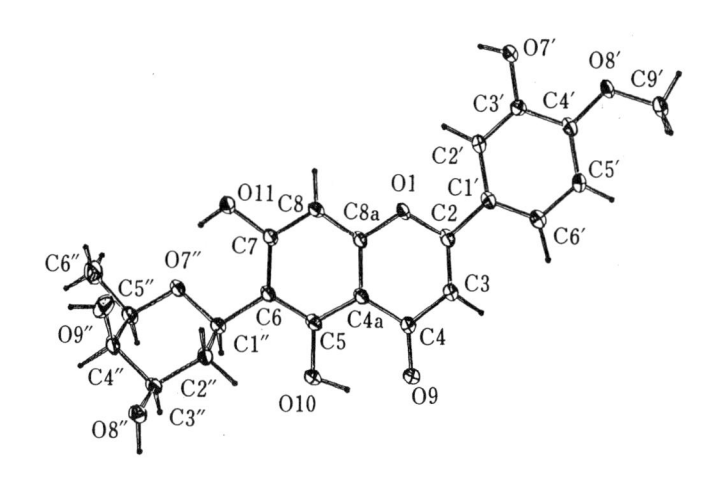

**図 6.45  Torosaflavone B (1) の立体分子構造投影図 (ORTEP 図)**

## 2  Torosaflavone B の CD スペクトルによる糖部の立体化学（絶対配置）の検討

Torosaflavone B (**1**) の糖部には 2 個の 2 級水酸基は Newman の投影式で C-3″ から C-4″ を重ねて見ると糖が D-系列である場合は，これらの水酸基が右回りのねじれをとり，L-系列である場合は，逆に左回りのねじれをとることになる．これを決定するためこれらの水酸基にベンゾイル基を導入し，CD スペクトルの励起子カイラリティー法（ジベンゾエート則）を適用して，絶対配置の決定を試みた．まず **1** のフラボン骨格上のフェノール性水酸基にベンゾイル基が入ることを防ぐため，ジアゾメタンでメチル化を行いトリメチル誘導体 (**1a**) を得た．次に化合物 **1a** にベンゾイルクロリドを反応させ，**1a** のジベンゾエート (**1b**) を得た．**1b** について CD スペクトルを測定したところ，図 6.46 に示すようにベンゾエートの長軸方向の吸収帯（230 nm 付近）による 238 nm に正の第 1 コットン効果と 222 nm に負の第 2 コットン効果が認められた．このことは，Newman の投影式でみたとき，2 個のベンゾイル基が右回りのねじれの関係で存在することを示している．この結果からピラノース環の絶対配置が決定され，6″ 位のメチル基がピラノース環の上方向に位置する D-系列の糖であることが明らかになり，torosaflavone B の絶対構造が確定した．

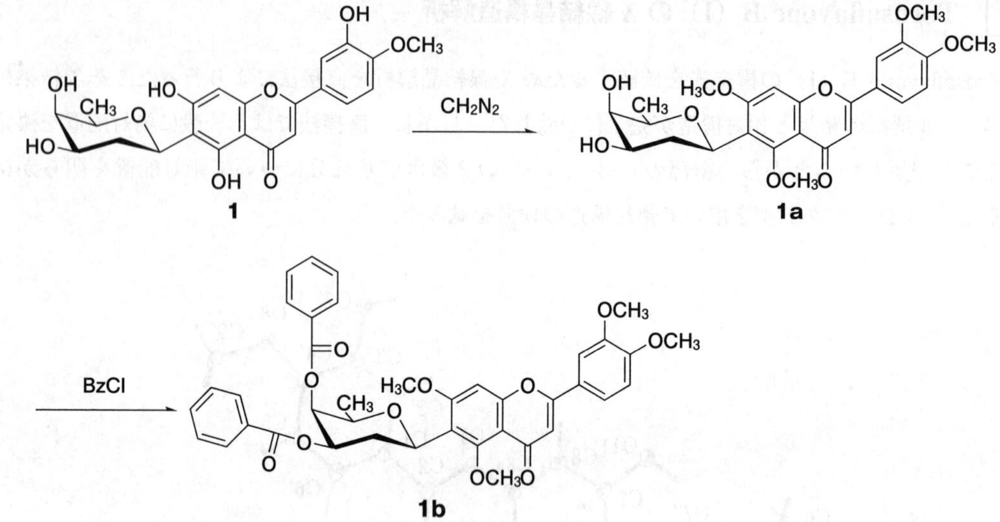


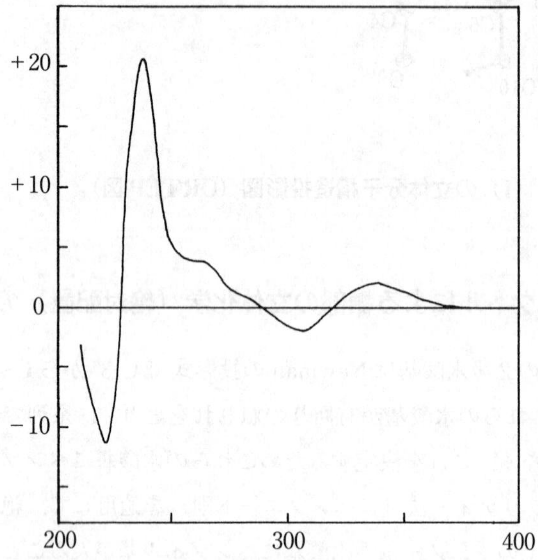


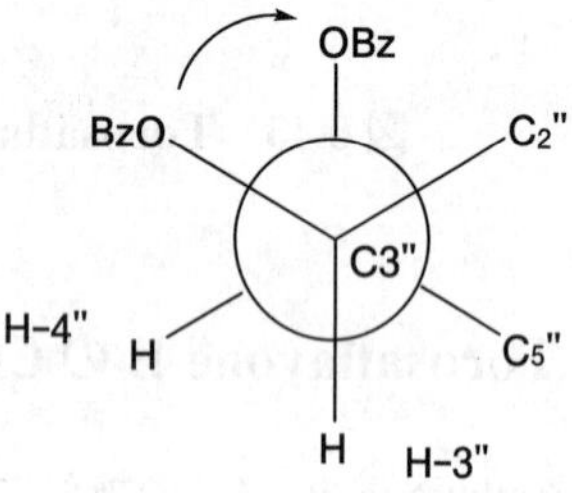


**1b**のNewmanの投影式

**図 6.46　Torosaflavone B trimethyl ether dibenzoate（1b）の CD スペクトル**

### 参考文献

1)　Susumu Kitanaka, Koreharu Ogata, Michio Takido（1989）*Chem. Pharm. Bull.*, **37**(9), 2441–2444

# 第 II 部

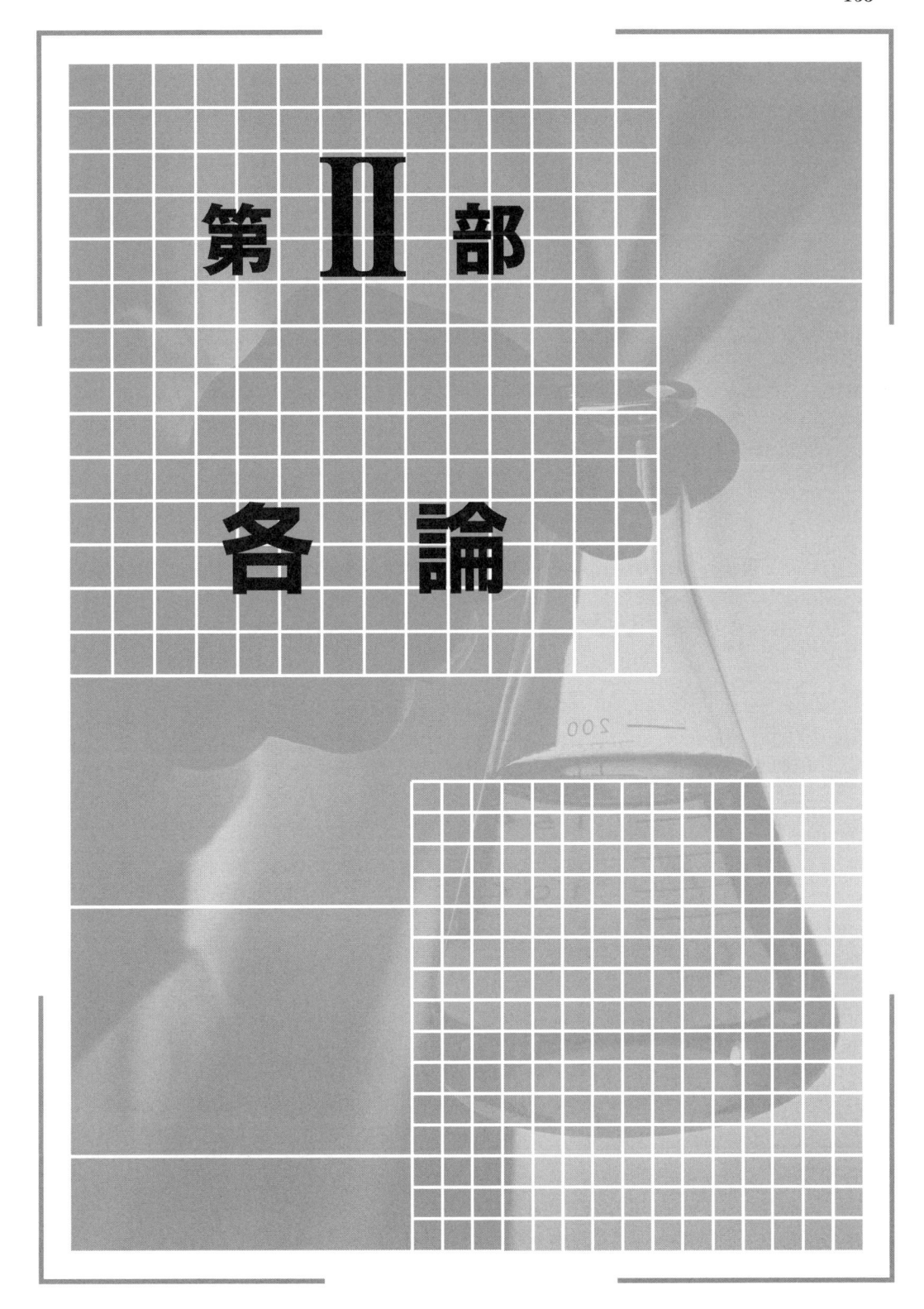

# 各 論

# 第 1 章

# 脂肪酸関連化合物
## Fatty acid and related compounds

　生体内の脂肪酸は，一般に酢酸-マロン酸経路により生合成され，その大部分がエステル型で存在する．生体内に含まれる脂肪酸関連化合物としては，油脂，ワックス，リポ多糖，リポタンパクのほか，脂肪酸から生合成され，重要な生理学的役割を担うエイコサノイドなども含まれる．これらは生体膜を構成するなど，生理機能の維持に深く関わっている．また，各種脂肪酸から生合成される生理活性物質も少なくない．特に，リン脂質のホスファチジルイノシトールの加水分解によって生じるアラキドン酸から生産されるプロスタグランジン類は，生体内でトロンボキサン類やロイコトリエン類に変換され，循環器，平滑筋，血液に対する重要な生理機能を担っている．

$$\text{脂肪酸関連物質}\begin{cases}\text{単純脂質（中性脂質）：油脂，ワックスなど}\\\text{複合脂質：リン脂質，糖脂質など}\\\text{その他：リポ多糖，リポタンパク，エイコサノイドなど}\end{cases}$$

　天然に存在する不飽和脂肪酸の二重結合は，ほとんどすべてシス型であるが，脱臭や水素添加の過程で一部がトランス型に異性化する．近年，マーガリンなどに含まれるトランス脂肪酸を摂取することにより，血液中のLDLコレステロール（悪玉コレステロール）が増加，HDLコレステロール（善玉コレステロール）が減少することが明らかになり，大量に摂取し続けると動脈硬化による虚血性心疾患のリスクを高めることが報告された．脂質摂取量の多いアメリカでは，生活習慣病を予防する目的で，すでに加工食品中のトランス脂肪酸の含有量を表示することが義務づけられている．

## 1.1 脂肪酸 Fatty acids

　脂肪酸はアセチルCoAとマロニルCoAを出発物質として酢酸-マロン酸経路により生合成され（図1.1），偶数個の炭素原子をもつものが多い（表1.1）．脂肪酸のうち，分子内の炭素数が少ない

脂肪酸を低級脂肪酸, 炭素数が多い脂肪酸を高級脂肪酸といい, 分子内に二重結合をもたないものを飽和脂肪酸, 二重結合を1つもつものを一価 (モノ) 不飽和脂肪酸, 2つ以上もつものを多価 (高度) 不飽和脂肪酸という. 天然由来の不飽和脂肪酸の二重結合は, $Z$-($cis$) 形が多い. 一般に, 不飽和脂肪酸は飽和脂肪酸より融点が低い.

天然に存在する脂肪酸の大部分は炭素数16〜22で, 中でも16と18のものが多い. 植物中に含まれる主な脂肪酸はパルミチン酸, オレイン酸, リノール酸, リノレン酸で, 全脂肪酸の約90%を占める. 天然に見られる主な脂肪酸を表1.1に示す.

脂肪酸のナンバリングはカルボキシ(-COOH)基の炭素を1とし, 順次2, 3, ……とするが, これとは別にカルボキシル基の隣の炭素から $\alpha$, $\beta$, $\gamma$ ……とする方法もある. この場合, カルボキシ基から最も遠い炭素から順に, $\omega_1$, $\omega_2$, $\omega_3$, ……と呼ぶ. この表記法は, プロスタグランジンなどのように不飽和脂肪酸がカルボキシ末端側に伸張する方向で生合成される場合, 二重結合の位置を関連づけるのに役立つ (図1.2).

多くの脂肪酸は生体内で合成することができるが, なかには合成できず, 外から摂取しなければならないものがある. これを必須脂肪酸と呼ぶ. ヒトの場合, カルボキシ基から最も遠いメチル基から数えて6番目の炭素に二重結合をもつ$\omega_6$(n-6)系脂肪酸と, 3番目の炭素に二重結合をもつ$\omega_3$(n-3)系脂肪酸がこれに相当する. $\omega_6$系脂肪酸にはリノール酸, $\gamma$-リノレン酸, アラキドン酸 (AA) など, $\omega_3$系脂肪酸には$\alpha$-リノレン酸, エイコサペンタエン酸 (EPA), ドコサヘキサエン酸 (DHA) などがあり, これらは植物油や魚油などから摂取する必要がある. なお, $\omega_6$系脂肪酸はリノール酸, $\omega_3$系脂肪酸は$\alpha$-リノレン酸からヒトの体内で変換できることが明らかになり, 最近ではリノール酸と$\alpha$-リノレン酸がヒトの必須脂肪酸といわれている (図1.3).

脂肪酸の中には機能性食品として用いられるものもある.

*エイコサペンタエン酸 eicosapentanoic acid (EPA)
　基原：魚油 (イワシが一般的)
　効能：血液流動性の改善, 心臓・脳血管系疾患の発症抑制, 抗うつ, 自己免疫疾患 (関節リウマチ, 潰瘍性大腸炎, 乾癬) の改善, 抗アレルギー
　摂取量：血液障害改善の目的で　500 mg/日

*ドコサヘキサエン酸 docosahexaenoic acid (DHA)
　基原：魚油 (マグロの頭部が一般的)
　効能：老人性認知症の改善, 神経系の発達, 脳機能の向上, 抗うつ, 抗アレルギー, 網膜反射能, 視覚機能の向上, 血液流動性の改善, 循環器系疾患の予防
　摂取量：400〜4000 mg/日

1）マロン酸の生合成

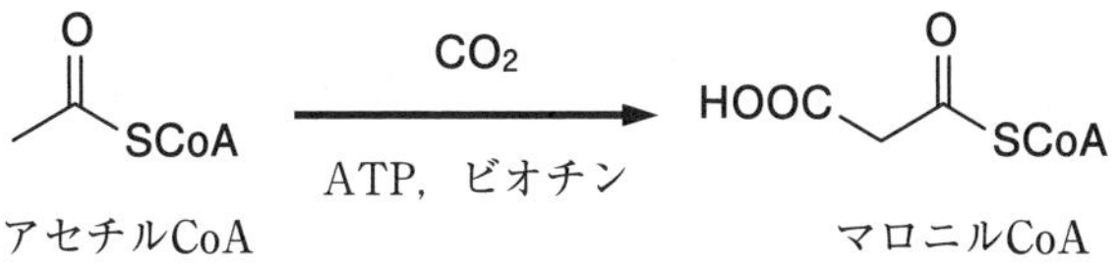
SCoA
アセチルCoA
CO2
ATP，ビオチン
HOOC
SCoA
マロニルCoA

2）酢酸とマロン酸の Claisen 縮合　2分子のエステルから$\beta$-ケトエステルを生成するカルボニル縮合反応

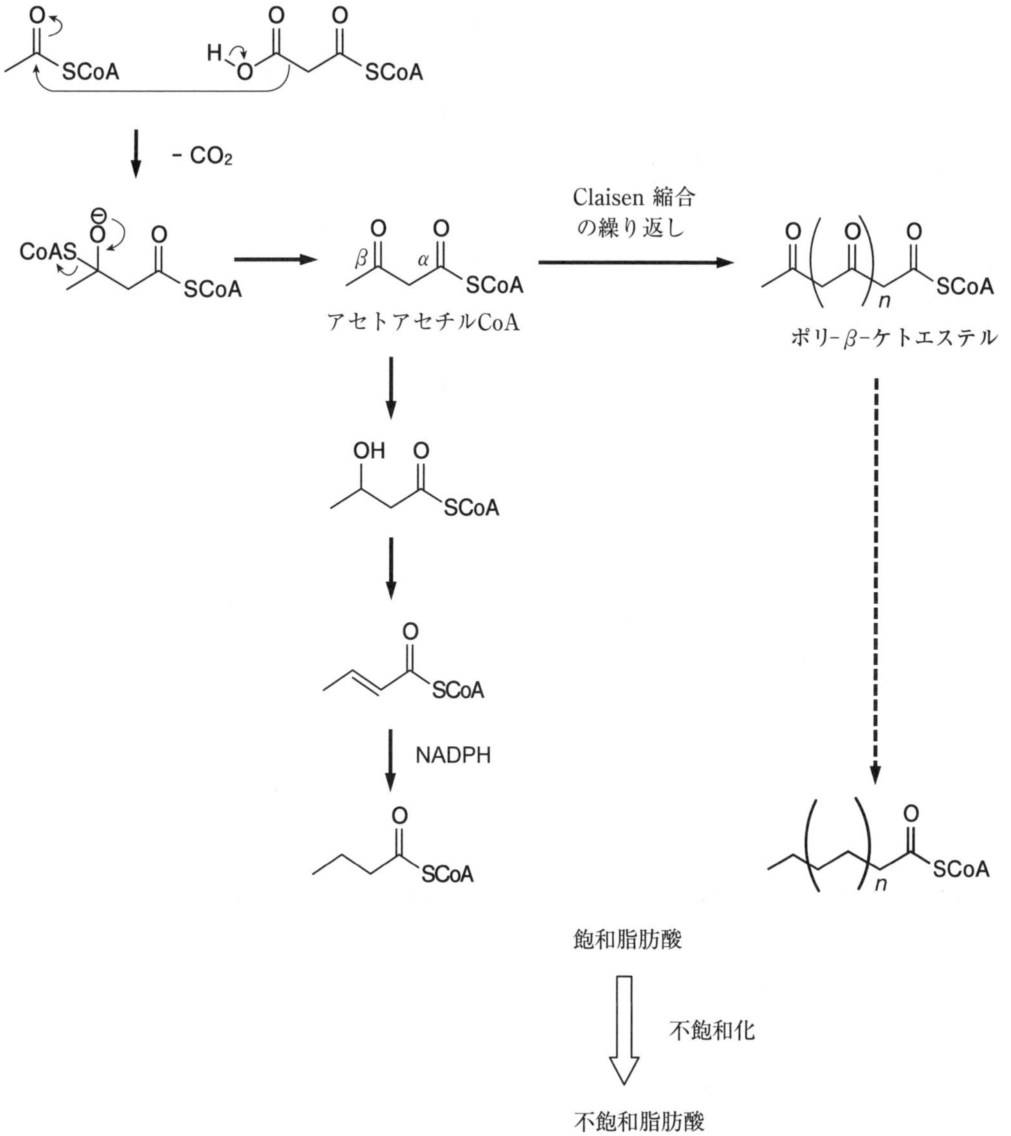
SCoA
H
SCoA
- CO2
CoAS
SCoA
β
α
SCoA
アセトアセチルCoA
Claisen 縮合
の繰り返し
n
SCoA
ポリ-β-ケトエステル
OH
SCoA
SCoA
NADPH
SCoA
n
SCoA
飽和脂肪酸
不飽和化
不飽和脂肪酸

**図 1.1　脂肪酸の生合成［酢酸–マロン酸経路］**

表 1.1  主要な脂肪酸と構造式

| 名　称 | 英　名 | 分子式 | 構造式<br>［すべての二重結合は $Z(cis)$ 配置］ | 系列 |
|---|---|---|---|---|
| 飽和脂肪酸 | | | | |
| 酢酸 | acetic acid | $C_2H_4O_2$ | $CH_3COOH$ | |
| 酪酸 | butyric acid | $C_4H_8O_2$ | $CH_3(CH_2)_2COOH$ | |
| カプロン酸 | *n*-caproic acid | $C_6H_{12}O_2$ | $CH_3(CH_2)_4COOH$ | |
| カプリル酸 | caprylic acid | $C_8H_{16}O_2$ | $CH_3(CH_2)_6COOH$ | |
| カプリン酸 | capric acid | $C_{10}H_{20}O_2$ | $CH_3(CH_2)_8COOH$ | |
| ラウリン酸 | lauric acid | $C_{12}H_{24}O_2$ | $CH_3(CH_2)_{10}COOH$ | |
| ミリスチン酸 | myristic acid | $C_{14}H_{28}O_2$ | $CH_3(CH_2)_{12}COOH$ | |
| パルミチン酸 | palmitic acid | $C_{16}H_{32}O_2$ | $CH_3(CH_2)_{14}COOH$ | |
| ステアリン酸 | stearic acid | $C_{18}H_{36}O_2$ | $CH_3(CH_2)_{16}COOH$ | |
| アラキジン酸 | arachic acid | $C_{20}H_{40}O_2$ | $CH_3(CH_2)_{18}COOH$ | |
| 不飽和脂肪酸 | | | | |
| パルミトレイン酸 | palmitoleic acid | $C_{16}H_{30}O_2$ | $CH_3(CH_2)_5CH=CH(CH_2)_7COOH$ | n-7 |
| オレイン酸 | oleic acid | $C_{18}H_{34}O_2$ | $CH_3(CH_2)_7CH=CH(CH_2)_7COOH$ | n-9 |
| リノール酸 | linoleic acid | $C_{18}H_{32}O_2$ | $CH_3(CH_2)_4(CH=CHCH_2)_2(CH_2)_6COOH$ | n-6 |
| α-リノレン酸 | α-linolenic acid | $C_{18}H_{30}O_2$ | $CH_3CH_2(CH=CHCH_2)_3(CH_2)_6COOH$ | n-3 |
| アラキドン酸 | arachidonic acid | $C_{20}H_{32}O_2$ | $CH_3(CH_2)_4(CH=CHCH_2)_4(CH_2)_2COOH$ | n-6 |
| エイコサペンタエン酸 | eicosapentaenoic acid | $C_{20}H_{30}O_2$ | $CH_3CH_2(CH=CHCH_2)_5(CH_2)_2COOH$ | n-3 |
| ドコサペンタエン酸 | docosapentaenoic acid | $C_{22}H_{34}O_2$ | $CH_3CH_2(CH=CHCH_2)_5(CH_2)_4COOH$ | n-3 |
| ドコサヘキサエン酸 | docosahexaenoic acid | $C_{22}H_{32}O_2$ | $CH_3CH_2(CH=CHCH_2)_6CH_2COOH$ | n-3 |

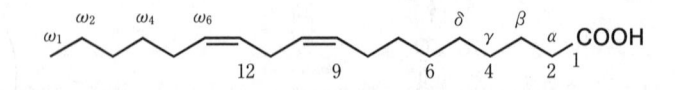

図 1.2  脂肪酸（リノール酸：IUPAC 名（9$Z$, 12$Z$)-9, 12-octadecadienoic acid）のナンバリング

第1章　脂肪酸関連化合物　**169**

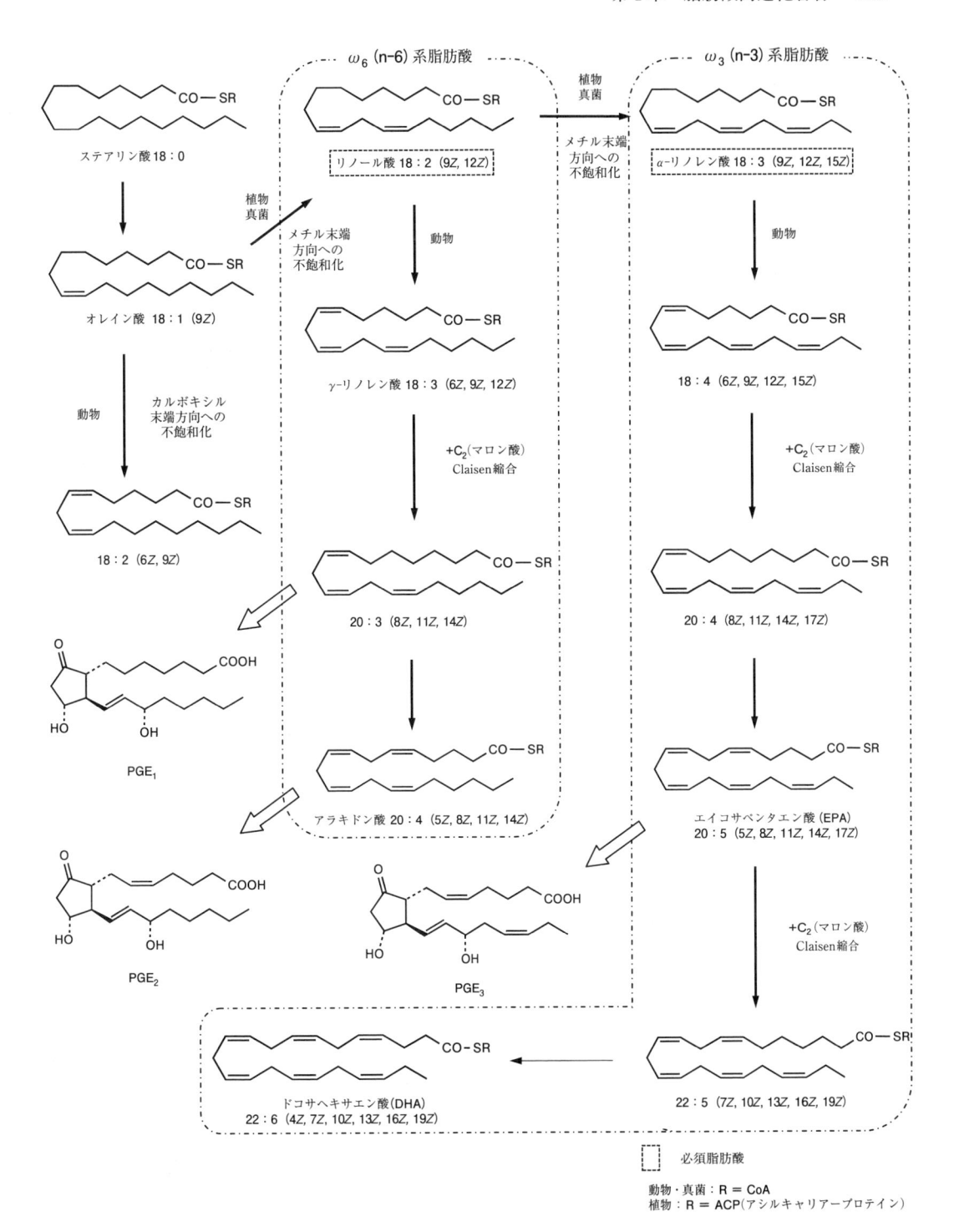

**図1.3　不飽和脂肪酸の生合成**

### コラム（油脂）：おいしく食べてダイエット

最近，食べても太りにくい食物油が開発され，特定保健用食品として売り出された．ある商品は，トリアシルグリセロールを構成する体に蓄積しやすい長鎖脂肪酸を代謝の早い中鎖脂肪酸に置き換え，脂肪が体につきにくくなるように工夫がされている．脂肪の摂取に気をつけなければいけない人には，良い時代がやってきたといえようか．

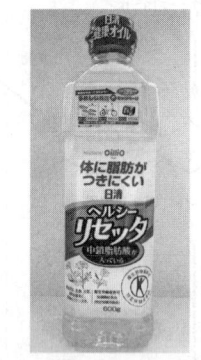

ヘルシーリセッタ（日清オイリオ）

## 1.2 単純脂質 Simple lipids

遊離脂肪酸のほか，ロウや油脂（脂肪酸のグリセロールエステル）などが含まれる．ロウは高級脂肪酸と高級アルコールのエステルで，アルコールはほとんどの場合脂肪族第1級アルコールであるが，ラノリンのようにステロールやトリテルペノイドアルコールの例もある．ワックスは医薬品として，軟膏，硬膏，坐薬など外用薬の基材に用いられる（表1.2）．油脂は，室温で固体である場合に脂肪 fat，液体である場合に油 oil と呼ばれる．一般に，動物では飽和脂肪酸のエステルを多く含むことから固体であることが多く，植物や魚類では不飽和脂肪酸のエステルを多く含むことから液体であることが多い．油脂はグリセロールの3個の水酸基が高級脂肪酸で置換されたエステル構造をもつことから，トリアシルグリセロールとも呼ばれる（図1.4）．トリアシルグリセロールの

表1.2 主なロウと用途

| 名称 | 基原 | 主成分 | 用途 |
|---|---|---|---|
| カルナルバロウ㊋ | カルナウバヤシ | myricyl lignocerate | 軟膏基剤，化粧品スティックなどの硬化剤 |
| セラック㊋ | ラックカイガラムシ | shellac resin acid 18 | 軟膏，硬膏基剤 |
| ミツロウ㊋ | ミツバチの巣 | myricyl palmitate<br>ceryl palmitate | 軟膏，坐薬，乳化剤，化粧品などの基剤 |
| ラノリン㊋ | 羊の毛の付着物 | 高級アルコール類，コレステロールやトリテルペノイドアルコール類の高級脂肪酸エステル | 軟膏基剤，化粧品基剤 |

うち，3個の脂肪酸が全て異なる場合，グリセリンの中央の炭素は不斉炭素になるため，キラル分子となる（図1.4）．

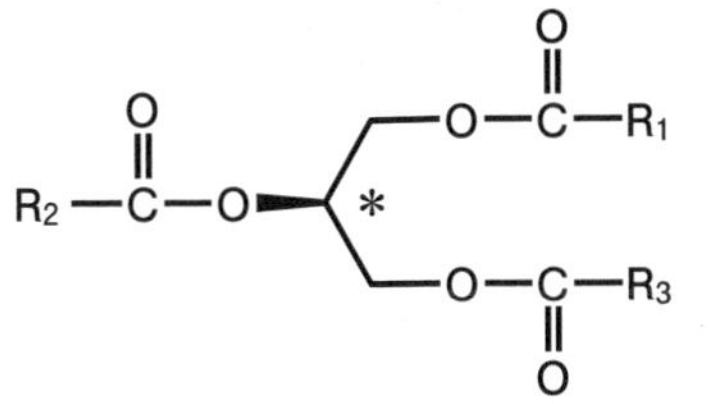

R₁, R₂, R₃：アルキル鎖

**図1.4 油脂の構造**

油脂は医薬品として，軟膏や油性注射剤の基剤に用いられる（表1.3）．

**表1.3 主な油脂と用途**

| 名 称 | 基 原 | 主構成脂肪酸 | 用 途 |
|---|---|---|---|
| オリブ油(局) | *Olea europaea* の果実 | オレイン酸 | 乳剤，軟膏基剤，食用，石けん材料 |
| カカオ脂(局) | カカオの種子 | オレイン酸，ステアリン酸，パルミチン酸 | 坐薬基剤，食用，製菓材料 |
| ゴマ油(局) | ゴマの種子 | オレイン酸，リノール酸 | 軟膏基剤，硬膏基剤，食用 |
| ダイズ油(局) | ダイズの種子 | リノール酸，オレイン酸 | 軟膏基剤，硬膏基剤，食用，塗料 |
| ツバキ油(局) | ヤブツバキ（ツバキ）の種子 | オレイン酸 | 乳剤，軟膏基剤，塗擦剤，食用 |
| トウモロコシ油(局) | トウモロコシの胚芽 | オレイン酸，リノール酸 | 軟膏基剤，硬膏基剤，食用 |
| ナタネ油(局) | ナタネナの種子 | リノール酸 | 軟膏基剤，油性注射剤溶剤，食用 |
| ヒマシ油(局) | トウゴマの種子 | リシノール酸 | 下剤，香粧品原料，塗料 |
| ヤシ油(局) | ココヤシの種子 | ラウリン酸，ミリスチン酸 | 軟膏基剤，食用，石けん原料 |
| ラッカセイ油(局) | ラッカセイの種子 | オレイン酸，リノール酸 | 軟膏基剤，油性注射剤溶剤，食用，石けん原料 |
| 肝油(局) | マダラ，スケトウダラの肝臓，幽門垂 | パルミチン酸，オレイン酸 | ビタミンA，D欠乏症の予防，治療 |
| 牛脂(局) | ウシの脂肪 | オレイン酸，パルミチン酸，ステアリン酸 | 軟膏基剤，食用，石けん原料 |
| 豚脂(局) | ブタの脂肪 | オレイン酸，パルミチン酸 | 軟膏基剤，食用，石けん原料 |

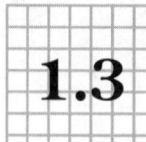

# 1.3 複合脂質 Compound lipids

**複合脂質**は生体膜の構成成分で，**リン脂質** phospholipid と**糖脂質** glycolipid に大別される．これらは生体膜を構成する際，疎水性のアルキル鎖を体液などの水分と触れない内側，親水性のカルボキシル基や糖鎖を水分に触れる外側に配向する．こうして形成された脂質二重層膜の中にタンパク質やステロール類が埋まるような形で存在する（図 1.5）．

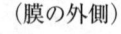

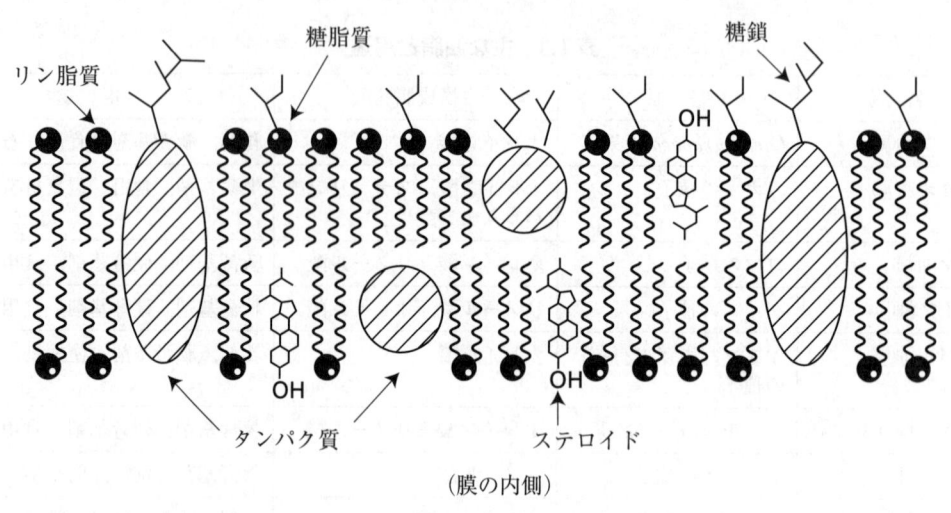

**図 1.5 生体膜の脂質二重層膜モデル**

## 1.3.1 リン脂質 Phospholipids

リン脂質には**グリセロリン脂質** glycerophospholipid と**スフィンゴリン脂質** sphingophospholipid があり，生体膜構成成分の 70% をジアシルグリセロリン脂質が占める．このジアシルグリセロリン脂質はグリセロールの 1 位と 2 位の水酸基に脂肪酸，3 位の水酸基にリン酸がエステル結合し，3 位のリン酸基にさらに極性アルコールがエステル結合した構造をもつ．生体膜を構成する代表的なグリセロリン脂質に，ホスファチジン酸（レシチン），ホスファチジルエタノールアミン，ホスファチジルセリン，ホスファチジルイノシトールなどがある．ホスファチジン酸は，動物では脳，肝臓，卵黄などに，植物ではマメ科に広く分布する．ホスファチジルエタノールアミンもホスファチジン酸同様，動植物に広く分布する．ホスファチジルセリンは脳や赤血球膜に多く分布し，血液

凝固に関与する．ホスファチジルイノシトールは微生物や動植物に広く分布し，特に植物の種子や酵母に多く，全リン脂質の20〜30%を占める．イノシトールには立体異性体が存在するが，ホスファチジルイノシトールの構成成分はミオイノシトールである（図1.6）．

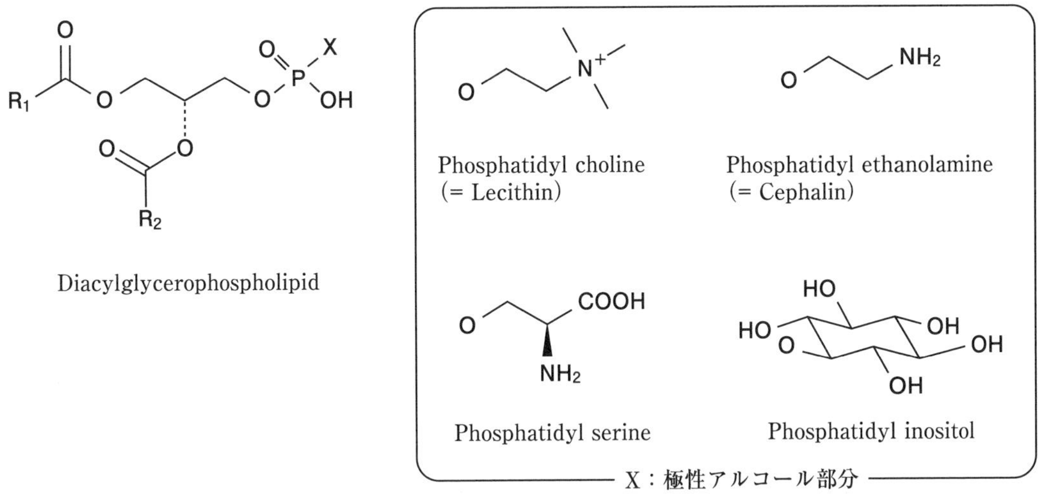

**図1.6　生体膜を構成する代表的なジアシルグリセロリン脂質**

ジアシルグリセロリン脂質の非極性部を構成する $R_1$，$R_2$ のアルキル鎖は $C_{14}$〜$C_{20}$ のものが多く，極性の高いアルコールのリン酸エステル部との間で両親媒性分子を形成する．このような分子が集合し，脂質二重層膜ができる．グリセロリン脂質は生体膜の構造に関与するだけでなく，アルキルエーテルグリセロリン脂質より生合成される**血小板活性化因子** platelet activating factor（**PAF**）のように，炎症やアレルギーのメディエーターとして興味深い生理活性をもつものもある（図1.7）．一方，スフィンゴリン脂質 sphingophospholipid は動物の脳，肺，肝臓などの神経細胞を構成しており，スフィンゴシン sphingosine のアミノ基($-NH_2$)に高級脂肪酸，水酸基($-OH$)にリン酸がエステル結合した構造をもつ．スフィンゴシンの2位のアミノ基に脂肪酸がアミド結合した化合物をセラミドといい，その1位の水酸基にリン酸がエステル結合し，さらにコリンが結合したものが代表的なスフィンゴリン脂質，スフィンゴミエリンである（図1.8）．

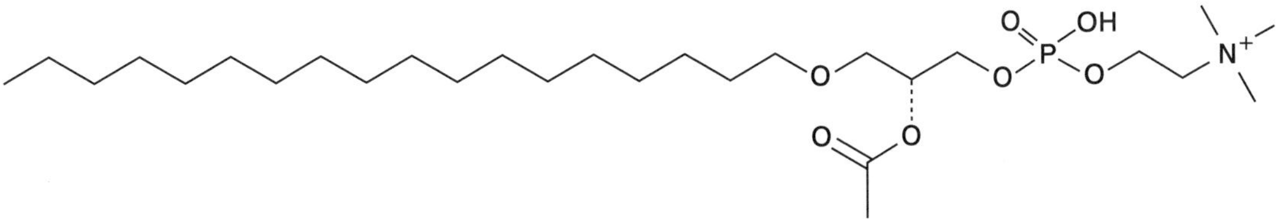

**図1.7　血小板活性化因子（PAF）**

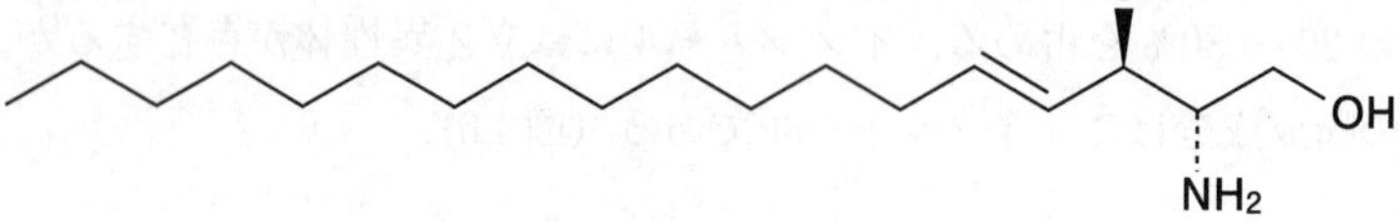

スフィンゴシン

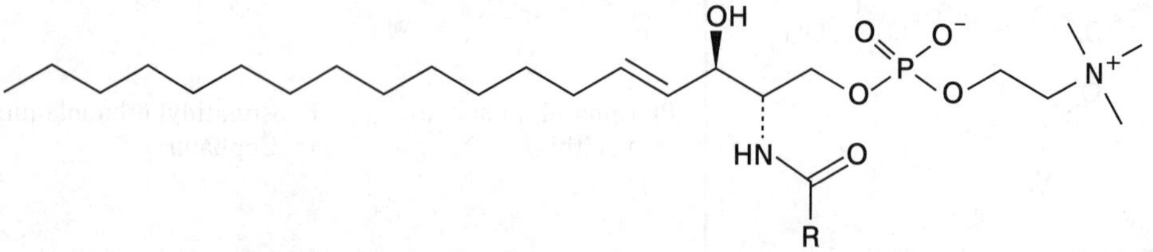

スフィンゴミエリン

**図 1.8　スフィンゴシンとスフィンゴミエリン**

スフィンゴシンが遊離の型で存在するのは微量であるが，プロテインキナーゼ C を阻害する作用がある．また，細胞壊死因子，放射線照射，抗がん剤，スフィンゴミエリナーゼの過剰発現などによってスフィンゴシンの生成が促進し，アポトーシスが誘導される．スフィンゴミエリンの機能は明らかになっていないが，シグナル伝達に関わることが示唆されている．先天性のニーマン・ピック病では，スフィンゴミエリナーゼの欠損によりスフィンゴミエリンが異常に蓄積し，肝脾腫を引き起こす．

## 1.3.1　糖脂質 Glycolipids

リン脂質同様，糖脂質にも疎水性側鎖にジアシルグリセロールをもつ**グリセロ糖脂質** glycero-glycolipid と，脂肪酸とスフィンゴ塩基からなる**スフィンゴ糖脂質** sphingoglycolipid が存在する．機能としては，糖脂質の糖部分が脂質二重膜の外側に突き出し，特定の物質を認識すると考えられている．

グリセロ糖脂質は植物や藻類に多く，ガラクトシルジグリセリド，ゲンチオビオシルジグリセリドなどが知られている（図 1.9）．

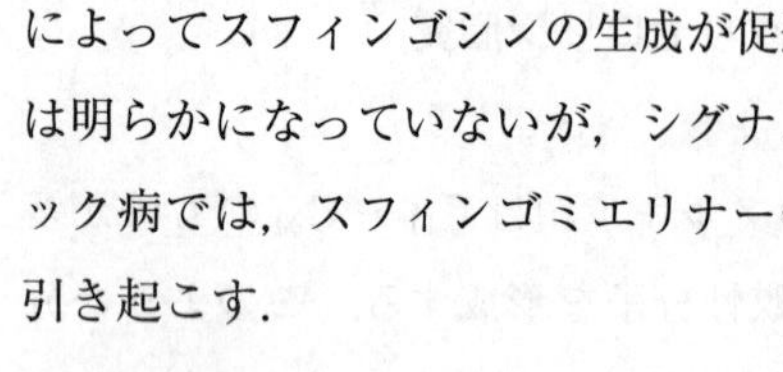

ガラクトシルジグリセリド

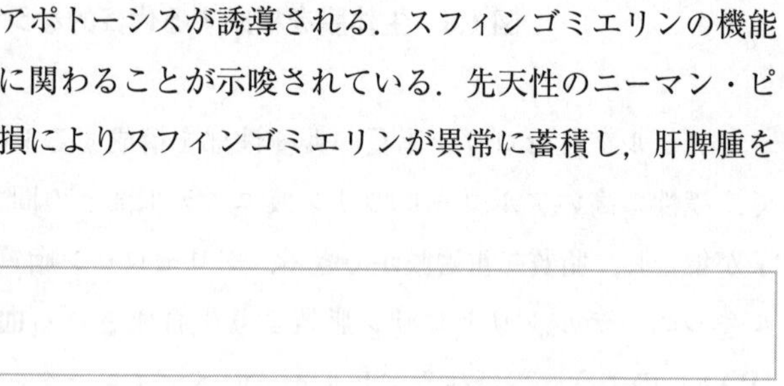

ゲンチオビオシルジグリセリド

**図 1.9**

スフィンゴ糖脂質は動植物に広く存在するが，動物と植物で非糖部の構造が異なる．最も単純な構造をもつスフィンゴ糖脂質はセラミド ceramide の一級水酸基に単糖が結合したセレブロシド cerebroside（図 1.10）で，通常，構成糖はガラクトースまたはグルコースである．セレブロシドは脳などの生体膜成分として重要な役割を果たしている．また，セラミドの一級水酸基にオリゴ糖が結合した化合物を**ガングリオシド**という（図 1.11）．ガングリオシドは最も複雑な構造をもつスフィンゴ糖脂質の 1 つで，構成糖にシアル酸（*N*-アセチルノイラミン酸）などのアミノ糖を含む．ガングリオシドも脳の細胞膜に多く存在し，細胞膜表面に突き出した複雑な糖鎖によって細胞外からの情報の収集や物質の認識を行うと考えられている．

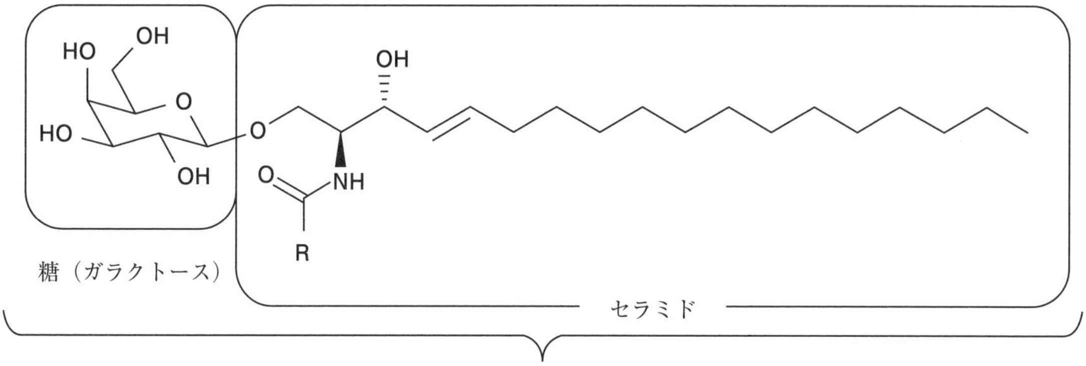

セレブロシド（β-D-ガラクトシルセレブロシド）

**図 1.10**

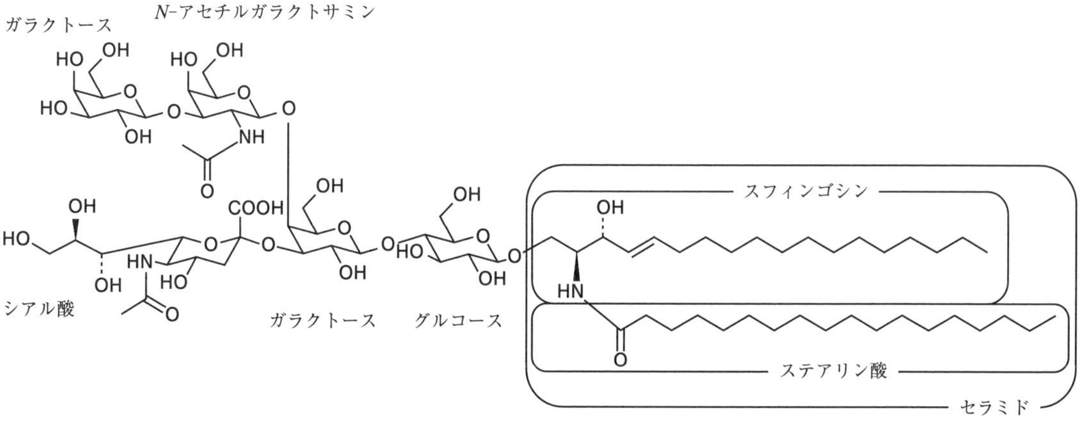

ガングリオシド GM1

**図 1.11**

## 1.4 アラキドン酸誘導体
### Arachidonic acid derivatives

脂肪酸代謝物の中には，生体内で極めて重要な生理作用を示すものがある．その代表例が，**エイコサノイド** eicosanoid または**プロスタノイド** prostanoid と総称されるアラキドン酸代謝物である．

ホスホリパーゼ $A_2$ phospholipase $A_2$ の働きによって細胞膜のリン脂質から遊離されたアラキドン酸は，細胞内のシクロオキシゲナーゼ cyclooxygenase（COX）（図1.12）やリポキシゲナーゼ lipoxygenase（図1.13, 1.14）により酸化され，エイコサノイド（プロスタノイド）へと代謝される．エイコサノイドにはプロスタグランジン，プロスタサイクリン，トロンボキサン，ロイコトリエン，リポキシンなどがあり，いずれも微量で重要な生理活性を示す．

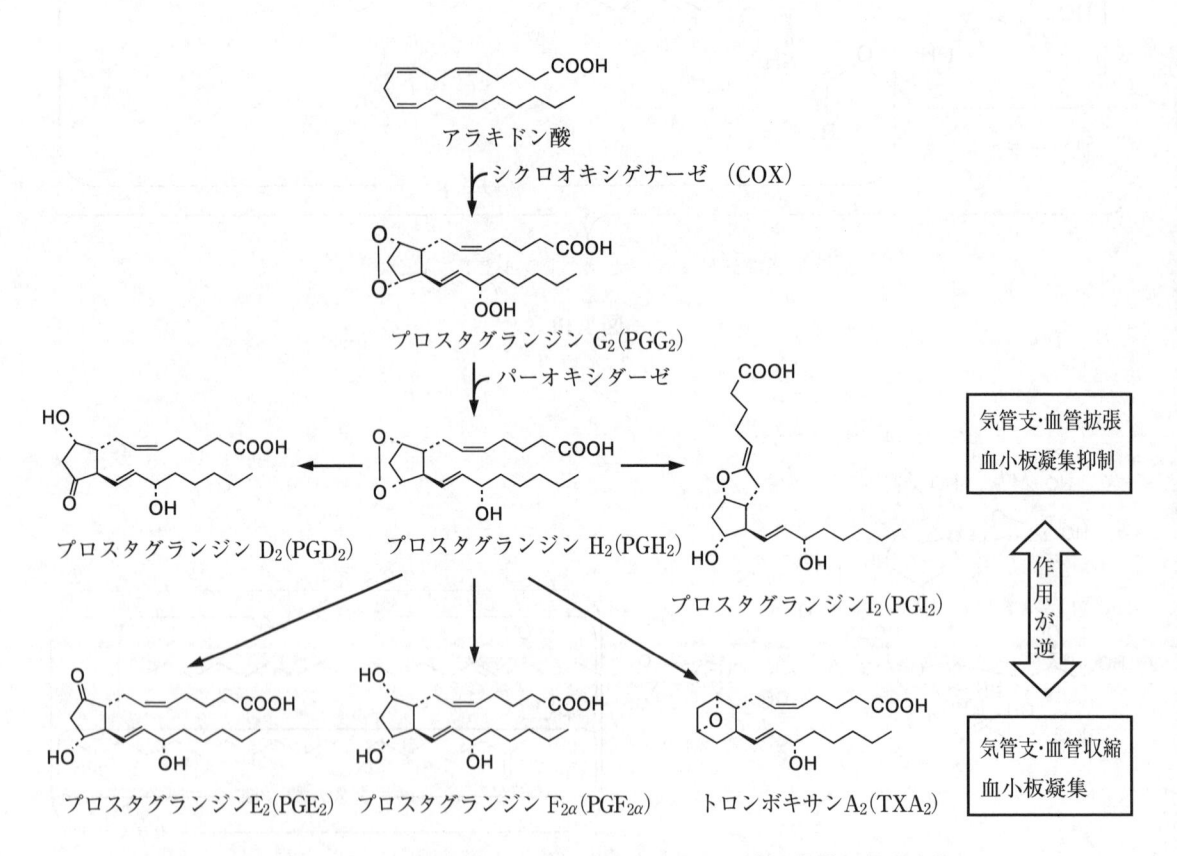

**図1.12　シクロオキシゲナーゼによるアラキドン酸の代謝と代謝産物**

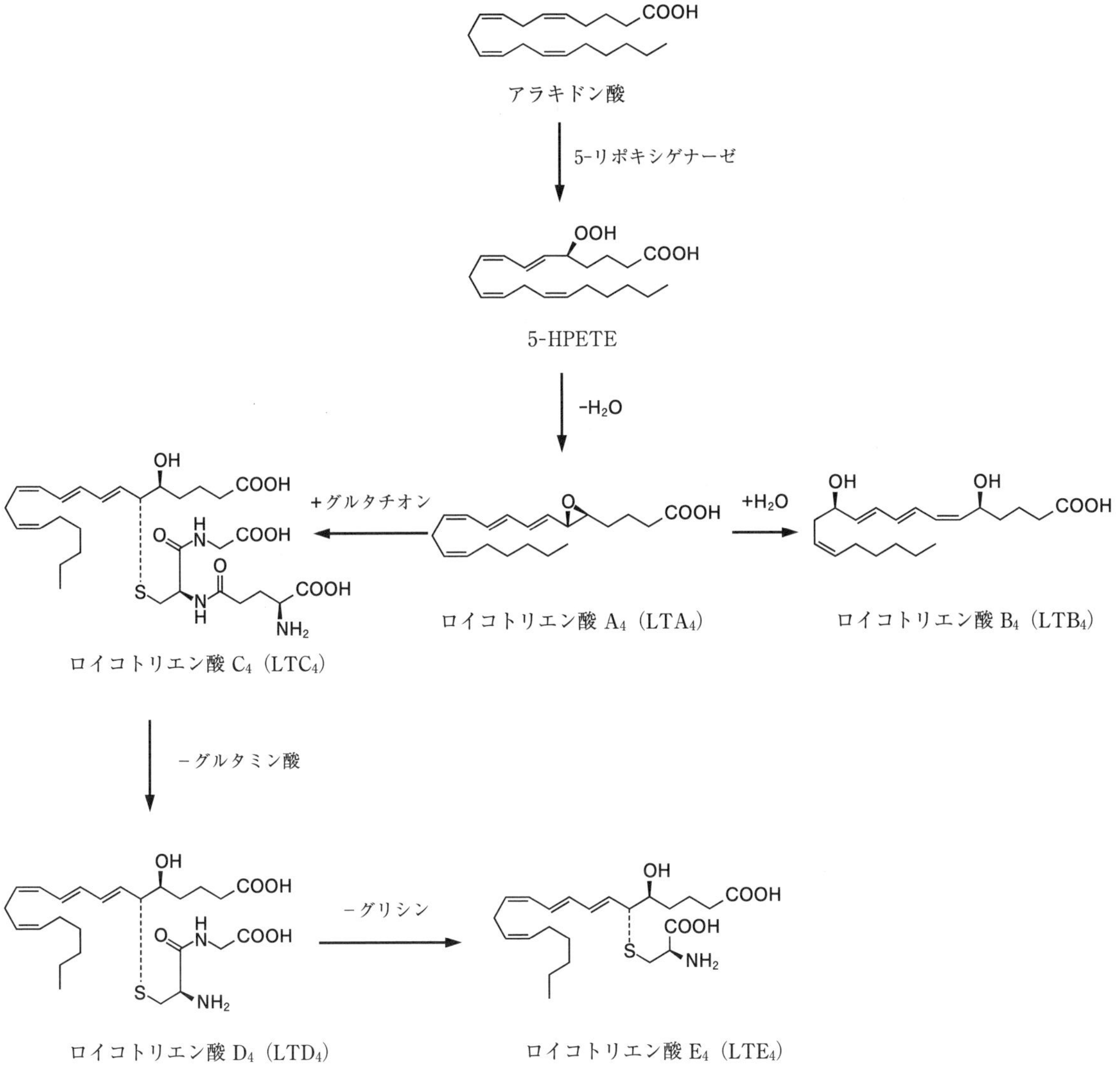

**図1.13　5-リポキシゲナーゼによるアラキドン酸の代謝と代謝産物**

## 1.4.1　プロスタグランジン Prostaglandins

　プロスタグランジン（PG）は1930年代にヒトの精液から見いだされ，当初は前立腺 prostate gland で合成されると考えられたが，実際には精嚢腺でつくられることが明らかになった．プロスタグランジンは $C_{20}$ 脂肪酸，プロスタン酸の誘導体で，8位から12位の炭素の間で5員環を形成した構造をもち，微量で血圧，平滑筋の収縮，胃液の分泌，血小板の凝集などを調節する生理活性を示す．プロスタグランジン類は5員環部分の構造（A～J）と側鎖部分の二重結合の数（1～3グループ）の組合せにより，$E_1$, $E_2$……のように命名される（図1.15）．

*178*　第Ⅱ部　各　論

アラキドン酸

15-リポキシゲナーゼ（LOX）

15-HPETE

リポキシン A（LXA）　　リポキシン B（LXB）

**図1.14　15-リポキシゲナーゼによるアラキドン酸の代謝と代謝産物**

プロスタン酸

1グループ
2グループ
3グループ

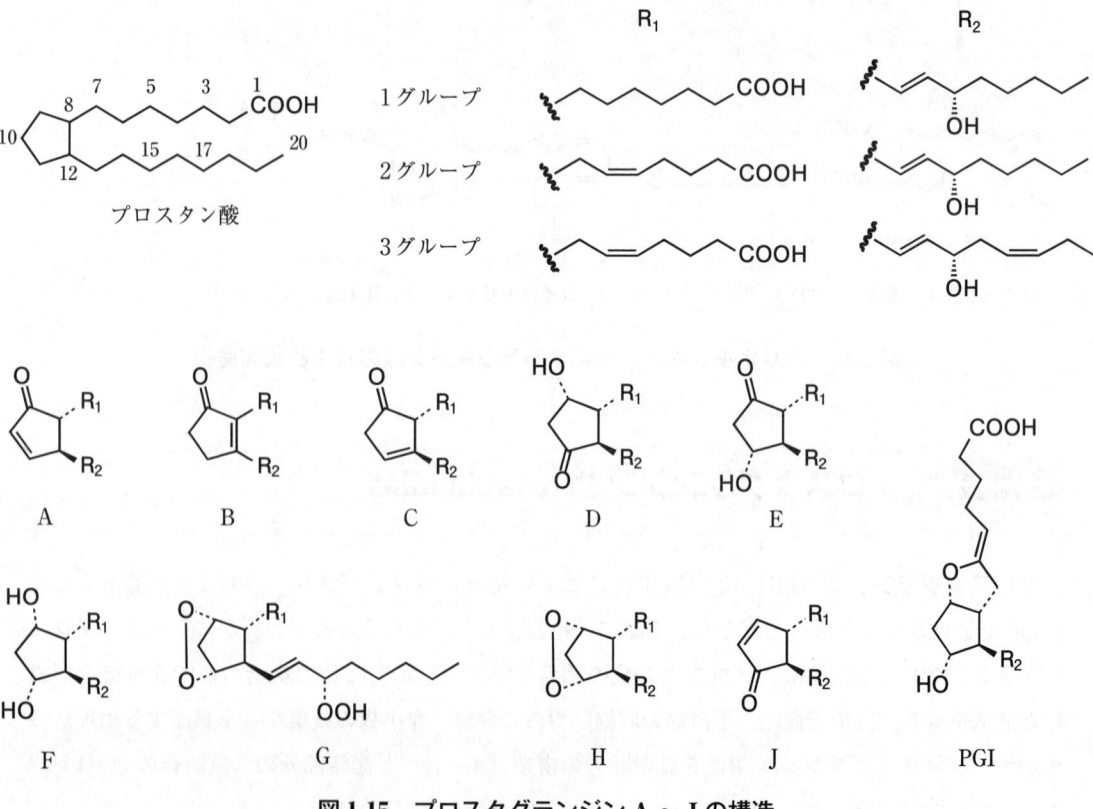

A　B　C　D　E　F　G　H　J　PGI

**図1.15　プロスタグランジン A～J の構造**

## 1.4.2 プロスタサイクリン Prostacyclin とトロンボキサン Thromboxane

シクロオキシゲナーゼによるアラキドン酸の環化反応によって生じるプロスタグランジン $H_2$ は，**プロスタサイクリンやトロンボキサン**の前駆体となる．どちらになるかは組織によって異なり，プロスタサイクリンシンターゼのある血管内皮細胞では血管拡張作用，気管支拡張作用，血小板凝集抑制作用のあるプロスタサイクリン $I_2$（$PGI_2$）に変換される．一方，トロンボキサンシンターゼのある血小板では，血管収縮作用，気管支収縮作用，血小板凝集作用のあるトロンボキサン $A_2$（$TXA_2$）に変換される．このようにして血管内皮細胞で合成されたプロスタサイクリンと血小板で合成されたトロンボキサンは相反する作用をもち，両者のバランスによって心血管系の生理機能が保たれている（図1.12）．

## 1.4.3 ロイコトリエン Leukotriene とリポキシン Lipoxin

アラキドン酸の代謝には環化を伴わない経路もある．この非環化経路によって**ロイコトリエン**（図1.13）や**リポキシン**（図1.14）などが合成される．この経路によって合成される $LTD_4$, $LTC_4$, $LTE_4$ などのペプチド性ロイコトリエンは，気管支平滑筋収縮，血管透過性亢進，T細胞増殖抑制作用を示し，**アナフィラキシーの遅反応性物質** slow reacting substance of anaphylaxis（**SRS**）と呼ばれている．これらは肺から分泌され，平滑筋をゆっくり収縮させるとともに喘息などのアレルギー反応，炎症反応，心臓発作を引き起こすことが知られている（図1.13）．また，15-HPETE から合成されるリポキシン類（LX）はロイコトリエン活性を抑制するため，抗炎症作用を示す（図1.14）．

# 第2章

# アミノ酸, ペプチド, タンパク質
## Amino acids, Peptides, Proteins

　ヒトのからだを構成する成分は，約60%が水で，残りの約半分がタンパク質といわれている．そのタンパク質を構成しているのが約20種類のアミノ酸で，主に筋肉や消化管，内臓，髪や皮膚のコラーゲンなどからだの重要な組織をつくっている．ヒトでは約20種類のアミノ酸のうちトレオニン，バリン，ロイシン，イソロイシン，メチオニン，フェニルアラニン，トリプトファン，リシンおよびヒスチジンの9種類のアミノ酸が，体内で合成できないため，食事などで摂取する必要がある．この9種類のアミノ酸は「**必須アミノ酸**」と呼ばれ，必要な時に酵素の働きにより体内で合成できるその他11種類のアミノ酸を非必須アミノ酸として区別している．

　アミノ酸・ペプチド・タンパク質はヒトのからだを構成するだけでなく，エネルギーとしての利用や各臓器への情報伝達物質として働いたり，外敵から身を守る免疫システムにも深く関わっている．医療分野でもアミノ酸やタンパク質を用いた製剤が数多く用いられており，**分枝鎖アミノ酸（BCAA）**などは，長期療養患者や手術後の侵襲時の末端組織のエネルギー源として利用され，また，体内の情報伝達物質であるインスリンや各種ホルモン製剤も，糖尿病をはじめとする様々な病気の治療に用いられている．最近はリシン，アラニンやアルギニンのような体脂肪の燃焼を促すアミノ酸が燃焼系アミノ酸と称され，一般に広く知られて，これらを含む健康飲料やダイエット食品が市販されている．

## 2.1　アミノ酸

　タンパク質を構成している20種類のアミノ酸分子は，すべてカルボキシ基(-COOH)の$\alpha$位にアミノ基(-NH$_2$)をもっており，分子は最も簡単なグリシン分子を除いて光学活性である．タンパク質など生体を構成するアミノ酸は基本的にL型のものだけが構成成分となっており，D型のアミノ酸は天然ではある種の神経細胞や老化組織，細菌の細胞壁の構成成分などに見いだされている．タンパク質構成アミノ酸は，分子中のカルボキシ基とアミノ基の数により，中性アミノ酸(-COOH

×1，-NH₂×1)，酸性アミノ酸(-COOH×2，-NH₂×1) および塩基性アミノ酸(-COOH×1，-NH₂×2) に分類される．このようにアミノ酸は両性イオンをもつことから，個々のアミノ酸によって等電点が異なり，これを応用して分離することができる．すなわちアミノ酸混合物をpH勾配下電気泳動すると電荷が0となる等電点まで移動して止まり，等電点の順に並ぶことから分離・分析が行われる．等電点電気泳動は，味の素開発に関連して1912年に池田菊苗がアミノ酸の分離に用いたのが最初といわれる．

**表 2.1**

| 中性アミノ酸 | 略号 | 構造 | 等電点(ip) |
|---|---|---|---|
| グリシン㊁<br>glycine | Gly<br>(G) | H₂N―CH₂―COOH | 5.97 |
| L-アラニン<br>L-alanine | Ala<br>(A) | H₃C―CH(NH₂)―COOH | 6.02 |
| L-バリン㊁<br>L-valine | Val<br>(V) | (CH₃)₂CH―CH(NH₂)―COOH | 5.96 |
| L-ロイシン㊁<br>L-leucine | Leu<br>(L) | (CH₃)₂CHCH₂―CH(NH₂)―COOH | 5.98 |
| L-イソロイシン㊁<br>L-isoleucine | Ile<br>(I) | CH₃CH₂CH(CH₃)―CH(NH₂)―COOH | 6.02 |
| L-セリン<br>L-serine | Ser<br>(S) | HOCH₂―CH(NH₂)―COOH | 5.68 |
| L-トレオニン㊁<br>L-threonine | Thr<br>(T) | H₃C―CH(OH)―CH(NH₂)―COOH | 5.60 |
| L-システイン<br>L-cysteine | Cys<br>(C) | HSCH₂―CH(NH₂)―COOH | 5.07 |
| L-メチオニン㊁<br>L-methionine | Met<br>(M) | H₃C―S―CH₂CH₂―CH(NH₂)―COOH | 5.74 |
| L-フェニルアラニン㊁<br>L-phenylalanine | Phe<br>(F) | C₆H₅CH₂―CH(NH₂)―COOH | 5.48 |

| 名称 | 略号 | 構造 | pI |
|---|---|---|---|
| L-チロシン<br>L-tyrosine | Tyr<br>(Y) | 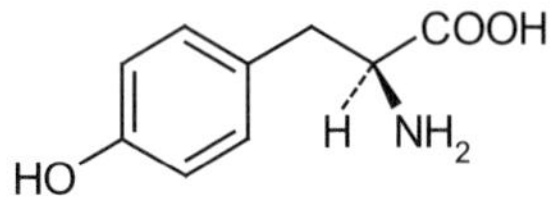 | 5.66 |
| L-トリプトファン㊙<br>L-tryptophan | Trp<br>(W) | 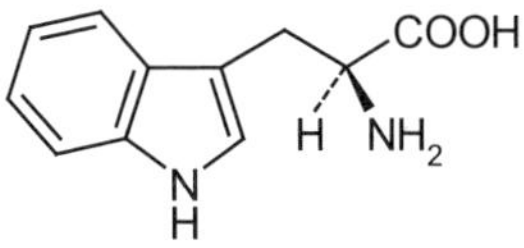 | 5.89 |
| L-プロリン<br>L-prorine | Pro<br>(P) | 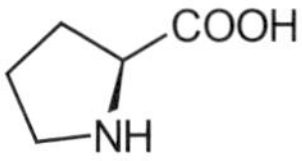 | 6.30 |
| L-グルタミン<br>L-glutamine | Gln<br>(Q) | 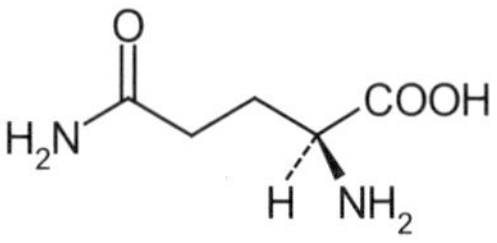 | 5.65 |
| L-アスパラギン<br>L-asparagine | Asn<br>(N) | 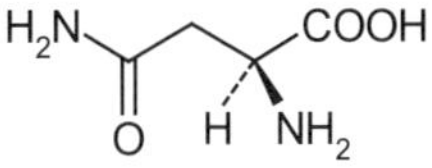 | 5.41 |
| 酸性アミノ酸 | | | |
| L-アスパラギン酸<br>L-aspartic acid | Asp<br>(D) | 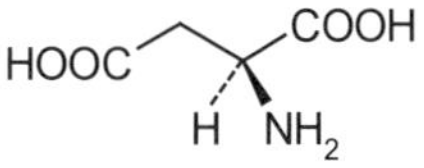 | 2.77 |
| L-グルタミン酸<br>L-glutamic acid | Glu<br>(E) | 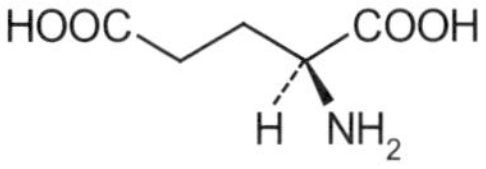 | 3.22 |
| 塩基性アミノ酸 | | | |
| L-リシン<br>L-lysine | Lsy<br>(K) | 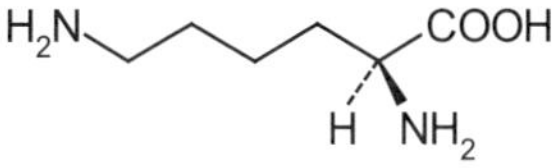 | 9.74 |
| L-アルギニン<br>L-arginine | Arg<br>(R) | 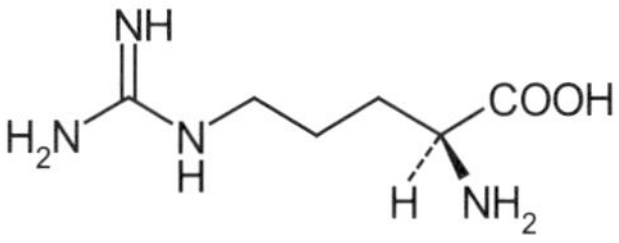 | 10.76 |
| L-ヒスチジン<br>L-histidine | His<br>(H) | 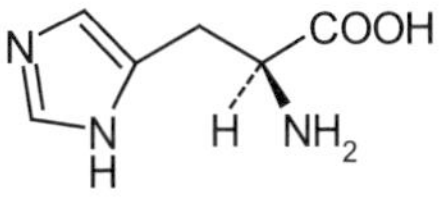 | 7.59 |

## 2.1.1 アミノ酸の構造

　グリシンを除くアミノ酸は，2位（α位）のキラル炭素を中心にその上にカルボキシ基を配置させて Fischer 投影式で表すと次の2種類を描くことができる．L-セリンと同じ絶対配置のアミノ酸

をL-系のアミノ酸，反対の絶対配置のアミノ酸をD-系のアミノ酸という．天然のアミノ酸はほとんどが$S$配置であるが，システインは$CH_2SH$基がカルボキシ基より優先されるために$R$配置となる．

L-アミノ酸　　　D-アミノ酸

## 2.1.2　アミノ酸の反応

### 1　ニンヒドリン反応

　ニンヒドリン水溶液と$\alpha$-アミノ酸によって起こる呈色反応で，通常のアミノ酸はニンヒドリン試薬と加熱すると，ニンヒドリンが還元されアミノ酸はアルデヒドに変わり，アンモニアと二酸化炭素を生じる．続いてニンヒドリンと還元ニンヒドリンがアンモニアを介して縮合し，Ruhemann's purple と呼ばれる青紫色（$\lambda_{max}$ 578 nm）の色素を生成する．

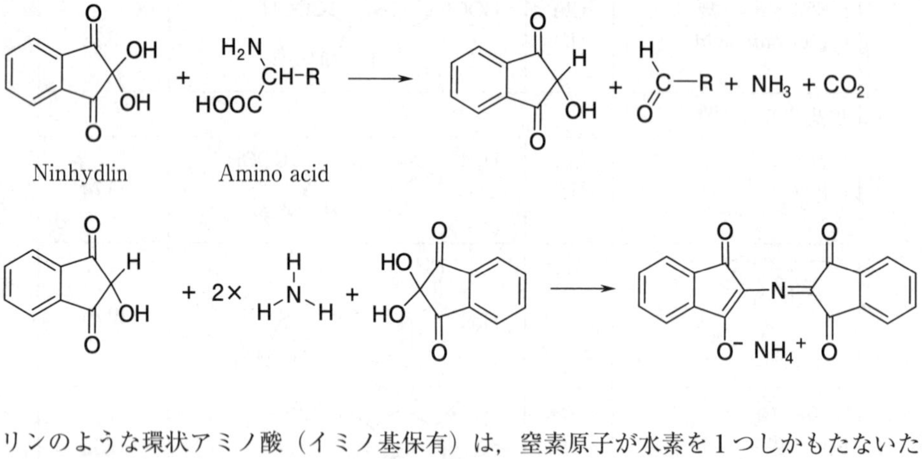

Ninhydlin　　Amino acid

　プロリンのような環状アミノ酸（イミノ基保有）は，窒素原子が水素を1つしかもたないためにニンヒドリン1分子としか反応せず，黄色い色素（$\lambda_{max}$ 354 nm）が生成する．これを長時間放置すると赤紫色に変化する．

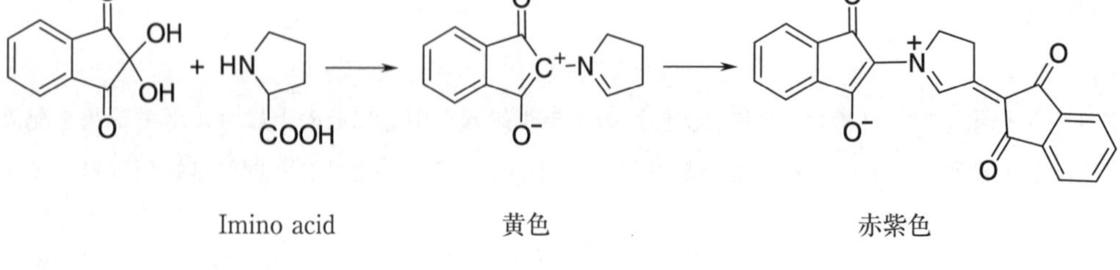

Imino acid　　　　　黄色　　　　　　赤紫色

## 2 亜硝酸との反応

多くのアミノ酸は一級のアミノ基をもつことから，酸性溶液中で亜硝酸と反応してジアゾニウムイオンを経て，α-オキシ酸を生成する．

$$\underset{\underset{NH_2}{|}}{\overset{\overset{H}{|}}{R-C-COOH}} \xrightarrow[\text{dil. HCl}]{NaNO_2} \left[ \underset{\underset{N\equiv N^+}{|}}{\overset{\overset{H}{|}}{R-C-COOH}} \right] \xrightarrow{-N_2} \underset{\underset{OH}{|}}{\overset{\overset{H}{|}}{R-C-COOH}}$$

## 3 酸化反応

フェニルアラニンはKMnO₄などの酸化剤により，アンモニアと芳香性のフェニルアセトアルデヒドを生成し，特異臭を発生する．

$$\text{C}_6\text{H}_5\text{CH}_2\text{CH(NH}_2\text{)COOH} \xrightarrow[\Delta]{KMnO_4} \text{C}_6\text{H}_5\text{CH}_2\text{CHO} + NH_3$$

トレオニンを同様に処理すると，アンモニアと臭気性のアセトアルデヒドおよびホルムアルデヒドを生成し特異臭を発生する．

$$\underset{\underset{OH\ NH_2}{|\ \ \ \ |}}{CH_3CHCHCOOH} \xrightarrow[\Delta]{KMnO_4} CH_3CHO + HCHO + NH_3$$

## 2.1.3 生理活性を有するアミノ酸

### 1 分枝鎖アミノ酸（Branched Chain Amino Acid, BCAA）

必須アミノ酸のなかで特に分子構造が枝分かれするバリン，ロイシン，イソロイシンをまとめて，**分枝鎖アミノ酸（BCAA）**という．大豆・チーズ・マグロの赤身などに，100 g当たり4～7 g程度と多く含まれている．BCAAは，筋肉を構成している必須アミノ酸の約35～40%含まれている．BCAAが低下する肝硬変や肝性脳症の患者では，アンモニア生成抑制の観点から低タンパク食を求められるものの，窒素バランスを維持するために健常者の1.3倍程度多くのアミノ酸を必要とすることから，BCAA含有製

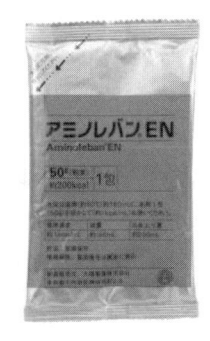

分枝鎖アミノ酸製剤（アミノレバン）
（大塚製薬）

剤が開発されている．また，BCAA は筋肉のタンパク質分解を抑制するといわれており，運動時に摂取すると良いと考えられることから，スポーツドリンクやサプリメントとして使用されている．

### 2 必須アミノ酸製剤

ヒトの必須アミノ酸 9 種類（L-リシン，L-フェニルアラニン，L-ロイシン，L-イソロイシン，L-メチオニン，L-バリン，L-トレオニン，L-トリプトファン，L-ヒスチジン）を含む製剤であり，低タンパク血症，低栄養状態，手術前後のアミノ酸補給などに多用される．

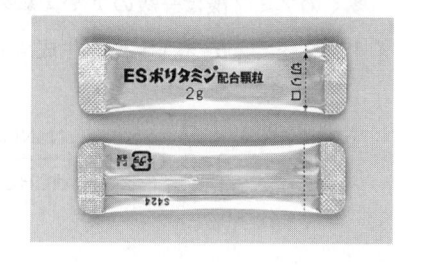

ポリタミン顆粒
（日本製薬）

### 3 腎不全用アミノ酸製剤

必須アミノ酸と非必須アミノ酸の割合（E/N 比）が腎不全のときに最適な範囲（3～4）に調整され，また腎不全に起こるタンパク異化亢進時に必要性の高い分枝鎖アミノ酸（BCAA 分枝鎖アミノ酸）を 42% 含んでいる製剤である．

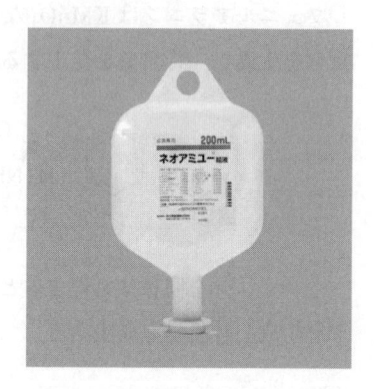

ネオアミュー
（味の素）

### 4 肝不全用アミノ酸製剤

肝性脳症時の血中アミノ酸濃度は Phe，Tyr，Met が高く，BCAA が低くなるので，これを補うように BCAA 含量が多く，Phe，Trp および Met の含量が少なく，Tyr を含まない特別な組成に調整した製剤．

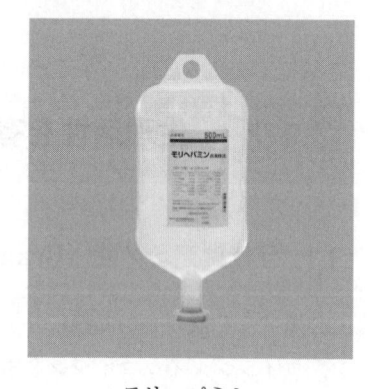

モリヘパミン
（味の素）

### γ-アミノ酪酸 γ-Aminobutyric acid（GABA）

海馬，小脳，脊髄などの中枢神経系に分布し，中枢神経抑制性の神経伝達物質である．GABA は，脳内でグルタミン酸のα位のカルボキシ基の脱炭酸よって生成される．また，血液脳関門を通過しない物質である．γ-アミノ酪酸と結合する GABA 受容体として GABA$_A$ 受容体，GABA$_B$ 受容体，GABA$_C$ 受容体の 3 種のサブタイプが知られている．

GABA

### レボドパ⓲ L-Dopa

マメ科植物ハッショウマメ *Mucuna pruriens* の種子より抽出された化合物である．L-dopa は現在最も効果的なパーキンソン病治療薬である．パーキンソン病は，脳内のドパミン不足とアセチルコリンの相対的増加を病態とする神経変性疾患の一つであり，レボドパが脳の錐体外路中枢に取り込まれ脱炭酸によりドパミンおよびノルアドレナリンを生じて症状を改善すると考えられている．

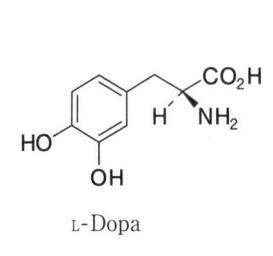

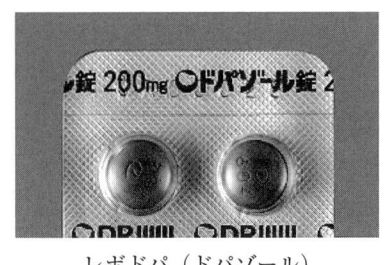

L-Dopa

レボドパ（ドパゾール）
（第一三共）

### ムスカリン Muscarine

ベニテングタケ *Amanita muscaria* から単離された有毒なアルカロイドで，涙と唾液の分泌増加，発汗後に，腹痛，ひどい吐き気，下痢，瞳孔の縮小（縮瞳），呼吸困難などが続くことがある．アセチルコリン受容体（ムスカリン性アセチルコリン受容体）に結合し，末梢の副交感神経を刺激する薬物である．

Muscarine

### パントテン酸 Pantothenic acid

CoA の構成成分として，糖代謝や脂肪酸代謝に関わるビタミン B 群の化合物で，かつてはビタミン $B_5$ と呼ばれた．ストレプトマイシン，カナマイシンの副作用の予防および治療，湿疹，弛緩性便秘などに用いられる．

Pantothenic acid

### カイニン酸水和物 局 Kainic acid hydrate

虫下しとして用いられていた紅藻のマクリ *Digenea simplex* から，竹本常松らが回虫駆除成分として単離した化合物である．カイニン酸は回虫やぎょう虫の運動を最初興奮させ，後に麻痺させる．その作用機序はグルタミン酸受容体の一種のカイニン酸受容体に対してアゴニストとして作用し，神経を過剰に興奮させることによる．現在，カイニン酸は，神経細胞死の研究用試薬として繁用される．

### ドウモイ酸 Domoic acid

徳ノ島で駆虫薬として用いられていた紅藻のハナヤナギ *Chondria armata* より抽出されたプロリン誘導体の回虫駆除成分である．ドウモイ酸は，カイニン酸と同様にグルタミン酸受容体と強く結合して駆虫作用を示す．またドウモイ酸は，ムラサキイガイの食中毒の原因物質としても知られ，神経毒性があり，短期記憶の喪失や，脳障害を引き起こし死に至る場合もある．近年，同物質については，魚介類の輸出入の検査（20 ppm 以下）が行われるようになってきている．

### シクンシ酸 Quisqualic acid

シクンシ科使君子 *Quisqualis indica* の回虫駆除成分である．グルタミン酸受容体のサブタイプの分類など研究用試薬として用いられる．

α-Kainic acid　　　Domoic acid　　　Quisqualic acid

### イボテン酸 Ibotenic acid，トリコロミン酸 Tricholomic acid

イボテン酸は，イボテングタケ，テングタケなどに含まれ，グルタミン酸アゴニストとして働くことが知られている．旨味成分として知られるが，イボテン酸が脱炭酸して生成するムシモール muscimol は GABA 受容体と結合し中枢を抑制する．興奮と抑制が同時に起こる複雑な中毒症状が発現し，精神錯乱，譫妄，躁鬱，幻覚などの中毒症状を呈する．またイボテン酸はハエの神経毒

となるため，テングタケはハエ取りに利用された．一方，トリコロミン酸はハエトリシメジに含まれる旨味成分であるが，トリコロミン酸もハエに対して毒性がある．

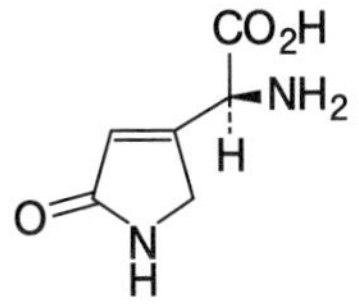

Ibotenic acid

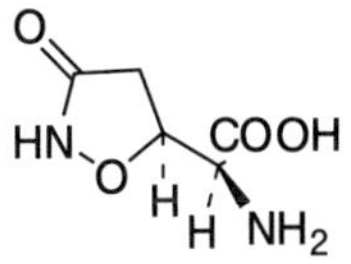

Tricholomic acid

### テアニン L-Theanine

チャノキ Camellia sinensis の茶の旨み成分として知られるグルタミン酸誘導体の1種である．テアニンは血液-脳関門を通過し，精神や肉体的ストレスを減少させる働きが認められている．そのため，テアニンは食品やサプリメント，食品の風味改善に用いられている．

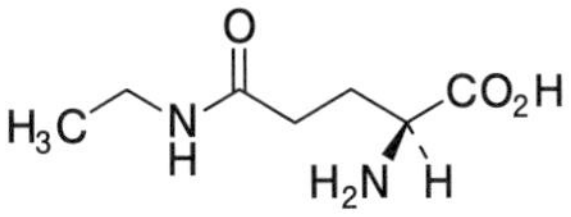

L-Theanine

### アリイン Alliin

新鮮なニンニクに含まれるスルホキシド誘導体で，細胞が傷つくとアリナーゼが働きアリインがアリシンに変換されニンニク特有の臭いを発する．アリインは強力な抗酸化作用も示す．また，アリシンとビタミン $B_1$（チアミン）の会合によりアリチアミンが生成されることが知られている．こうして，チアミンがアリチアミンの形となると，チアミンの分解が抑制され，さらにチアミンの吸収率がよくなることがわかった．さらなる研究の結果プロスルアミン（アリナミン）の開発のもとになった．

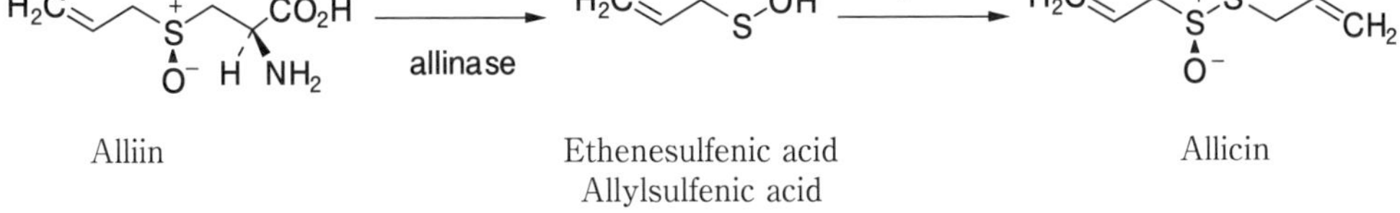

Alliin  →(allinase)  Ethenesulfenic acid / Allylsulfenic acid  →($-H_2O$)  Allicin

## 2.2 ペプチド

ペプチドとは，2個またはそれ以上のアミノ酸がカルボキシ基とアミノ基の間で脱水縮合してアミド結合（ペプチド結合）した連鎖状化合物である．アミノ酸の数により，dipeptide（2），tripeptide（3），oligopeptide（2～10），polypeptide（おおむね10～100）と呼んでいる．

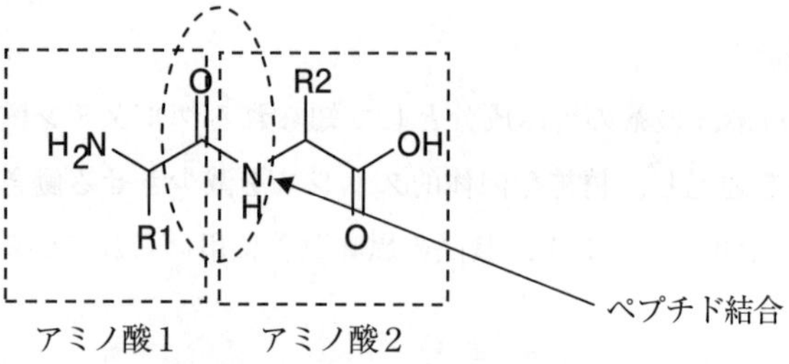

### アマニタトキシン類 Amanitatoxins（α-Amanitin），ヴィロトキシン類 Virotoxins（Viroidin）
### ファロトキシン類 Phallotoxins（Phalloidin）

テングタケ科タマゴテングタケ *Amanita phalloides* の毒素である．アマニタトキシン類は，mRNA ポリメラーゼを阻害し，タンパク質の合成を妨げることが明らかになっている．テングタケ科ドクツルタケ *Amanita virosa* の毒素としては，ファロトキシン類が知られる．

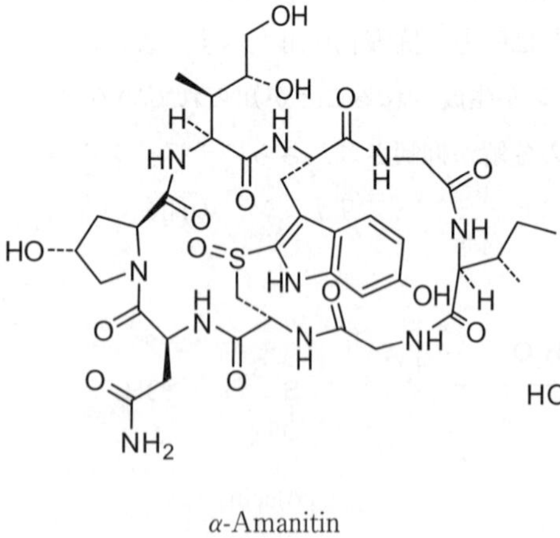

α-Amanitin 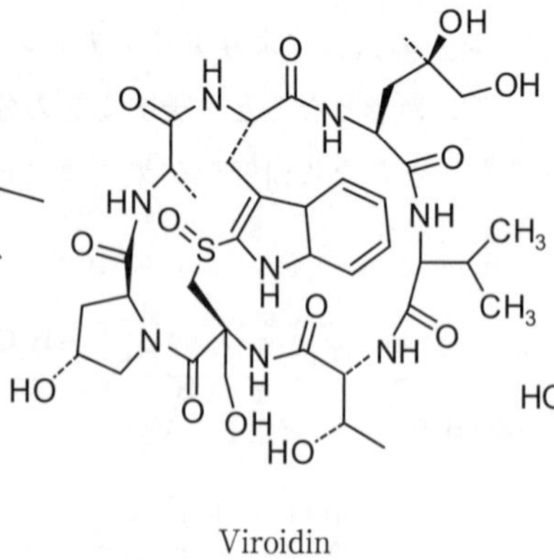　　　　Viroidin 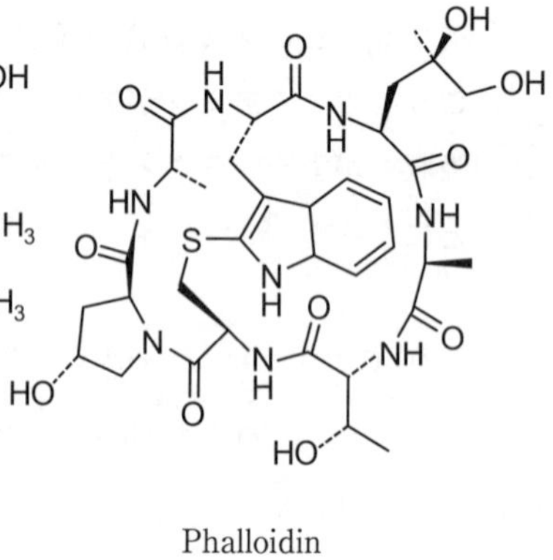　　　　Phalloidin

### グルタチオン⊞ Glutathione（GSH）

生体中に広く分布するグルタミン酸，システイン，グリシンが結合したトリペプチド．システインのアミノ基とグルタミン酸のカルボキシ基間のペプチド結合を有する．グルタチオンは，抗酸化物質の1つで活性酸素種から細胞を保護する．

Glutathione                酸化型 Glutathione

## インスリン🏥 Insulin

膵臓のランゲルハンス島のβ細胞から分泌され，血糖値の恒常性維持に重要なホルモンである．生理作用は炭水化物の代謝を調節する働きがあり，骨格筋ではブドウ糖，アミノ酸，カリウムの取り込みとタンパク質合成の促進，肝臓では糖新生の抑制，グリコーゲン合成促進・分解抑制，脂肪組織においては，糖の取り込みと代謝促進，脂肪合成の促進・分解抑制など多岐にわたる．

現在1型糖尿病患者における薬物療法ではインスリンが唯一の方法であり，皮下注射によって投与されることが多い．近年組換えDNA技術によって大腸菌や酵母にヒトインスリン遺伝子を導入し，インスリン生産が行われている．

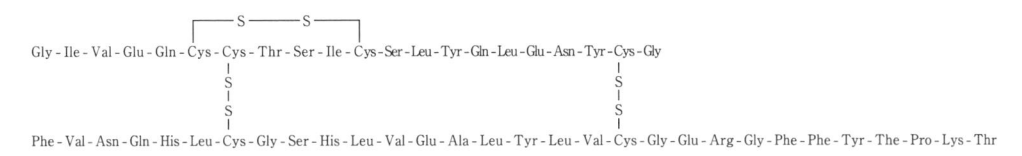

```
            ┌─S―――――S─┐
Gly-Ile-Val-Glu-Gln-Cys-Cys-Thr-Ser-Ile-Cys-Ser-Leu-Tyr-Gln-Leu-Glu-Asn-Tyr-Cys-Gly
                    │                                                  │
                    S                                                  S
                    │                                                  │
                    S                                                  S
                    │                                                  │
Phe-Val-Asn-Gln-His-Leu-Cys-Gly-Ser-His-Leu-Val-Glu-Ala-Leu-Tyr-Leu-Val-Cys-Gly-Glu-Arg-Gly-Phe-Phe-Tyr-The-Pro-Lys-Thr
```

Insulin

## グルカゴン Glucagon

グルカゴンは29のアミノ酸からなるホルモンで膵臓のランゲルハンス島のA細胞から分泌され，インスリンと共に血糖値を一定にするペプチドホルモンである．血糖値が下がった場合に肝細胞のグリコーゲン分解やアミノ酸からの糖新生を促進，血糖値をあげる働きをもつ．糖尿病患者の低血糖に対する治療薬やインスリン分泌刺激試験に用いられる．

His-Ser-Gln-Gly-Thr-Phe-Thr-Ser-Asp-Tyr-Ser-Lys-Tyr-Leu-Asp-Ser -Arg-Arg-Ala-Gln-Asp-Phe-Va-Gln-Trp-Leu-Met-Asn-Thr-OH

Glucagon

## ブラジキニン Bradykinin

血圧降下作用をもつ生理活性物質の1種で，キニノーゲンから血漿カリクレインやトリプシンによってつくられるアミノ酸9個からなり，キニノーゲンから血漿カリクレインやトリプシンによってつくられるペプチドである．また神経細胞に作用して痛みを感じさせる物質でもある．降圧作用のほかに，神経細胞に作用して痛みを感じさせる物質でもあり，炎症の発生にも関与しているなど多彩な作用を有する．発痛作用は $PGE_2$ により増強される．

Arg-Pro-Pro-Gly-Phe-Ser-Pro-Phe-Arg-OH<br>
Bradykinin

## レニン Renin

レニンはアンジオテンシノーゲンのペプチド結合を分解してアンジオテンシンIを合成するタンパク質分解酵素の一種である．腎臓の傍糸球体細胞から分泌され，血圧調節に関わるアンジオテンシンIを活性化する．またレニン酵素タンパク質の遺伝子の活性が強いと高血圧になりやすくなる．腎臓の傍糸球体細胞が腎血流量の変化を感知し，減少すればレニンの分泌を促進し，増加すれば抑制する．レニンによって活性化されたアンジオテンシンIは作用が強力なアンジオテンシンIIに変化する．

Asp-Arg-Val-Tyr-Ile-His-Pro-Phe-His-Leu-OH     Asp-Arg-Val-Tyr-Ile-His-Pro-Phe-OH<br>
Angiotensin I                            Angiotensin II

## 生体内オピオイド，エンドルフィン類（μ受容体），エンケファリン類（δ受容体），ダイノルフィン類（κ受容体）

内因性鎮痛ペプチドで，オピオイド受容体結合すると膜電位依存性の $Ca^{2+}$ チャネルが抑制され，サブスタンスPなどの疼痛伝達物質の放出が抑制されてモルヒネの6.5倍の鎮痛効果を示す．β-エンドルフィンは31個のアミノ酸から構成されている．

Tyr-Gly-Gly-Phe-Met-Thr-Ser-Glu-Lys-Ser-Glu(NH$_2$)-Thr-Pro-Leu-Val-Thr-Leu-Phe-Lys-Asp(NH$_2$)-Ala-Ile-Ile-Lys-Asp(NH$_2$)-Ala-Tyr-Lys-Lys-Gly-Glu-OH<br>
β-Endorphin

## カルシトニン Calcitonin

甲状腺の傍濾胞細胞から分泌されるアミノ酸32個からなるペプチドホルモンである．破骨細胞上のCPCR受容体に結合して骨吸収を抑制し，血中カルシウム濃度を低下させる作用がある．ヒトカルシトニンよりウナギやサケの魚類のカルシトニンが効力が強く注射薬として臨床利用されている．

Cys(1)-Gly-Asn-Leu-Ser-Thr-Cys(1)-Met-Leu-Gly-Thr-Tyr-Thr-Gln-Asp-Phe-Asn-Lys-Phe-His-Thr-Phe-Pro-Gln-Thr-Ala-Ile-Gly-Val-Gly-Ala-Pro-NH$_2$<br>
Calcitonin

注）Cys(1)の表記は，分子中のCys(1)とCys(1)で水素結合していることを示す．

### デスモプレシン Desmopressin

抗利尿ホルモンであるバソプレシンの誘導体として，バソプレシンの1位のシステインを脱アミノ化し，8位のL-アルギニンをD-アルギニンに置換することによって昇圧作用をほとんど示さず，強い抗利尿作用を長時間発揮する中枢性尿崩症薬として開発された．経口では効果を示さないことから，点鼻薬として用いられる．この化合物は末端の脱アミノ化したCysのSとCysの間でS–S結合を形成している．

3-Mercapto(1)propionyl-Tyr-Phe-Gln-Asn-Cys(1)-Pro-D-Arg-Gly-NH$_2$

Desmopressin

## コラム　ダイエット甘味料

**Aspartame**

フェニルアラニンのメチルエステルとアスパラギン酸が結合したジペプチド．1965年にアメリカ合衆国のサール薬品が開発し，日本の味の素株式会社が製造方法を確立した．日本およびアメリカでは1983年に食品添加物として認可されている．甘味は砂糖の約200倍もあり，ある甘さにするために使用する量が砂糖の1/200でよいため，低カロリーとなり，主にダイエット食品や飲料に使用されている．しかし，独特な後味がある．

**Neotame**

アスパルテームを3,3-ジメチルブチル基でN-アルキル化した化合物である．米国のモンサント社によって開発された．米国では，2002年に甘味料および風味増強剤として一般食品分野への使用が許可され，日本では，2007年に大日本住友製薬が食品添加物として申請し，認可されている．砂糖に近いすっきりした甘味をもち，その甘味の強さは砂糖の7,000～13,000倍，アスパルテームの約30～60倍といわれている．

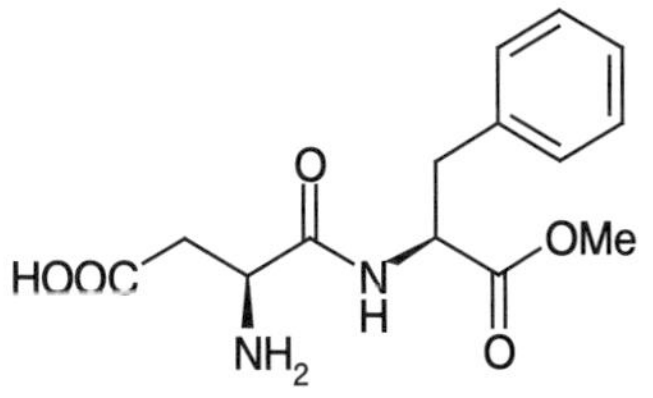

Aspartame 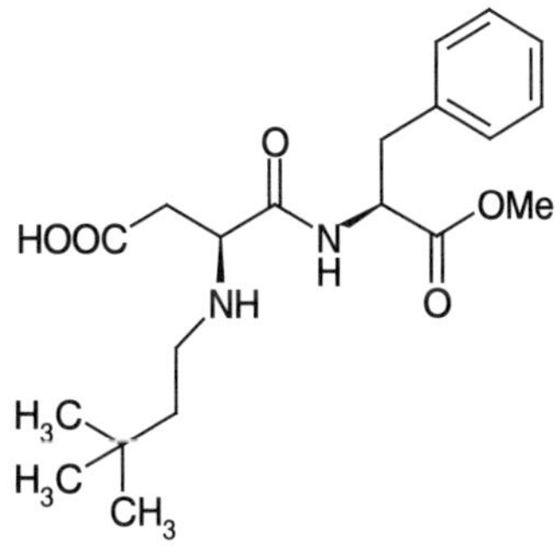　　　　　　　　　　Neotame

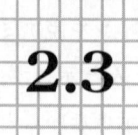

## 2.3 タンパク質 Proteins

### トロンビン⊕ Thrombin
ヒトまたはウシの血液から製したプロトロンビンにカルシウムイオンの存在下で，トロンボプラスチンを作用させて製造したものである．止血作用の中核的な存在で，また血小板を活性化することで凝血を促進する機能もある酵素止血薬である．

### リゾチーム塩酸塩⊕ Lysozyme hydrochloride
グリコサミノグリカンを分解する酵素であり，真正細菌の細胞壁を構成する多糖類を加水分解する．ヒトの場合涙や鼻汁，母乳などに含まれている．工業的には卵白から抽出したリゾチームが医薬品や食品に用いられている．臨床では，慢性副鼻腔炎の腫脹の緩解，気管支炎，気管支喘息，歯槽膿漏の腫脹の緩解などに経口投与，慢性結膜炎に点眼液として，皮膚潰瘍に貼付剤や軟膏剤として用いられる．

### ウロキナーゼ⊕ Urokinase
ウロキナーゼは最初ヒトの尿から単離されて血栓溶解剤として利用されている．血液や細胞外マトリックスにも存在することが確認されている．

### アルブミン Albumin
アルブミン製剤は，加熱人血漿タンパク質と人血清アルブミンの2つの種類が臨床で用いられており，アルブミンの補充に用いられる．

### グロブリン Globulin
γグロブリン分画は病原体に対する抗体を含み，免疫不全症における補充療法，細菌・ウイルス重症感染症の補助的治療，ウイルス疾患の予防や治療などに用いられている．

### インターフェロン Interferon
インターフェロンは，1954年に，伝染病研究所の長野泰一と小島保彦がウイルス干渉因子として発見し報告したのが最初である．近年，遺伝子操作により細菌や培養細胞での大量生産が可能になり，医薬品として多くのインターフェロンが承認され，B型肝炎・C型肝炎などのウイルス性肝炎，またいくつかの腫瘍の治療や白血病の治療に用いられている．

### ブロメライン Bromelain

パイナップルのタンパク質分解酵素で，アルギニンとアラニン，アラニンとグルタミンのペプチド結合を加水分解することによりタンパク質を分解する．創傷面の壊死組織の分解，除去，清浄化に働き，軟膏剤として利用される．

### 乳糖分解酵素 Galactosidase

乳児の牛乳，乳製品の乳糖から起こる下痢，腹部膨満，腹鳴など消化不良に用いられる．

### コンカナバリン A Concanavalin A

コンカナバリン A はマメ科タチナタマメ *Canavalia ensiformis* の種子から得られる分子量 26 k（単量体）のタンパク質で，二量体，四量体として存在する．コンカナバリン A は余分な血液凝集作用を有するレクチンの一種であり，研究用試薬として用いられる．

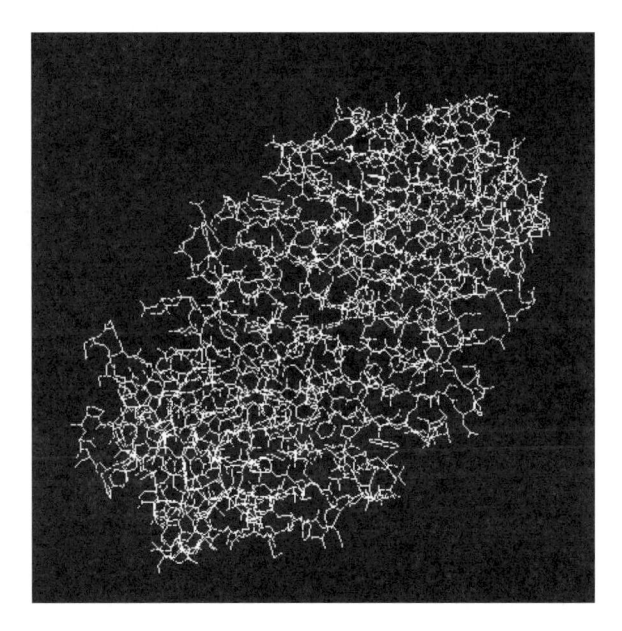

Concanavalin A

# 第3章

# 糖質（炭水化物）
# Carbohydrates

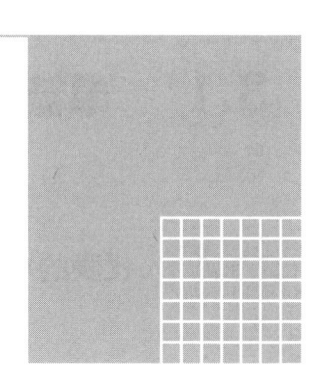

　生体にとって，糖は重要な働きを担っている．体内に取り込まれた糖は，解糖系やペントースリン酸系により分解され，二次代謝産物であるアセチルCoAやアミノ酸などを供給するとともに，ATPやNADPHなどの生体エネルギーを産生する．

　糖はエネルギー源としてだけではなく，それらが幾つか縮合した糖鎖を含む糖タンパク，糖脂質は，生体内で細胞表層に存在している．一般に3種の中性アミノ酸からなるトリペプチド鎖に可能な一次構造は6通りであるに対し，3種のヘキソースからなるトリサッカライドは約720通りにもなる．これは糖鎖の構造の複雑さを表す一方，その潜在的な情報量はタンパク質など比べものにならないといえる．

　生体内における糖鎖は，細胞の接着，分化，増殖，癌化，さらにウイルスや細菌感染における宿主認識を行ったり，血液型の決定など細胞間情報伝達機構に深く関与している．また，糖が多数縮合した多糖では，保水効果をもつムチンや，抗血液凝固作用を有するヘパリンなどその作用は多岐にわたる．このような糖および糖鎖の役割を解明するためには，立体化学に基づく構造の多様性も理解することは重要である．

　糖は1つから成る**単糖** monosaccaride，幾つかが縮合した**オリゴ糖** oligosaccaride，**多糖** polysaccharide と分類される．糖類の分子式を一般式で表すと $C_nH_{2n}O_n$（$=C_n(H_2O)_n$）と書くことができることが多い．このことは，あたかも糖類が炭素と水の化合物のように考えられることから糖類のことを**炭水化物** carbohydrate ともいう．

## 3.1 単糖類

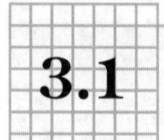

### 3.1.1 代表的な単糖類と Fischer 投影式

#### 1 アルドース

アルドース aldose はアルデヒドを有する糖の総称である．分子中に不斉炭素を有するため，互いに鏡像体である D 体と L 体が存在する．最も分子量の小さいアルドースであるグリセルアルデヒドは 3 個の炭素原子で構成されていることからトリオース（三炭糖）という．また，4，5，6，7 個の炭素原子から成る単糖はそれぞれテトロース（四炭糖），ペントース（五炭糖），ヘキソース（六炭糖），ヘプトース（七炭糖）という．例えばガラクトースはアルデヒド基をもつ炭素数 6 個で構成されていることから，アルドヘキソースに分類される．

D 系列のアルドースを Fischer 投影式で書き示した系統図より，2 つ以上の不斉炭素が存在する糖では，最も酸化段階の高い炭素から離れた不斉炭素の立体配置が D-グリセルアルデヒドと同じものを D-，異なるものを L-と定義している．炭素数が $n$ 個のアルドースには $2^{n-2}$ 個の立体異性体が存在する．L-系列のアルドースは，D-系列とエナンチオマー（鏡像体）の関係にある．天然に存在する単糖類のほとんどが D-系列に属しているが，アラビノースのように D-アラビノースよりも L-アラビノースの方が多く存在する L-系列の単糖の例もある．一方，エナンチオマーに対し，複数のキラル中心がある場合，そのうちただ 1 つだけのキラル中心での立体配置の異性体をエピマーの関係にあるという．例えば，D-マンノースは D-グルコースの 2 位のエピマーであり，D-ガラクトースは，D-グルコースの 4 位のエピマーである．

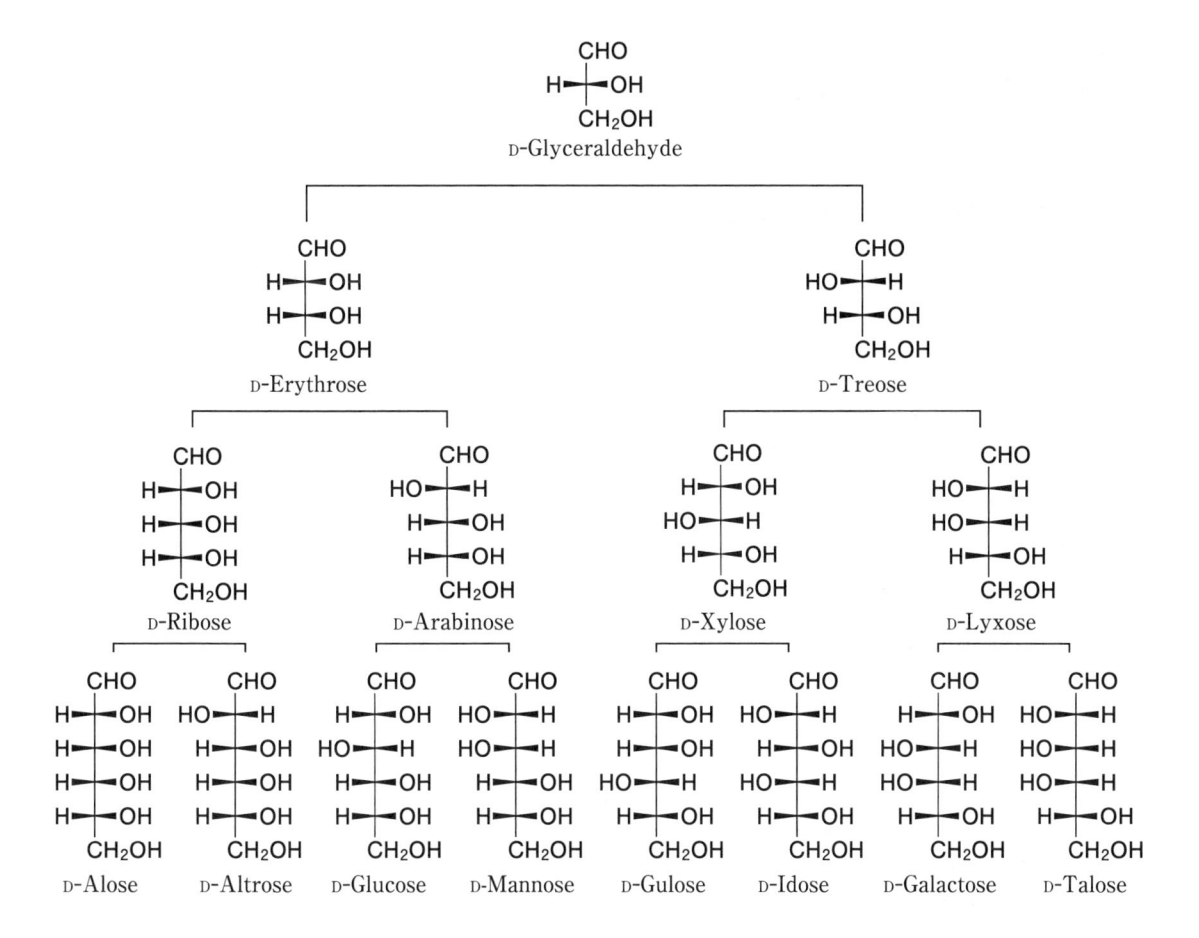

## 2 ケトース

**ケトース** ketose は炭素数 3 で構成されるジヒドロキシアセトンを最小単位とする．そして，炭素数が $n$ 個のケトースには $2^{n-3}$ 個の立体異性体が存在する．ケトースにおいても炭素数が増えるに従い，存在し得る種類は多くなるはずだが，天然に存在が確認されているものは限られている．

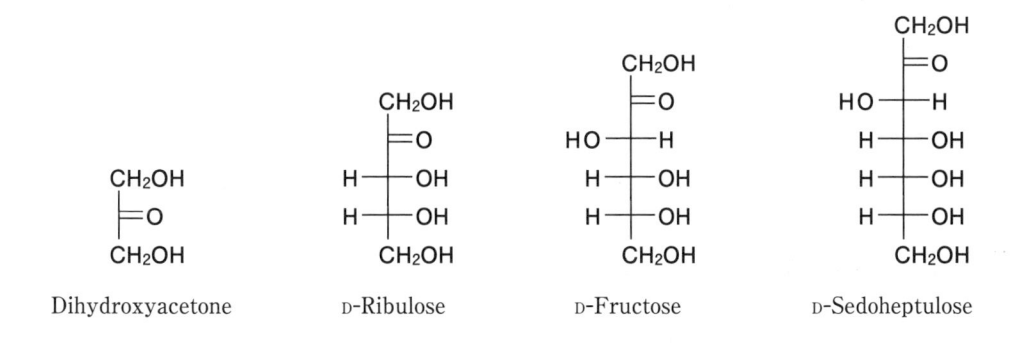

## 3.1.2 糖の環構造と変旋光

### 1 Fischer 投影式による環構造

　自然界に存在する単糖は一般に鎖状構造で存在することはまれで，分子中の1つのヒドロキシル基とカルボニル基（アルデヒドあるいはケトン）がヘミアセタールを形成して，鎖状構造より安定な環状構造として存在している．このとき，五員環構造をとったものを**フラノース** furanose，六員環構造をとったものを**ピラノース** pyranose という．環構造を形成することでキラル中心が新たに生じ，この炭素を**アノマー炭素原子** anomeric carbon atom という．このアノマー炭素原子上における立体配置異性体は，それぞれ **α-体**（α-アノマー）および **β-体**（β-アノマー）に区別され，これを Fischer 投影式で表すと，1位のヒドロキシル基が右側に配置されたものが α-体，左側に配置されたものが β-体となる．D-グルコースでは，1位のアルデヒド基と5位のヒドロキシル基の間で脱水縮合した六員環構造が安定型であり，水溶液中でもほぼこの2つの型（α-体および β-体）で存在している．

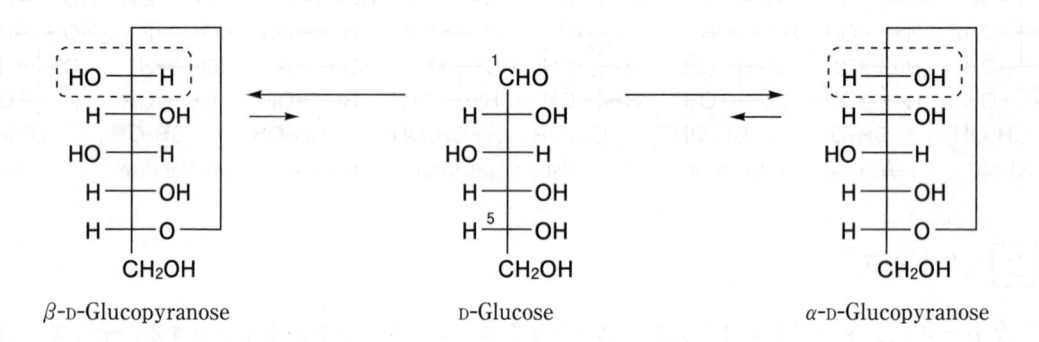

β-D-Glucopyranose　　　D-Glucose　　　α-D-Glucopyranose

### 2 変旋光

　α-D-グルコースを水に溶かしてすぐに旋光度を測定すると $[\alpha]_D + 112°$，β-D-グルコースでは $[\alpha]_D + 19°$ の比旋光度を示すが，いずれの溶液も旋光度は徐々に変化して，最終的には一定の値 $[\alpha]_D + 52.5°$ に達する．この現象は**変旋光** mutarotation と呼ばれ，α-D-グルコピラノース，β-D-グルコピラノース，鎖状の D-グルコースが水溶液中において平衡混合物として存在していることを示唆している．グルコースの平衡状態ではほぼ，α-isomer：β-isomer = 36：64 である．

## 3.1.3 Fischer 投影式と Haworth 式

　糖の環構造を表現する手段として Haworth 式が利用される．D-グルコースの場合，アノマー炭素原子（1位炭素原子）上のヒドロキシル基が下側にある立体異性体が α-アノマー，上側に位置

する立体異性体が β-アノマーとなる．また，Fischer 投影式において主鎖に対して右側に位置する置換基は，Haworth 式では環の下側に表記される．D-グルコースの場合も，2 位，4 位ヒドロキシル基は環に下側に位置し，3 位ヒドロキシル基は上側になる．さらに，5 位置換基（6 位 CH$_2$OH 基）を，環の上側に配置するように示す．

Haworth 式は立体配置を表したもので，実際のピラノースは，いす型配座で存在する．Haworth 式からいす型配座に変換する際，アキシアル結合とエクアトリアル結合について注意しなければならない．D-系列の糖では，α-アノマーは 1 位ヒドロキシル基が β-配置，β-アノマーは α-配置とする．L-系列の糖は，1 位ヒドロキシル基が α-配置にあるものを β-アノマー，β-配置にあるものを α-アノマーとしている．

β-D-Glucopyranose

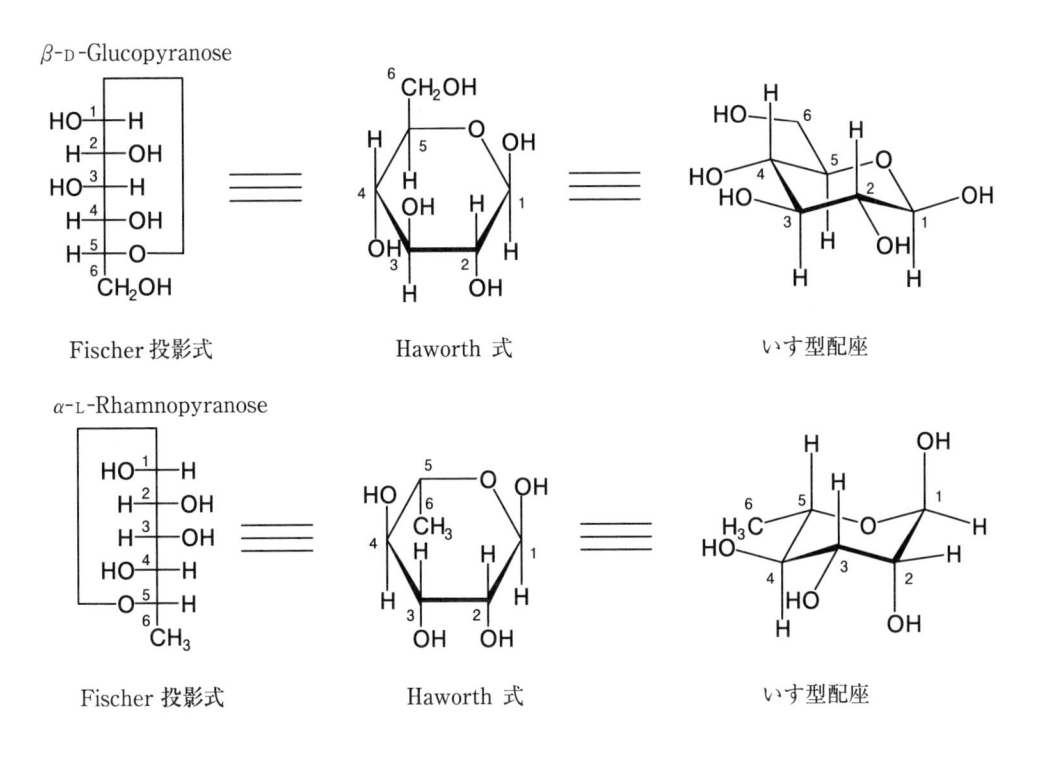

Fischer 投影式　　　Haworth 式　　　いす型配座

α-L-Rhamnopyranose

Fischer 投影式　　　Haworth 式　　　いす型配座

## 3.1.4　糖の環構造と安定性

### 1　ピラノースとフラノース

多くの単糖はピラノース（六員環）またはフラノース（五員環）の構造をとることが知られている．しかし，これらの環は立体化学的な視点で考えると炭素原子の関与する軌道が sp$^3$ 混成軌道であることから平面状でないことがわかる．ピラノース環の場合には，シクロヘキサン環と同様に舟

型構造よりもいす型構造の方が安定である．また，いす型構造でも，大きな置換基がエクアトリアル結合に位置した構造がより安定な配座となる．これは，アキシアル位の大きな置換基は立体障害となるからである．例えば，β-D-グルコピラノースは1つのヒドロキシメチル基（6位）と4つのヒドロキル基がすべてエクアトリアルとなる $^4C_1$ 配座の方が，すべてアキシアルとなる $^1C_4$ 配座よりも安定である．

$^4C_1$ 配座　　　　　　　　$^1C_4$ 配座

アキシアル位の置換基による立体障害が起こる．
そのため，より安定な $^4C_1$ 配座をとる．

　一方，フラノース環は五員環であるため，sp³混成軌道の結合角（109.5°）と正五角形の内角（108°）がほぼ等しく平面構造となる．ただし糖の場合は置換基の存在により重なりあい不安定となる．したがってフラノース環も平面から少し歪んだ構造が安定配座となる．一般に5つの原子のうち4つは同一平面上に存在しているが，残りの1つは平面からずれる．

## 2　アノマー効果

　前項では，糖が環構造を形成する上で置換基はエクアトリアル位に配置されることで安定な配座を保つと述べたが，1位置換基についてはアキシアル位配置（α体）の方がエクアトリアル配置（β体）よりも安定な配置をとる．この現象を**アノマー効果** anomeric effect という．また，1位の炭素を**アノマー炭素** anomeric carbon という．これは，1位のヒドロキシル基がアキシアルに配置される方がエクアトリアルに配置される場合よりも分子内双極子モーメントが小さくなり，熱力学的に安定であるからだと考えられる．

α　　　　　　　　β

環酸素の不対電子と1位置換基の不対電子の向きの違いにより安定性が変化する．
～電子対の向きが離れているα体の方が優位
そのため，電子対の向きが離れているα体の方が優位．

　また，D-マンノースのように，2位置換基がアキシアルに配置されている糖では，アノマー効果に加えゴーシュ効果による立体障害も働くため，アキシアル配置の方が優位となる．

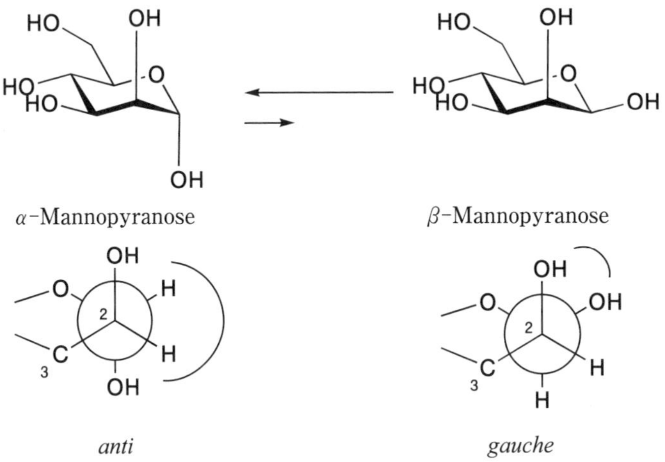
α-Mannopyranose
β-Mannopyranose
anti
gauche

1位水酸基と2位水酸基との間において立体障害が生じる．
そのため，α体が優位となる．

## 3.1.5　糖の化学反応

### 1　酸・塩基反応

#### 1）酸との反応

一般に単糖は酸に対して安定であり，弱酸性水溶液中では中性水溶液中よりも安定である．しかし，高濃度の強酸溶液中で高温まで加熱すると脱水反応を経て分解してしまう．ヘキソースを希硫酸中，100℃で加熱すると，脱水によりヒドロキシメチルフルフラールを介して，レブリン酸 levulinic acid が生成される．ここでの中間体であるフルフラールは不安定な化合物であるが様々な試薬と反応して呈色することから，定性，定量分析に利用される．

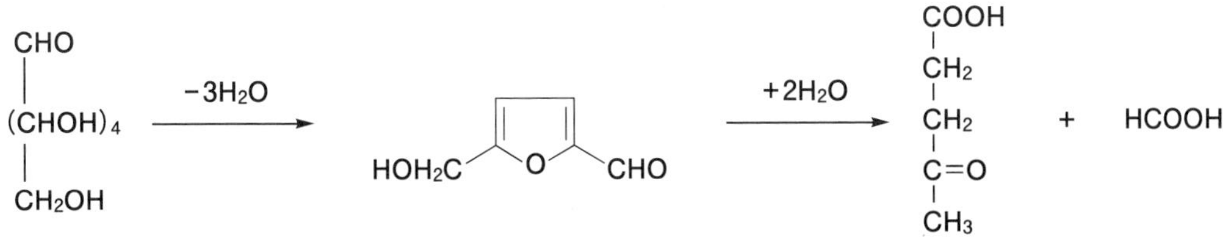
CHO
$(CHOH)_4$
$CH_2OH$
$-3H_2O$
$HOH_2C$
O
CHO
$+2H_2O$
COOH
$CH_2$
$CH_2$
C=O
$CH_3$
+
HCOOH

ヒドロキシメチルフルフラール　　レブリン酸

#### 2）塩基との反応

一方，塩基に対してはかなり不安定であり，異性化や分解反応などを引き起こす．アルドースは，塩基性条件下において1,2-エンジオール体を経てケトースあるいは別のアルドースに変換される．D-グルコースの場合，D-マンノースとD-フルクトースが得られる．これら転位反応は，2位に安定な置換基をもつことでケトースは生成されず，アルドースの異性化のみが起こる．さらに高濃度

の塩基性条件では，D-フルクトースから2,3-エンジオール体を介し，β-脱離による脱水，転移反応によりサッカリン酸やイソサッカリン酸が得られる．

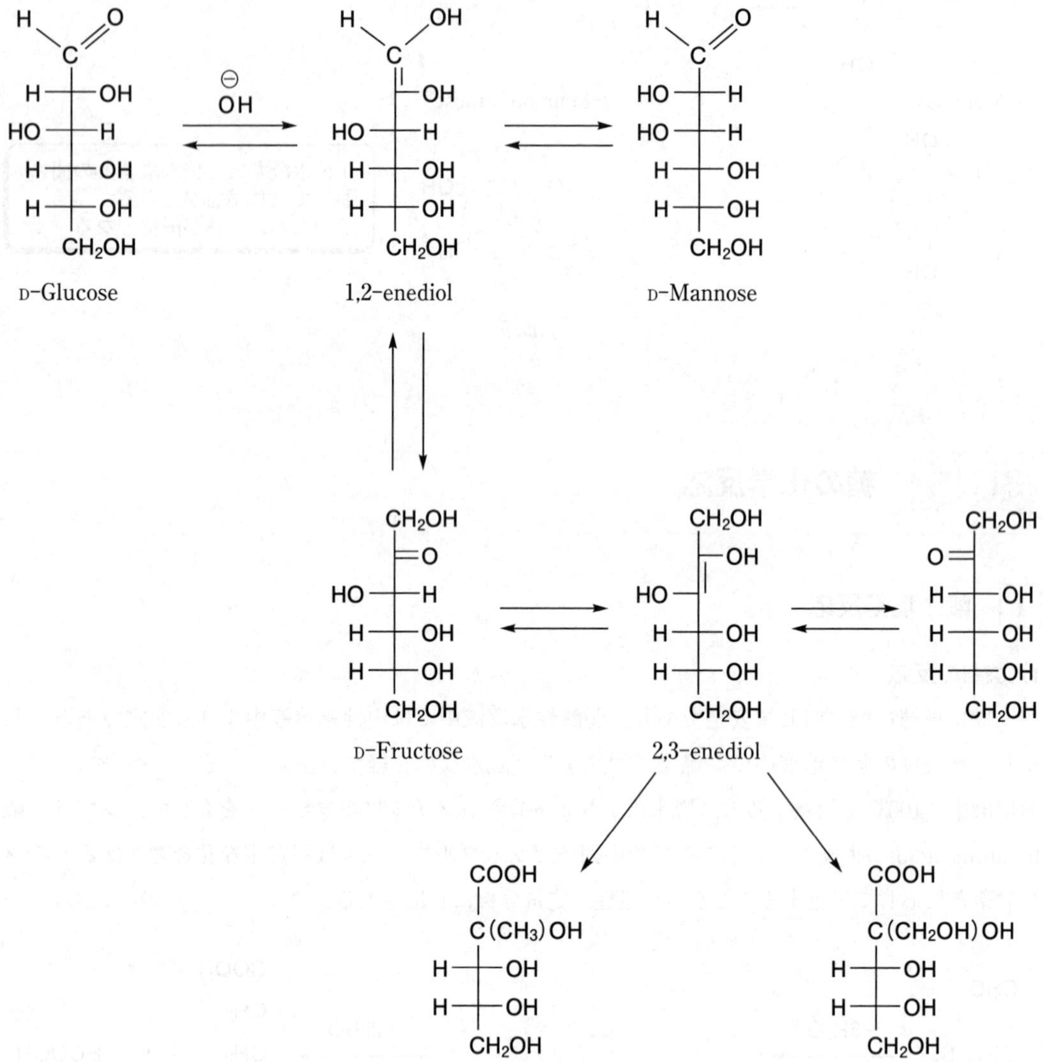

他にも，D-グルコースを高濃度の NaOH 水溶液中で加熱すると，乳酸やギ酸，グリコール酸などに分解される．このように，無保護の還元糖は塩基性条件下において不安定であり複雑な化学反応を起こしやすい．

## 2 酸化・還元反応

### 1) 酸化反応

・確認反応

アルドースおよびケトースのカルボニル基に隣接する炭素は酸化反応によりカルボニル基へと変換される．

第3章 糖質（炭水化物）　205

$$-\underset{O}{\underset{\|}{C}}-\underset{H}{\underset{|}{C}}-OH \xrightarrow{酸化} \left[ -\underset{O}{\underset{\|}{C}}-\underset{OH}{\underset{|}{C}}-OH \right] \longrightarrow -\underset{O}{\underset{\|}{C}}-\underset{O}{\underset{\|}{C}}-$$

　環状構造でヘミアセタール由来のヒドロキシル基をもち，鎖状構造においてカルボニル基を生成しうる糖はすべて還元性を示すことから，この反応は糖の確認反応に広く利用される．以下に挙げた確認反応は糖の酸化による変化によるものである．

1) 銀鏡反応　　　　　　　　　　　$Ag^+$ $\xrightarrow{還元糖}$ $Ag$（試験管の壁に銀鏡を形成）

2) フェーリング反応　　　　　　　$Cu^{2+}$ $\xrightarrow{還元糖}$ $Cu_2O$（赤色沈殿）
　　　　　　　　　　　　　　　　（青色溶液）

3) フェリシアニド反応　　　　　　$Fe(CN)_6^{3-}$ $\xrightarrow{還元糖}$ $Fe(CN)_6^{4-}$（淡褐色）
　（Park-Johnson 法）　　　　　　（黄褐色）

4) ニランダー反応　　　　　　　　$Bi^{3+}$ $\xrightarrow{還元糖}$ $Bi$（黒色沈殿）

### ・過ヨウ素酸酸化

　糖に存在する多くの1,2-ジオール構造（α-グリコール構造）は過ヨウ素酸（$HIO_4$）によって酸化的に開裂される．この過ヨウ素酸酸化はそれぞれの構造に応じて生成物を与えるため，多糖・糖鎖の構造研究において有力な手法となる．糖に存在する1) α-グリコール，2) α-アミノアルコール，3) α-オキシアルデヒド，4) α-オキシケトンは過ヨウ素酸と反応して，それぞれアルデヒドやアンモニア，カルボン酸などを生成する．

1)　$\begin{array}{c} -\overset{|}{C}-OH \\ \vdots \\ -\overset{|}{C}-OH \end{array}$ $\xrightarrow{IO_4^-}$ $\begin{array}{c} CHO \\ + \\ CHO \end{array}$ ＋ $H_2O$ ＋ $IO_3^-$

　　α-Glycol

2)  ![reaction 2](α-Aminoalchol + IO₄⁻ → CHO + CHO + NH₃ + IO₃⁻)

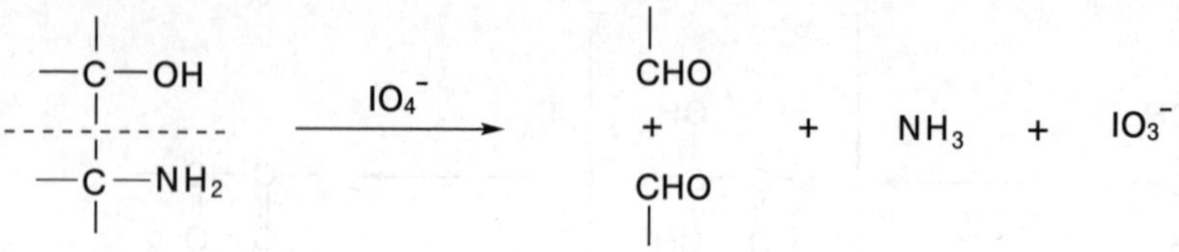

α-Aminoalchol

3)  ![reaction 3](α-Oxyaldehyde + IO₄⁻ → HCOOH + CHO + IO₃⁻)

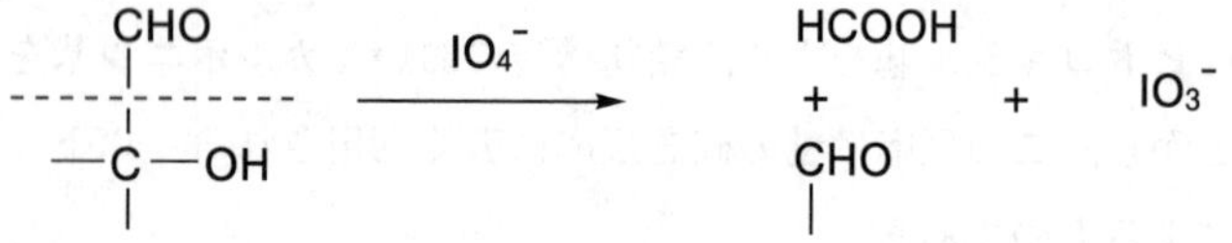

α-Oxyaldehyde

4)  ![reaction 4](α-Oxyketone + IO₄⁻ → COOH + CHO + IO₃⁻)

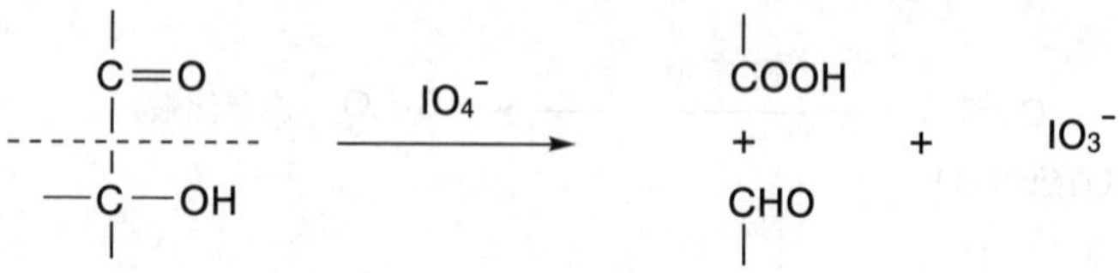

α-Oxyketone

　D-グルコースとの反応では，ギ酸やホルムアルデヒドが生成されることから，これらの生成量や過ヨウ素酸の消費量からその構造を推定できる．また，本反応はキシリトール，マンニトール，ソルビトールなどの多価アルコールの定量にも利用される．

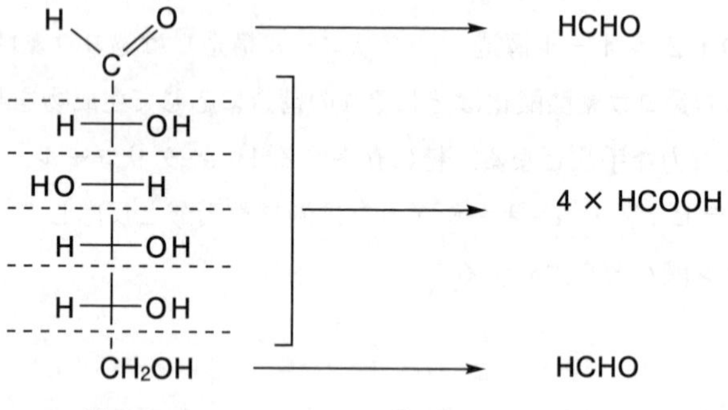

D-Glucose → HCHO + 4 × HCOOH + HCHO

## 2) 還 元

　アルドースやケトースを還元するとカルボニル基はヒドロキシル基となり糖アルコールを生成する．アルドースの還元によって得られる糖アルコールを**アルジトール** aljitol と呼び，D-グルコースを還元することでD-グルシトールが，D-マンノースからはD-マンニトールがそれぞれ得られる．D-フルクトースからはD-グルシトールとD-マンニトールの混合物が得られる．還元剤には，NaBH₄ などを用いる．

D-Glucose　D-Glucitol　D-Mannose　D-Mannitol

D-Fructose　D-Glucitol　D-Mannitol

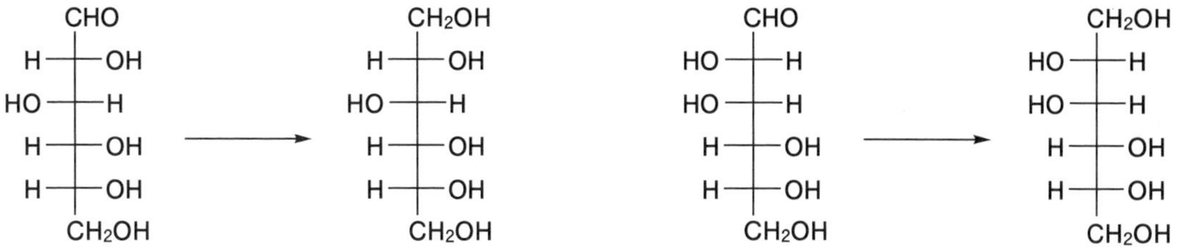

## 3　グリコシド結合と糖鎖合成

糖は，単糖同士結合することで，オリゴ糖や多糖になる．これら糖–糖結合を**グリコシド結合** glycosidic bond という．グリコシド結合は一方の糖の還元末端部分のヒドロキシル基と相手の糖ヒドロキシル基との間で結合する．D-ガラクトース2分子が結合する場合，1, 2, 3, 4, 6位に結合し，さらにアノマー炭素における $\alpha$-, $\beta$-を考慮すると19通りが考えられる．

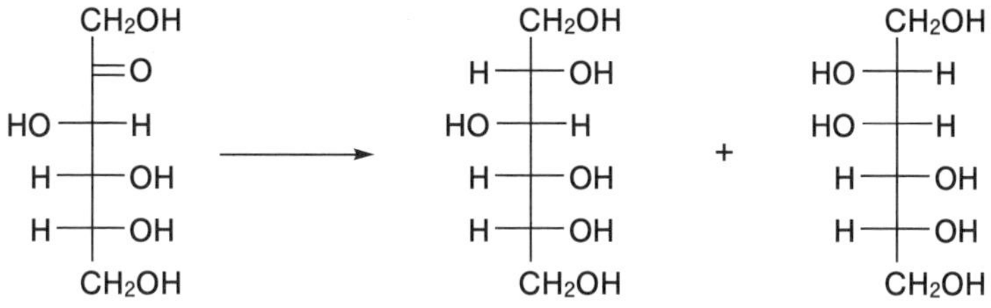

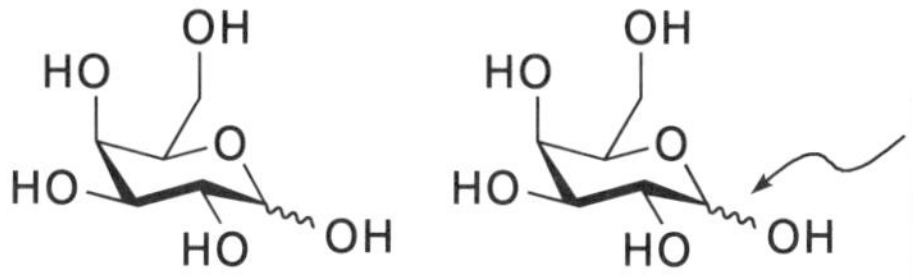

〰は $\alpha$-，$\beta$-体混合物を意味する．よって，1つの結合様式でも化合物は2種類存在する．

D-Galactose 2分子

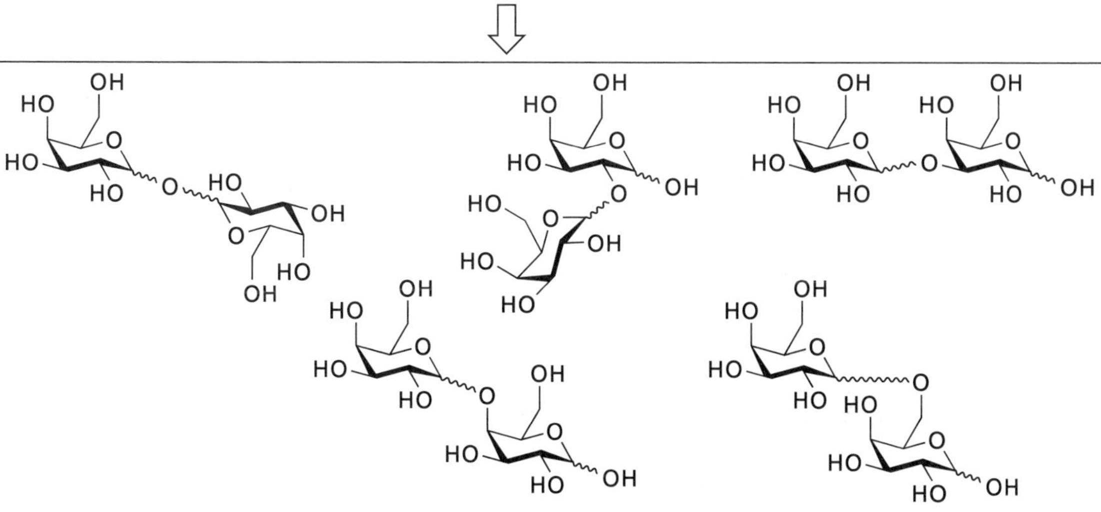

D-ガラクトース同士2分子のグリコシド結合

以上述べたように，糖はヒドロキシル基を多くもつことから2分子のグリコシド結合の場合だけでも多岐にわたる．したがって糖鎖を化学的に合成するためには，目的とするヒドロキシル基のみを遊離とした糖受容体とアノマー炭素に脱離基を導入し，糖供与体に，活性化剤や溶媒，脱水剤，温度条件により反応を進行させ，グリコシド結合が形成される．

## 3.1.6 配糖体

**配糖体** glycoside とは，糖が糖以外の化合物とグリコシド結合した有機化合物の総称であり，非糖部である**アグリコン** aglycon，**ゲニン** genin，と糖部に分類される．アグリコンと糖部が結合している元素の種類により，$O$-配糖体，$N$-配糖体，$S$-配糖体，$C$-配糖体と分類される．自然界にお

| 分類 | 例 |
|---|---|
| $O$-配糖体 | テルペノイド，ステロイド，フラボノイド，フェニルプロパノイド |
| $N$-配糖体 | DNA，RNA，NADPH |
| $S$-配糖体 | シニグリン，シナルビンなどカラシ油配糖体 |
| $C$-配糖体 | アントラキノン，フラボノイド |

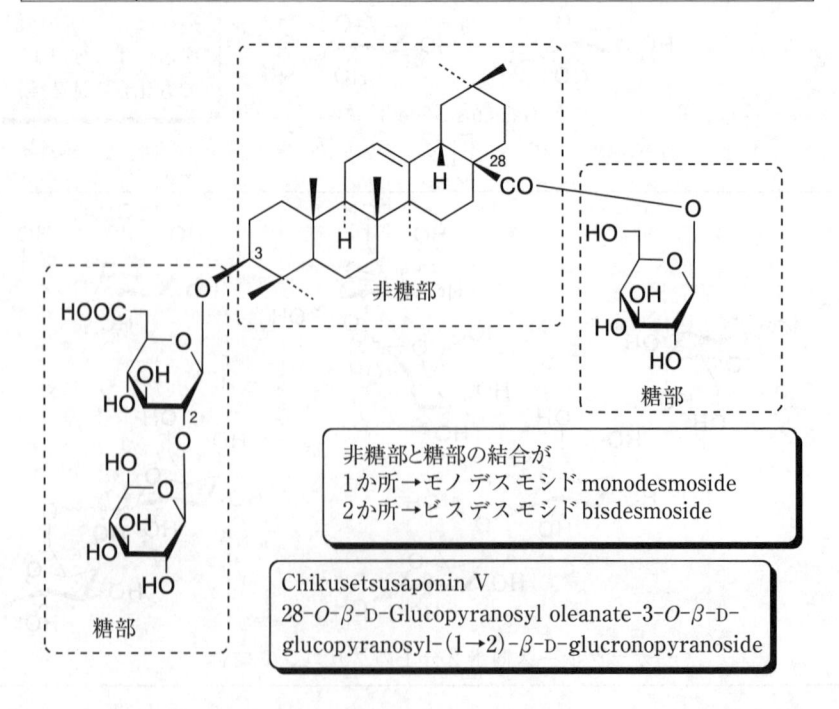

非糖部と糖部の結合が
1か所→モノデスモシド monodesmoside
2か所→ビスデスモシド bisdesmoside

Chikusetsusaponin V
28-$O$-$\beta$-D-Glucopyranosyl oleanate-3-$O$-$\beta$-D-glucopyranosyl-(1→2)-$\beta$-D-glucronopyranoside

いて配糖体の形で存在している有機化合物は数多く，あらゆる系統の化合物にみられる．植物に含まれる配糖体は，水溶性および安定性の増大，毒性の低下などに関与していると考えられる．また，親油性部分と親水性部分を有していることから，界面活性作用により，泡立ちやすい特性がある．これを利用してサポニンの確認試験では起泡試験が用いられている．

チクセツニンジンの根茎に含まれるチクセツサポニンVは，トリテルペン骨格の3位の水酸基と28位のカルボキシ基の2か所に糖が結合したビスデスモシドに分類され，去痰作用，解熱作用を有する．

## 3.2 糖質各論

### 3.2.1 単糖類

#### 1 五炭糖 Pentose，六炭糖 Hexose

一般的な糖の基本構造であり，広く自然界に存在する．

##### L-アラビノース L-Arabinose

植物界に広く分布しており，主に多糖や配糖体の成分として存在する一方，単体として，マツやスギの心材に存在している．自然界においてはL-体が大部分を占めており，D-体は結核菌の多糖成分やアロエ属植物以外にはほとんど見いだせない．

##### D-キシロース D-Xylose

植物中では配糖体として，また微生物中では細胞壁を構成する多糖構成要素として存在するほか，プロテオグリカンの構成成分として還元末端に位置し，セリン（トレオニン）と結合する．この糖を還元するとキシリトールとなり，医薬品として用いられる．

##### D-リボース D-Ribose

核酸（リボ核酸 RNA）の構成糖や補酵素のリボフラビンの構成糖として，あらゆる生物の細胞中に存在する．単糖のときは主にピラノース型で存在するが，補酵素として存在しているときはフラノース型になっている．

##### 2-デオキシ-D-リボース 2-Deoxy-D-ribose

D-リボースと同様，あらゆる生物の細胞中に存在し，デオキシリボ核酸（DNA）の構成糖とし

て存在している．2-デオキシ-D-リボースもまた，単糖のときは主にピラノース型で存在するが，RNA や DNA の構成糖として存在しているときはフラノース型になっている．

### ブドウ糖　D-グルコース⑮ D-Glucose

自然界で最も広くかつ多く存在する．生物の主要なエネルギー源，利尿，血圧上昇，解毒などの目的で使用される．臨床では輸液剤，注射剤として用いられる．D-グルコースを出発物質としてグルクロン酸，ソルビトール，アスコルビン酸などが合成される．

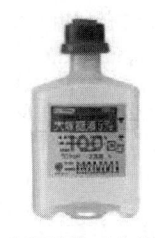

大塚糖液（大塚）

### D-ガラクトース D-Galactose

D-グルコースの4位異性によるエピマーである．寒天，アラビアゴム，アラビノガラクタンなどの多糖，サトウダイコンの配糖体などに存在する．動物では，糖脂質，糖タンパク質，乳糖 lactose の非還元末端部に存在する．天然界において，L-ガラクトースもわずかに存在する．

### D-マンノース D-Mannose

D-グルコースの2位異性によるエピマーである．植物では，オレンジの皮，リンゴ，桃に遊離の形で存在するほか，コンニャク粉，ヤマイモに多糖（マンナン）の構成糖として存在．動物では糖脂質，糖タンパク質の構成糖になる．

### 果糖　D-フルクトース⑮ D-Fructose

ショ糖の構成成分であり，キキョウやゴボウの多糖イヌリンの構成糖としても知られている．代表的なケトースであり，ショ糖やイヌリンの加水分解により産生される．また，ショ糖やイヌリンの構成糖としてはフラノース型であるが遊離の状態ではピラノース型を形成する．

D-Arabinose　　D-Xylose　　D-Ribose　　2-Deoxy-D-ribose

D-Glucose　　D-Galactose　　D-Mannose　　β-D-Fructofuranose　β-D-Fructopyranose

α-D-Fructofuranose　α-D-Fructopyranose
D-Fructose

## 2　デオキシ糖 Deoxy sugar

単糖からヒドロキシ基が脱離した糖を**デオキシ糖**という．配糖体，抗生物質，糖脂質，糖タンパク質などの構成糖として存在していることが多い．

### L-ラムノース L-Rhamnose（6-Deoxy-L-mannose）

植物界に広く配糖体として存在する．ストロファンツスの強心配糖体 G-strophantin の構成糖でもある．また，ある種のゴム，粘液多糖として幅広く存在している．

### L-フコース L-Fucose（6-Deoxyl-L-galactose）

植物では海藻や微生物の細胞壁構成多糖として存在する．動物では各種糖脂質，糖タンパク質の構成糖となる．多くが非還元末端に位置している．

### D-ジギトキソース D-Digitoxose，D-ジギタロース D-Digitalose，D-シマロース D-Cymarose，D-オレアンドロース D-Oleandrose

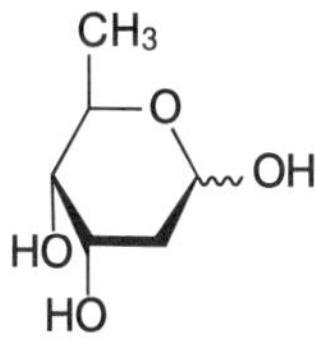

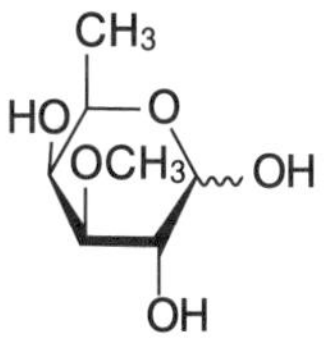

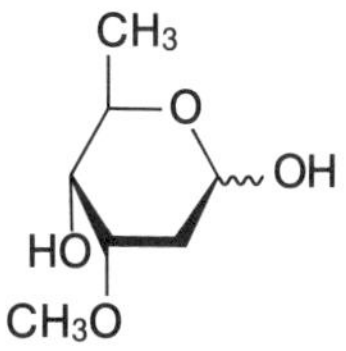

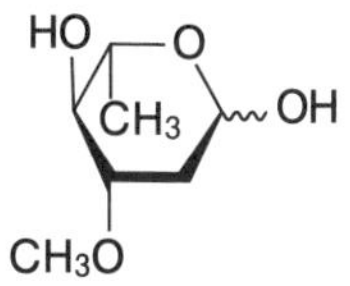

キョウチクトウ科，ガガイモ科，ゴマノハグサ科，ユリ科などの強心配糖体の構成糖として存在する．

L-Rhamnose

L-Fucose

D-Digitoxose

D-Digitalose

D-Cymarose

D-Oleandrose

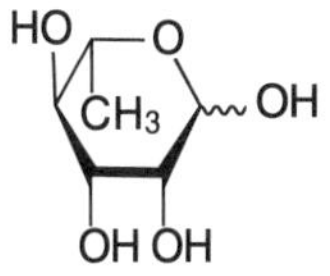

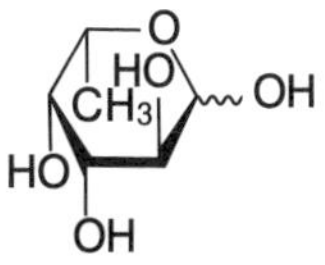

## 3　ウロン酸 Uronic acid

鎖状糖のアルデヒド基から最も離れたヒドロキシメチル基がカルボキシ基に酸化された酸性糖を**ウロン酸**と総称する．ウロン酸の多くは，多糖や配糖体に存在し，生体内の抱合反応にも関与する．

### アスコルビン酸㊞ L-Ascorbic acid（2,3-Dehydro-L-threo-hexono-1,4-lactone）

動植物に幅広く存在し，なかでも柑橘類に多く含まれる．ビタミンC（アスコルビン酸）はアミノ酸の生合成のほか，副腎からのホルモン分泌や L-カルニチンの合成に利用される．また，結合

組織でコラーゲンの生成と保持に関わる因子でもある．動物は，ビタミンCの不足により壊血病を発症するほか，小児ではメルレル・バロー病になる．一般に出血傾向の増大，骨，歯牙の発育遅延，抗体産生や創傷治療能の低下を起こす．高い抗酸化活性を有し，酸化防止剤として多くの食品に添加されている．

L-Ascorbic acid　　　　　　　　Dehydroascorbic acid

### D-グルクロン酸 D-Glucuronic acid

動植物に含まれる多糖の構成糖として存在している．甘草に含まれるグリチルリチン酸の配糖体を構成しているほか，植物粘液質，ムコ多糖の酸性構成糖としても存在している．生体内においては，肝臓でUDP-グルクロン酸が薬物や有害物質の無毒化として利用されている（グルクロン酸抱合）．

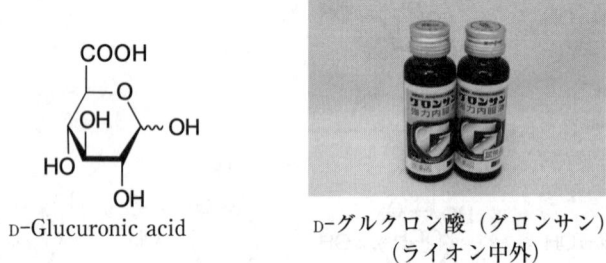

D-Glucuronic acid　　　　　　D-グルクロン酸（グロンサン）
　　　　　　　　　　　　　　　（ライオン中外）

### D-ガラクツロン酸 D-Galacturonic acid

植物粘液，ペクチンの酸性構成糖や細菌の細胞壁構成糖として存在している．また，卵胞刺激ホルモン，黄体形成ホルモンの構成糖であり，ゴム質や細菌多糖，配糖体にも存在する．

D-Galacturonic acid

## 4 アミノ糖 Amino sugar

糖のヒドロキシル基がアミノ基に置換されたものをアミノ糖という．通常，2-アミノ糖が多いが，抗生物質などには 3-, 4-, あるいは 6-アミノ糖も存在する．

### D-グルコサミン D-Glucosamine（2-Amino-2-deoxy-D-glucose）

動植物に広く複合糖質の構成糖として分布している．甲殻類の殻に存在するキチンは N-アセチルグルコサミンのホモグルカンである．また，ムコ多糖の一種，ヘパリン，ヒアルロン酸の構成糖でもあり，関節の健康によいといわれ，健康食品として使用されている．

### D-ガラクトサミン D-Galactosamine（2-Amino-2-deoxy-D-galactosamine）

D-グルコサミン同様，自然界に広く複合糖質として存在している．軟骨のコンドロイチン硫酸から産生される．また，コンドロイチン硫酸，デルマタン硫酸の構成糖でもある．

### N-アセチル-D-ノイラミン酸 N-Acetyl-D-neuraminic acid

動物，微生物に広く分布し，組織の糖脂質，糖タンパク質の構成糖として幅広く存在している．N-アセチル-D-ノイラミン酸の誘導体である N-アセチル体，N-グリコリル体や O-アセチル体を総称してシアル酸 sialic acid と呼ぶ．各種糖質の非還元末端に位置し，細胞間情報伝達機構に深く関与することが知られている．

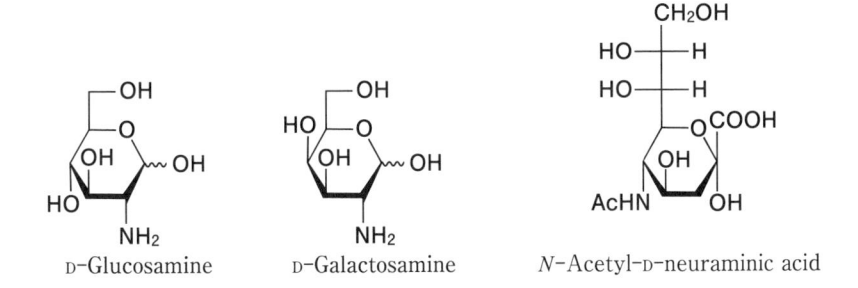

D-Glucosamine　　D-Galactosamine　　N-Acetyl-D-neuraminic acid

### コラム　天然物をモチーフに医薬品を創製する

毎年冬に大流行するインフルエンザ．その発症メカニズムは，まずウイルスが体内に侵入し，細胞膜上に存在する糖鎖の非還元末端に存在するシアル酸を特異的に認識する．その後ノイラミニダーゼという酵素により感染細胞表面から遊離し，威力を発揮する．つまり，ノイラミニダーゼの作用を阻害すれば他の細胞への感染を防ぐことができる．ザナミビル zanamivir はこのような背景により開発された医薬品である．そのため，その構造はシアル酸に類似しており，ノイラミニダーゼの誤認識により感染細胞からのウイルス遊離を防ぎ，症状を抑える効果がある．

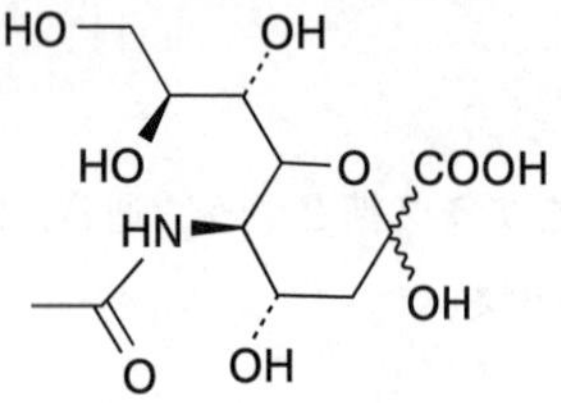

シアル酸 Sialic acid
*N*-Acetyl-D-neuraminic acid

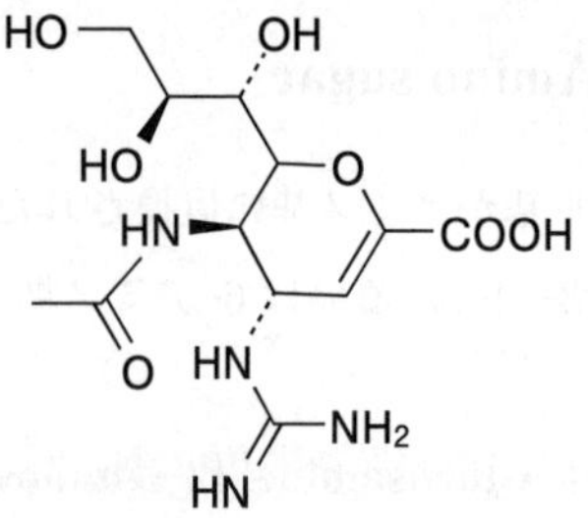

ザナミビル Zanamivir

## 5　糖アルコール Sugar alcohol

鎖状糖のアルデヒド基またはケトン基が還元されてアルコールになったものを総称して糖アルコールという．

### D-キシリトール局 D-Xylitol

植物界ではシラカバ，カシ，イチゴ，ホウレンソウなどに認められ，動物においては肝臓などに中間体として存在している．代替甘味料として糖尿病患者に用いられるほか，口腔内の細菌による酸の産生がほとんどないことから歯予防効果があるとされ，チューインガムにも入れられている．

### D-ソルビトール局 D-Sorbitol（D-Glucitol）

D-グルコース由来で広く植物界に存在する．糖尿病患者の糖質補給や製剤原料に用いられる．

### D-マンニトール局 D-Mannitol

植物界に広く存在し，なかでもモクセイ科植物の分泌物，褐藻類，菌類に多いことが知られている．浸透圧性利尿薬，腎機能診断薬に用いられる．

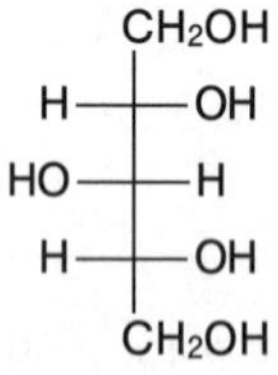

D-Xylitol 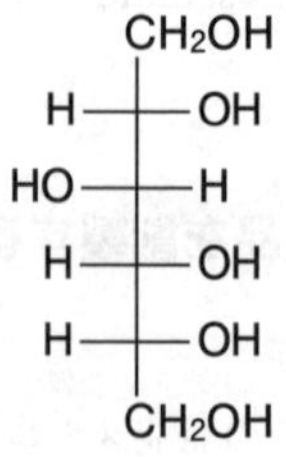　　D-Sorbitol 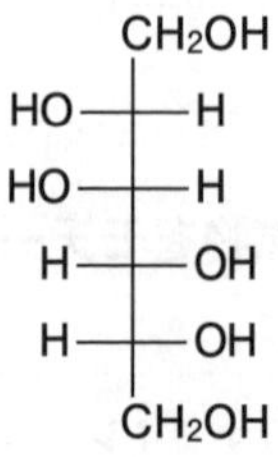　　D-Mannitol

## 3.2.2 オリゴ糖類 Oligosaccharides

2〜10分子程度の単糖が縮合したものを**オリゴ糖 oligosaccharide** という．単糖が2つ縮合したものを二糖，3つ縮合した場合三糖と呼称される．グリコシド結合が還元末端とそれ以外のヒドロキシル基とで形成されたものを**還元性オリゴ糖 reducing oligosaccharide**，逆に還元末端同士のものを**非還元性オリゴ糖 non-reducing oligosaccharide** という．

### 1 還元性オリゴ糖 Reducing oligosaccharide

**乳糖　ラクトース Lactose（β-D-Galactopyranosyl-(1→4)-D-glucopyranose）**

哺乳動物のみに見られるミルク糖であることから（人乳：5〜8%，牛乳：4〜6%），授乳期幼児には重要な炭水化物源であり，成人にとっても腸内細菌発育を促進し，整腸作用を及ぼす．そのほか医薬品の調合における賦形剤としても用いられる．

**麦芽糖　マルトース Maltose（α-D-Glucopyranosyl-(1→4)-D-glucopyranose）**

2分子のD-glucoseがα-1,4結合した構造をしており，デンプン（アミロース）の基本構造となっている．デンプンのβ-アミラーゼ β-amylase による加水分解により生成される．

**セロビオース Cellobiose（β-D-Glucopyranosyl-(1→4)-D-glucopyranose）**

セルロースの基本構造となり，セルロースの加水分解により生成される．

**ゲンチオビオース Gentiobiose（β-D-Glucopyranosyl-(1→6)-D-glucopyranose）**

杏仁，桃仁に含まれるアミグダリンの構成糖である．ほかにもゲンチアナの根部にも遊離の状態で存在する．β-グルコシダーゼ β-glucosidase により加水分解され，2分子のグルコースが得られる．

Lactose　　Maltose

Cellobiose　　Gentiobiose

## 2 非還元性オリゴ糖 Non-reducing oligosaccharide

### ショ糖　シュクロース Sucrose（β-D-Fructopyranosyl-(1→1)-α-D-glucopyranoside）

植物界において広く分布し，食用として甘味料，栄養剤に用いられる．また，医薬品の賦形剤として糖衣の原料になる．ショ糖は，工業的にはサトウキビやサトウダイコンから製造され，希酸やインベルターゼ invertase による加水分解で D-グルコースと D-フルクトースを与え，これを転化糖 invertose という．転化糖はハチミツの主成分である．

### トレハロース Trehalose（α-D-Glucopyranosyl-(1→1)-α-D-glucopyranoside）

昆虫，菌，酵母，藻類に存在している．主に細胞の生存に必要な水分保持に関与しているが，昆虫では不凍剤として，季節によりその濃度を調節することで耐寒性を獲得している．医薬品として臓器移植の際の臓器保護液，化粧品として保湿成分，入浴剤，育毛剤，食品として洋菓子，パン，水産加工品などに利用されている．

Sucrose　　　　　　Trehalose

### ラフィノース Raffinose（α-D-Galactopyranosyl-(1→6)-α-D-glucopyranosyl-(1→1)-β-D-fucopyranoside）

植物界に広く存在し，三糖オリゴ糖としては最も多く見いだされる．

### ゲンチアノース Gentianose（β-D-Glucopyranosyl-(1→6)-α-D-glucopyranosyl-(1→1)-β-D-fucopyranoside）

ゲンチアナの根部に含まれる三糖．インベルターゼにより果糖とゲンチオビオースに，エマルシン emulsion によりショ糖とブドウ糖に分解される．

Raffinose　　　　　　Gentianose

## 3.2.3 多糖類 Polysaccharides

オリゴ糖よりさらに多数の糖が縮合した糖鎖を総称して**多糖**という．一般に10個以上の単糖または糖誘導体（ウロン酸やアミノ糖など）からなる高分子である．加水分解により，単一な単糖を与えるものを**ホモ多糖** homopolysaccharides，2種以上の単糖が得られるものを**ヘテロ多糖** heteropolysaccharides という．

### セルロース㊙ Cellulose

自然界に最も多く存在する有機化合物であり，高等動物の細胞壁の構成成分である．D-グルコースが直鎖状に $\beta$-1,4 結合しており，分子量は100万にも及ぶ．セルロースおよびその誘導体は，製紙，繊維の原料のほか，以下の用途にも利用される．

メチルセルロース：トラガント代用　オキシセルロース：止血剤　ナトリウムカルボキシメチルセルロース：塗料，接着材，印刷用インク　アセチルセルロース：不燃性フィルム，ニス，絶縁体　ニトロセルロース：セルロイド

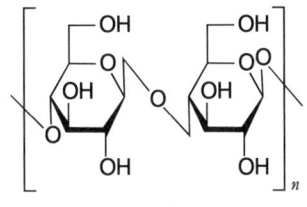

Cellulose

### デンプン㊙ Starch

植物の貯蔵物質であり，コムギデンプン㊙，コメデンプン㊙，バレイショデンプン㊙，トウモロコシデンプン㊙など数種類存在する．D-グルコースが直鎖状に $\alpha$-1,4 結合した構造をもつアミロース amylose が約 20%，アミロースから D-グルコースが $\alpha$-1,6 結合に分岐したアミロペクチン amylopectin が全体の約 80% を占めている．アミロースは冷水に溶け，熱水でも糊化しないが，アミロペクチンは冷水に不溶，熱水では糊状に変化する．両者ともヨウ素反応により，アミロースは純青色，アミロペクチンは紫青色に呈する．また，デンプンは酸などにより加水分解され，エリスロデキストリン erythrodextrin，アコデキストリン acodextrin 等の**デキストリン**㊙ dextrin を生成する．

Amylopectin

Amylose

### グリコーゲン Glycogen

動物のエネルギー源として，肝臓や筋肉中に貯蔵される．D-グルコースによるアミロペクチン型重合物である．

### イヌリン Inulin

キク科，リンドウ科，キキョウ科などの根茎に含まれる貯蔵物質．D-フルクトースが $\beta$-1,2 結合したフルクタン構造をもち，分子量は約 5,000 程度である．酸やイヌラーゼ inulase により D-フルクトースを生成する．高等動物はイヌラーゼをもたないためイヌリンを消化することができない．

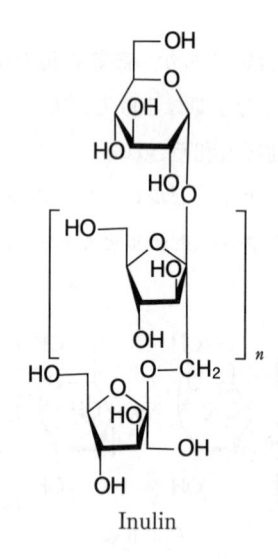

Inulin

### ペクチン Pectin

植物細胞の中層，細胞膜間層の構成成分で，果実や根の柔組織に存在する．$\alpha$-1,4 結合した D-ガラクツロン酸の高度脱水縮合物である．水とゾル溶液を作り，大量のショ糖と共に微酸で加温するとゲルに変化することから，ジャムやゼリー，さらにはヨーグルトの乳タンパク安定剤として使用される．そのほか食料や飲料に増粘安定剤として添加され，化粧品にも用いられる．

### アラビアゴム⑤ Acacia（Gum arabic）

マメ科アラビアゴムノキ *Acacia senegal* の樹皮を傷付けた際に出る分泌物．アラビアゴムの主成分アラビン酸 arabic acid は，L-アラビノース，D-ガラクトース，L-ラムノース，D-グルクロン酸が約 3：3：1：1 よりなる複合多糖である．水を加えると膠状になることから，アイスクリームや菓子類の乳化剤やガムシロップ，錠剤の結合剤に用いられる．

### トラガント⑤ Tragacanth（Gum tragacanth）

マメ科 *Astragalus gummifer* の幹から得た分泌物に含まれる多糖で，アラビン酸のほかガラクツ

ロン酸を含み，吸湿性であるものの水には不溶である．アラビアゴムと同様，乳化剤，結合剤として用いられる．

### カンテン局 Agar

テングサ *Gelidium amansii* などの紅藻類の細胞壁成分として存在する多糖である．カンテンは D-ガラクトースと 3,6-アンヒドロガラクトースが β-1,4 結合と α-1,4 結合を交互に反復結合した構造から成る**アガロース** agarose と，D-キシロース，D-グルクロン酸，ピルビン酸および硫酸基が結合した**アガロペクチン** agaropectin が約 7:3 の割合からなる混合物である．食用のほか，粘滑剤，軟膏基材，オブラートの原料，緩下剤に用いられる．また，寒天培地の基材にもなる．

### ヒアルロン酸 Hyaluronic acid

動物中では，皮膚，関節など幅広く細胞内マトリックスに存在する．*N*-アセチル-D-グルコサミンと D-グルクロン酸が交互に結合した直鎖でらせん構造を有し，分子量 100 万以上の高分子化合物である．また，タンパク質と結合して複合体を形成する．生体における水分保持に大きく寄与し，関節では衝撃緩和や潤滑剤として機能している．乳酸菌や，連鎖球菌により大量に生産されている．

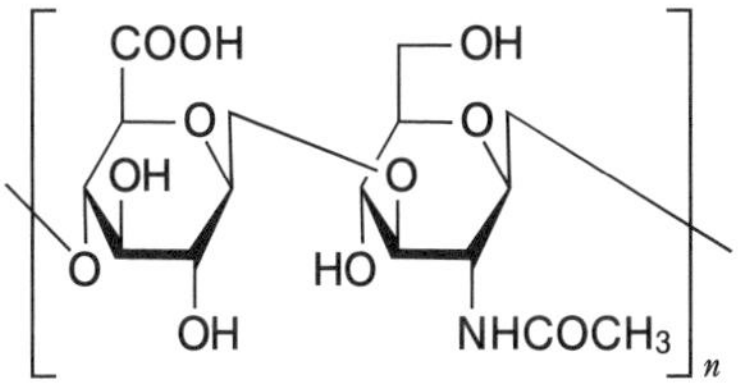

Hyaluronic acid

### ヘパリン Heparin　ヘパリンナトリウム局 Heparin sodium

主に動物の肝臓，肺，腸粘膜などに存在する．*N*-アセチル-D-グルコサミンと D-グルクロン酸が交互に結合した直鎖構造であり，グルコサミンの 2 位やいずれかのヒドロキシル基が硫酸エステル化されたり，グルクロン酸の代わりにイズロン酸になっていることもある．ヘパリンはアンチトロンビンの活性化による血液凝固阻害作用を有していることから，血栓や角化性皮膚炎の治療，人工透析を含めた血液の体外循環の際の凝固防止などに用いられる．

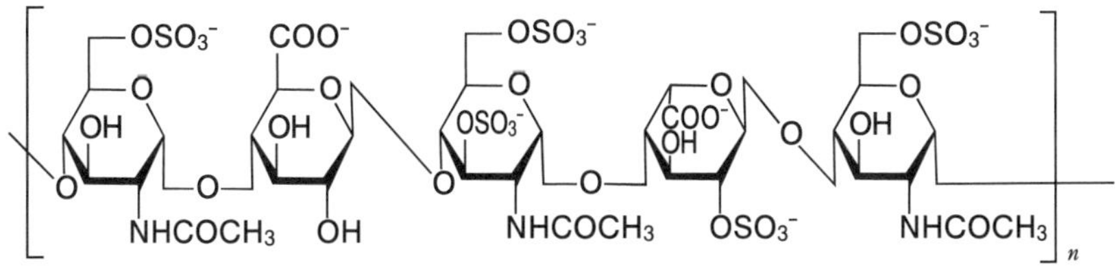

Heparin

### シゾフィラン Schizophyllan

担子菌類スエヒロタケ *Schizophyllum commune* より得られた多糖であり，$\beta$-1,3 結合，$\beta$-1,6 結合を約 3：1 の割合で存在する分子量 4 万～10 万のグルカンである．放射線療法との併用により抗腫瘍薬として用いられる．

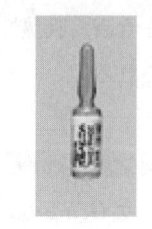

シゾフィラン（ソニフィラン）
（科研）

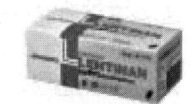

### レンチナン Lentinan

担子菌類シイタケ *Lentinus edodes* より得られた多糖であり，$\beta$-1,3 結合，$\beta$-1,6 結合を約 5：2 の割合で存在する分子量 40 万～80 万のグルカンである．レンチナンは強力な抗腫瘍活性のほか，マンソン住血吸虫および日本海住血吸虫の幼虫卵などに抗寄生虫物質としても作用する．

レンチナン
（味の素-大鵬）

### パキマン Pachyman

マツホド *Poria cocos* の真核ブクリョウに含まれる多糖でそれ自体は活性をもたないが，その誘導体である直鎖状 $\beta$-1 → 3 グルカンであるパキマラン pachymaran および CM-パキマラン CM-pachymaran は強い抗腫瘍活性を示す．

### クレスチン Krestin

カワラタケ *Trametes versicolor* に含まれる多糖類であり，タンパク質と結合している．糖鎖部分は，$\beta$-1,3，$\beta$-1,4，$\beta$-1,6 構造からなるグルカンを基本としており，そのほかにガラクトース，キシロース，マンノース，フコースで構成されている．糖鎖部分とタンパク質は $O$-あるいは $N$-グリコシド結合している．医療において他剤との併用により悪性腫瘍治療に使用されるが，クレスチンそのものが腫瘍細胞を攻撃するのではなく，インターロイキンや NK 細胞の産生能の活性化を促す．

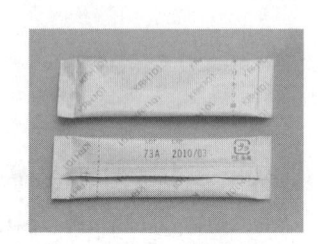

クレスチン細粒
（クレハ-第一三共）

### 参考図書

1) 辻崇一，梶本哲也著：糖鎖科学への招待，三共出版
2) 海老塚豊，森田博史編：パートナー天然物化学，南江堂
3) 奥山徹編：エッセンシャル天然薬物化学，医歯薬出版

# 第4章 芳香族化合物 Aromatic compounds

　天然より得られる芳香族化合物にはフェニルプロパノイド，クマリン，リグナン，フラボノイド，タンニン，アントラキノン類など多くのものがある．歴史的にみれば，安息香酸，バニリンなど精油成分として発見され，芳香をもつものが多くあり芳香族化合物と総称された．現在では，芳香の有無に関わらずベンゼンを含む不飽和環化化合物とその誘導体を**芳香族化合物** aromatic compounds と呼ぶ．天然の芳香族化合物は，植物や微生物がもつシキミ酸経路，酢酸-マロン酸経路のほか，それらの複合あるいはイソプレノイド経路が加わり生合成される．

　フラボノイドに代表される天然の芳香族化合物は，フェノール性の水酸基をもち一般的にはポリフェノールと呼ばれている．ただし，狭義のポリフェノールはタンニンを指し，その物理化学的な特性はそのフェノール性水酸基に起因している．

　これらポリフェノールの機能性は，第一に抗酸化活性であろう．特に近年，生体内で生成するフリーラジカル・活性酸素が，心疾患，癌，糖尿病などの疾患に関わっていることが明らかにされている．これらの活性酸素の消去能をもつポリフェノールの抗酸化活性が注目される．さらに多くの化合物に抗菌活性，抗ウイルス活性，瀉下作用，利尿作用などの種々の生理活性が報告されている．また，ヒトは天然の芳香族化合物を野菜や穀類といった食品から比較的多く摂取しており，予防医学の見地からもこれらがもつ種々の活性は注目されている．それ故，健康食品にも天然の芳香族化合物が利用されている．

## 4.1 フェニルプロパノイド

### 4.1.1 フェニルプロパノイド（狭義）Phenylpropanoid

　狭義の**フェニルプロパノイド**は，プロパン（$C_3$）にフェニル基（ベンゼン環；$C_6$）が結合した

$C_6$-$C_3$単位を基本骨格とする化合物群である．シキミ酸経路によって生合成されるフェニルアラニン，チロシンの脱アミノ反応によりケイヒ酸 cinnamic acid, $p$-クマル酸 $p$-coumaric acid が生成し，これらの化合物がさらに代謝を受け，各種の芳香族化合物が生合成される．広義のフェニルプロパノイドには，$C_3$部分でラクトン環を形成したクマリン，$C_6$-$C_3$単位が数個結合したリグナン類，さらに多くのフェニルプロパノイドが結合し高分子化したリグニンがある．

### アネトール Anethole

ウイキョウ油局の主要な精油成分．ウイキョウ局ウイキョウ Foeniculum vulgare の果実（セリ科），アニス Anisum vulgare の果実（同科），ダイウイキョウ Illicium verum の果実（シキミ科）に含まれる．特有の芳香と甘味をもつ．着香料として用いられる．アニサキスⅠ型幼虫の殺虫，気道平滑筋弛緩，気道液分泌亢進作用が認められる．

### オイゲノール Eugenol

チョウジ局 Syzygium aromaticum の花蕾（フトモモ科）の精油の主成分．健胃薬，香料，殺菌防腐薬，局所麻酔薬として用いられる．酸化亜鉛と混合すると酸化亜鉛ユージノール（Zinc Oxide Eugenol）を生成し，歯科で歯の再生や補てつに利用される．

### ケイヒアルデヒド Cinnamic aldehyde

ケイヒ局 Cinnamomum cassia の樹皮（クスノキ科）の精油の主成分でシンナムアルデヒド cinnamaldehyde とも呼ばれる．特有の芳香と甘味をもち，解熱，中枢抑制，末梢血管拡張作用などが知られている．

### カフェー酸 Caffeic acid, クロロゲン酸 Chlorogenic acid

抗酸化，抗菌，抗カビ，抗ウイルス作用をもつ．植物には遊離またはエステルとして広く分布している．カフェ酸とキナ酸とのエステル体がクロロゲン酸で，コーヒー豆やヨモギなど多くの植物に含まれる．クロロゲン酸も抗酸化，抗菌，抗変異原性，抗ウイルス作用などを示す．

### コニフェリルアルコール Coniferyl alcohol, シナピルアルコール Sinapyl alcohol

高等植物に配糖体として広く分布する．リグナンやリグニンの生合成の主要な前駆体である．

### ロズマリン酸 Rosmarinic acid

ローズマリー Rosmarinus officinalis，セージ Salvia officinalis やシソ Perilla frutescens （ソヨウ局）など多くのシソ科植物に含まれるカフェ酸誘導体．抗酸化，抗炎症，抗ウイルス作用が認められている．

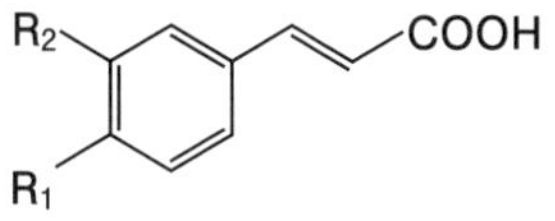

## 4.1.2 安息香酸誘導体

その他のフェニルプロパノイド関連化合物に安息香酸誘導体がある．これら $C_6$-$C_1$ 構造の化合物は，シキミ酸経路により生合成される $C_6$-$C_3$ 化合物の側鎖が短縮して生成する場合とシキミ酸経路上の数種の前駆体から生合成される場合がある．前者にはバニリン vanillin やバニリン酸 vanillic acid がある．バニリンは食品やの着香料として用いられる．一方，後者の例は安息香酸 benzoic acid, パラオキシ安息香酸 4-hydroxybenzoic acid, 没食子酸 gallic acid などがある．その他，どちらの経路からも生成するものにサリチル酸 salicylic acid やサリシン salicin などがある．

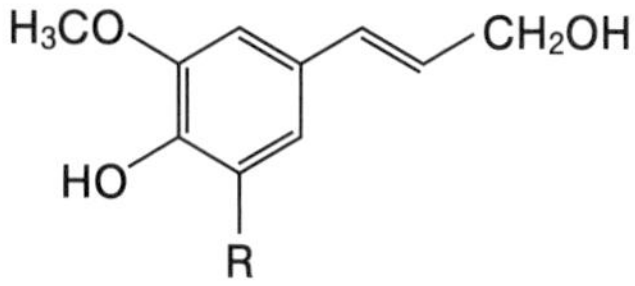

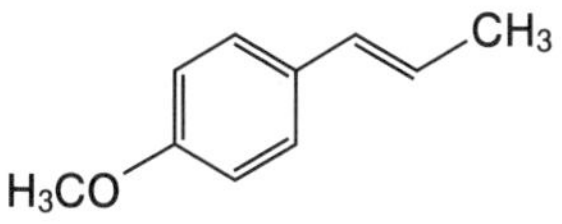

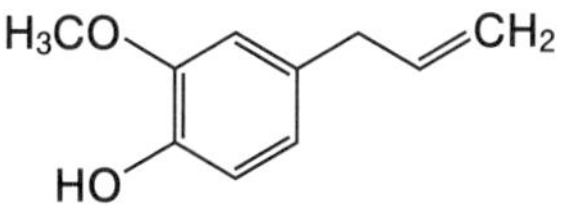

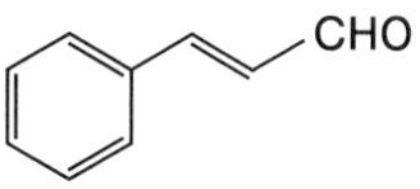

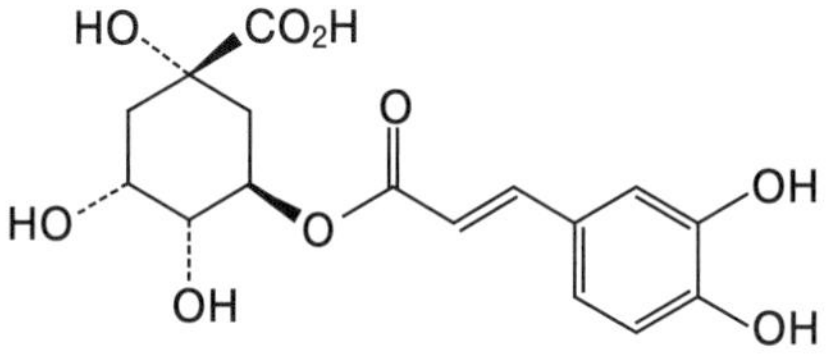

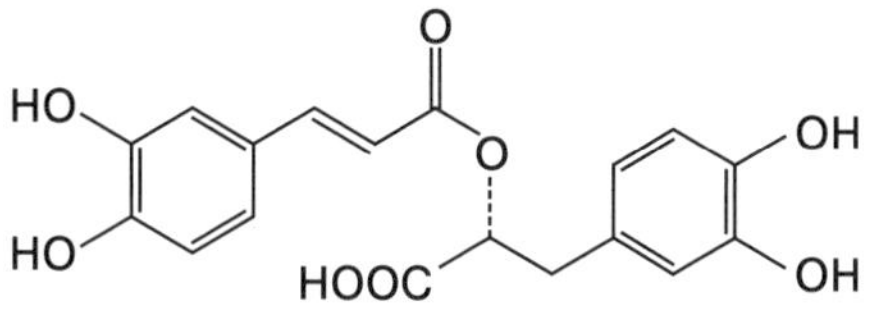

### 安息香酸 局 Benzoic acid, パラオキシ安息香酸 4-Hydroxybenzoic acid

安息香酸は，安息香 *Styrax benzoin* に遊離あるいはエステルとして含まれる．殺菌作用が認められ，殺菌・消毒，防腐剤あるいは保存料として用いられる．パラオキシ安息香酸は安息香酸の4位に水酸基が結合した化合物で，キササゲ 局 キササゲ *Catalpa ovata* または *C. bungei* の果実（ノウゼンカズラ科）の確認試験の標準物質となっている．また，そのエステル体（パラベン）は防腐剤として用いられる．

### 没食子酸 Gallic acid

シキミ酸経路でシキミ酸の前駆物質の 3-デヒドロシキミ酸 3-dehydroxyshikimic acid より生合

成される．没食子酸はタンニン（後述）の構成成分であり，強い抗酸化活性をもつ．

### サリチル酸 (局) Salicylic acid，サリチル酸メチル (局) Methyl salicylate

サリチル酸は角化性皮膚疾患の治療薬として用いられる．サリチル酸メチルはツツジ科植物ヒメコウジ *Gaultheria procumbens* の葉の揮発油（wintergreen oil）の主成分として発見された．市販品の大部分は合成品であるが，現在でも消炎・鎮痛薬として使用される．**サリシン** salicin はヤナギ科のヤナギ *Salix* 属植物より得られるサリチルアルコール配糖体で解熱・鎮痛成分として知られる．解熱鎮痛薬，抗リウマチ薬，非ステロイド性抗炎症薬の**アスピリン**(局) aspirin（アセチルサリチル酸 acetylsalicylic acid）は本化合物をもとに開発された．

Vanillin

| | $R_1$ | $R_2$ | $R_3$ |
|---|---|---|---|
| Benzoic acid | H | H | H |
| 4-Hydroxybenzoic acid | H | OH | H |
| Gallic acid | OH | OH | OH |

Salicylic acid　R = H
Methyl salicylate　R = $CH_3$

Salicin

Aspirin (Acetylsalicylic acid)

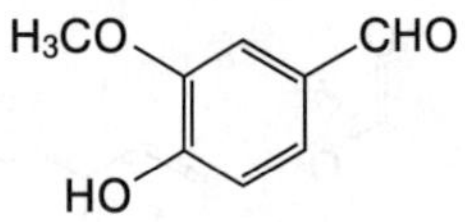

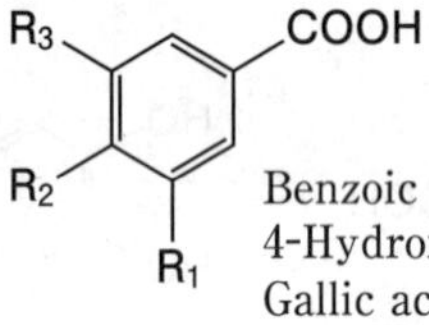

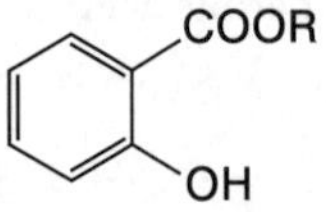

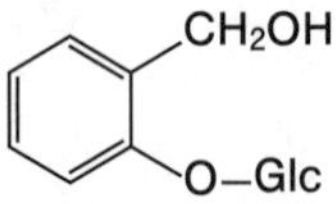

### ナンテノシド B Nantenoside B

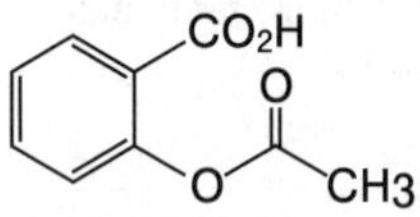

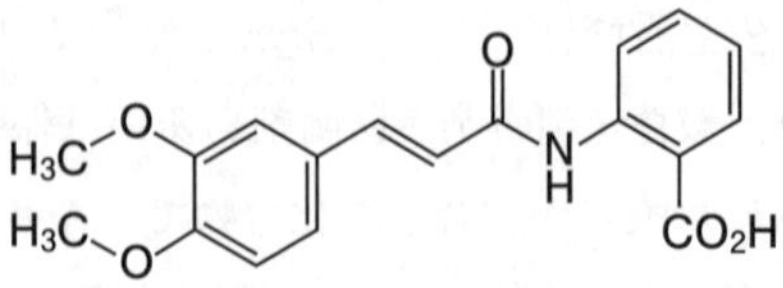

ナンテン *Nandina domestica* の葉より得られた芳香族配糖体のカフェー酸エステル．ケミカルメディエターの遊離抑制作用を示したことから，抗アレルギー薬の**トラニラスト** tranilast が開発された．

Nantenoside B

Tranilast

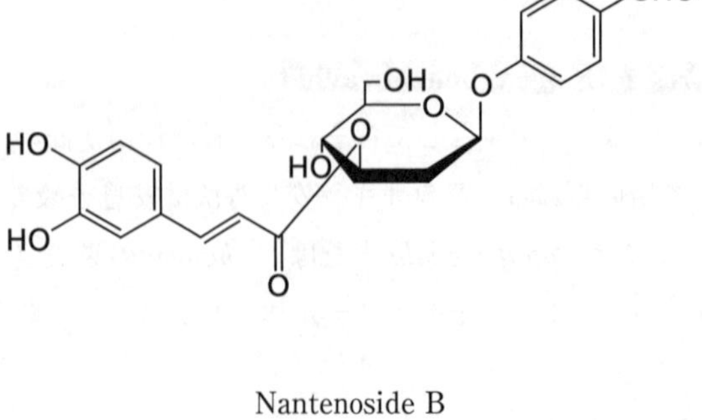

## 4.2 クマリン Coumarin

クマリンはフェニルプロパノイドの $C_3$ 部分でラクトン環を形成した 2*H*-1-benzopyran-2-one を基本骨格としている．高等植物に広く分布し，特にセリ科，ミカン科，マメ科などに見いだされる．6位または8位にプレニル基が結合したプレニルクマリン prenylcoumarin，フラン環をもつフラノクマリン furanocoumarin，ピラン環をもつピラノクマリン pyranocoumarin や二量体のバイクマリン bicoumarin などがある．天然に見いだされるクマリンには7位に酸素官能基をもつものが多くあり，紫外線下で青〜青紫色あるいは黄白色の蛍光を示す．このように特有の蛍光をもつためクマリン誘導体は標識化合物としても利用される．

### クマリン Coumarin，ウンベリフェロン Umbelliferone，スコパロン Scoparone（エスクレチンジメチルエーテル Esculetin dimethyl ether）

クマリンは芳香性があり，香料として用いられる．セイヨウエビラハギ *Melilotus officinalis*（マメ科）やローズマリー *Rosmarinus officinalis*（シソ科）などから得られる．植物内では配糖体として含まれており，酵素分解を受けてクマリンとなり芳香を示すようになる．ウンベリフェロンはセリ科やキク科植物などに広く分布する．蛍光指示薬や日焼け止めのローションやクリームに用いられている．スコパロンはインチンコウ局カワラヨモギ *Artemisia capillaris* の頭花（キク科）に含まれ，強い胆汁分泌促進作用を示す．ほかにカミツレ *Matricaria chamomilla*（キク科）中にエスクレチン escletin，ロートコン局ハシリドコロ *Scopolia japonica, S. carniolica, S. parviflora* の根茎および根（ナス科），タイソウ局ナツメ *Zizyphus jujuba* var. *inermis* の果実（クロウメモドキ科），トウキ局トウキ *Angelica acutiloba* またはホッカイトウキ *A. acutiloba* var. *sugiyamae* の根（セリ科）中にスコポレチン scopoletin などが含有される．

### オストール Osthol

ジャショウシ局 *Cnidium monnieri* の果実（セリ科）に含まれるプレニルクマリン．抗白癬菌，抗酸化，中枢興奮作用が知られる．ジャショウシの確認試験の標準物質．

### キサントトキシン Xanthotoxin（アモイジン Ammoidin）

古くから *Ammi majus*（セリ科）の果実が白斑の治療に有効なのは知られていた．その有効成分として得られたフラノクマリンで強い光感作促進作用をもつ．尋常性白斑治療薬**メトキサレン**局 methoxalen として臨床応用されている．ほかにセリ科やマメ科植物などより得られるフラノクマリンのソラレン psoralen，ベルガプテン bergapten にも光感作促進作用があり，白斑治療に応用される．

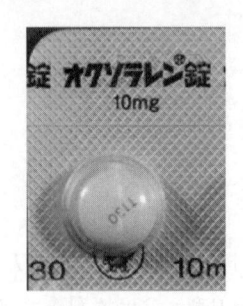

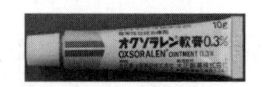

メトキサレン（オクソラレン錠および軟膏）
（大正製薬）

## ベルガモチン Bergamottin

グレープフルーツジュース中の薬物代謝酵素（CYP3A4）の阻害物質として単離されたフラノクマリンである．ほかに，6′,7′-ジヒドロキシベルガモチン 6′,7′-dihydroxybergamottin およびその二量体も同様の阻害作用物質としてグレープフルーツジュースより単離されている．

## ノダケニン Nodakenin, （±)-プラエルプトリン A (±)-Praeruptorin A

ノダケニンはノダケ *Angelica decursivum*（セリ科）に含まれるフラノクマリンの配糖体，（±)-プラエルプトリン A は *Peucedanum praeruptorum*（セリ科）に含まれるピラノクマリンである．ともに生薬ゼンコ㊁の確認試験の標準物質となっている．

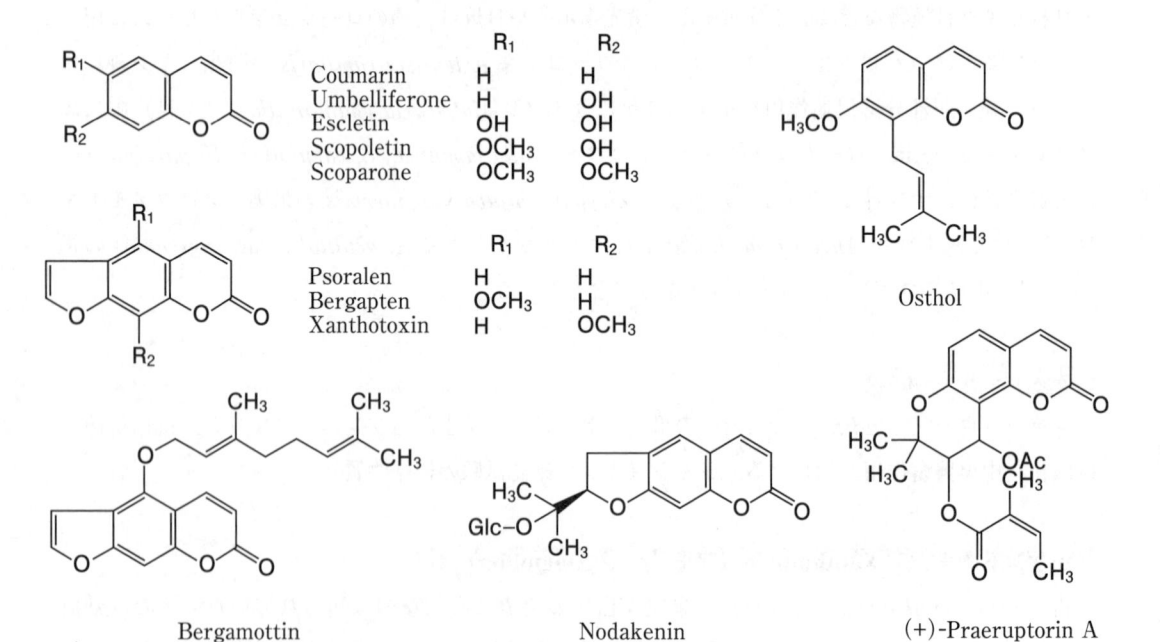

| | R₁ | R₂ |
|---|---|---|
| Coumarin | H | H |
| Umbelliferone | H | OH |
| Escletin | OH | OH |
| Scopoletin | OCH₃ | OH |
| Scoparone | OCH₃ | OCH₃ |

| | R₁ | R₂ |
|---|---|---|
| Psoralen | H | H |
| Bergapten | OCH₃ | H |
| Xanthotoxin | H | OCH₃ |

Osthol

Bergamottin

Nodakenin

(+)-Praeruptorin A

## ジクマロール Dicoumarol

マメ科植物のセイヨウエビラハギ *Melilotus officinalis* などの牧草の発酵により生じるクマリンの二量体である．本化合物はビタミン K の阻害作用を示しことから，この化合物をリード化合物にして抗凝血薬の**ワルファリンカリウム**㊐ warfarin potassium などが開発された．さらに，これらのクマリン系化合物に利胆作用も認められ，スクリーニングの結果，利胆薬の**ヒメクロモン**㊐ hymecromone の開発につながった．

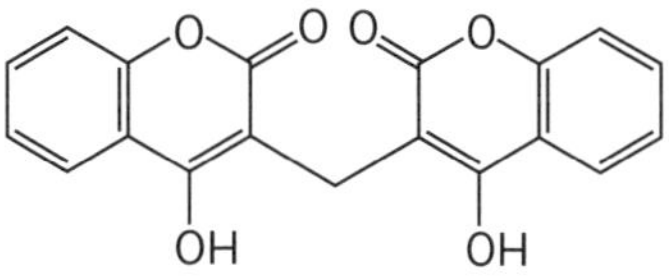

Dicoumarol 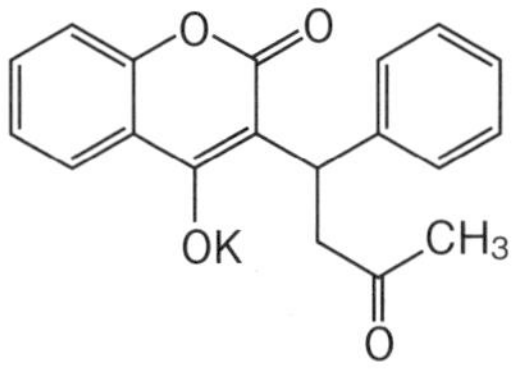　　　　　Warfarin potassium 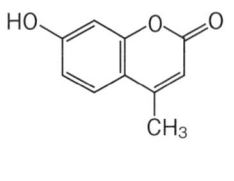　　　　　Hymecromone

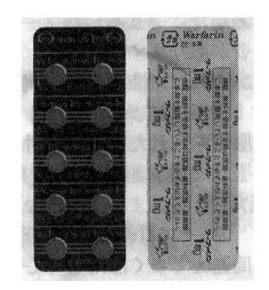

ワルファリン（ワーファリン）
（エーザイ）

## アフラトキシン類 Aflatoxins

構造上にクマリン骨格をもっているが，一般的なクマリン類とは異なり酢酸-マロン酸経路により生合成される．*Aspergillus flavus* や *A. parasiticus* などの真菌によるマイコトキシン mycotoxin（カビ毒）であり，穀物などの汚染物質である．肝毒性があり，中でも**アフラトキシン $B_1$** aflatoxin $B_1$ は，その急性毒性，発癌性ともに最も強力である．

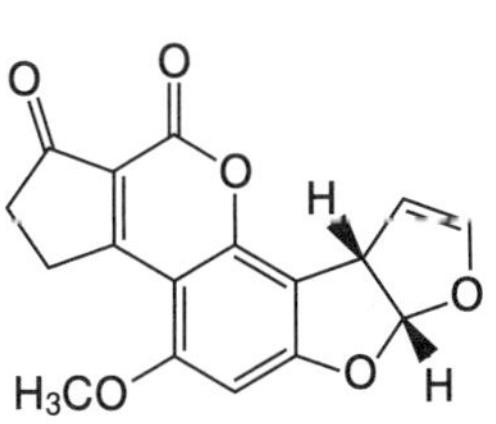

Aflatoxin $B_1$ 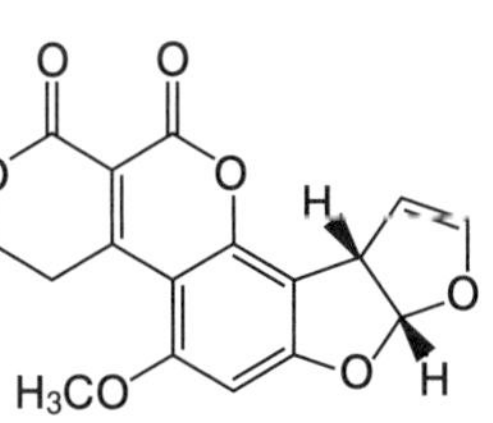　　　　　Aflatoxin $G_1$

## 4.3 リグナン類

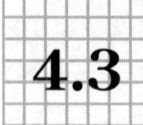

### 4.3.1 リグナン Lignan

　リグナンはフェニルプロパノイド（$C_6$-$C_3$単位）の2分子が酸化的フェノールカップリング反応によって結合して生成した化合物群である．フェニルプロパノイド2分子の$C_6$-$C_3$単位の8位（β位ともいう）間で結合したものを**リグナン** lignan，フェニルプロパノイド2分子の8位以外の炭素，酸素間で結合したものを**ネオリグナン** neolignan と称する．さらにフェニルプロパノイド3分子が結合した三量体の**セスキリグナン** sesquilignan，さらには，四量体の**ジリグナン** dilignan も知られている．リグナンは8位間の炭素の結合様式によりいくつかの類型に分けられる．分子内に数個のフェノール性水酸基をもっているので，抗酸化作用をもつものが多く，他にも種々の活性も報告されている．

1,4-Diarylbutane type

Tetrahydronaphthalene type

2,6-Diarylhexahydrofuranofuran type

Dibenzocyclooctadiene type

## ポドフィロトキシン (−)-Podophyllotoxin

ポドフィルム *Podophyllum peltatum* の根茎（メギ科）などに含まれるテトラハイドロナフタレン型リグナン tetrahydronaphthalene type lignan で，その瀉下成分である．また，ポドフィロトキシンは抗腫瘍作用も示すが毒性が強い．ポドフィロトキシン誘導体の**エトポシド** etoposide ㊙ と**テニポシド** teniposide が，抗悪性腫瘍薬として研究・開発されて肺小細胞癌，悪性リンパ腫，子宮頸癌などに臨床応用されている．

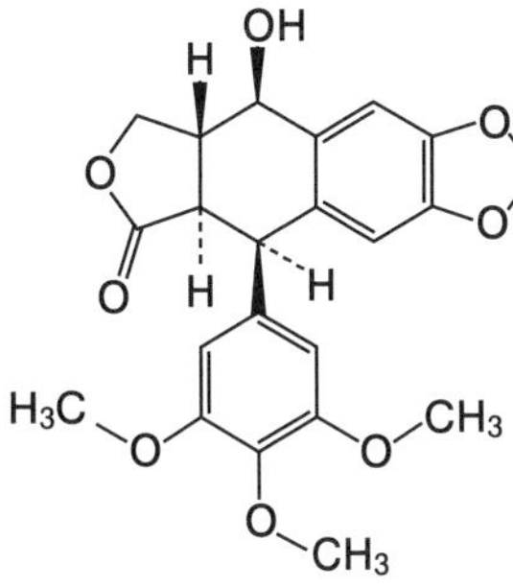

Podophyllotoxin

Etoposide　R = CH₃
Teniposide　R = （2-チエニルメチル基）

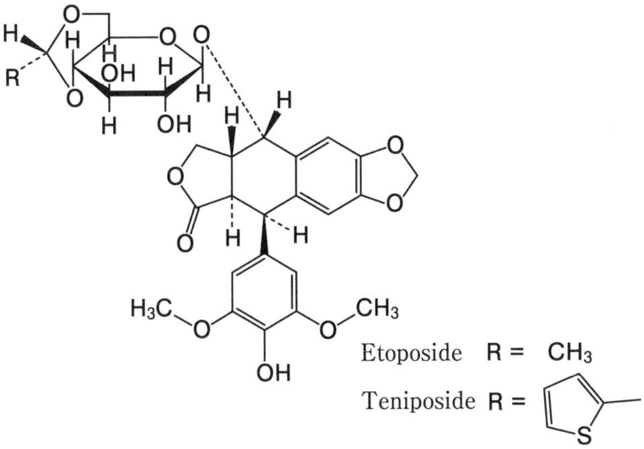

## セサミン Sesamin, セサモリン Sesamol

ゴマ *Sesamum indicum* の種子やそれを圧搾して得られる脂肪油（ゴマ油㊙）に含まれる．2,6-ジアリルヘキサヒドロフラノフラン型リグナン 2,6-diarylhexahydrofuranofuran type lignan およびその配糖体も得られている．セサミンには抗酸化，血清脂質上昇抑制，血圧上昇抑制作用などを示すことが報告されている．セサモリンは塩酸で加水分解され**サミン** samin と**セサモール** sesamol を生成する（Baudouin 反応；確認試験）．

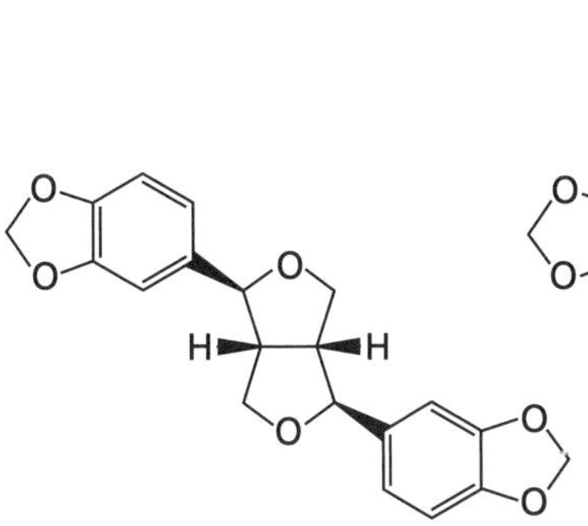

Sesamin 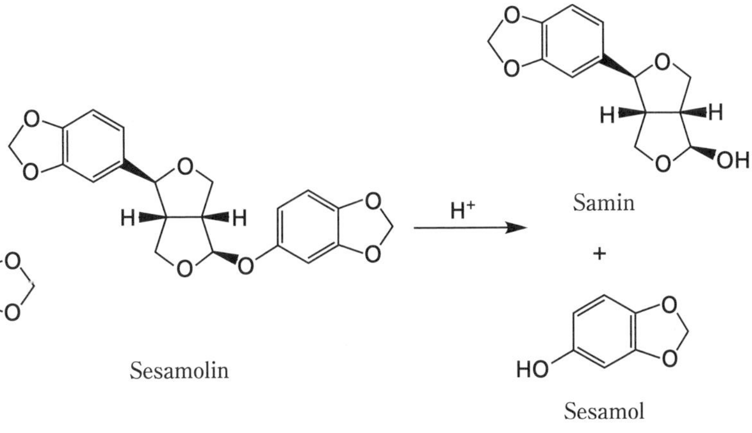　Sesamolin　→(H⁺)　Samin + Sesamol

### シザンドリン Schizandrin, ゴミシン A Gomisin A

ゴミシ⑯チョウセンゴミシ *Schizandra chinensis* の果実（マツブサ科）より得られるジベンゾシクロオクタジエン型 dibenzocyclooctadiene type のリグナン．抗酸化，肝保護作用などが認められる．シザンドリンはゴミシ⑯の確認試験の標準物質．

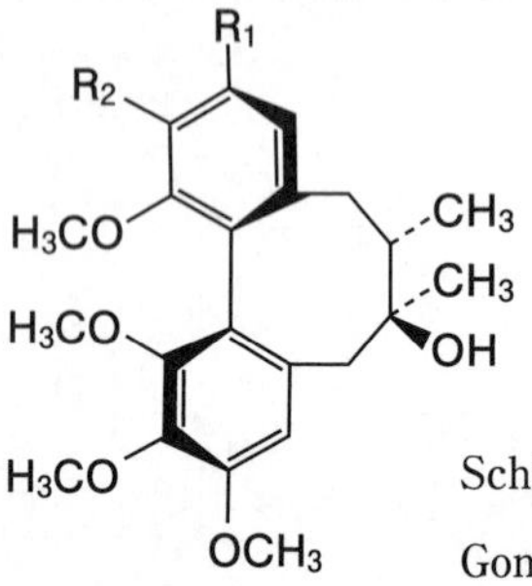

Schizandrin  $R_1, R_2 = OCH_3$
Gomisin A  $R_1, R_2 = -O-CH_2-O-$

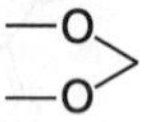

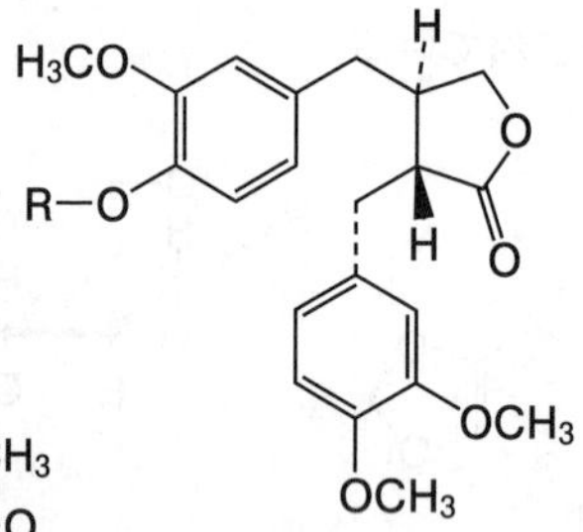

Arctigenin  R = H
Arctiin    R = Glc

その他，ゴボウシ⑯ゴボウ *Arctium lappa* の種子（キク科），レンギョウ⑯レンギョウ *Forsythia suspensa* またはシナレンギョウ *F. viridissima* の果実（モクセイ科）に**アルクチイン** arctiin などのリグナン配糖体が含まれる．

## 4.3.2　ネオリグナン Neolignan

### マグノロール Magnolol, ホオノキオール Honokiol

コウボク⑯ホオノキ *Magnolia obovata*, *M. officinalis*, *M. officinalis* var. *biloba* の樹皮（モクレン科）に含まれる．それぞれに抗酸化，中枢性筋弛緩，抗潰瘍，抗痙攣作用などが認められている．

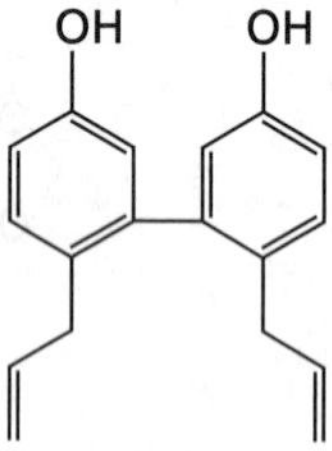

Magnolol

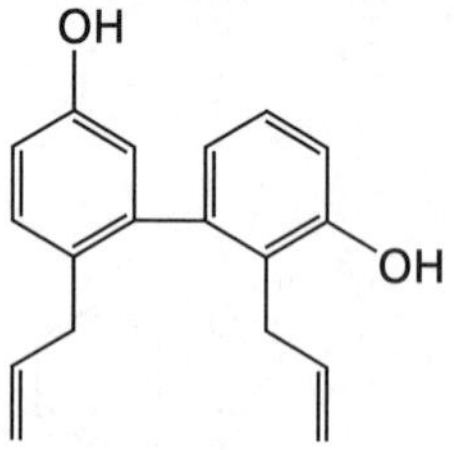

Honokiol

## 4.3.3　リグニン Lignin

フェニルプロパノイドが酸化重合した高分子化合物である．コニフェリルアルコールやシナピルアルコールなどにより構成されているが，被子植物と裸子植物間，科別でも構成単位に差異がみら

れる．植物の木部組織などの細胞壁に沈着し，細胞壁を強化し（木化 lignification），植物体を強固にするのに役立っている．

また，セルロースなどと同様に食物繊維であり，ヒトの消化酵素によって消化されない．

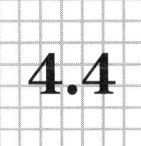

## 4.4 フラボノイド

**フェニルクロマン** phenylchromane（$C_6$-$C_3$-$C_6$）の基本骨格をもつフェノール性化合物群の総称である．ギリシャ語の *flavus*（黄色）にその名が由来しているように，一般に黄色を示す植物色素であり，古くから染色にも用いられた．シキミ酸経路由来のフェニルプロパノイドがB, C環（$C_6$-$C_3$）を，また，酢酸-マロン酸経路由来のトリケチドが芳香環化したA環（$C_6$）を形成し，ジフェニルプロパン骨格となる．C環の置換様式によって，フラボノイドは**フラボン** flavone，**フラボノール** flavonol，**フラバノン** flavanone，**フラバノノール** flavanonol（ジヒドロフラボノール dihydroflavonol），**カルコン** chalcone，**オーロン** aurone，**アントシアニジン** anthocyanidin などに分類される．また，フラボノイドにおいて2位を結合しているフェニル基が3位に転移した**イソフラボノイド** isoflavonoid やさらにフェニルプロパノイドが縮合したフラボノリグナン flavonolignan などもある．植物界には広く分布しており，遊離または配糖体として植物のほとんどの部位より見いだされ，その数は数千種類に及ぶ．

フラボン，フラボノール，フラバノン，フラバノノールなどは，そのアルコール溶液にマグネシウムと塩酸を加えるとフラボン，フラボノールは橙色〜赤色，フラバノンは赤紫色を呈し，カルコンとイソフラボンは呈色しない．キジツ㊈，チンピ㊈，ジュウヤク㊈などの生薬の確認試験に用いられる．その他，確認試験ではペーパークロマトグラフィーや薄層クロマトグラフィーに，フェノール性の水酸基をもち金属とのキレートを生じるので塩化鉄(Ⅲ)が呈色に用いられる．また，アルカリに易溶で溶液は黄色を示す．

フラボノイドは基本骨格，置換している水酸基の数や位置により，それぞれ特徴的なUVスペクトルを示す．また，$^1$H, $^{13}$C-NMRスペクトル解析がその構造決定には有効である．

フラボノイドには，抗酸化，抗炎症，抗アレルギー，瀉下，利尿，鎮痙，エストロゲン様作用など多彩な生物活性も報告されている．また，フラボノイドは植物自身の紫外線防御物質や酸化ストレス防御物質としてのはたらき，微生物へのシグナル，受粉媒介者である昆虫の誘因作用，ファイトアレキシンなど多くの生理機能を有すると考えられる．

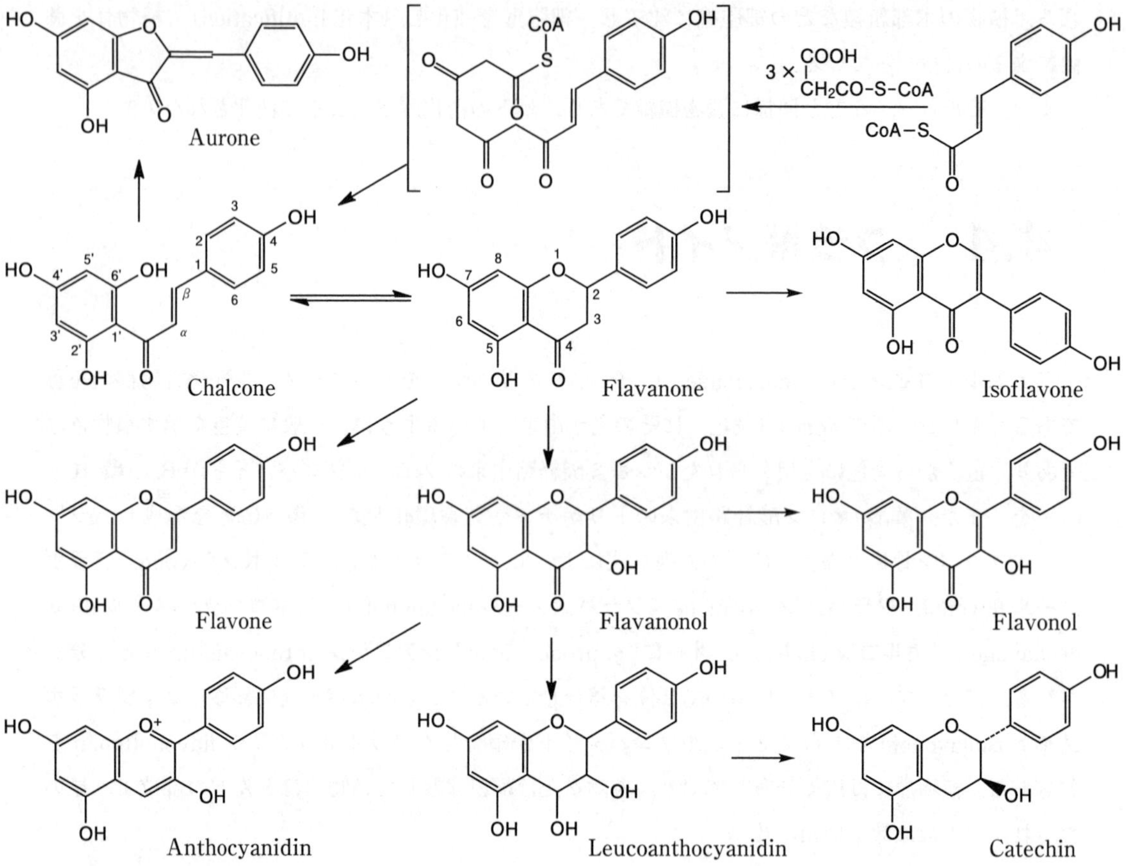

## 4.4.1 フラボン Flavone

　遊離または配糖体として広く植物界に存在している．配糖体には 7-O-配糖体が多く，6 あるいは 8-C-配糖体も単離されている．その他，ソウハクヒ⑯からはイソプレノイド側鎖をもつ**プレニルフラボン類** prenylflavones も得られている．裸子植物からは**アメントフラボン** amentoflavone のようなフラボンの二量体も得られている．

### アピゲニン Apigenin，ルテオリン Luteorin

　ともに植物には広く分布しており，抗酸化，抗炎症作用が認められている．ルテオリンはキクカ⑯キク *Chrysanthemum morifolium* またはシマカンギク *C. indicum* の頭花（キク科）にも含有され，確認試験の標準物質である．

### バイカリン Baicalin，バイカレイン Baicalein，オウゴニン Wogonin

　オウゴン⑯コガネバナ *Scutellaria baicalensis* の根（シソ科）に含まれる．バイカリンとバイカレインには解毒，抗炎症，抗Ⅰ，Ⅳ型アレルギー作用が認められている．日本薬局方では，バイ

カリンの定量（10%以上）が規定されている．抗アレルギー薬の**アンレキサノクス**㊁amlexanoxは，これらの成分をリード化合物として開発された．

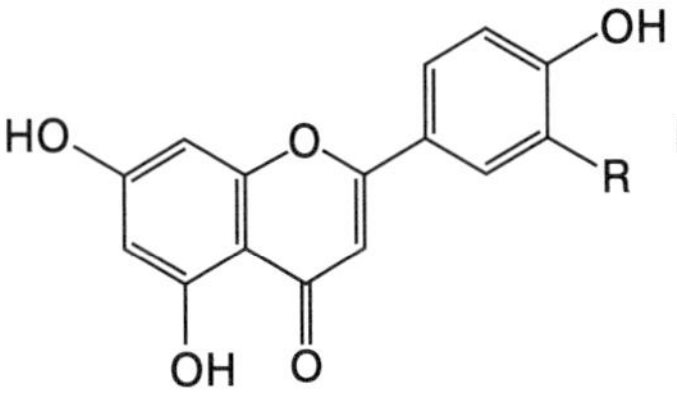

Apigenin  R = H
Luteolin  R = OH

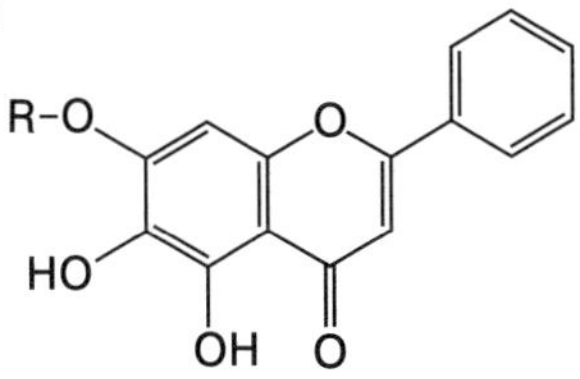

Baicalein  R = H
Baicalin  R = GlcA

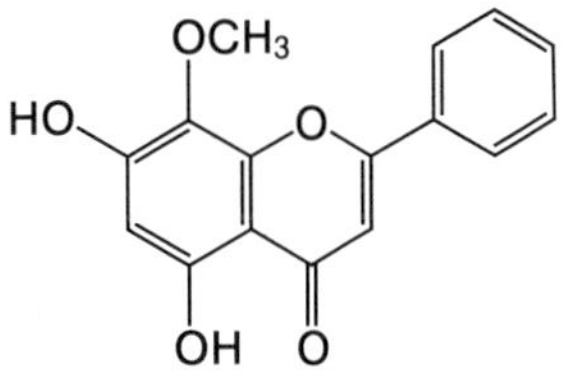

Wogonin

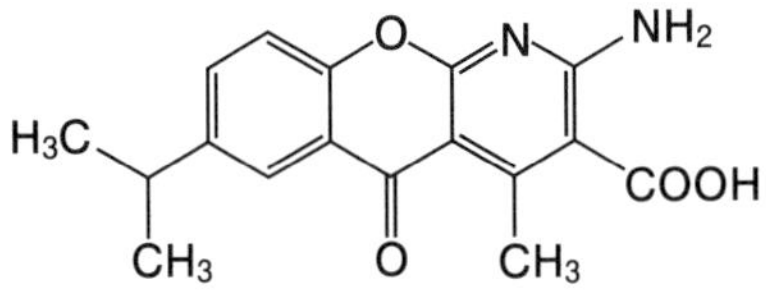

Amlexanox

### スウェルチシン Swertisin

センブリ㊁ *Swertia japonica*（リンドウ科）に含有される *C*-配糖体．このようにフラボン類にはヘテロ原子を介さず直接C–C結合した配糖体も単離されている．サンソウニン㊁サネブトナツメの種子からスウェルチシンのグルコースの2位にさらにグルコースが結合したスピノシン spinosin が得られている（確認試験；TLC法）．

### クワノン G Kuwanon G

ソウハクヒ㊁マグワ *Morus alba* の根皮（クワ科）より得られるフラボン誘導体の1つ．本化合物はプレニルフラボンとカルコンが Dieles-Alder 型付加をして生合成されるビフラボン類である．クワノンには，血圧降下，抗菌，発癌プロモーター抑制作用などが認められている．

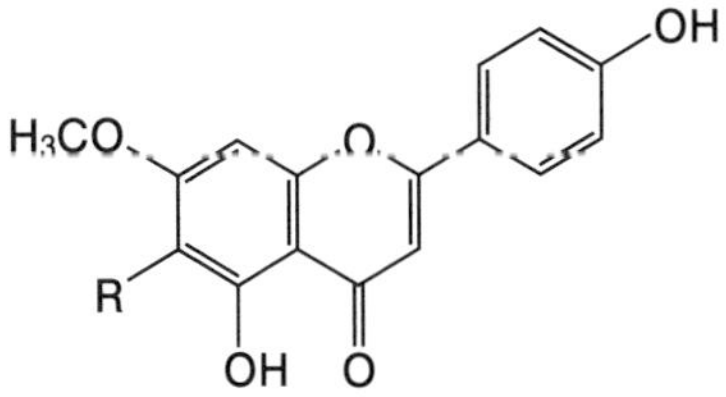

Swertisin  R = Glc
Spinosin  R = Glc²—Glc

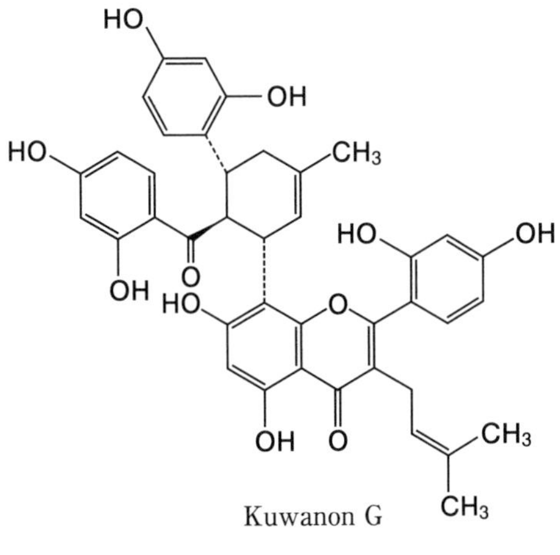

Kuwanon G

## 4.4.2　フラボノール Flavonol

フラボンと同様に広く植物に分布している．3位に水酸基をもつフラボン類で，その水酸基にグルコースやラムノースが結合した配糖体も多い．その他，インヨウカク⑮ *Epimedium pubescens*, *E. brevicornum*, *E. wushanens*, ホザキイカリソウ *E. sagittaatum*, キバナイカリソウ *E. koreanum*, イカリソウ *E. grandiflorum* var. *thuncergianum*, またはトキワイカリソウ *E. sempervirens* の地上部（メギ科）にはプレニル基をもつフラボノールの配糖体イカリイン icariin が含まれ，確認試験の標準物質となっている．

### ケンフェロール Kaempferol

ケンフェロールは配糖体として多くの植物に含まれる．**ムルチフロリン A** multiflorin A はエイジツ⑮ノイバラ *Rosa multiflora* の偽果（バラ科）に含まれ，瀉下作用を示す．

### ケルセチン Quercetin

ケルセチンは，フラボノイドの中で最も分布が広く，遊離，または配糖体として植物に含まれている．**ルチン** rutin はエンジュ *Sophora japonica* の花蕾（マメ科）やソバ *Fagopyrum esculentum*（タデ科）などに含まれ，毛細血管強化作用を示す．ジュウヤク⑮ドクダミ *Houttuynia cordata* の地上部（ドクダミ科）には**ケルシトリン** quercitrin, **イソケルシトリン** isoquercitrin が含まれ，特にケルシトリンには強い利尿，強心，血管強化作用が認められている．

Kaempferol　R = H
Multiflorin A　R = Rha$^4$–Glc$^6$–Ac

Quercetin　R = H
Quercitrin　R = Rha
Rutin　R = Glc$^6$–Rha

Icariin

## 4.4.3 フラバノン Flavanone, フラバノノール Flavanonol

　フラバノンは, 2,3-ジヒドロフラボン骨格で, フラボン類と異なり無色, 物理的, 化学的性質も異なる. 植物中ではカルコンと平衡状態で存在する. 遊離, または配糖体としてバラ科, ミカン科, キク科植物などから得られる. フラバノノールは, フラバノンの3位に水酸基が結合した構造で, フラバノノール, フラバノンともに不斉中心をもち光学活性である. 代表的なフラバノンに**ナリンジン** naringin, **ヘスペリジン** hesperidin などの配糖体が, キジツ㊇ダイダイ *Citrus aurantium* var. *daidai*, *C. aurantium* またはナツミカン *C. natsudaidai* の未熟果実チンピ㊇ウンシュウミカン *Citrus unshiu*, または *C. reticulata* の成熟果皮, トウヒ㊇ *C. aurantium* またはダイダイ *C. aurantium* var. *daidai* の成熟果皮などのミカン科生薬に苦味成分として含まれている. そのアグリコンの**ナリンゲニン** naringenin, **ヘスペレチン** hesperetin は無味である. また, **リクイリチゲニン** liquiritigenin はカンゾウ㊇ *Glycyrrhiza uralensis*, *G. glabra* の根およびストロン（マメ科）に含まれ, 鎮痙, 抗炎症, 抗潰瘍作用を示す. 配糖体のリクイリチン liquiritin は局方収載の漢方製剤（葛根湯, 加味逍遥散, 柴苓湯, 大黄甘草湯, 補中益気湯, 苓桂朮甘湯）中のカンゾウ㊇の確認試験の標準物質である.

| | | | | | |
|---|---|---|---|---|---|
| Naringenin | R = H | Hesperetin | R = H | Liquiritigenin | R = H |
| Naringin | R = Glc²–Rha | Hesperidin | R = Glc²–Rha | Liquiritin | R = Glc |

　フラバノノールには以下に挙げる化合物がある. 2,3-ジヒドロフラボノール 2,3-dihydroflavonol とも呼ばれ, 骨格の2位と3位は不斉炭素であり理論上 $2^2$ で4通りの光学異性体が存在する. ふつう天然より得られるものは（2$R$, 3$R$）であることが多い.

　**アロマデンドリン** aromadendrin (5, 7, 4′-trihydroxydihydroflavonol, dihydrokaempferol) は比較的分布は広く, 木本植物から遊離型, 配糖体として得られる. **タキシフォリン** taxifolin (5, 7, 3′, 4′-tetrahydroxydihydroflavonol, dihydroquercetin) はシベリアカラマツ *Larix sibirica*, カラマツ *L. leptlepis* やマツ属植物などの松柏類の樹皮, 心材に含まれ, コウキ *Engelhardtia chrisolepis*（クルミ科）には配糖体アスチルビン astilbin として含まれる. 強い抗酸化, 抗アレルギー, 抗炎症, 発癌プロモーター抑制作用が認められている.

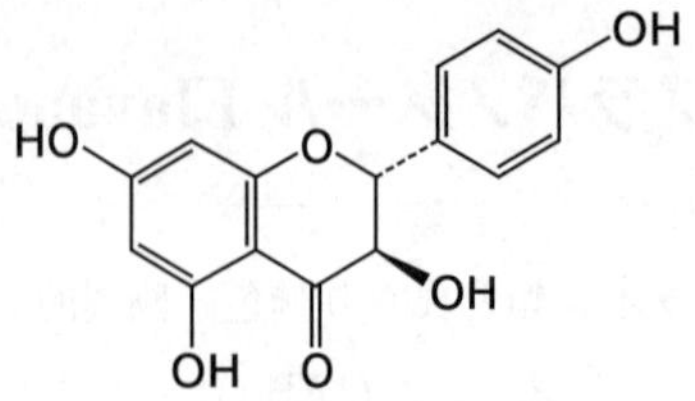

Aromadendrin 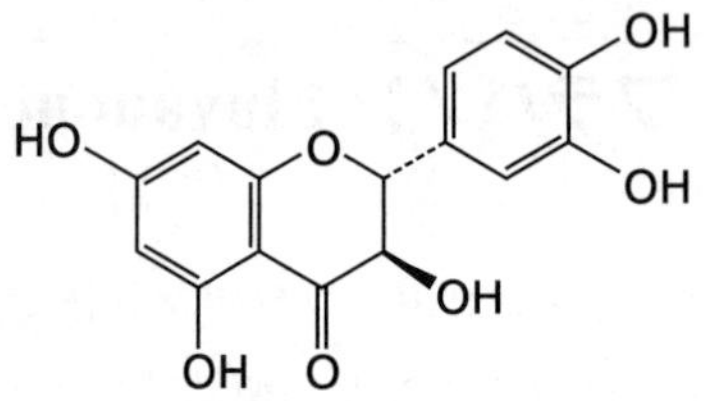　　　　　　　　　Taxifolin

## 4.4.4　アントシアニン Anthocyanin

アントシアニンは**アントシアニジン** anthocyanidin をアグリコンとする配糖体の総称で，構造中にオキソニウムイオンをもつことが特徴である．花，葉，果皮などに含まれる天然色素であり，ソヨウ㊙シソ *Perilla frutescens* の葉（シソ科），ブドウ *Vitis vinifera*（ブドウ科），ブルーベリー *Vaccinium corymbosum*（ツツジ科）などの色はこの成分による．天然のアントシアニジン類は B 環の水酸基の数により**ペラルゴニジン** pelargonidin（黄，橙～赤色系），**シアニジン** cyanidin（赤～紫色系），**デルフィニジン** delphinidin（紫～青色），およびそのメチル誘導体がある．さらに糖の種類，数，結合位置，糖に結合する有機酸の種類や数により多種のアントシアニンが知られる．また，細胞液の pH，キレートしている金属の種類，フラボンなどとの複合体の生成によりさらに変化に富んだ色合いを出す．アントシアニンは食品の天然着色料としても用いられている．また，これらアントシアニン類に抗酸化，抗動脈硬化作用が認められ，サプリメントや機能性食品として利用されている．

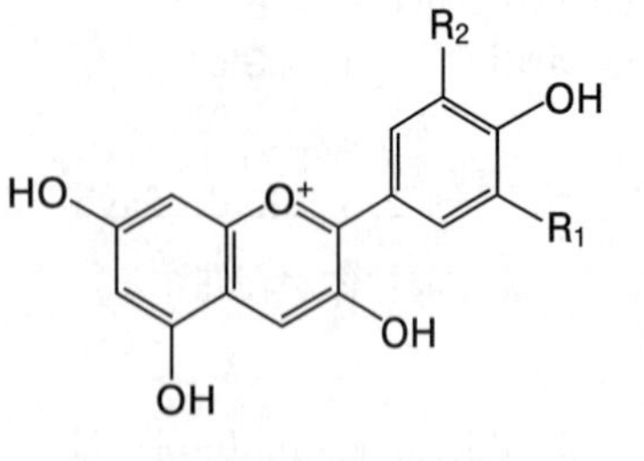

Pelargonidin　　R₁ = R₂ = H
Cyanidin　　　 R₁ = OH, R₂ = H
Delphinidin　　R₁ = R₂ = OH

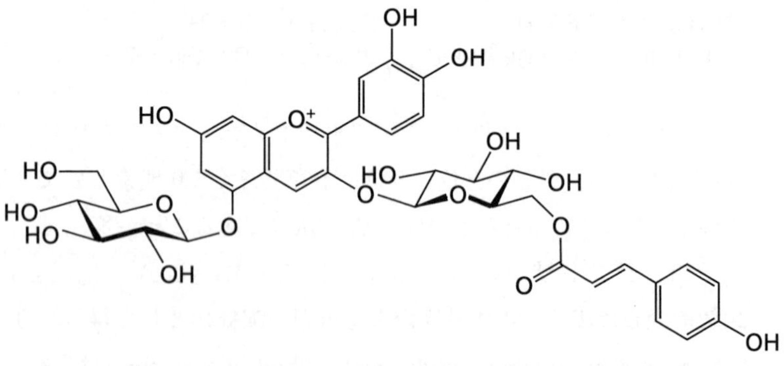

Shisonin [Cyanidin 3-*O*-(6-*O*-*p*-coumaroyl) glucoside-5-*O*-glucoside]

## 4.4.5 カルコン Chalcone

フラボノイドの生合成で最も初期に生成する．一般にフラバノンと平衡で存在することが多い．ジヒドロカルコンは無色であるが，カルコン，オーロンは黄色物質である．

### イソリクイリチゲニン Isoliquiritigenin

カンゾウ㊁ *Glycyrrhiza uralensis*，*G. glabra* の根およびストロン（マメ科）に配糖体のイソリクイリチン isoliquiritin とともに含有されるカルコン．フラバンのリクイリチゲニンに対応している．イソリクイリチゲニンに鎮痙，水晶体アルドースリダクターゼ阻害作用が認められている．

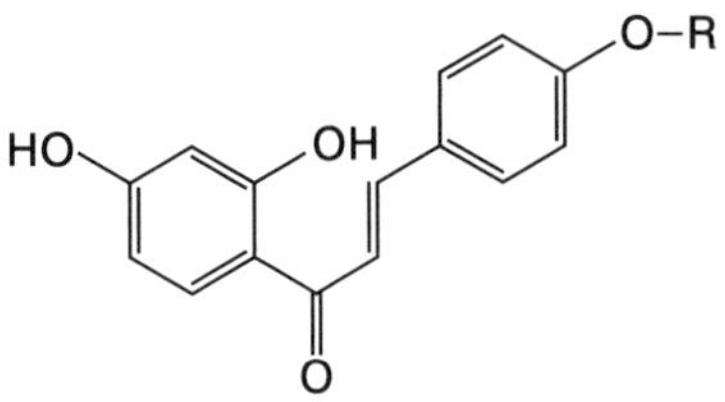

Isoliquiritigenin  R = H
Isoliquiritin   R = Glc

### カーサミン Carthamin

コウカ㊁ベニバナ *Carthamus tinctorius* の管状花（キク科）に含まれる水に不溶性の紅色色素である．染料や着色料，口紅（京紅）など貴重な赤色色素として用いられてきた．

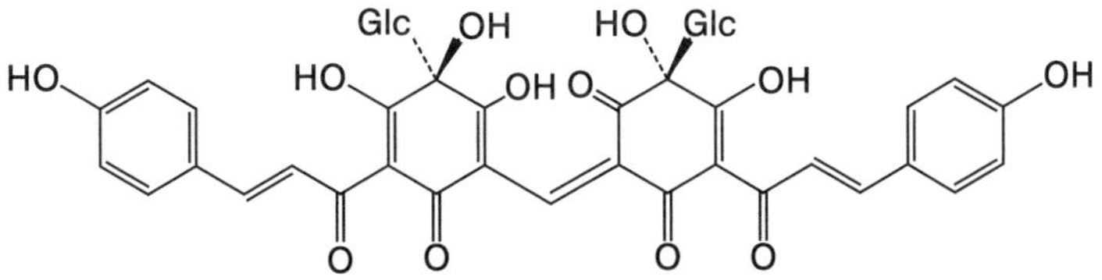

Carthamin

### コラム　紅の博士

ベニバナはエジプト原産といわれ，わが国では奈良天平より前から染料や油糧などに用いられてきた．また，紅は染料としてだけでなく，口紅や化粧料としても大正の半ば頃まで使用されてきた．

「紅（べに）」は，ベニバナを発酵させてつくる．末摘花の別名もあるようにベニバナの管状花を摘み取り，大きな桶でもみながら洗浄すると，水溶性の黄色色素であるサフロールイエローが抜け，紅色色素のカーサミンが残る．これを2〜3日発酵させると鮮紅色になり，粘りが出てくる．このもち状になったものが紅花もちで適当な大きさにちぎって保存しておく．

この「紅」の色素成分を研究した女性化学者が，黒田チカ（1884-1968）博士である．佐賀に生まれた彼女は，当時としては先進的な考え方をもった父親の勧めで学問の道を志し，女子高等師範学校に進学する．そして長井長義博士に出会い，科学者としてその薫陶を受けることとなる．東北帝國大学（現・東北大学）は帝國大学としてはじめて，女性にも門戸を開く．黒田は恩師・長井博士の勧めもあり東北帝國大学の化学科に進学する．大学で彼女は眞島利行教授に師事する．眞島教授のもと彼女は天然色素の研究を行いたいと考え，紫根（ムラサキの根）の色素成分の研究に着手した．IR，UV，NMRなどの分析機器，カラムクロマトやHPLCなどない時代，構造を決定する手段は，結晶化を行い，反応を繰り返し，既知の化合物と比較するといった作業を何度も繰り返して知見を集めていく．精確さ，根気，労力と気の遠くなるような時間がかかる．しかし，ついにその色素成分の構造を解明し，シコニンと命名して発表する．この成果により，彼女は女性化学者の快挙として一躍時の人となる．

その後，東京女子高等師範学校（のちのお茶の水女子大学）で教鞭をとり，教鞭をとる傍ら，当時設立されて間もない理化学研究所で研究活動を行った．さらにイギリスのオックスフォード大学に留学して研鑽を積み，帰国後，ベニバナの色素成分の解明に挑戦することとなる．世界でもこの色素成分の解明に幾多の研究者が挑んでいたが，まだ誰も成し得ていなかった．試行錯誤を続け，5年の歳月をかけ，ついにその化学構造を解明，カーサミンと名付けた．この成果は，英国化学会誌に「The Constitution of Carthamin Part I and II」として発表され，世界からも評価された．この業績が認められ，彼女には化学分野において女性初の理学博士の称号が与えられた．人々は彼女を「紅の博士」と尊敬の念を込めて呼ぶようになる．

## ソフォラジン Sophoradin

マメ科植物 *Sophora subprostrata* の根（生薬名：サンズコンあるいはコウズコン）に含まれるプレニル基をもったプレニルカルコン prenylchalcone である．抗消化性潰瘍作用が認められたことから，本化合物をリード化合物にして抗消化性潰瘍薬 **ソファルコン** sofalcone が開発された．

Sophoradin

Sofalcone

## 4.4.6　イソフラボノイド Isoflavonoid

　フラバノンのB環が転位した3-フェニルクロモン 3-phenylchromone 骨格をもつ化合物群．遊離あるいは配糖体でマメ科植物に広く分布し，アヤメ科，バラ科などからも見いだされる．イソフラボンがさらに代謝されたものにプテロカルパン pterocarpan，クメスタン coumestan，ロテノイド rotenoid 類がある．

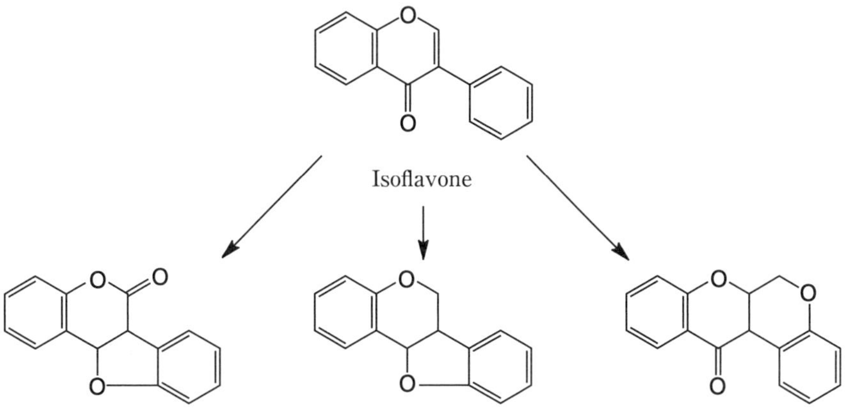

Isoflavone

Coumestan　　　　　Pterocarpan　　　　　Rotenoid

### ダイゼイン Daidzein, ゲニステイン Genistein

　マメ科のダイズ *Glycine max* の種子に大部分がそれぞれをアグリコンとする配糖体の**ダイジン** daidzin, **ゲニスチン** genistin として含まれる．ダイゼインやゲニステインなどのイソフラボン類は，女性ホルモン様作用をもつことから，植物エストロゲン phytoestrogen とも呼ばれる．ゲニステインをリード化合物にして骨粗鬆症治療薬**イプリフラボン** ipriflavone が開発された．また，ダイゼインはカッコン㊁クズ *Pueraria lobata* の根（マメ科）にも含まれ，鎮痙作用が認められている．カッコン㊁の確認試験の標準物質である**プエラリン** pueralin にはダイゼインの6位の *C*-配糖体で血糖降下作用が認められている．

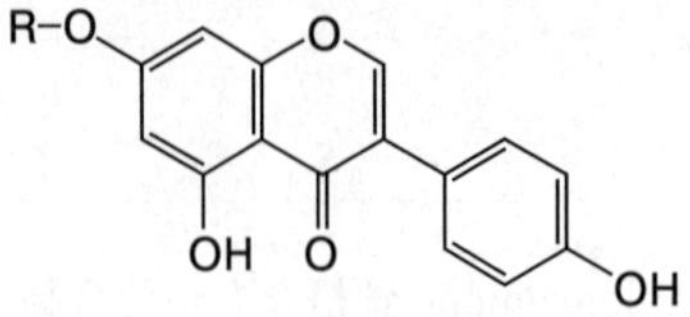

Genistein R = H
Genistin R = Glc

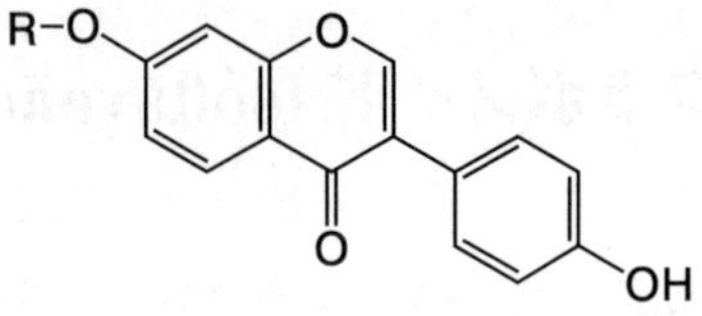

Daidzein R = H
Daidzin R = Glc

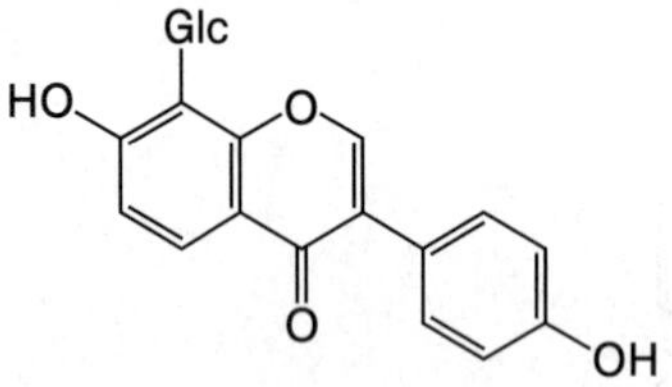

Puerarin

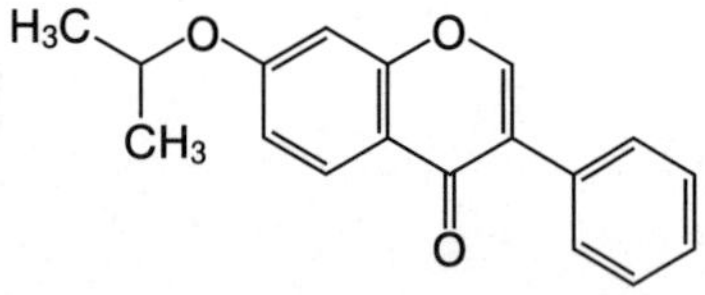

Ipriflavone

### ロテノン Rotenone

プレニル基が結合したロテノイド．マメ科植物デリス *Derris elliptica* や *Millettia taiwaniana* の根に含まれる．昆虫や魚類には有毒であるが，経口摂取で哺乳類に対してほぼ無害である．農業用殺虫剤として使用される．

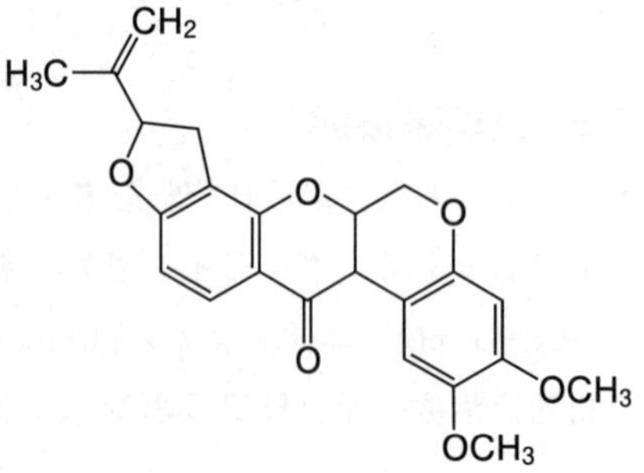

Rotenone

## 4.4.7　その他

フラボノイドの誘導体を以下に挙げる．

### シリビン Silybin

マリアアザミ *Silybum marianum* の種子（キク科）に含まれる．シリマリン sylimarin は，シリビンをはじめ，シリクリスチン sylichristin などのフラボノリグナン類の抽出粗生成物である．これらの成分には肝保護作用が認められ，種子の抽出物はサプリメントとして使用されている．

### ブラジリン Brasilin

ソボク⑯ *Caesalpinia sappan* の心材（マメ科）に含まれるホモイソフラボン類 homoisoflavone. 酸化され，濃赤色を呈する（確認試験）．

### オフィオポゴノン A Ophiopogonone A

バクモンドウ⑯ジャノヒゲ *Ophiopogon japonicus* の根（ユリ科）より得られるホモイソフラバン（イソフラバンの C-3 位と C-1′ 位の間に炭素 1 個が加わった骨格）．カルコンメチルエーテル体を出発物質として生合成される．

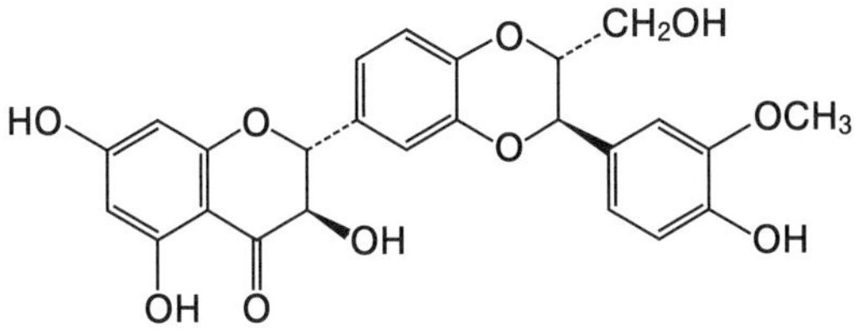

Silybin

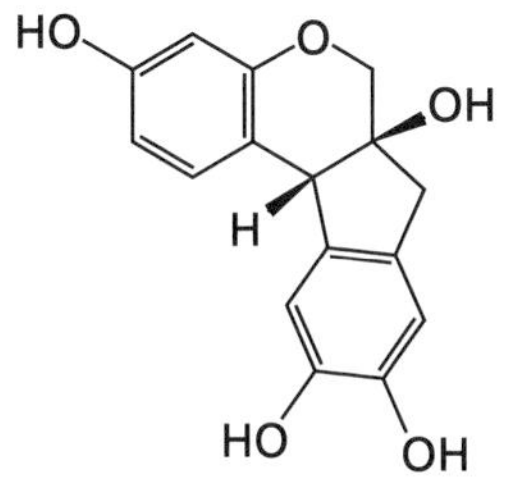

Brasilin

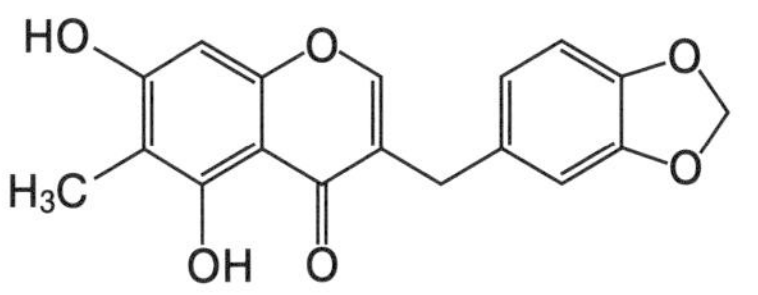

Ophiopogonone A

# 4.5 タンニン Tannin

元来，皮革のなめしには植物由来の成分が用いられてきた．その成分がタンニンであり，皮をなめす（鞣皮，tan）ために用いられたことから名付けられた．構造中に多数のフェノール性水酸基を有し，一般にポリフェノールと呼ばれる．タンパク質，アルカロイドなどの塩基性物質や金属イオンと結合し，水に難溶な沈殿を生じる．局方中の確認試験では塩化鉄(Ⅲ)試液が用いられ，化学構造の違いから特有の色を呈する．広く植物界に分布しており，特に，ブナ科，バラ科，ウルシ科，ヤナギ科，フウロソウ科に多い．また，未熟果実・種子，成長点，虫癭などに蓄積されている．収斂，止瀉，抗酸化，抗ウイルス，抗腫瘍活性など多くが報告されている．化学構造の特徴から加水分解型タンニンと縮合型タンニンに大別されるが，それらの複合型のタンニンも知られている．

## 4.5.1 加水分解型タンニン Hydrolysable tannin

加水分解型タンニンは，ポリアルコールにポリフェノールカルボン酸がエステル結合したもので，酸・アルカリや酵素により加水分解を受ける．この構成ポリフェノールカルボン酸の種類によりガロタンニンとエラジタンニンおよびその他に分類される．

### ガロタンニン Gallotannin

加水分解により生成するフェノールカルボン酸が没食子酸のみのタンニン群．ポリアルコールは一般的にグルコースである．日本薬局方にはタンニン酸およびタンニン酸とアルブチンなどとの複合物が収載されている．その他，シャクヤク⑲シャクヤク *Paeonia lactiflora* の根（ボタン科），ウワウルシ⑲クマコケモモ *Arctostaphylos uva-ursi* の葉（ツツジ科），ダイオウ⑲*Rheum palmatum, R. tanguticum, R. officinale, R. coreanum* の根茎（タデ科），センソツ⑲などの生薬にも含まれる．

タンニン酸⑲はペンタガロイルグルコース pentagalloylglucose，あるいはテトラガロイルグルコース tetragalloylglucose に複数のガロイル基がデプシド結合したものの混合物である．タンニン酸の基原はゴバイシ：ヌルデの葉にヌルデシロアブラムシが寄生してできた虫癭（ウルシ科）およびモッショクシ：*Quercus infectoria* の若枝にフシバチが寄生してできた虫癭（ブナ科）である．収斂を目的に咳嗽薬や軟膏として外用する．

pentagalloylglucose  l + m + n = 0

tetragalloylglucose  l + m = 0

galloyl

### エラジタンニン Ellagitannin

加水分解によりエラグ酸 ellagic acid を生成するタンニン群．エラグ酸はヘキサヒドロキシジフェノイル hexahydroxydiphenoyl（HHDP）基が加水分解されて脱水，分子内で閉環して生じる．生じたエラグ酸は水や各種溶媒に難溶である．ゲンノショウコ⑲ゲンノショウコ *Geranium thunbergii* の地上部（フウロソウ科），チョウジ㊜ *Syzygium aromaticum* の花蕾（フトモモ科）㊜，ザクロ *Punica granatum*（ザクロ科）の樹皮などに含まれる．HHDP 基には C-C 結合した 2 つの芳香環の回転障害に基づくアトロプ異性 atropisomerism がある．

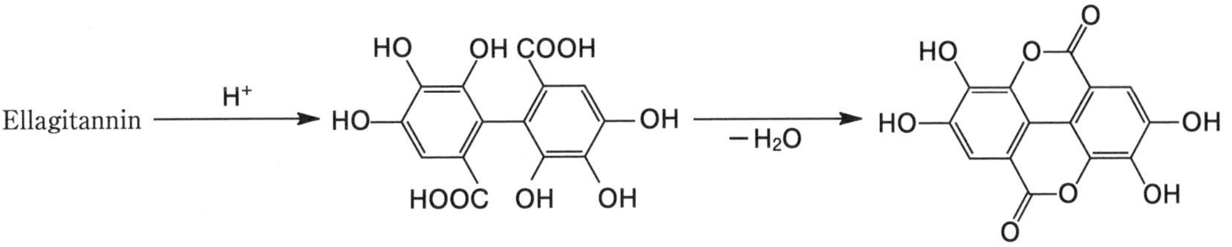

Ellagitannin → Hexahydroxydiphenic acid → Ellagic acid

### ゲラニイン Geraniin

ゲンノショウコ㊜ ゲンノショウコ *Geranium thunbergii* の地上部（フウロソウ科）の主要タンニン．黄色の結晶として得られ渋みは弱い．止瀉，整腸作用や抗酸化作用が報告されている．フウロソウ科以外にもトウダイグサ科，ウルシ科など広く分布する．溶液中では，デヒドロヘキサヒドロキシジフェノイル dehydrohexahydroxydiphenoyl 基は下図のように平衡状態で存在する．

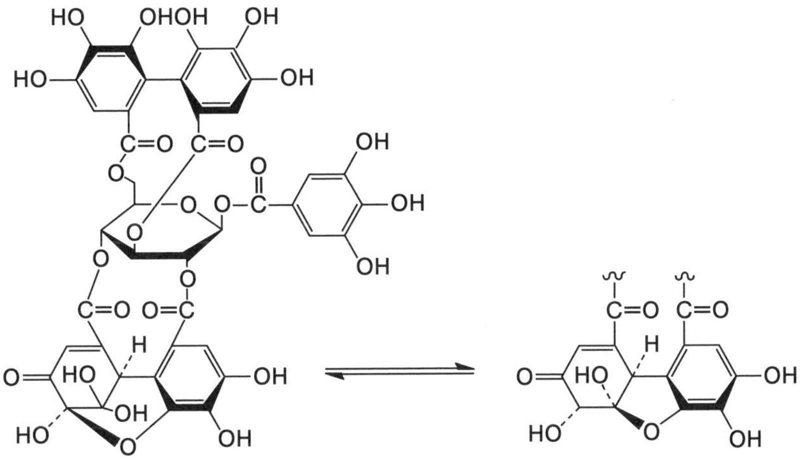

Geraniin

## 4.5.2　縮合型タンニン Condensed tannin

ロイコアントシアニジンより生合成されるフラバン-3-オール flavan-3-ol の誘導体をカテキン類 catechins と呼ぶ．これらカテキン類で構成されるのが，縮合型タンニンである．（＋）-カテキン （＋）-catechin，（－）-エピカテキン （－）-epicatechin，（＋）-ガロカテキン （＋）-gallocatechin,

(−)-エピガロカテキン (−)-epigallocatechin などが，4,8-位，または 4,6-位の炭素どうしで縮合することにより形成される．また，3 位の水酸基に没食子酸がエステル結合したものも広く分布し，多種のものが知られている．チャ *Camellia sinensis*（ツバキ科），カキ *Diospyros kaki*（カキノキ科）の渋，リンゴ *Malus pumila*（バラ科）の果皮などのほか，ケイヒ⑮ *Cinnamomum cassia* の樹皮（クスノキ科），ダイオウ⑮ *Rheum palmatum*, *R. tanguticum*, *R. officinale*, *R. coreanum* の根茎（タデ科）マオウ⑮ *Ephedra sinica*, *E. intermedia* または *E. equisetina* の地上茎（マオウ科）などの生薬に含まれる．強酸で分解することにより紅色のアントシアニジンを生じることから，プロアントシアニジン proanthocyanidin（単純縮合型タンニン simple condensed tannin）と呼ばれる．ほか，アセンヤク⑮ *Uncaria gambir* の乾燥水製エキス（アカネ科）のガンビリン類 gambiriins のように酸処理で複雑な分解物を生成し，一部は重合して水に難溶な化合物を与える複合縮合型タンニン complex condensed tannin が存在する．

(+)-Catechin

(−)-Epicatechin

(+)-Gallocatechin

(−)-Epigallocatechin

### (−)-エピガロカテキン 3-*O*-ガレート (−)-Epigallocatechin 3-*O*-gallate (EGCG)

チャ *Camellia sinensis*（ツバキ科）に含まれる主要なポリフェノールである．エピガロカテキンの 3 位に没食子酸がエステル結合をした構造をしており，抗酸化をはじめ，抗 MRSA 活性，抗ウイルス活性，抗発癌プロモーター作用，血中コレステロール濃度上昇抑制作用，血糖上昇抑制作用，血圧上昇抑制作用などが報告されている．

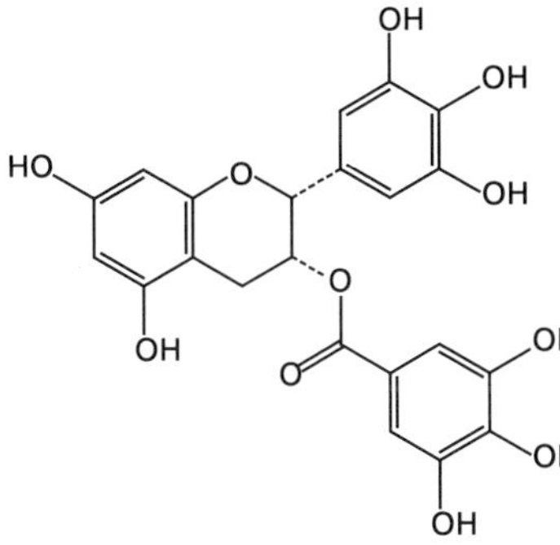

(−)-Epigallocatechin 3-O-gallate (EGCG)

## コラム　お茶と健康

　日本人になじみ深い嗜好性飲料の1つにお茶がある．世界には多種多様な製茶法があるが，緑茶はチャ Camellia sinensis（ツバキ科）の嫩葉を蒸して手揉みなどの工程を経て完成する（不発酵茶）．緑茶には，カフェイン，エピガロカテキンガレートをはじめ，エピカテキン，エピガロカテキン，エピカテキンガレートなどのカテキン類のほか，ビタミン類（ビタミンCやE），フラボノイド，サポニン類，アミノ酸，各種ミネラルなど多くの化学成分を含んでいる．

　疫学的調査で，緑茶を多く飲む地域では胃癌の発症が少ないことが報告されていて，その実験研究では緑茶のカテキン類に関して突然変異抑制作用，発癌抑制作用が認められている．このほか緑茶のカテキン類には血中コレステロール低下作用，血圧降下作用など種々の生理活性が報告されている．そして，このカテキン類を多く含んだお茶が特定保健用食品として市販されている．また，煎茶には抗酸化作用をもつビタミンCが多く含まれているし，サポニン類は最近の研究で脂肪の吸収を抑えることが示唆され，旨み成分でもある遊離アミノ酸のテアニンには神経保護効果，抗不安やリラックス効果なども認められている．

　このように緑茶は多くの機能性をもつことが科学的に証明されてきていて，その効能により嗜好品の枠を超えた健康維持のための理想的な飲み物といえるのではないだろうか．

### テアフラビン類 Theaflavins

　紅茶に含まれる紅色色素である．発酵させる過程でエピカテキンどうし，あるいは没食子酸との間でB環の開裂を伴う反応により生成することが知られる．また，紅茶にはテアシネンシン類 theasinensins も含まれ，これらも発酵過程で重合して生成すると考えられる．

Theaflavin

Theasinensin A  G = galloyl

### ケイヒ⑮のタンニン

ケイヒ⑮ *Cinnamomum cassia* の樹皮（クスノキ科）のプロアントシアニジン類．(−)-エピカテキン (−)-epicatechin のみが，4β-8 で結合した procyanidin B-2, C-1, cinnamtannin 類のオリゴマーが知られる．cinnamtannin $B_1$, $D_1$ に抗潰瘍作用が認められると共に強い甘みをもつことが報告されている．

| | |
|---|---|
| Procyanidin B-2 | R = H, n = 0 |
| Procyanidin B-2 3,3′-di-*O*-gallate | R = G, n = 0 |
| Procyanidin C-1 | R = H, n = 1 |
| Procyanidin C-1 3,3′,3″-tri-*O*-gallate | R = G, n = 1 |
| Cinnamtannin $A_2$ | R = H, n = 2 |
| Cinnamtannin $A_3$ | R = H, n = 3 |
| Cinnamtannin $A_4$ | R = H, n = 4 |

G = galloyl

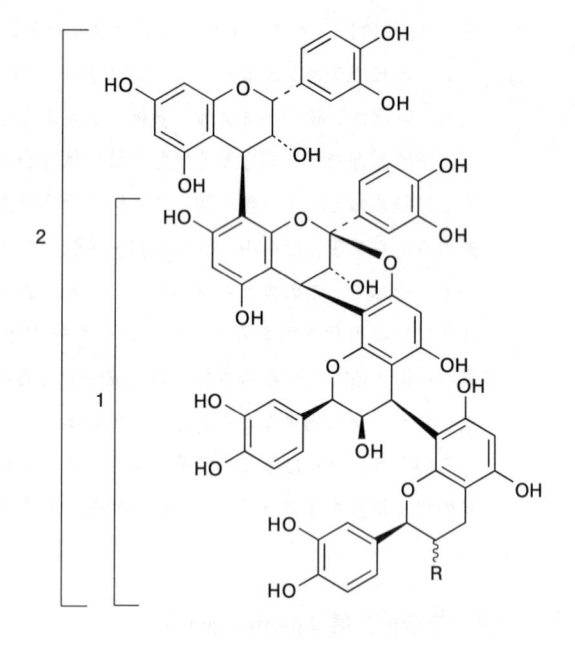

1 Cinnamtannin $B_1$　R = ▬OH
　Cinnamtannin $D_1$　R = ⋯OH
2 Cinnamtannin $B_2$　R = ▬OH
　Cinnamtannin $D_2$　R = ⋯OH

### ダイオウ局のタンニン

ダイオウ局 *Rheum palmatum*, *R. tanguticum*, *R. officinale*, *R. coreanum* の根茎（タデ科）にはプロアントシアニジン系のタンニンが含まれる．構成単位の3位の水酸基に部分的にガロイル基が結合した procyanidin B-2 di-*O*-gallate やラタンニン rhatannin と呼ばれる procyanidin が 9～10 個縮合した複雑な化合物が単離されている．ラタンニン I, II には，血清尿素窒素量（BUN）低下作用，抗精神作用が認められている．

## 4.6　キノン類 Quinones

　天然由来の芳香族化合物は，前述のほかに酢酸-マロン酸経路，シキミ酸経路とイソプレノイド経路の複合経路などにより生合成されるものもある．本項ではそれらについて取り上げる．
　キノン類は，$\alpha, \beta ; \alpha', \beta'$-不飽和ケトンの構造をもつ化合物群で，ベンゾキノン benzoquinone, ナフトキノン naphtoquinone, アントラキノン anthraquinone に大別される．天然のキノン類は，微生物をはじめ動植物まで広く分布する有色化合物である．ユビキノン類 ubiquinones のように生体の酸化還元反応に関与するものもあれば，様々な生物活性をもつものもある．酢酸-マロン酸経路，シキミ酸経路，シキミ酸とメバロン酸経路との複合経路により生合成される．

### 1　ベンゾキノン Benzoquinone

#### ユビキノン Ubiquinone（Coenzyme Q）

　ほとんどすべての生物に含まれ，ミトコンドリア内の電子伝達系に関与する物質．結合する側鎖の長さが $n = 1～12$ で，生物種ごとに決まっている．ヒトはイソプレノイド数 10 のコエンザイム $Q_{10}$ coenzyme $Q_{10}$ である．強心薬ユビデカレノン局 ubidecarenone としてうっ血性心不全に臨床応用されている．また，抗酸化作用を有し，抗老化 anti-aging を期待してサプリメントとして用いられる．

Ubidecarenone

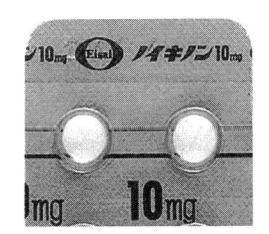

ユビデカレノン（ノイキノン）
（エーザイ）

## 2 ナフトキノン Naphthoquinone

### フィトナジオン⑰ Phytonadione（ビタミン K₁ Vitamin K₁）

肝臓で血液凝固に関与する凝固因子の第Ⅱ，Ⅶ，ⅨおよびⅩ因子の生合成を促進する．マメ科の牧草のアルファルファ *Medicago sativa* より分離された．全身用止血薬．

### メナテトレノン⑰ Menatetrenone（ビタミン K₂ Vitamin K₂）

化学構造上側鎖にシス型とトランス型が知られる．血液凝固に関与し，全身用止血薬とされるほか，骨形成促進作用があり，骨粗鬆症治療にも用いられる．

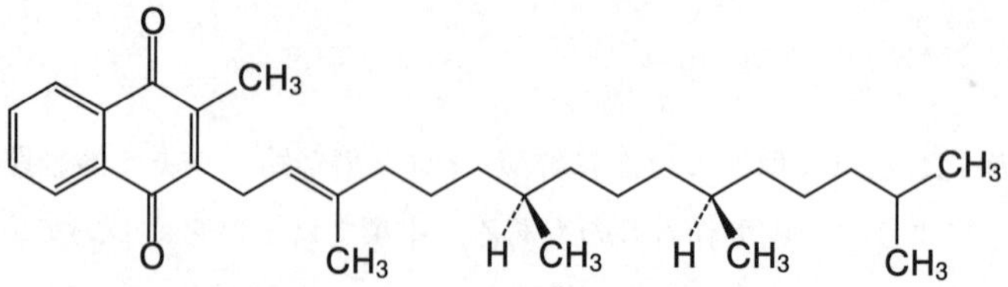

Phytonadione（Vitamin K₁）

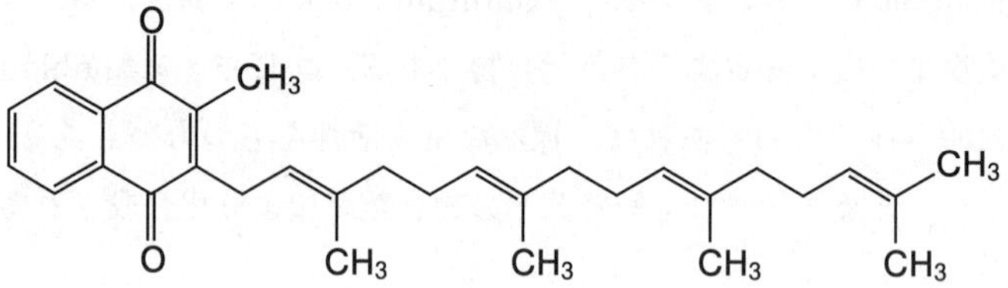

Menatetrenone（Vitamin K₂）

### シコニン Shikonin，アセチルシコニン Acetylshikonin

シコン⑰ムラサキ *Lithospermum erthrorhizon* の根（ムラサキ科）に含まれる紫色色素．シキミ酸経路とイソプレノイド経路の複合経路により生合成される．シコニン，アセチルシコニンともに抗炎症，肉芽形成促進，殺菌および抗腫瘍作用が認められている．同類生薬の軟紫草：*Arnebia euchroma* の根，およびアルカンナ根：*Alkanna tinctoria* の根にはシコニンの光学異性体である色素成分**アルカンニン** alkannin が含まれる．

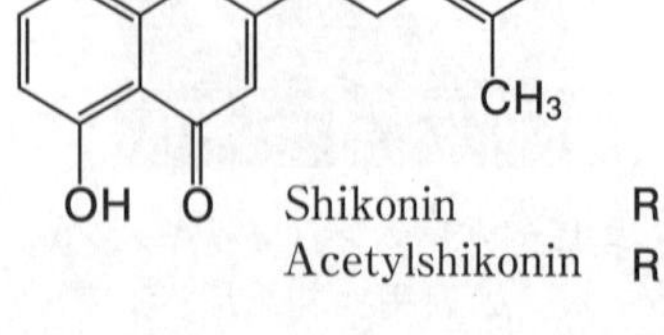

Shikonin　　R = H
Acetylshikonin　R = Ac

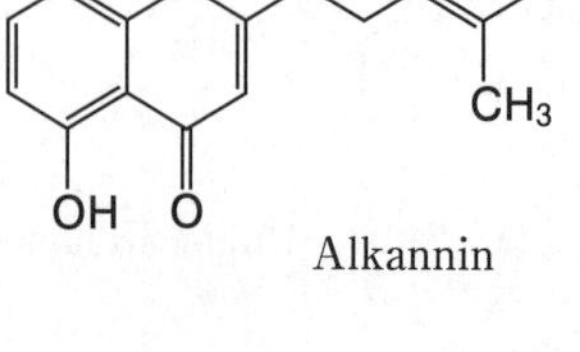

Alkannin

## 3 アントラキノン Anthraquinone，アントロン Anthrone

　酢酸-マロン酸経路により生合成される**エモジン** emodine 型のアントラキノン，シキミ酸経路とイソプレノイド経路の複合経路により生合成される**アリザリン** alizarin 型のアントラキノンに大別される．したがって構造上の特徴としてエモジン型アントラキノンは，ポリケチドを経て生合成されるため，芳香環に1つおきに酸素官能基が存在することが多く，一方でアリザリン型アントラキノンは芳香環上に偏って酸素官能基が存在することが多い．前者はマメ科，タデ科，クロウメモドキ科など後者はアカネ科，ノウゼンカズラ科などの高等植物に広く分布している．その他，菌類，地衣類，昆虫にもアントラキノン類が含まれることが知られている．

### エモジン Emodin

　ダイオウ㊁ *Rheum palmatum*，*R. tanguticum*，*R. officinale*，*R. coreanum* の根茎（タデ科）に**クリソファノール** chrysophanol，**アロエ-エモジン** aloe-emodin，**レイン** rhein などとともに含まれるアンスラキノン誘導体．エモジンには抗菌作用が認められている．

### センノシド類 Sennosides

　瀉下薬のダイオウ㊁ *Rheum palmatum*，*R. tanguticum*，*R. officinale*，*R. coreanum* の根茎（タデ科），センナ㊁ *Cassia angustifolia*，*C. actifolia* の小葉（マメ科）に含まれるジアントロン配糖体 dianthrone glucoside である．薬効成分のセンノシド類は胃腸では吸収されず，大腸で腸内細菌によりレインアントロン rhein anthrone に代謝され，腸管を刺激して瀉下活性を示す．ダイオウ㊁ではセンノシド A sennoside A（0.25% 以上），センナ㊁では総センノシド（センノシド A および B：1.0% 以上）を定量することが日本薬局方で規定されている．

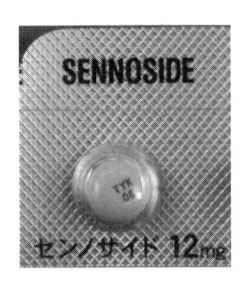

センノシド（センノサイド）
（大正製薬）

### バルバロイン Barbaloin

　アロエ㊁ *Aloe ferox* の樹脂（ユリ科）の確認試験の標準物質である．アンスロン C-配糖体で瀉下作用をもつ．

### アリザリン Alizarin

　染料として用いられるセイヨウアカネ *Rubia tinctorium*（アカネ科）より得られる黄色色素．近年，発癌性が認められ，食品への添加が禁止された．

|          | R₁    | R₂ |
|----------|-------|----|
| Emodin   | CH₃   | OH |
| Chrysophanol | CH₃ | H |
| Aloe-emodin | CH₂OH | H |
| Rhein    | COOH  | H |

Alizarin

| | | |
|---|---|---|
| Sennoside A | R = COOH | 10-10' *threo* |
| Sennoside B | R = COOH | 10-10' *erythro* |
| Sennoside C | R = CH₂OH | 10-10' *threo* |
| Sennoside D | R = CH₂OH | 10-10' *erythro* |

Barbaloin

## 4 延長キノン類 Extended quinorones

　多環性のキノン化合物で，カルボニル基が同一環状にないものをいう．**ヒペリシン** hypericin は，セントジョーンズワート（セイヨウオトギリソウ）*Hypericum perforatum* の地上部（オトギリソウ科）に含まれる．セントジョーンズワートには抑うつ作用が認められ，欧米では軽度のうつ症状に医薬品として，あるいは軽～中程度のうつ症状，更年期障害や自律神経症の改善を目標としたサプリメントとしても用いられている．本化合物には光増感作用が認められることから，光過敏性皮膚炎，浮腫等を起こす（ヒペリクム症 hypericism）可能性があり，注意が喚起された．また，セントジョーンズワートにはチトクロム P450（CYP3A4）と P-糖タンパク質の誘導が認められている．ジゴキシン（強心薬），抗凝固薬，インジナビル（抗 HIV 薬），シクロスポリン（免疫抑制薬），アミトリプチリン（抗うつ薬），イリノテカン（抗悪性腫瘍薬），経口避妊薬などの血中濃度を低下させることが報告されており，このような医薬品との併用には注意が必要である．

Hypericin

## 4.7 クロマン Chromane

### トコフェロール⑮ Tocopherol(ビタミンE Vitamin E)

脂溶性ビタミンの1つで,抗不妊因子として発見された.植物界には広く分布し,コムギの胚芽,綿実,ダイズなどの植物性脂肪油に多く含まれる.シキミ酸経路とメバロン酸経路から生合成された飽和イソプレノイド側鎖をもつクロマンの一種で,$\alpha$, $\beta$, $\gamma$と$\delta$体の4種がある.生理作用は$\alpha$体が最も強く,$\beta$, $\gamma$, $\delta$体の順で弱くなり,$\delta$体は$\alpha$体の100分の1程度である.末梢循環改善薬,抗酸化剤.特に強い抗酸化作用を有しており,ビタミンAや油脂の酸化防止剤に用いられる.日本薬局方には関連化合物のトコフェロールコハク酸エステルカルシウム⑮ tocopherol calcium succinate,トコフェロール酢酸エステル⑮ tocopherol acetate などが収載されている.

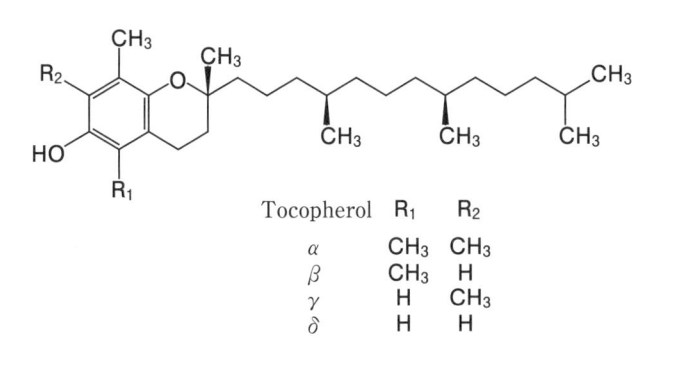

| Tocopherol | $R_1$ | $R_2$ |
|---|---|---|
| $\alpha$ | $CH_3$ | $CH_3$ |
| $\beta$ | $CH_3$ | H |
| $\gamma$ | H | $CH_3$ |
| $\delta$ | H | H |

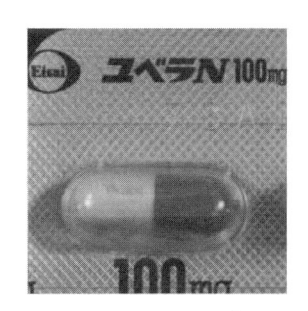

トコフェロールニコチン酸エステル
(ユベラN)
(エーザイ)

### カンナビノイド Cannabinoid

大麻:アサ *Cannabis sativa* の未熟果穂,葉あるいは樹脂(アサ科)中の幻覚発現物質**テトラヒドロカンナビノール** tetrahydrocannabinol(THC)の関連化合物をカンナビノイドと称する.酢酸-マロン酸経路とメバロン酸経路との複合経路から生合成される.THCのほか,保存中に二次的に生成したものも含めて多くのカンナビノイドが知られ,テトラヒドロカンナビノール酸 tetrahydrocannabinolic acid(THCA)などのカンナビノイド酸 cannabinoid acid とカンナビノール cannabinol(CBN)などの中性カンナビノイド neutral cannabinoid に大別される.THCに比べ,THCAの活性は100分の1,CBNには幻覚作用はない.

大麻草は,大麻取締法でその使用,所持,栽培,譲受,譲渡が禁止されている.ただし,大麻草は,重要な繊維植物で茎(樹脂は除く)から植物繊維を生産し,またその果実は脂肪油等を含有し,医薬品(マシニン⑮),香辛料原料,飼料に用いられる.

THCA → (−H$_2$, −CO$_2$) CBN

THCA → (−CO$_2$) THC

## コラム　大　麻

　アサ *Cannabis sativa*（アサ科）は中央アジア原産の一年生草本で，インド，北アフリカ，中南米などの熱帯ほか，温帯地域で繊維や種子油の生産の目的で栽培されている．一方，このアサの未熟果穂や葉は麻薬成分を含有し（本文参照），世界中ほとんどの国で大麻 cannabis は所持，使用が禁止されている．植物体は雌雄異株で，カンナビノイドは雌株の上部に多くある腺毛から開花期から種子が成熟するまで樹脂として分泌され，雌雄を問わず，どの部分にも含量の多寡は別にして含まれている．しかし，60種類以上あるカンナビノイドの植物個体の代謝系には差異があり，その生理種としてテトラヒドロカンナビノール酸（THCA）種とカンナビジオール酸（CBDA）種などに分けられ，CBDA種はTHCAをほとんど含まず，したがって幻覚成分のテトラヒドロカンナビノール（THC）もほとんど生成しない．このCBDA種が繊維や種子のためわが国で栽培されてきたと考えられている．熱帯地方のTHCA種は古くから麻酔薬，あるいは宗教儀式に用いられてきた種でCBDA種より優性である．

　THCは，一方その揮発性から速効性があり，大麻は喫煙するのが普通になっている．大麻は，マリファナ marihuana，未熟な果穂および葉が主体をなすガンジャ ganja，大麻樹脂ハシッシュ hashish の順でTHCの含量が高くなる．大麻を喫煙すると穏やかな陶酔感が得られ，リラックス感や満足感，安らぎを感じ，音や色に対する感覚も変化するといわれる．しかし，集中力の欠如，興奮や思考の分裂，衝動的な行動，幻視や幻聴などの精神障害も伴う．大麻には依存症もなく，禁断症状も起こさず，ゲートウェイドラッグにはなり得ないといわれているが，精神的な依存性が生じ，不安症やパニック症状につながることもある．また，大麻喫煙の方がタバコの喫煙より発癌リスクが高いことも示唆され，発達障害を起こす可能性もある．

　一方，大麻は古くから鎮痛・鎮静薬としての利用もあり，その生理活性成分はTHCが主である

といわれる．THC の薬理研究において鎮痛・鎮静，制吐，抗痙攣作用が認められている反面，運動失調，カタレプシー惹起，異常行動（攻撃性），脳神経ペプチドホルモン分泌異常などが報告されている．近年，カンナビノイド受容体の $CB_1$ および $CB_2$，内因性物質のアナンダミドが発見され，一部の作用はこれらを介して発現すると考えられているが，その多様な薬理作用ゆえ未解明な部分も多いことは否めない．しかしながら，THC が悪性腫瘍に対する化学療法剤による副作用の嘔気，嘔吐を軽減することに有効であることが報告されて，カンナビノイドをリード化合物とする創薬がなされた．ナビロン nabilone，リボナントラドール levonantradol およびナビタン nabitan が開発され，一部の国で市販され，制吐剤，鎮痛薬としても有効であることが報告されている．現在では，大麻が慢性疼痛，多発性硬化症，緑内障，喘息，てんかんなどの症状を軽減するという証拠が集まってきており，これらの疾病の苦痛を取り除ける可能性があるかもしれない．

以上，大麻は多くの薬理毒性をもち合わせ，その多くが THC によることが明らかになってきているが，その代謝なども考慮するとより複雑なものであると考えられる．また，その作用は用量依存的ではあるが，中枢性作用薬との相互作用もみられ，予期せぬ副作用を惹起することも考えられる．昨今，大麻による薬物乱用は増加しており，切に麻薬としての大麻は戒められなければならない．

## 4.8 クロモン Chromone

酢酸-マロン酸経路から生合成されるポリケチド誘導体でベンゾピロンを基本骨格とする化合物群．天然から得られるものの多くは，2位にメチルあるいはヒドロキシメチル基をもつ．

### ケリン Khellin

ケリンや**ビスナギン** visnagin は，*Ammi visnaga*（セリ科）の成熟果実を乾燥したものより得られる．この生薬は中東で鎮痙薬や狭心症の治療薬として用いられ，これら化合物には冠血管拡張，鎮痙作用が認められている．特にケリンは狭心症や気管支喘息の治療薬として用いられてきた．このケリンをリード化合物にしてより水溶性の高い**クロモグリク酸ナトリウム**㊙ sodium cromoglicate が開発され，喘息，花粉症やアレルギー性鼻炎の治療薬として用いられている．

Khellin  R = $OCH_3$
Visnagin R = H

Sodium cromoglicate

### カピラリシン Capillarisin

インチンコウ㊁カワラヨモギ *Artemisia capillaris* の頭花（キク科）に含まれるクロモン類．胆汁分泌促進作用がある．

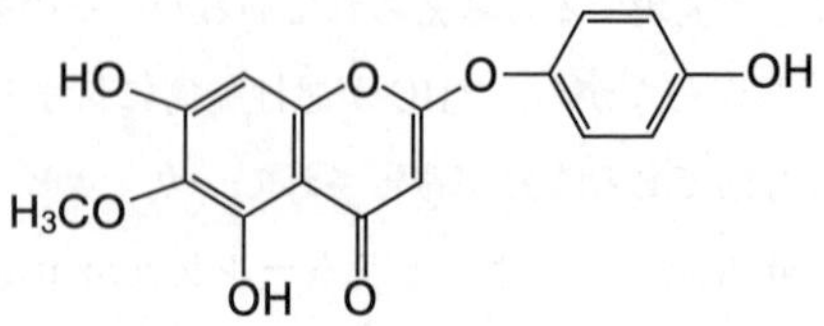

Capillarisin

## 4.9 イソクマリン Isocoumarin

天然に得られるイソクマリンはクマリン類に比べ高等植物からの単離例は少なく，分布も限られる．多くは微生物より酢酸-マロン酸経路で生合成される．

### フィロズルチン (+)-Phyllodulcin

アマチャ㊁アマチャ *Hydrangea macrophylla* var. *thunbergii* の葉を乾燥したもの（ユキノシタ科）に含まれる．生葉には配糖体フィロズルチン 8-*O*-グルコシド phyllodulcin 8-*O*-glucoside として存在し，加工調製によりフィロズルチンが生成する．フィロズルチン 8-*O*-グルコシドは苦味を示すが，フィロズルチンはショ糖の約 400 倍の甘味をもつ．アマチャの粉末やエキスが矯味剤，口腔清涼剤として利用される．

### ベルゲニン Bergenin

アカメガシワ㊁ *Mallotus japonicus* の樹皮（トウダイグサ科）に含まれる．抗胃潰瘍作用が認められている．アカメガシワの確認試験の標準物質である．本化合物は 2-ガロイルグルコース 2-galloylglucose から生成すると考えられ，一種のタンニン系化合物でもある．

### カピラリン Capillarin

インチンコウ㊁カワラヨモギ *Artemisia capillaris* の頭花（キク科）に含まれる．

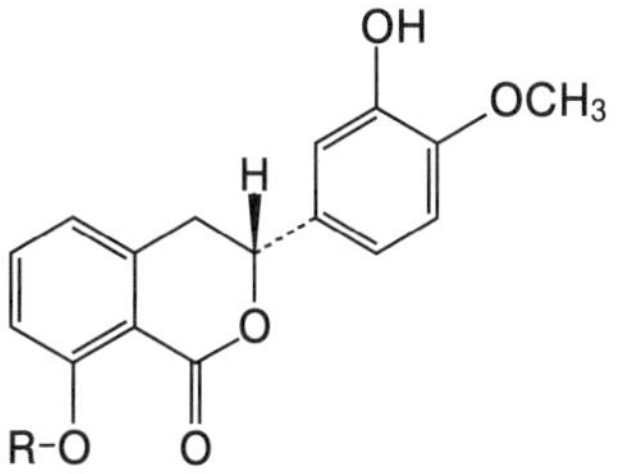

(+)-Phyllodulcin           R = H
Phyllodulcin 8-O-glucoside R = Glc

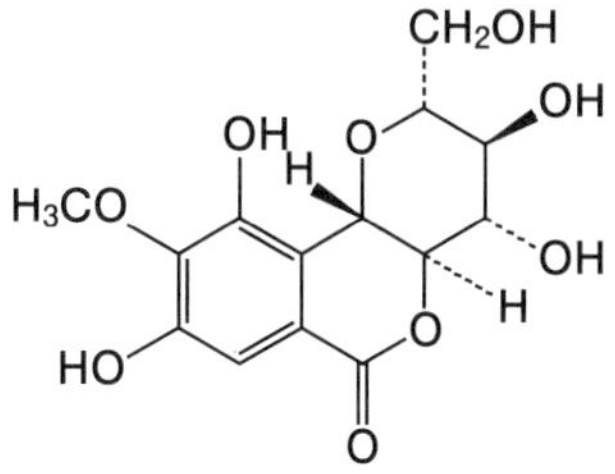

Bergenin

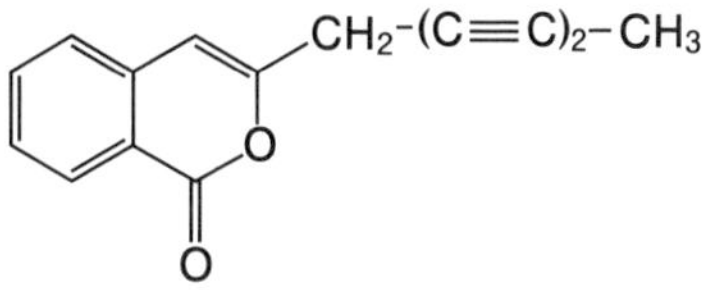

Capillarin

## 4.10 スチルベン Stilbene

フラボノイドと同様のシキミ酸経路と酢酸-マロン酸経路により生合成されるα, β-ジフェニルエチレン α, β-diphenylethylene（$C_6$-$C_2$-$C_6$）を基本骨格とする化合物群．生合成上は前項のフィロズルチンもスチルベン系の化合物である．

### レスベラトロール Resveratrol

タデ科植物イタドリ *Polygonum cuspidatum*，カシュウ⑮ツルドクダミ *P. multiflorum* の塊根やブドウ *Vitis vinifera*（ブドウ科）の果実，ワインにも含まれる．タデ科やブドウ科をはじめ，フトモモ科，ブナ科，マメ科，マツ科などにも広く分布する．抗酸化，抗炎症，抗発癌作用が知られる．

### ラポンチシン Rhaponticin

ルバーブ *Rheum rhaponticum* などの薬用に供されない *Rheum* 属に含まれる．薬用・非薬用を判定する純度試験の指標化合物．青紫色の蛍光を示す．

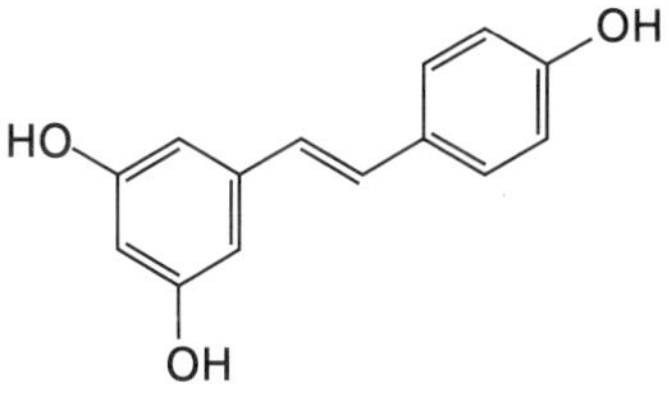

Resveratrol

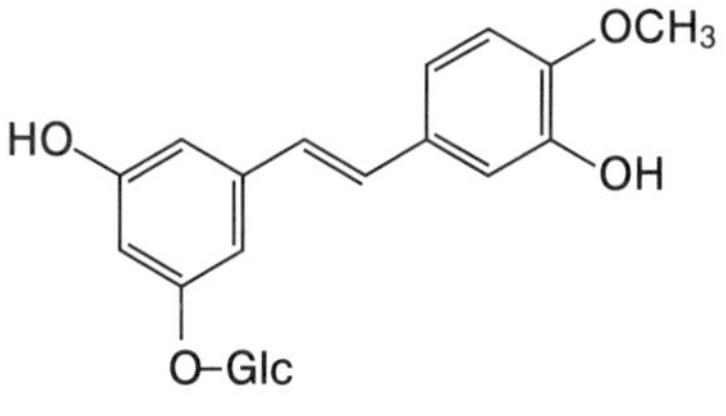

Rhaponticin

## 4.11 フタリド類 Phthalides

酢酸-マロン酸経路により生合成されるγ-ラクトンを有する化合物群．トウキ⑮トウキ *Angelica acutiloba* またはホッカイトウキ *A. acutiloba* var. *sugiyamae* の根，センキュウ⑮センキュウ *Cnidium officinale* の根茎などのセリ科生薬に含まれる特異な芳香をもつ精油成分．トウキ，センキュウには**リグスチリド** ligustilide，**ブチリデンフタリド** butylidene phthalide がともに含まれ，抗アセチルコリン作用，鎮痙作用，血小板凝集阻害活性が，リグスチリドには中枢性筋弛緩，抗喘息作用が認められている．**クニジリド** cnidilide も他のフラリド類とともに得られ，中枢性筋弛緩作用を示す．

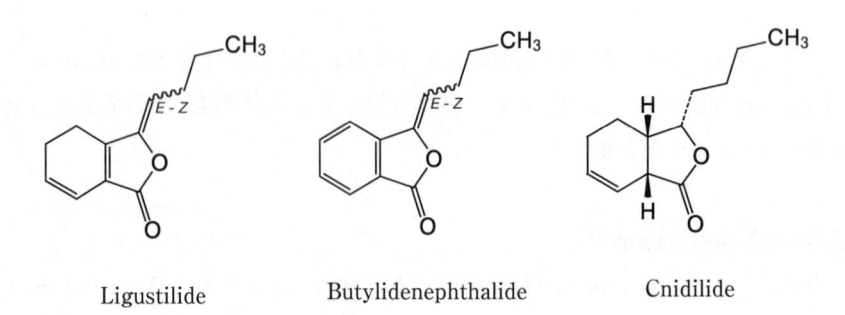

Ligustilide　　Butylidenephthalide　　Cnidilide

## 4.12 ジアリールヘプタノイド Diarylheptanoid

ジアリールヘプタン diarylheptane（$C_6$-$C_7$-$C_6$）構造をもつ化合物群．2分子のケイヒ酸と1分子のマロン酸が結合して生成する．直鎖状や環状のものが知られている．カレー粉原料や食品の着色料としても用いられるウコン⑮ウコン *Curcuma longa* の根茎（ショウガ科）には，クルクミノイド curcuminoid と呼ばれる橙黄色色素が含まれる．特にクルクミノイドの**クルクミン** curcumin には利胆，抗酸化，抗菌作用，LDL の過酸化抑制作用などが認められている．ホウ素検出のクルクマ試験紙にも使用される．

Curcumin

## 4.13 その他

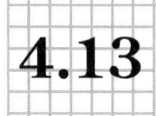

### ジンゲロール類 Gingerols, ショウガオール類 Shogaols

ジンゲロール類はショウキョウ⑮ショウガ *Zingiber officinale* の根茎（ショウガ科）の辛味成分である．これらはアルカリ処理や加熱すると，ジンゲロン zingerone と鎖状アルデヒドを生じる．主成分は[6]-ジンゲロール[6]-gingerol で，ショウキョウの確認試験の標準物質である．

ショウガオール類はカンキョウ⑮ショウガ *Zingiber officinale* の根茎を湯通しして乾燥させたものに含まれ，ジンゲロール類から変化したものである．ジンゲロール類と同様に辛味を示す．[6]-ショウガオール[6]-shogaol はカンキョウの確認試験の標準物質となっている．

[6]-ジンゲロール，[6]-ショウガオールには鎮吐，鎮静，鎮痛，中枢抑制，抗痙攣作用が認められている．また，他のジンゲロール類，ショウガオール類にも抗セロトニン作用など種々の活性が報告されている．

Gingerols (n = 3, 4, 5, 6, 8, 10)
[6]-Gingerol (n = 4)

アルカリ処理
加熱

Shogaols (n = 3, 4, 5, 6, 8, 10)
[6]-Shogaol (n = 4)

Zingerone

### アルブチン Arbutin

ウワウルシ⑮クマコケモモ *Arctostaphylos uva-ursi* の葉（ツツジ科）に含まれるフェノール配糖体で，確認試験の標準物質である．尿路殺菌作用があり，尿路消毒薬とする．

### ペオノール Paeonol

ボタンピ⑮ボタン *Paeonia suffruticosa* の根皮（ボタン科）の主要成分で，鎮痛，鎮痙，抗炎症作用が認められている．配糖体のペオノシド paeonoside, ペオノリド paeonolide とともに含まれる．ボタンピ⑮の確認試験の標準物質である．

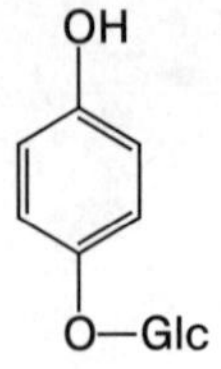

Arbutin

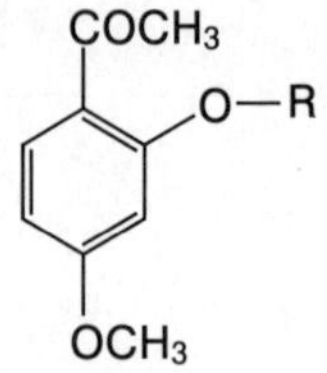

Paeonol R = H
Paeonoside R = -Glc
Paeonolide R = -Glc⁶Ara

## フロログルシン誘導体 Phloroglucin derivative

セイヨウオトギリソウ（セントジョーンズ・ワート St. John's wort）*Hypericum perforatum* は，欧米でうつ病の改善に広く用いられる．**ヒペルフォリン** hyperforin は，そのセイヨウオトギリソウに含まれるフロログルシン誘導体で，抗菌活性や抗うつ作用の活性本体の1つと考えられている．また，薬物代謝酵素のチトクロム P450 3A4 を誘導するとされ，他の医薬品との併用には注意が必要である．ほかにビールの原料のホップ *Humulus lupulus*（クワ科）から苦味成分として**フムロン** humulone, **ルプロン** lupulone が得られている．

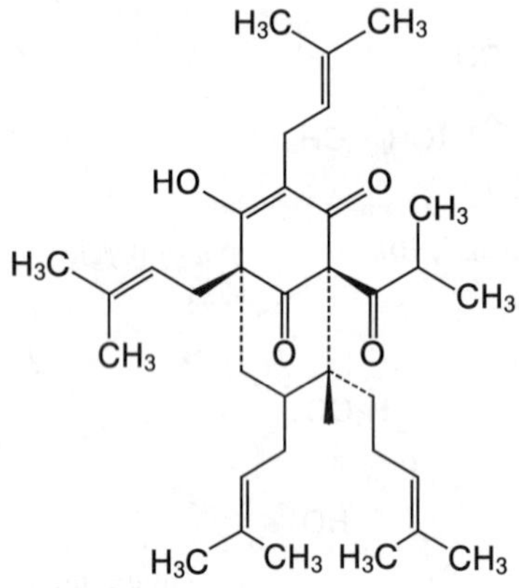

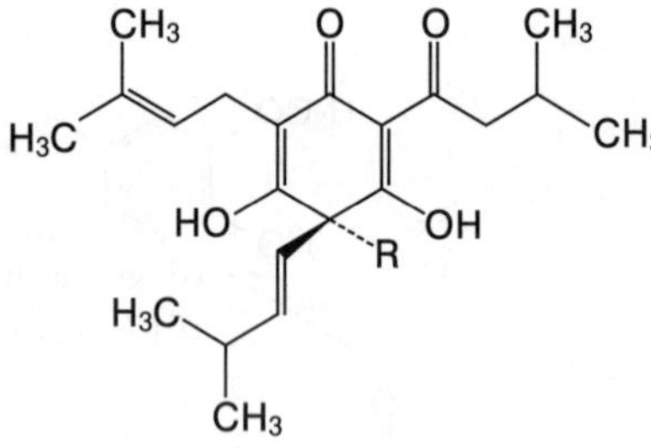

Humulone R = OH
Lupulone R =

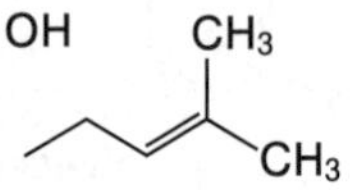

Hyperforin

## アミグダリン Amygdalin

キョウニン園アンズ *Prunus armeniaca* var. *ansu*, トウニン園モモ *P. persica*, ビワ，ウメなどのバラ科植物の種子や未熟果実，葉などに含まれる．これらの組織を傷つけるとエムルシン emulsin によって加水分解され，グルコースとマンデロニトリル mandelonitrile を生成し，さらにマンデロニトリルが分解されてベンズアルデヒド benzaldehyde とシアン化水素を発生する．したがって**青酸配糖体**として知られる．青梅などを多量にとると体内のβ-グルコシダーゼにより加水分解され，青酸中毒を起こすことがある．また青酸と共に生じるベンズアルデヒドは特異な臭いを持ち，鎮咳作用を有することが知られる．

Amygdalin → [Mandelonitrile] + glucose → Benzaldehyde + HCN
(emulsin)

### シニグリン Sinigrin

ガイシ　カラシナ *Brassica juncea*，クロガラシ，ワサビ，セイヨウワサビなどのアブラナ科の植物に多く含まれる配糖体でカリウム塩として存在する．Sinigrin は**カラシ油配糖体（グルコシノレート）**の代表的な成分である．これらをすりおろすとミロシナーゼの作用で，グルコースと硫酸水素カリウムが遊離し，辛み成分のアリルイソチオシアネート **allyl isothiocyanate** を生じ，消化促進作用を示す．

Sinigrin → Allyl isothiocyanate + KHSO₄ + glucose
(mirosinase)

---

### コラム　薬と食品―飲み合わせ―

　医薬品と食品との「飲み合わせ」や医薬品とサプリメントとの「併用」でいろいろ問題が生じている．例えば，グレープフルーツジュースと Ca 拮抗剤の飲み合わせでは，薬が効きすぎて，めまいやふらつきといった副作用が起きることがある．これはグレープフルーツとその近縁の柑橘類に含まれるフラノクマリンによる薬物代謝酵素（チトクロム P-450 3A4）の阻害が起こるためで，その結果，薬の代謝が遅れ，血中濃度が上がってしまうことが原因である．そのほかの医薬品，抗アレルギー薬，抗不安薬，免疫抑制剤，抗エイズ薬などでも同様の作用が起こる可能性があり，注意が必要だ．また，うつの改善に用いられるサプリメントのセントジョーンズワートにはヒペルフォリンといった薬物代謝酵素の誘導をするといわれる化合物が含まれていて，様々な医薬品と併用することでそれら医薬品の代謝が早まり，充分な効果を発揮できなくなる可能性が出てくる．

　一方，食品やサプリメントと医薬品の相互作用についての研究は，まだまだ十分になされているとはいえず，今後，さらに研究が進んでいくと考えられる．その原因を化合物レベルで究明していく手段として，天然薬物化学は重要な役割を果たすと考えられる．

**参考図書**

1) 北川勲,金城順英,桑島博,三川潮,庄司順三,滝戸道夫,友田正司,西岡五夫,野原稔弘,山岸喬著:生薬学改稿第7版,廣川書店
2) 奥田拓男編:最新天然物化学,廣川書店
3) 海老塚豊,森田博史編:パートナー天然物化学,南江堂

# 第5章

# テルペノイド
# Terpenoids

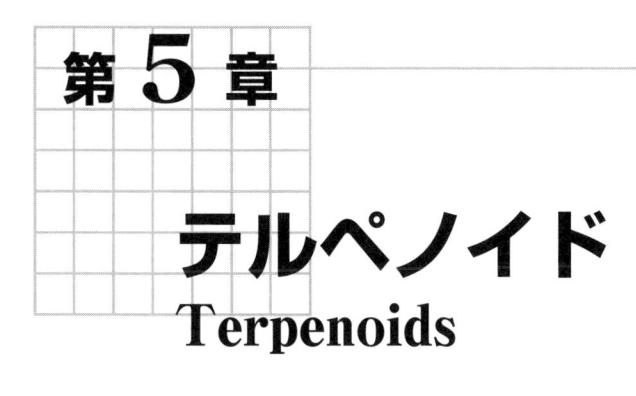

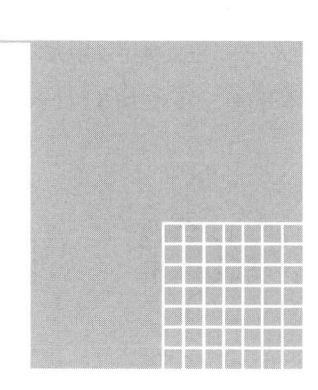

　テルペノイドは $C_5$ イソプレン単位に由来する一連の天然有機化合物群の総称である．イソプレン2分子の $C_{10}$ を基本単位として命名され，炭素数に応じてモノテルペン $C_{10}$，セスキテルペン $C_{15}$，ジテルペン $C_{20}$，セスターテルペン $C_{25}$，トリテルペン $C_{30}$，テトラテルペン $C_{40}$ などに分類される．テトラテルペンは習慣的にカロテノイドと呼ばれている．テルペノイドはシダ，菌類，藻類，植物，さらに昆虫から海洋動植物に至る広い範囲に分布している．

　テルペノイドの生合成では，生化学的に活性なイソプレン単位はイソペンテニル二リン酸（IPP）とジメチルアリル二リン酸（DMAPP）である．これらはメバロン酸あるいは 2-C-メチル-D-エリスリトール 4-リン酸を中間体とする2種の独立した経路で生合成される．前者をメバロン酸経路と呼び，後者を非メバロン酸経路あるいはメチルエリスリトールリン酸経路（MEP経路）と呼ぶ（第Ⅰ部，第3章参照）．動物にはMEP経路は存在しないが，高等植物では両者の経路が存在しており，しかもそれらは細胞内で区画化されて存在している．

　機能性や実用性の面では，我々の生活の中でテルペンは，その芳香性から，香料の原料として香水や菓子などの食品類などに多用されている．香り以外にもテルペノイド誘導体には生体において重要な役割を果たしているものが多い．ビタミン A, D, E, K, コエンザイム Q あるいはクロロフィル，ヘム，胆汁酸もテルペノイドに由来する．また，テルペノイド類は抗癌剤をはじめとする医薬品や有害な農薬に代わる天然殺虫剤，天然農薬としても応用されている．さらには，ゴム・プラスチックの改質材，塗料への添加剤，建材などに応用されて，居住・生活環境の改善に大切な役割を担っており，その機能性・実用性は我々の生活の中において密接な関わりを有している．

## 5.1　モノテルペン Monoterpenes $C_{10}$

　2個のイソプレン単位から構成される $C_{10}$ 化合物で精油 essential oil の主構成成分である．一般に低沸点で揮発性が高く芳香を有することから，香料としてあるいは合成香料の原料として利用さ

れており，また薬剤，香水，菓子，飲料などに着香剤として重要である．化学構造上，鎖状モノテルペン，単環性モノテルペン，双環性モノテルペン，変形モノテルペンなどに分類される．主な基本骨格について図 5.1 に示す．

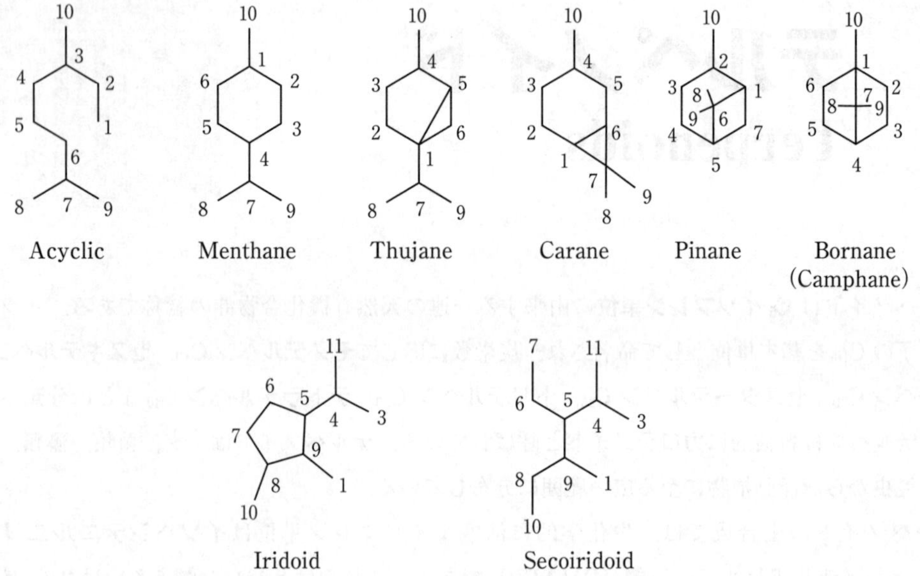

Acyclic　　Menthane　　Thujane　　Carane　　Pinane　　Bornane (Camphane)

Iridoid　　Secoiridoid

**図 5.1**

## 5.1.1　鎖状モノテルペン Acyclic monoterpenes

### ミルセン Myrcene

ドクダミ *Houttuynia cordata*（ドクダミ科），月桂樹，ウイキョウの精油などに α, β 両異性体が含まれ，芳香性を有する液体である．メントール，シトロネラールなどの製造原料や樹脂製造に用いられる．

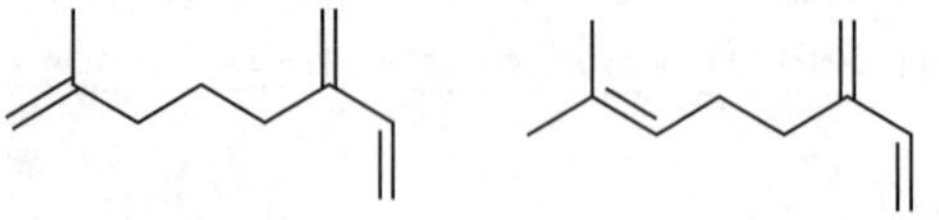

α-Myrcene　　β-Myrcene

### ゲラニオール Geraniol，ネロール Nerol，シトロネロール Citronellol

いずれもバラの香りをもち，ローズ油（バラ科），シトロネラ油（イネ科）などの精油の主成分である．ネロールはネロリ油（ミカン科），ベルガモット油（ミカン科），ラベンダー油（シソ科）などに含有されるゲラニオールの幾何異性体である．食品の香りづけとして用いられる．

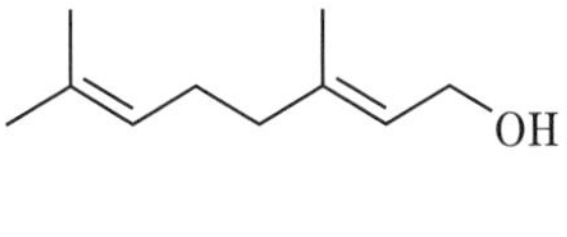

Geraniol 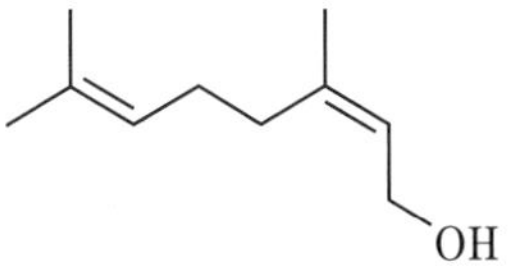     Nerol 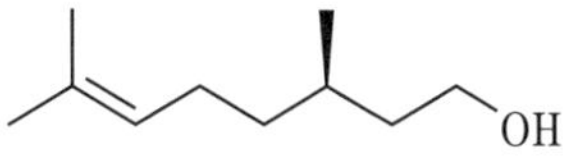     (+)-Citronellol

### リナロール Linalool

スズランの香りをもち，l-体，d-体の2種の光学異性体がある．l-体は芳樟油の主成分，d-体はオレンジ油（ミカン科），ジャスミン油（モクセイ科）などに含有されている．遊離およびその酢酸エステルは香料として重要である．

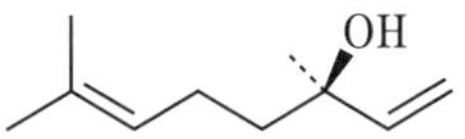

l-Linalool 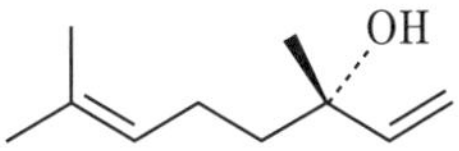     d-Linalool

### シトラール Citral

2種の幾何異性体であるゲラニアール geranial とネラール neral の混合物で，レモンの香りをもつ．レモングラス油（イネ科）の主成分，レモンに含有される．食品添加物として用いられると共に，イオノン，ビタミンAの合成原料，昆虫の忌避剤として利用される．

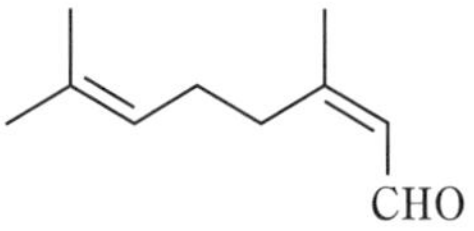

Neral 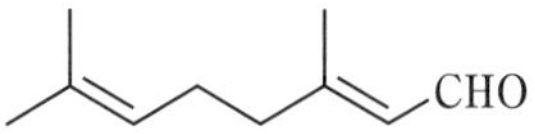     Geranial

## 5.1.2 単環性モノテルペン Monocyclic monoterpenes（p-メンタン型モノテルペン）

### リモネン Limonene

d-体はオレンジ油など柑橘類の精油の主成分．矯臭剤，清涼飲料，香粧品原料として重要．ダイダイ Citrus aurantium var. daidai の果皮（橙皮 局）やウンシュウミカン C. unshiu の果皮（陳皮 局）などの生薬にも含有される．l-体はハッカ油（シソ科）に含有される．

### l-メントール 局 l-Menthol

ハッカ Mentha arvensis var. piperascens の精油であるハッカ油や，西洋ハッカ M. piperita の精油であるペパーミント油（シソ科）の主成分．低沸点の結晶性物質で昇華性を示す．皮膚や粘膜に対して冷感作用や弱い麻酔作用があり，鎮静剤，制痒剤として用いられる．また爽快な芳香をもつことから，香料として歯磨き粉，菓子，飲料，たばこなどその用途は広い．

### α-テルピネオール α-Terpineol

ライラック様の香りをもち，ショウズク *Elettaria cardamomum* の果実や種子の精油中に遊離およびその酢酸エステルとして含有される．

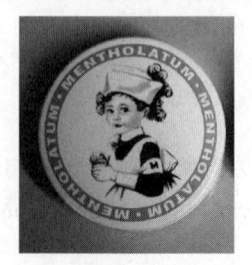

メントール（メンソレータム）
（ロート製薬）

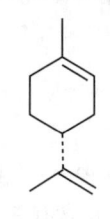

*d*-Limonene 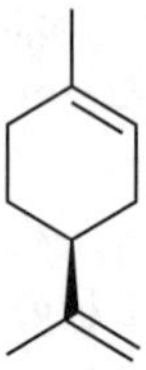     *l*-Limonene 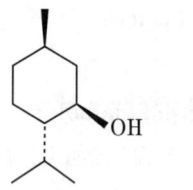     *l*-Menthol 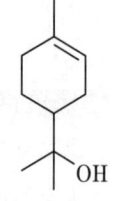     α-Terpineol

### カルボン Carvone

*l*-体はミドリハッカ *Mentha spicata*（シソ科）の精油であるスペアミント油の主成分．歯磨き粉，チューインガム，食品などの香料に用いられる．

### 1,8-シネオール 1,8-Cineole

カンファー様の香りをもち，ユーカリノキ *Eucalyptus globulus*（フトモモ科）など数種のユーカリ属植物から得られるユーカリ油の主成分．この精油は香料，うがい薬，去痰薬などに用いられる．

### *l*-ペリラアルデヒド *l*-Perillaldehyde

シソ *Perilla frutescens* の葉や枝先から得られる精油の主成分．この精油は発汗，鎮咳，防腐などに用いられる．ペリラアルデヒドのアンチオキシム anti-oxime 体はペリラルチン perillartine とも呼ばれ，ショ糖の 2000 倍の甘味を有する．

### チモール 局 Thymol

メバロン酸経路で生合成される芳香族モノテルペンで，タチジャコウソウ *Thymus vulgaris*（シソ科）の精油（タイム油）の主成分．昇華性の結晶物質．殺菌（フェノールやクレゾールより強い），防腐作用を有し，歯科用殺菌薬として用いられる．また歯磨き粉や軟膏剤などにも用いられる．

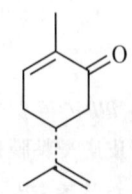

*d*-Carvone 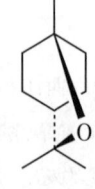     1,8-Cineole 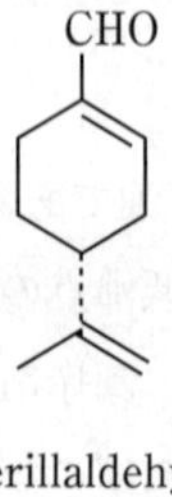     *l*-Perillaldehyde 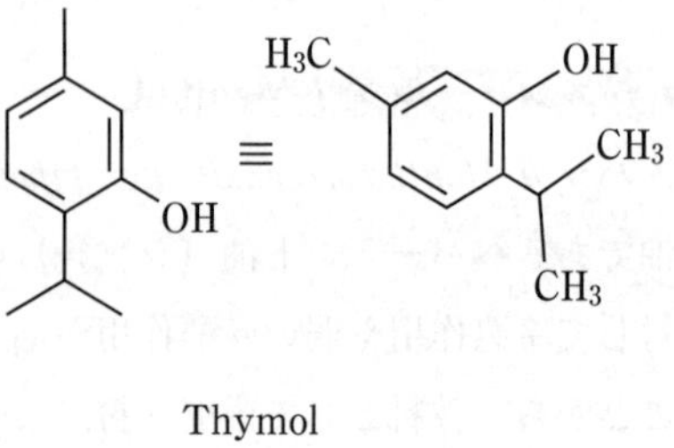     Thymol

## 5.1.3 双環性モノテルペン Bicyclic monoterpenes

### α-ピネン α-Pinene
テレビン油（マツ科）の主成分．皮膚刺激作用があり，神経痛や疥癬などに外用する．合成カンファーの製造，殺虫剤，溶剤，可塑剤，香料基剤などに用いられる．

### ペオニフロリン Paeoniflorin
シャクヤク *Paeonia lactiflora*（ボタン科）の根の主成分．ピナン骨格を基本とする籠型構造を有する配糖体．鎮静，抗炎症，体温降下，抗ストレス作用などが認められている．

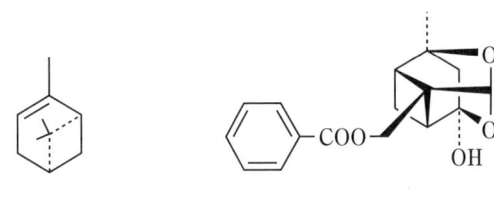

*d*-α-Pinene　　　　　Paeoniflorin

### カンファー Camphor（*d*-カンフル 局 *d*-Camphor）
天然には2種の光学異性体が存在しともに昇華性．*d*体はクスノキ *Cinnamomum camphora*（クスノキ科）から得られる樟脳油の主成分．*l*体はヨモギギク *Tanacetum vulgare* などのキク科植物から得られる．*dl*体（*dl*-カンフル）は工業的には α-ピネンから合成され，合成樟脳と呼ばれる．*d*体および *dl*体は局所刺激，消炎薬として神経痛，打撲，凍傷などに外用する．

### ボルネオール Borneol
竜脳，ボルネオ竜脳とも呼ばれ，*d*体および *l*体とも天然に存在する．*d*体はリュウノウジュ（フタバガキ科）の主成分で，独特のコショウ様の香りとハッカ様の味を有し，香粧品としてその酢酸エステルが重要．*l*体はタカサゴギク *Blumea balsamifera* などのキク科植物に含有され，弱い樟脳様の香りをもつ．

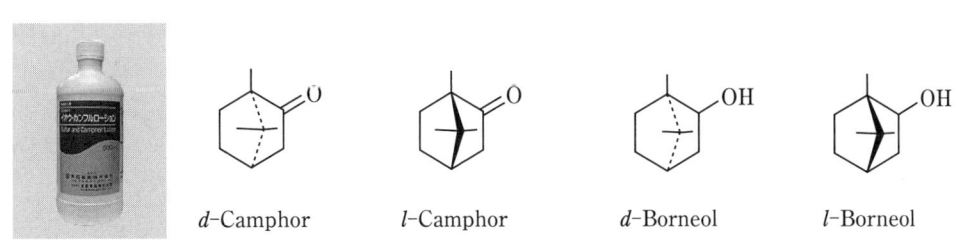

イオウカンフルローション
（丸石製薬）　　*d*-Camphor　　*l*-Camphor　　*d*-Borneol　　*l*-Borneol

## 5.1.4 イリドイド Iridoid およびセコイリドイド Secoiridoid

　イリドイドは，炭素数 9 ～ 10 個からなる変形モノテルペンの一種である．イリドジアールを基本骨格とし，それが閉環してエノール–ヘミアセタール構造を有する．セコイリドイドはイリドイド五員環の C-7 – C-8 位の結合が酸化的に開裂した骨格を有する（図 5.1 参照）．

Iridodial　⇌　Iridoid　→　Secoiridoid

### 1 イリドイド

**イリドミルメシン Iridomyrmecin，イソイリドミルメシン Isoiridomyrmecin**

　アルゼンチンアリなど *Iridomyrmex* 属の働きアリが分泌する防御物質で，殺虫，抗菌作用を有する．マタタビ *Actinidia polygama*（サルナシ科）にも含有され，ネコ科の動物に強い興奮作用（マタタビ反応）を起こさせる．

**ネペタラクトン Nepetalactone**

　イヌハッカ *Nepeta cataria*（シソ科）に含有され，マタタビ反応を示し，Cat's mint とも称される．

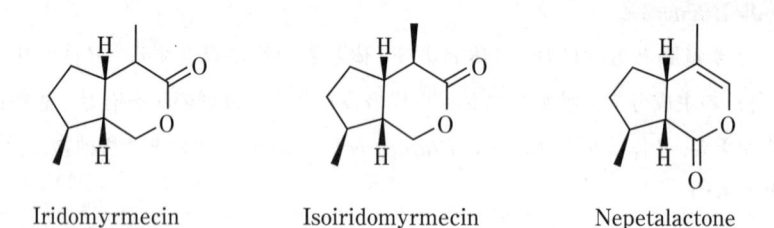

Iridomyrmecin　　Isoiridomyrmecin　　Nepetalactone

**ロガニン Loganin**

　サンシュユ *Cornus officinalis*（ミズキ科）の偽果の果肉（サンシュユ局），ホミカ *Strychnos nux-vomica*（マチン科）の種子などに含有される苦味配糖体である．

### ゲニポシド Geniposide, ゲニピン Genipin

クチナシ *Gardenia jasminoides*（アカネ科）の果実（サンシシ⑲）に含有される苦味配糖体．ゲニポシドの胆汁分泌作用は，消化管中で代謝加水分解されたアグリコンのゲニピンによるものである．さらにゲニピンは胃液分泌抑制作用，パパベリン様鎮痙作用を示す．

### カタルポール Catalpol, カタルポシド Catalposide

キササゲ *Catalpa ovata*（ノウゼンカズラ科）の果実（キササゲ⑲）に含有され，利尿作用を示す．

Loganin

Genipin    R = H
Geniposide R = Glc

Catalpol    R₁ = H, R₂ = H
Catalposide R₁ = H, R₂ = -CO-C₆H₄-OH

## 2 セコイリドイド

ロガニンから**セコロガニン**を経由して生合成され，多くは配糖体として存在．セコロガニンはトリプトファン由来のトリプタミンと縮合して，**インドールアルカロイド**（**アジマリン** ajmaline, **レセルピン** reserpine, **ビンクリスチン** vincristine, **カンプトテシン** camptothecin など）を生成する．

### ゲンチオピクロシド Gentiopicroside

ゲンチアナ *Gentiana lutea*（リンドウ科）の根および根茎（ゲンチアナ⑲），トウリンドウ *Gentiana scabra*, *G. manshurica*, *G. triflora*（リンドウ科）の根および根茎（リュウタン⑲）に含有される苦味配糖体．胃酸分泌亢進作用を示す．

### スウェルチアマリン Swertiamarin

センブリ *Swertia japonica*（リンドウ科）の全草（センブリ⑲）に含有される苦味配糖体．胃酸，胆汁分泌亢進作用を示す．

Secologanin    Gentiopicroside    Swertiamarin

## 5.1.5 変形モノテルペン Irregular monoterpenes

イソプレン則に合致しないモノテルペン化合物.

### ピクロクロシン Picrocrocin, サフラナール Safranal

サフラン ㊞ *Crocus sativus*(アヤメ科)の柱頭(サフラン ㊞)に含有される.苦味配糖体ピクロクロシンが酵素による加水分解によりサフラン特有の香気成分サフラナールを生成する.またピクロクロシンはプロクロシン procrocin の光分解により,クロシン crocin と共に生成する.

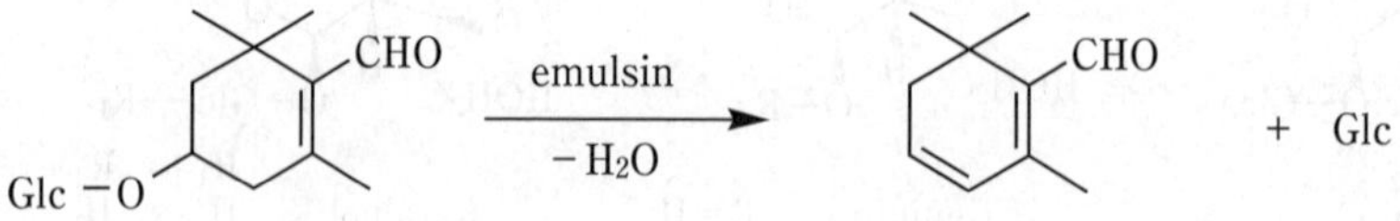

### ヒノキチオール Hinokitiol (β-ツヤプリシン β-Thujaplicin)

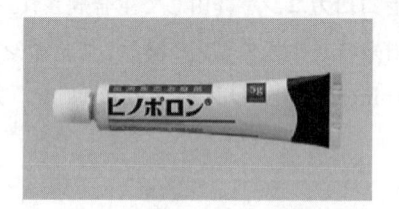

タイワンヒノキ *Chamaecyparis taiwanensis*(ヒノキ科)などの心材精油から得られる.トロポロン骨格を有し,抗菌活性を示すことから歯槽膿漏治療薬や水虫薬に配合される.

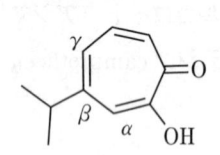

### カンタリジン Cantharidin

昆虫マメハンミョウ *Epicauta gorhami*(マメハンミョウ科)が外敵から身を守るために分泌する物質.強力な皮膚刺激作用を示す.毛根刺激,発毛促進などに用いられる.

### ピレスリン I Pyrethrin I

シロバナムシヨケギク(除虫菊)*Crysanthemum cineraliaefolium*(キク科)の殺虫成分ピレスロイドの一成分.蚊取り線香や殺虫剤の原料として用いられる.ピレスリン類は昆虫に対して強力な運動神経麻痺作用を示すが,温血動物には毒性が低い.

Cantharidin　　　　　　　Pyrethrin I

## 5.2 セスキテルペン Sesquiterpenes C₁₅

　3個のイソプレン単位から構成されるC₁₅化合物で，**ファルネシルニリン酸** farnesyl diphosphate（**FPP**）を前駆体として生合成される．モノテルペンとともに植物精油成分であり，香料原料として利用されるものも多い．主として植物に広く存在するが，微生物，昆虫，海洋動植物からも数多く見いだされている．テルペンの中でも，最も構造の多様性に富んだグループである．主な基本骨格について図5.2に示す．

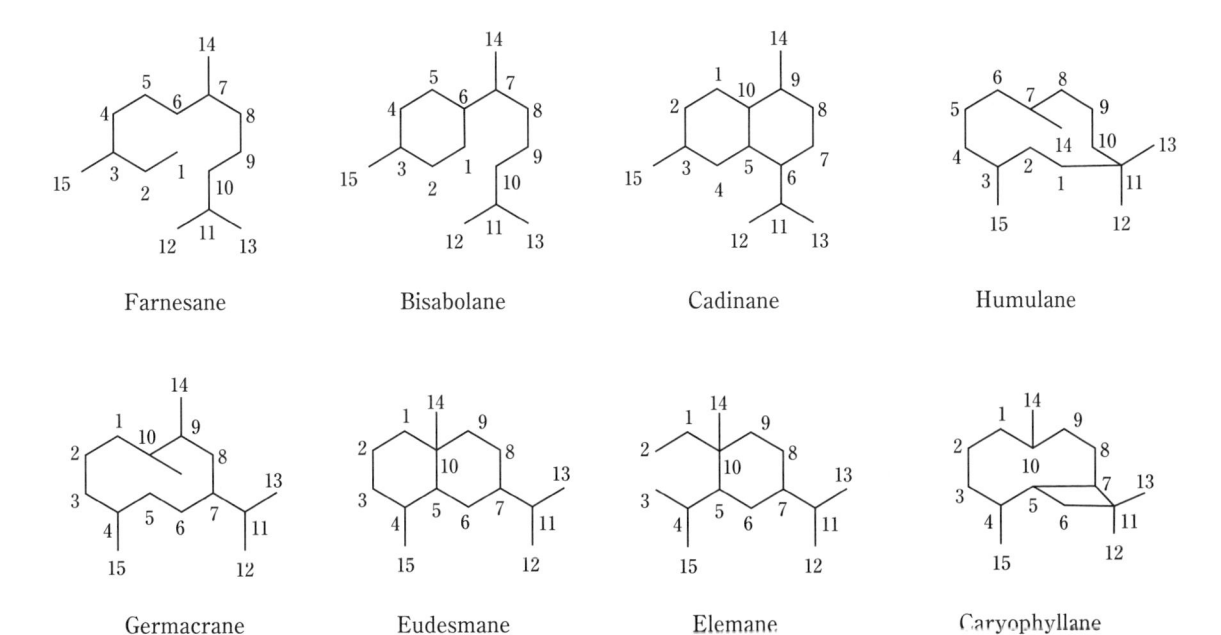

Farnesane　　　Bisabolane　　　Cadinane　　　Humulane

Germacrane　　　Eudesmane　　　Elemane　　　Caryophyllane

**図 5.2**

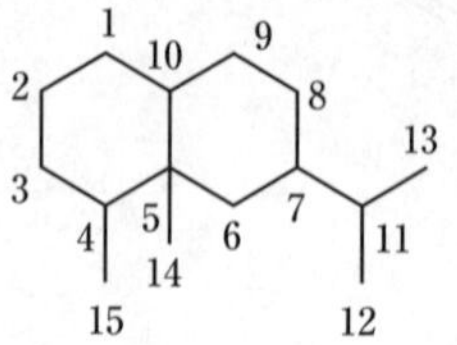

*270* 第Ⅱ部 各 論

Elemophilane 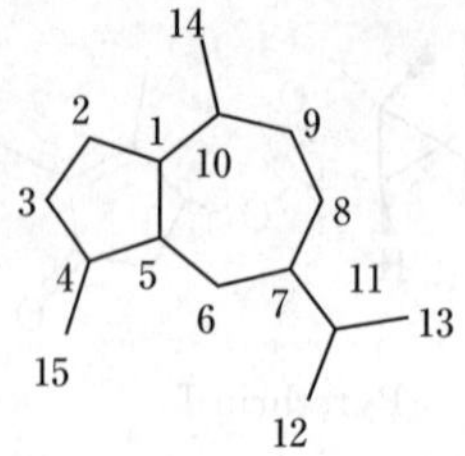    Guaiane 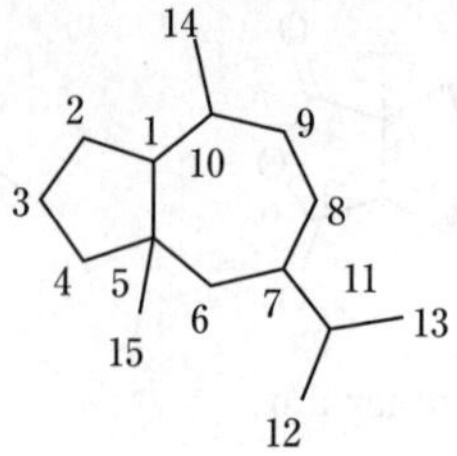    Pseudoguaiane 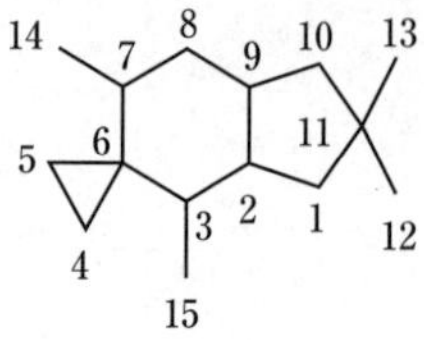    Illudane

図5.2 つづき

## 5.2.1 鎖状セスキテルペン Acyclic sesquiterpenes

　植物精油成分で香料原料として用いられるほか，昆虫類や植物に対して生理活性を示すものなども含まれる．

### β-ファルネセン β-Farnesene, ファルネソール Farnesol

　ローズ油（バラ科），シトロネア油（イネ科）などに含有され，スズラン様芳香を有し，高級香料の原料として重要．β-ファルネセンはアブラムシの警報フェロモンでもある．ファルネソールおよびその誘導体は昆虫の幼若ホルモン活性を示し，また，各種環状セスキテルペンの前駆物質としても重要である．

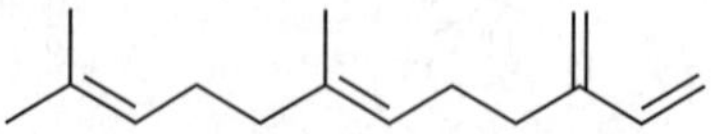

*trans*-β-Farnesene 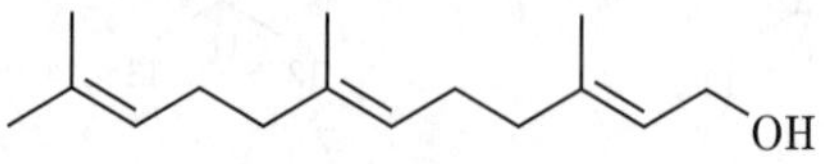         *trans*-Farnesol

### 幼若ホルモン Juvenile hormone（JH）

　昆虫の幼若形成を維持するホルモンで，アラタ体から分泌される．幼虫をJHで処理すると，蛹化が起こらず幼虫脱皮を起こす．セクロピアカイコのJHとしてファルネサール farnesal，ファルネシン酸メチル methyl farnesate，10,11-エポキシファルネシン酸メチルおよびその同族体が知られている．

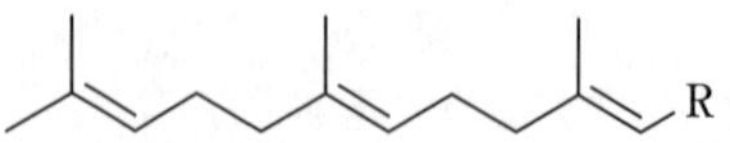

Farnesal         R = CHO
Methyl farnesate R = COOCH₃

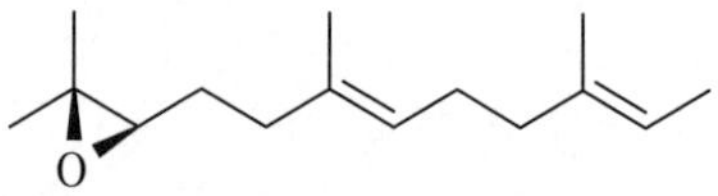

Methyl 10,11-epoxyfarnesate

### イポメアマロン Ipomeamarone

サツマイモ *Ipomoea batatas*（ヒルガオ科）が黒斑病菌に感染したときに産生するフィトアレキシン（植物が病原菌などに感染したときに産生する防御物質で抗菌作用を示す）であり，苦味と抗菌活性を示す．フラン環を有するが，炭素鎖はイソプレン則に沿った鎖状化合物である．

Ipomeamarone

## 5.2.2 環状セスキテルペン Cyclic sesquiterpenes

ファルネシル二リン酸（FPP）のリン酸基に隣接する二重結合の異性化により，$E$ 配置，$Z$ 配置の両配置をとることができる．この異性化により，多様な閉環様式をとり，膨大な単環性，2 環性，3 環性の骨格が生合成される．$E,E$-ファルネシルカチオンを前駆体として生合成されるセスキテルペンには，**ゲルマクラン**，**フムラン**，**カリオフィラン**，**オイデスマン**，**グアイアン**，**エレモフィラン**などの環骨格がある．一方，$E,Z$-ファルネシルカチオンからは，**ビサボラン**や**カジナン**などの環骨格が生合成される（図 5.2 参照）．

### 1 ゲルマクラン型セスキテルペン

10 員環構造を有する単環性セスキテルペンで，空気や酸に不安定な化合物が多い．このタイプで 10 員環内ジエン構造をもつゲルマクラジエン類はさらにトランスアニュラー閉環（環越え閉環）を行うと，オイデスマン型およびグアイアン型のセスキテルペンへ導かれ，さらにオイデスマン型の $C_{10}$-メチル基が 1,2-転位することにより，エレモフィラン型セスキテルペンが生成し，またグアイアン型の $C_4$-メチル基が 1,2-転位することにより，プソイドグアイアン型セスキテルペンが生成する．すなわち，ゲルマクラン型セスキテルペンは，生合成的にはファルネシル二リン酸と 2 環性セスキテルペンとの中間の，重要な位置を占める化合物群である．

### ゲルマクロン Germacrone

ガジュツ *Curcuma zedoaria*（ショウガ科）の根茎（ガジュツ㊁）やウコン *C. longa*（ショウガ科）の根茎（ウコン㊁）に含有される．

### コスチュノリド Costunolide

モッコウ *Saussurea lappa*（キク科）の根茎（モッコウ㊁）に含有される．ラットで胆汁分泌促進作用を示す．

### パルテノリド Parthenolide

ナツシロギク (feverfew) *Tanacetum parthenuim* (キク科) に含有される．本植物は民間薬として片頭痛に用いられ，パルテノリドはこの活性成分と考えられている．

### ペリプラノン B Periplanone B

ワモンゴキブリ *Periplaneta americana* の雌が分泌する性フェロモンで，強い活性を有する ($10^{-6}$〜$10^{-7}$ μg で雄の性行動を誘起する)．

Germacrone  Costunolide  Parthenolide  Periplanone B

## 2 オイデスマン型セスキテルペン

炭化水素，アルコールあるいは分子内にフラン環やラクトン環を有するものが多く，海藻，コケ類，高等植物に広く分布する．

### β-オイデスモール β-Eudesmol

ショウガ *Zingiber officinale* (ショウガ科) の精油，ホオノキ *Magnolia obovata*, *M. officinalis* (モクレン科) の樹皮 (コウボク⑲) の精油，ホソバオケラ *Atractylodes lancea*, *A. chinensis* (キク科) の根茎 (ソウジュツ⑲)，ユーカリ油などに含有される．胃酸分泌抑制作用，抗胃潰瘍作用，肝障害抑制作用を示す．

### アトラクチロン Atractylone

オケラ *Atractylodes japonica*，オオバナオケラ *A. ovata* (キク科) の根茎 (ビャクジュツ⑲) の精油に含有される．抗胃潰瘍作用，肝障害抑制作用を示す．ソウジュツにはほとんど含有されないことから，指標成分としてビャクジュツの確認に用いられる．バニリン塩酸で赤〜赤紫色を呈する．

### サントニン⑲ α-Santonin

ミブヨモギ *Artemisia monogyna*，クラムヨモギ *A. kurramensis* の全草，シナ *A. cina* のつぼみ (キク科) などに含有される．回虫駆除薬として用いられた．

β-Eudesmol

Atractylone

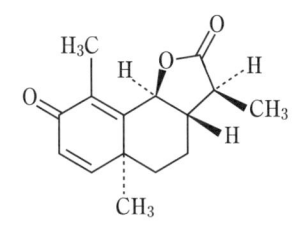

α-Santonin

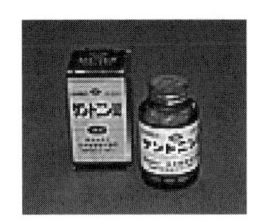

サントニン
（日本新薬）

### 3　グアイアン型セスキテルペン

5員環と7員環が縮合した構造を有し，キク科やショウガ科植物に広く分布している．

#### マトリシン Matricin, カマズレン Chamazulene

カミツレ *Matricaria chamomilla*（キク科）の頭花（カミツレ）の精油中に含有される．マトリシンは精油の蒸留中に熱分解を受け青色のカマズレンに変化し，カミツレ精油の青藍色の本体である．カマズレンは抗炎症作用を示す．

Matricin

Chamazulene

#### グアイオール Guaiol

グアヤク *Guaiacum officinale*（ハマビシ科）に含有される．熱分解により青色のグアイアズレン guaiazulene に変化する．

Guaiol → Guaiazulene

### α-ケッシルアルコール α-Kessyl alcohol

カノコソウ *Valeriana fauriei*（オミナエシ科）の根（カノコソウ⑮）の精油中に，その酢酸エステル体などとともに含有される．

### クルクモール Curcumol

ガジュツ *Curcuma zedoaria*（ショウガ科）の根茎（ガジュツ⑮）やハルウコン *C. aromatica*（ショウガ科）の根茎の精油中に含有される．抗腫瘍作用を有し，中国では子宮頸癌の治療に使われている．

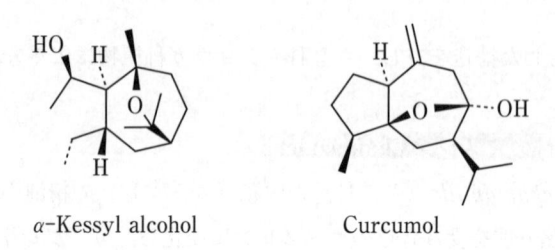

α-Kessyl alcohol　　Curcumol

## 4 プソイドグアイアン型セスキテルペン

### アンブロシン酸 Ambrosic acid

ブタクサ *Ambrosia artemisiafolium*（キク科）の地上部に含有され，アレルギー性炎症を引き起こす．

### ヘレナリン Helenalin

*Helenium autumnale*（キク科）に含有され，抗菌性および癌細胞に対する毒性を示す（分子内のエキソメチレン-γ-ラクトン構造に基づく）．

Ambrosic acid        Helenalin

## 5 エレマン型セスキテルペン

ゲルマクラジエン類は 10 員環の環内に二重結合を 2 個有するため，容易に熱による Cope 転位を受けエレマン骨格に変換される．

### β-エレメン β-Elemene
オタネニンジン *Panax ginseng*（ウコギ科）の根（ニンジン 局），針葉樹の精油中に含有される．

### ベルノレピン Vernolepin
*Vernonia hymenolepis*（キク科）の葉から得られたエレマン型セスキテルペンジラクトンで，強い抗腫瘍活性を示す．これは分子内の 2 個のエキソメチレンラクトン構造に基づく．

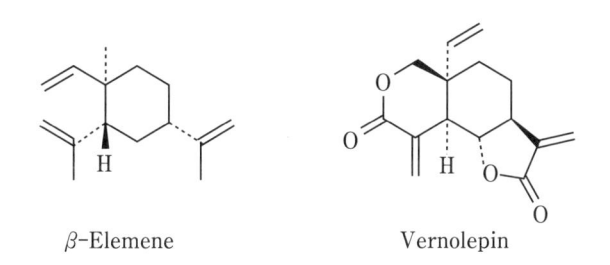

β-Elemene        Vernolepin

## 6 エレモフィラン型セスキテルペン

オイデスマン骨格の $C_{10}$-メチル基が 1, 2-転位することにより生合成される．

### ヌートカトン Nootkatone, バレンセン Valencene
グレープフルーツ *Citrus paradisi*（ミカン科）の香気成分．清涼飲料水などに賦香料として用いられる．

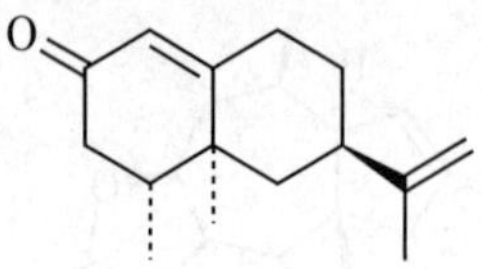

*276*　第Ⅱ部　各論

Nootkatone 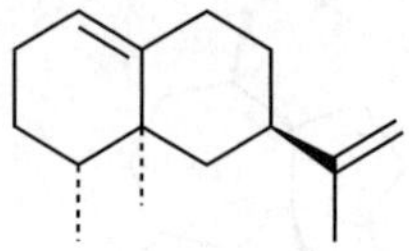　　　　　Valencene

## 7　イルダン型セスキテルペン

### イルジン M Illudin M, イルジン S Illudin S

発光性キノコ, ツキヨタケ *Lampteromyces japonicus*（キシメジ科）に含有される有毒成分. スピロ型3員環を含む特異な構造を有し, 暗所で青白いりん光を発する. 抗菌, 抗腫瘍活性を示す.

### プタキロシド Ptaquiloside

ワラビ *Pteridium aquilinum* var. *latiusculum*（コバノイシカグマ科）に含有される発癌性物質. 酸性および塩基性条件下のいずれでも不安定で, 容易に加水分解され無毒のプテロシン B とグルコースに変化する.

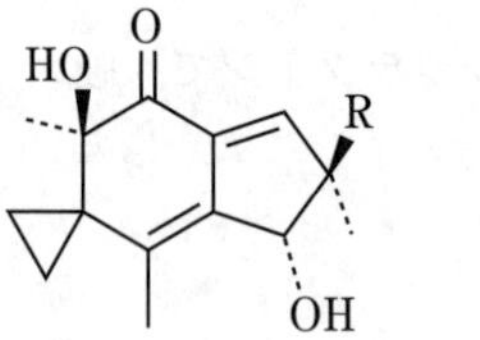

Illudin M　R=CH₃
Illudin S　R=CH₂OH

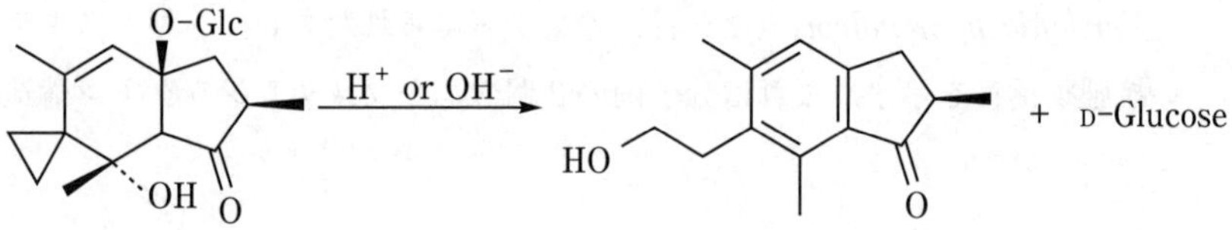

Ptaquiloside　　H⁺ or OH⁻ →　Pterosin B　+ D-Glucose

## 8　フムラン型セスキテルペン

### α-フムレン α-Humulene

ホップ *Humulus lupulus*（クワ科）の精油中の主成分. チョウジ油（フトモモ科）, ラベンダー油（シソ科）にも含有される. 分子内の二重結合の位置異性体にβ-フムレンがある.

### β-カリオフィレン β-Caryophyllene

チョウジ油の主成分. ワタ *Gossypium hirsutum*（アオイ科）, シナモン *Cinnamomum zeylanicum*（クスノキ科）の精油中にも含有される.

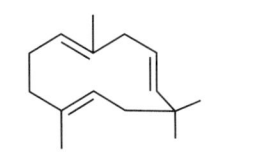

*α*-Humulene 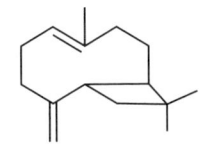        *β*-Caryophyllene

## 9 モノおよびビシクロファルネサン型セスキテルペン

### アブシジン酸 Abscisic acid

落花，落果，落葉など器官の離脱促進物質として広く植物に分布しており，またカエデの休眠促進物質として得られた植物ホルモンである．

### ポリゴジアール Polygodial

ヤナギタデ *Polygonum hydropiper*（タデ科）の葉の辛味成分．魚毒作用を示す．

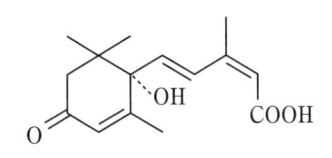

Abscisic acid 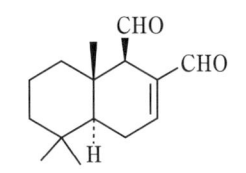        Polygodial

## 10 ビサボラン型セスキテルペン

*E*, *Z*-ファルネシルカチオンから，C-6位の二重結合の関与による閉環によって生合成される．ショウガ科植物はこのタイプのセスキテルペンを多量に含有するものが多い．

### ビサボレン Bisabolene, ジンギベレン Zingiberene

ショウガ *Zingiber officinale*（ショウガ科）の根茎（ショウキョウ㊸）に含有される．α-, β-, γ-ビサボレンが知られている．ジンギベレンはウコン（ショウガ科）の根茎（ウコン㊸）にも含まれる．

### ツルメロン Turmerone

ウコン㊸（ショウガ科）の根茎の主成分．容易に酸化されて ar-ツルメロン ar-turmerone に変化する．

### アルテミシニン Artemisinin

クソニンジン *Artemisia annua*（キク科）に含有され，既存の抗マラリア薬耐性の熱帯熱マラリアに対して有効である．ビサボニルカチオンから複雑な過程を経て生合成されたセスキテルペンラクトンで，分子内にパーオキサイド構造を有している．

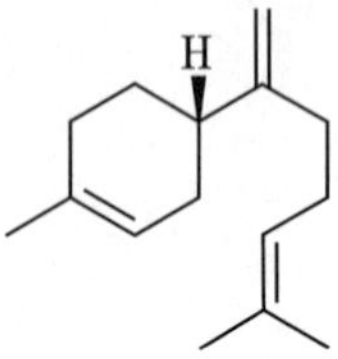

(-)-β-Bisabolene 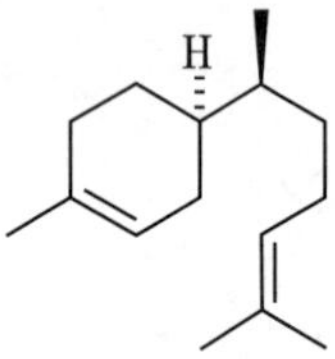　　(-)-α-Zingiberene 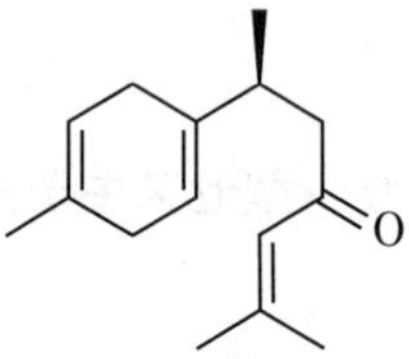　　Turmerone 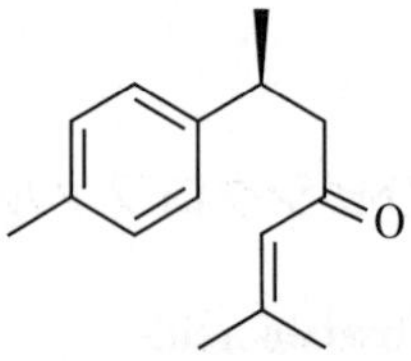　　Ar-turmerone 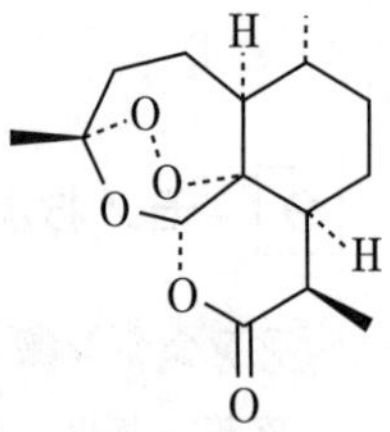　　Artemisinin

## 11 カジナン型セスキテルペン

*E*,*Z*-ファルネシルカチオンからの閉環と，それに続く1,3-ヒドリド転位で生成する10員環カチオンを経て生合成される．

### α-カジノール α-Cadinol

ヒノキ *Chamaecyparis obtusa*（ヒノキ科）の葉などに含有され，抗菌，抗カビ，殺ダニ作用を有する．

### ゴシポール Gossypol

ワタ *Gossypium arboretum*（アオイ科）の種子，根，綿実油などに含有される毒性黄色色素．芳香環化したカジナン型セスキテルペンの二量体で，抗菌，殺虫作用，男性避妊作用を有する．種子を食すると出血性胃腸炎や腎炎を引き起こす．2個のナフタレン環の回転障害により軸性キラリティーを有することから，キラル炭素をもたないが光学活性を示す．

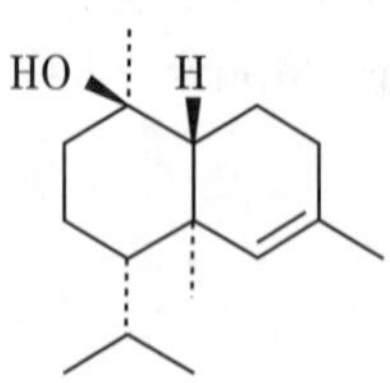

α-Cadinol 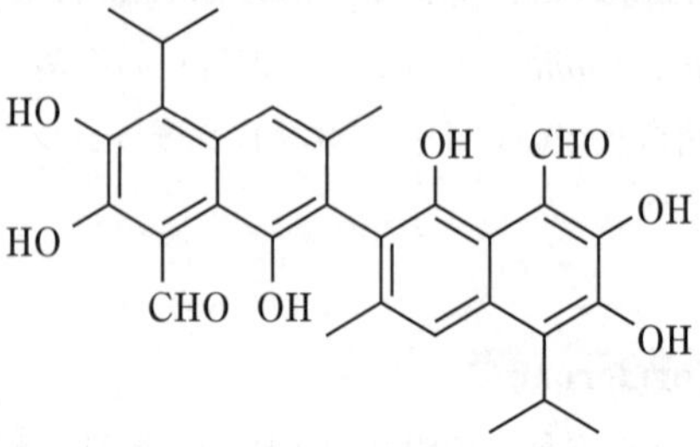　　Gossypol

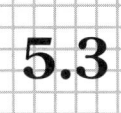

## 5.3 ジテルペン Diterpenes C₂₀

4個のイソプレン単位から構成されるC₂₀化合物で，**ゲラニルゲラニル二リン酸** geranylgeranyl diphosphate（**GGPP**）から生合成される．**鎖状ジテルペン**としての存在は少なく，ほとんどが環状化合物として存在している．**環状ジテルペン**はその様式から（1）**ラブダン** labdane 系列と，（2）**センブラン** cembrane 系列に大別される．主な環状ジテルペンの基本骨格について図5.3 に示す．

（1）**ラブダン系列**：GGPPの末端の二重結合にプロトンが攻撃することから環化が始まり，まず2つの環が形成される．続いて二リン酸基の脱離に伴って生じたカルボカチオンに二重結合が反応して環化が進行し，その際に1,2-アルキル転位（Wagner-Meerwein 転位），プロトンの脱離等が起こって，最終的には多様な骨格と立体配置を有するジテルペンが生成する．

（2）**センブラン系列**：GGPPから二リン酸基の脱離に伴って生じたカルボカチオンに，末端の二重結合が反応して大環状のセンブラン骨格（14員環）を有するカチオンが形成され，続いてその環が複数の環構造に分割されて，特異な構造を有するジテルペンが生成する．

### 5.3.1 鎖状ジテルペン Acyclic diterpenes

#### フィトール Phytol

ゲラニルゲラニオールの還元体で，クロロフィルやビタミンE，Kの一部としてほぼすべての緑葉植物内に存在している．ビタミンEやKの合成前駆体として用いられる．

#### プラウノトール Plaunotol

タイの薬草プラウノイ *Croton sublyratus*（トウダイグサ科）から得られ，抗潰瘍作用を有し，胃炎・胃潰瘍の治療薬となっている．

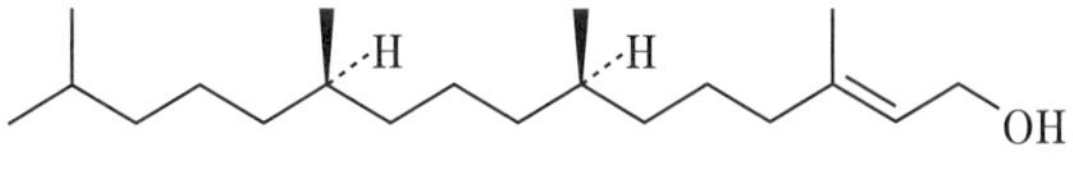

Phytol

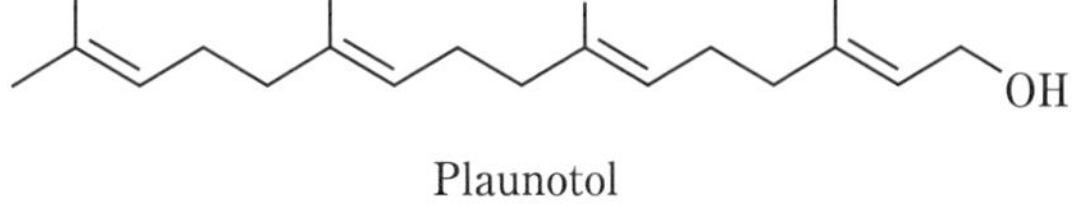

Plaunotol

## 5.3.2 環状ジテルペン Cyclic diterpenes

### 1 ラブダン系列環状ジテルペン

　ラブダン系列のものは最初の2つの環（A/B環）が 5α-H, 10β-CH₃ となるように環化する場合と，5β-H, 10α-CH₃ となるように環化する場合がある．前者はステロール類と同配置となるので通常型 normal type と称し，骨格の名称をそのまま使用するが，後者はそのエナンチオマー型 enantiomeric type なので，骨格の名称の前に *ent*-（エント）を付けて区別される（例 *ent*-labdane 型）．ラブダン型やピマラン型には通常型とエナンチオマー型の両者が存在するが，ジベレラン型ではすべてエナンチオマー型であり，またジベレラン型に近い骨格であるカウラン型やアサチン型においてもエナンチオマー型が圧倒的に多い．また，ラブダン型骨格から第3の環（C環）が形成される際には，C-13位で立体異性体（ピマラン型とイソピマラン型）が生じ，さらに第4の環（D環）が形成される際には，それぞれに対応する立体異性体が生じることになり，この結果，多種の化合物群が形成される．

　環状ジテルペンは広く植物界に分布しているが，近年，海洋生物からも多種分離されており，顕著な生理活性を示すものが多い．主な基本骨格について図5.3に示す．

### 1）ラブダン型 Labdane-type ジテルペン

**アガチン酸（アガト酸）Agathic acid**

　熱帯から南半球に分布するナンヨウスギ *Agathis dammana*（ナンヨウスギ科）の樹脂の主成分である．

**ギンコリド A Ginkgolide A**

　イチョウ *Ginkgo biloba*（イチョウ科）の葉，根皮に存在．ラブダン骨格が開裂，転位，脱離，ラクトン環の形成など，複雑な化学修飾を受けて生成する．イチョウの葉のエキスは老化や外傷に伴う脳障害の改善薬として用いられており，ギンコリド A は脳血管血流障害改善作用，血小板活性化因子（PAF）拮抗作用を有する．

Agathic acid

Ginkgolide A

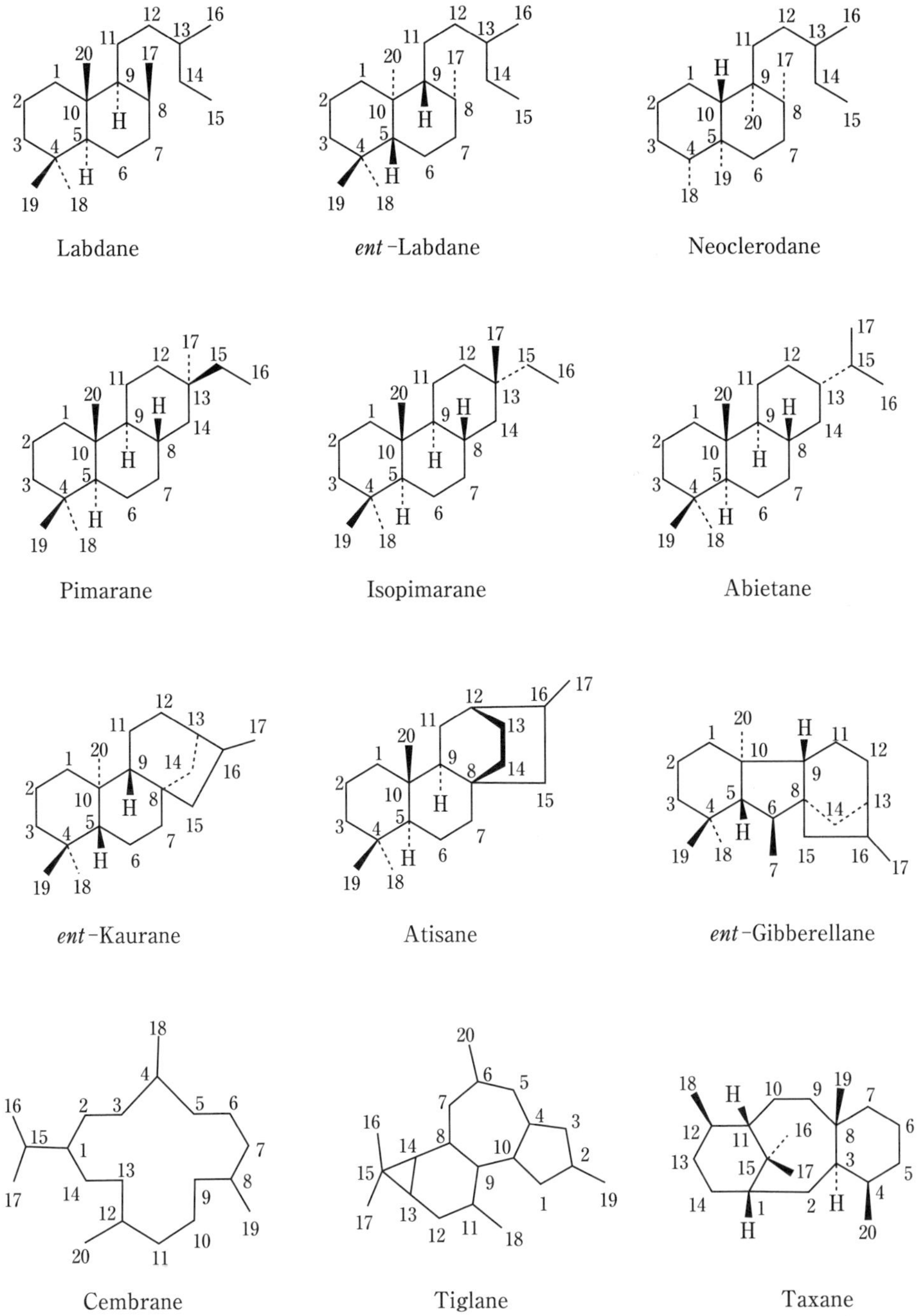

第 5 章 テルペノイド　281

Labdane　　　ent-Labdane　　　Neoclerodane

Pimarane　　　Isopimarane　　　Abietane

ent-Kaurane　　　Atisane　　　ent-Gibberellane

Cembrane　　　Tiglane　　　Taxane

**図 5.3**

## 2) ピマラン型 Pimarane-type ジテルペン

### ピマラジエン Pimaradiene, ピマール酸 Pimaric acid

マツ類の新鮮な樹脂（ロジン）の主成分．松やに（生松脂）を蒸留すると，ピネンなどのモノテルペン類を主成分とする留分（テレビン油）と，残留物（松脂，ロジン）が得られる．生薬ロジンの主成分はアビエチン酸であるが，これは生薬製造中にピマール酸が異性化して二次的に生成（二次樹脂酸）したものである．

### モミラクトン A, B Momilactone A, B

イネ *Oryza sativa*（イネ科）のモミ中に含有される．イネ種子発芽抑制活性を有する．

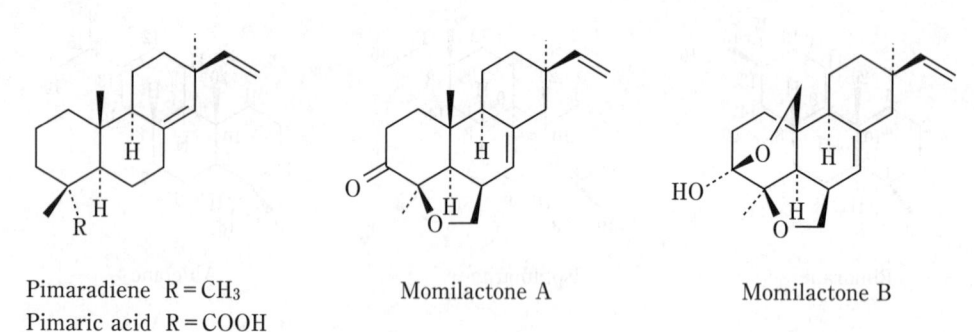

Pimaradiene R＝CH₃
Pimaric acid R＝COOH

Momilactone A

Momilactone B

## 3) アビエタン型 Abietane-type ジテルペン

### レボピマール酸 Levopimaric acid, アビエチン酸 Abietic acid

レボピマール酸はピマール酸と同様，マツ類のバルサム（テレビンチナ）の主成分．蒸留や長期保存により異性化してアビエチン酸に変化する．アビエチン酸はロジンを構成する有機酸の代表的なものである．

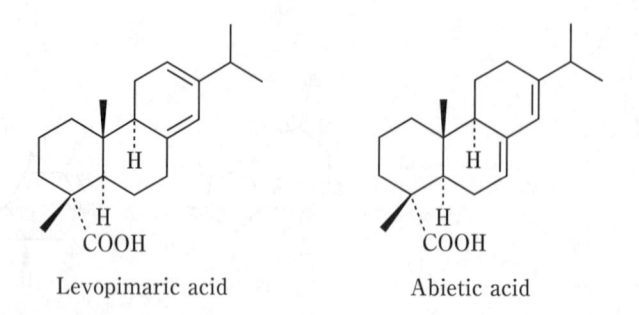

Levopimaric acid

Abietic acid

## 4) *ent*-カウラン型 *ent*-Kaurane-type ジテルペン

### ステビオシド Stevioside, レバウジオシド A Rebaudioside A

南米パラグアイ産のステビア *Stevia rebaudiana*（キク科）の葉に含有される甘味成分．ステビオシドはショ糖の約 120〜150 倍の甘味を有するが，レバウジオシド A の方が甘味は強く（ショ

糖の200〜250倍)，味質が優れている．アグリコン（ステビオール）では甘味は消失する．ステビオシドは糖尿病患者の砂糖の代わりやダイエット用食品に用いられている．

### オリドニン Oridonin, エンメイン Enmein

ヒキオコシ *Rabdosia japonica* およびクロバナヒキオコシ *R. trichocarpa*（ともにシソ科）は延命草と呼ばれ，苦味健胃薬として用いられた．両成分とも葉の主苦味成分で，抗腫瘍，抗菌活性を示す．α-exomethylene cyclopentanone 構造を有する．

Stevioside    R = -Glc $\overset{2\ 1}{-}$ Glc
Rebaudioside A  R = -Glc $\overset{2\ 1}{-}$ Glc
                        |3
                        |1
                        Glc

Oridonin

Enmein

## 5) *ent*-ジベレラン型 *ent*-Gibberellane-type ジテルペン

### ジベレリン A₁, A₃ Gibberellin A₁, A₃

イネの馬鹿苗病の原因物質として *Gibberella fujikuroi* 菌の培養液から単離された．その後，植物の未熟種子などから類縁化合物が多数単離され，現在までに100種ほどが同定されている．植物ホルモンの一種で，幼若細胞の伸長や分裂の促進に関与する．活性はジベレリン $A_3$ が特に強く現在農薬用として市販されている（ジベレリンを投与すると，受精しなくても果実が成長する（単為結実）ので，種なしブドウなどの生産に利用されている）．

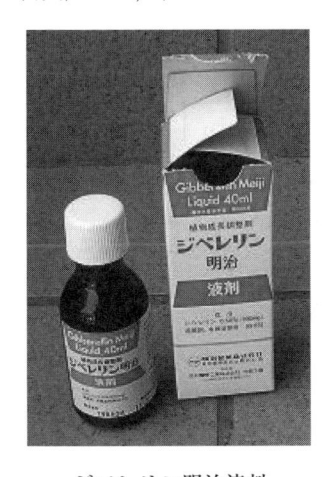

ジベレリン明治液剤
（明治製菓）

Gibberellin $A_1$

Gibberellin $A_3$

## 2 センブラン系列環状ジテルペン

センブラン骨格を有する化合物は，植物ではセンブレンなどの少数の化合物がマツ類の精油成分と知られているが，多くは海洋生物から発見されており，その中には細胞毒性を有する化合物も見いだされている．

### カスベン Casbene

トウゴマ *Ricinus communis*（トウダイグサ科）に含有される抗真菌性物質である．

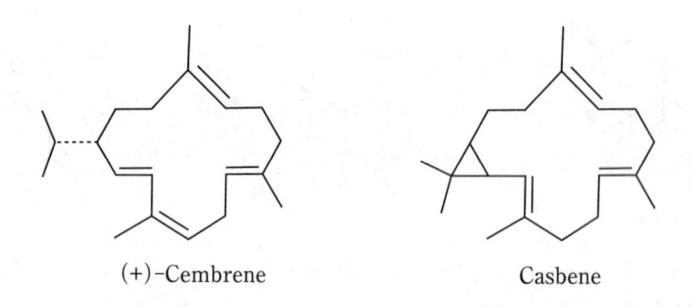

(+)-Cembrene　　　Casbene

### 12-*O*-Tetradecanoylphorbol 13-acetate（TPA；Phorbol myristate acetate：PMA）

ハズ *Croton tiglium*（トウダイグサ科）の種子（巴豆）から得られるクロトン油に含有される強力な発癌プロモーター物質．実験動物に癌を誘発させる試薬として利用されている．

### パクリタキセル Paclitaxel（Taxol®）

タイヘイヨウイチイ *Taxus brevifolia*（イチイ科）の樹皮から1971年に単離されたジテルペン誘導体のアルカロイド．ヨーロッパイチイ *T. baccata*，ヒマラヤイチイ *T. wallichiana* などにも含有され，チューブリンの脱重合を阻害して抗腫瘍活性を示す．乳癌，卵巣癌，胃癌などの治療薬として使用されている．

12-*O*-Tetradecanoylphorbol 13-acetate（TPA）

Paclitaxel（Taxol®）

## コラム　エポチロン　〜タキソールの後継者〜

　近年の抗癌剤開発における最も脚光を浴びた一例として，1970年代にパシフィックイチイの樹皮から発見されたタキソール®（パクリタキセル）がある．タキソールはピーク時の売り上げが年間3000億円を超える抗癌剤市場におけるベストセラーとなった．この化合物の特徴としては，① それまで治療が困難とされていた乳癌や卵巣癌に対して著効を示すこと，② 既存の抗癌剤の作用機序の多くが，DNAに作用して破壊することでがん細胞の増殖を阻止するのに対して，タキソールは，チューブリンに結合して微小管を安定化させ，その結果，癌細胞の分裂，異常増殖を抑制するという特異な抗腫瘍メカニズムである．

　そして90年代以降，タキソールの発見が端緒となって同じ作用メカニズムを有する化合物の探索が世界中で展開された．その中で最も有力な化合物として発見されたのが，1993年に南アフリカの土壌細菌から単離されたエポチロンである（図参照）．この化合物の特徴は16員環マクロライド骨格を有し，タキソールに比べて水溶性に優れ，体内での利用率も高く，さらに，タキソールに耐性を示す癌細胞にも有効である点である．天然からはこれまでにA〜Fの6種類の誘導体が発見されている．その後，構造活性相関研究が活発に展開され，この中から，「イクサベピロン」と命名された新たな乳癌治療薬が2007年に上市された．この他にも現在臨床試験中の入っているものもあり，タキソールの後継者としてのさらなる新規エポチロン誘導体の誕生が期待されている．

Epothilone A　R = H
Epothilone B　R = Me

Ixabepilone

**図　エポチロンA, Bとイクサベピロンの構造**

## 5.4　セスタテルペン Sesterterpenes C₂₅

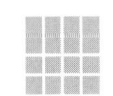

　5個のイソプレン単位から構成されるC₂₅化合物で，**ゲラニルファルネシル二リン酸** geranylfarnesyl diphosphate（GFPP）から生合成される．菌類，地衣類，シダ類，海産動物，昆虫など広く分布している．

## ゲラニルファルネソール Geranylfarnesol

カイガラムシの一種，*Ceroplastes albolineatus* が分泌物から得られた鎖状セスタテルペンである．

Geranylfarnesol

## オフィオボリン A Ophiobolin A

イネに寄生するイネゴマハガレ病菌から単離されたセスタテルペン．5員環/8員環/5員環の縮環した特異な骨格を有している．白癬菌，トリコモナス菌などに対して発育阻止作用を示す．

## セリセロール I Cericerol I

カイガラムシの一種，*Ceroplastes ceriferus* が分泌物から得られた14員環を有する大環状セスタテルペンである．

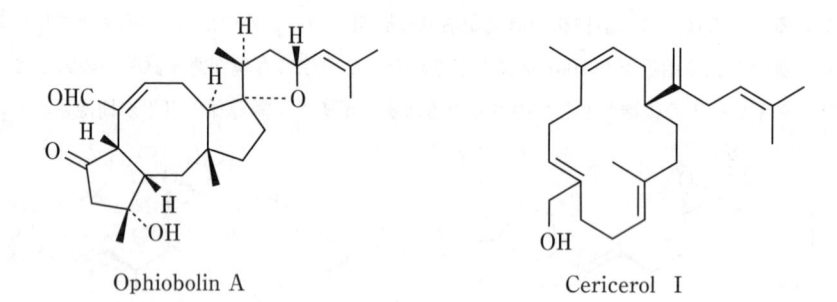

Ophiobolin A

Cericerol I

## レチゲラン酸 Retigeranic acid

地衣の一種，*Lobaria retigera* および近縁種から得られた特異な5環性構造を有するセスタテルペンである．

## マノアリド Manoalide

海綿動物 *Luffariella variabilis* から得られたセスタテルペン．抗菌活性，鎮痛，抗炎症作用を示す．

Retigeranic acid

Manoalide

## 5.5 トリテルペン Triterpenes C₃₀

6個のイソプレン単位から構成される $C_{30}$ 化合物で，2つの**ファルネシル二リン酸** farnesyl pyrophosphate（FPP）が tail-to-tail で結合した**スクワレン**を前駆体として生合成される．その際，閉環により3から5環性の化合物を形成する．トリテルペンの大部分は C-3 位に水酸基を有し，遊離型あるいは糖が結合した配糖体（サポニン）として存在する．

サポニンは，トリテルペン系サポニンとステロイド系サポニン（第6章）に大別される．トリテルペン系サポニンの植物界における分布は広範囲に及び，ウコギ科，マメ科，キキョウ科，ヒメハギ科，アカネ科，ムクロジ科，ツバキ科，ナデシコ科，キク科などの双子葉植物から多種類のサポニンが得られている．サポニンの一般的性質として，界面活性作用，溶血作用，魚毒活性が知られており，また，サポニンの水溶液を激しく振盪すると持続性の微細な泡を生じる（起泡試験）．ここでは主な4環性および5環性トリテルペンならびに変形トリテルペンの基本骨格について図5.4に示す．

### 5.5.1 鎖状トリテルペン Acyclic triterpenes

#### スクワレン Squalene

サメ類 *Squalus* sp. の肝油から単離された油状化合物で，唯一の鎖状トリテルペン．オリーブ油や植物油中のほか，ヒト血漿中にも微量含まれ，ウィルス性インフルエンザに感染すると増加する．抗腫瘍活性などの生理活性を示すといわれ，サプリメントとして利用されている．

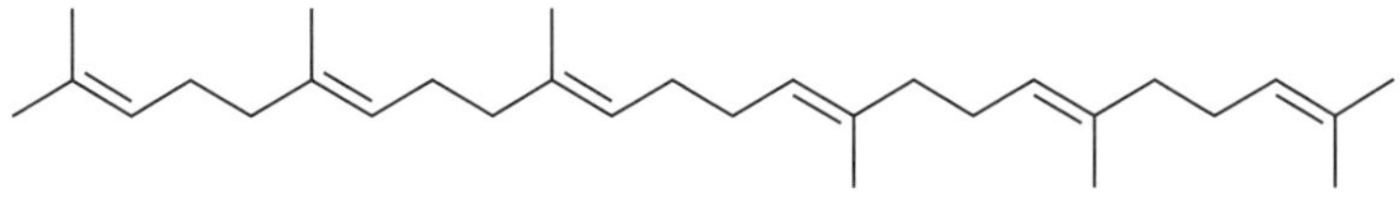

Squalene

### 5.5.2 4環性トリテルペン Tetracyclic triterpenes

#### 1 ダンマラン型 Dammarane-type トリテルペン

スクワレンから最初に誘導される4環性トリテルペンで，スクワレン骨格をそのまま維持している．

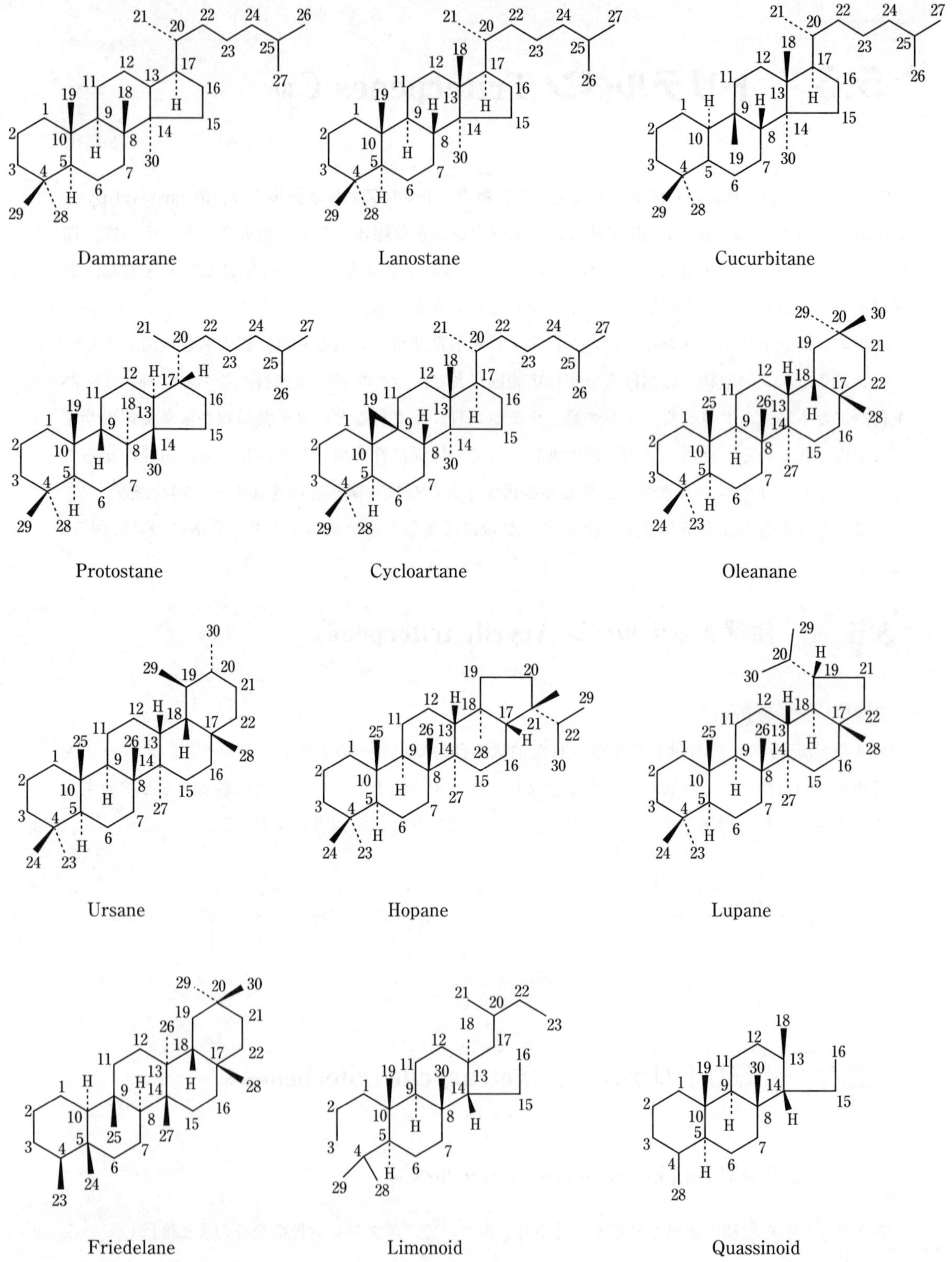

288　第Ⅱ部　各論

Dammarane

Lanostane

Cucurbitane

Protostane

Cycloartane

Oleanane

Ursane

Hopane

Lupane

Friedelane

Limonoid

Quassinoid

図 5.4

### ギンセノシド類 Ginsenosides

オタネニンジン *Panax ginseng*（ウコギ科）の根（ニンジン⑮）に含有される．protopanaxadiol系のギンセノシドRb群とprotopanaxatriol系のギンセノシドRg群があり，Rb群には中枢抑制性の作用が，Rg群には興奮性の相反する作用が認められている．ギンセノシド類を酸加水分解して得られるパナキサジオールpanaxadiolやパナキサトリオールpanaxatriolはアーティファクトartifact（人工物：天然にもともと含有される化合物が分離の過程や酸，塩基などにより変化して生成したもの）である．

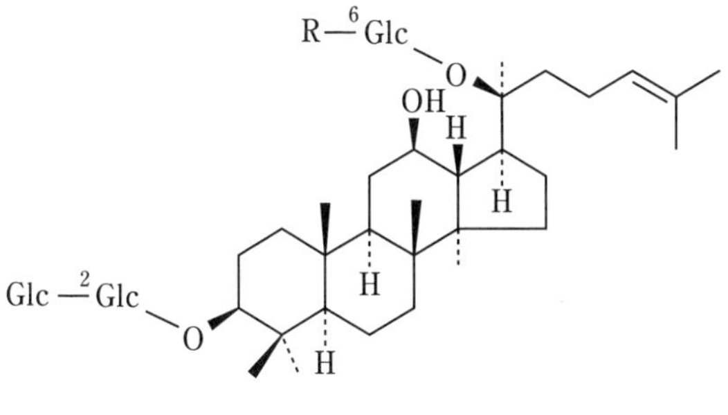

Ginsenoside Rb₁  R = Glc
Ginsenoside Rb₂  R = Ara
Ginsenoside Rb₃  R = Xyl

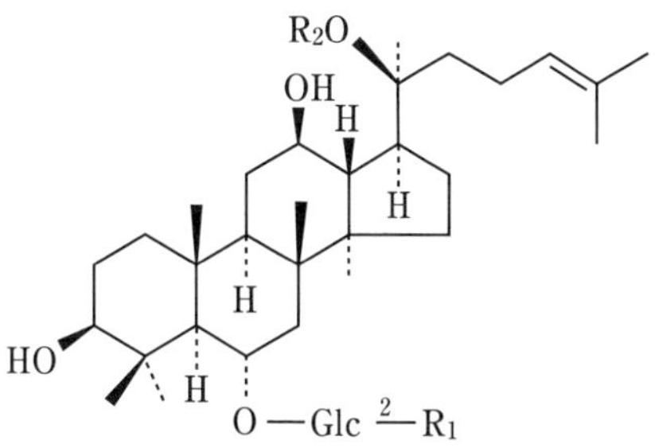

Ginsenoside Re   R₁ = Rha, R₂ = Glc
Ginsenoside Rg₁  R₁ = H,   R₂ = Glc
Ginsenoside Rg₂  R₁ = Rha, R₂ = H

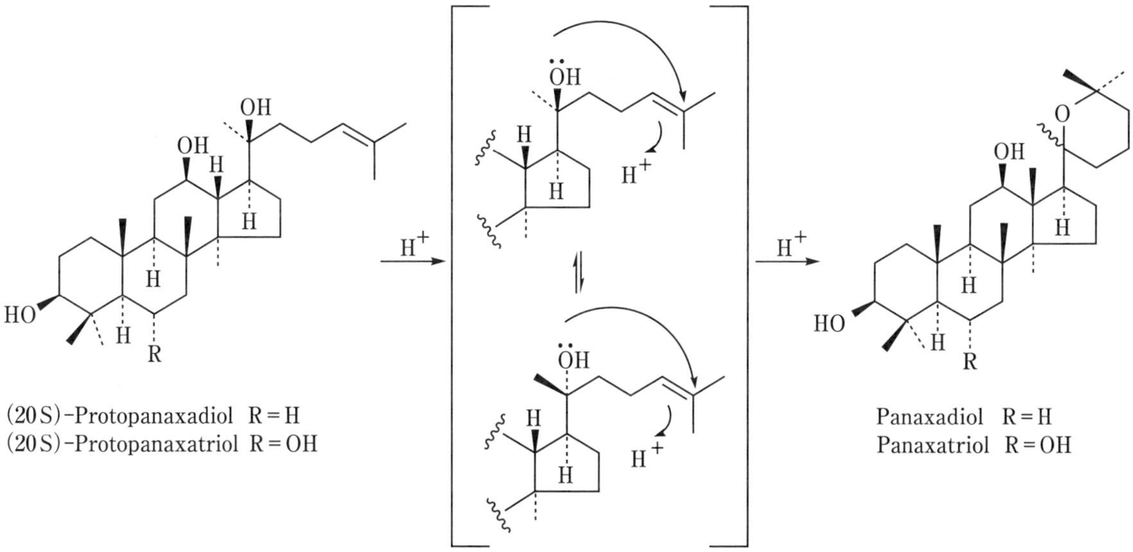

(20S)-Protopanaxadiol   R = H
(20S)-Protopanaxatriol  R = OH

Panaxadiol   R = H
Panaxatriol  R = OH

### ジジフスサポニンⅢ Zizyphus saponins Ⅲ, ジュジュボシド A Jujuboside A, ジジフィン Ziziphin

ナツメ *Zizyphus jujuba* var. *inermis*（クロウメモドキ科）の果実（タイソウ⑮）に含有される．ジュジュボシドAには鎮静，精神安定作用が，ジジフィンには甘味抑制作用がある．

Zizyphus saponin Ⅲ　　R₁ = -Ara$\frac{3}{}$—Glc$\frac{2}{}$—Xyl,　R₂ = H
　　　　　　　　　　　　　　　　　|
　　　　　　　　　　　　　　　6-deoxy-Tal

Jujuboside A　　　　R₁ = -Ara$\frac{3}{}$—Glc$\frac{2}{}$—Xyl,　R₂ = H
　　　　　　　　　　　　　　　　　|
　　　　　　　　　　　　　　　　Rha

Ziziphin　　　　　　R₁ = -Ara$\frac{2}{}$—Rha,　R₂ = -2, 3-diAc-Rha

## 2　ラノスタン型 Lanostane-type トリテルペン

### ラノステロール Lanosterol

ラノリン（羊毛脂）の主成分で，コレステロールの生合成前駆物質でもある．

### エブリコ酸 Eburicoic acid

マツホド *Poria cocos*（サルノコシカケ科）の菌核（ブクリョウ㊞）の成分である．

Lanosterol　　　　　　　　　　　　　　Eburicoic acid

---

**コラム**　　植物ステロール類の生合成に関する最近の話題

　動植物界に広範囲に分布し，しかも生体膜の構成成分としても重要なステロール類の生合成経路については，動物と植物間では若干異なる経路により生合成されることが知られている．すなわち，動物ではメバロン酸経路にて 2,3-オキシドスクワレンを経由し，その後ラノステロール合成酵素（LAS）によってラノステロールを経由してコレステロールなどが生合成されるのに対し，植物では，シクロアルテノール合成酵素（CAS）によって合成されたシクロアルテノールを経由してβ-シトステロールなどの代表的な植物ステロール類が生合成される．

　ところが近年の研究により，シロイヌナズナ *Arabidopsis thaliana* やオタネニンジン *Panax ginseng* などから相次いで LAS 遺伝子が同定され，植物においても動物と同様にラノステロールを経

由したステロール類の生合成経路の存在が明らかにされた．またこれらの研究から，ラノステロールを経由するステロール類の生合成経路は通常の生育条件よりもむしろ，病原菌などによる感染や種々のストレスに対して防御的に働いていることが示唆されている．

今後，上記の植物以外においてもラノステロールを経由したステロール類の生合成経路が存在するのか，また，植物における両経路の意義などについてなど，より詳細な研究の進展を期待したいところである．

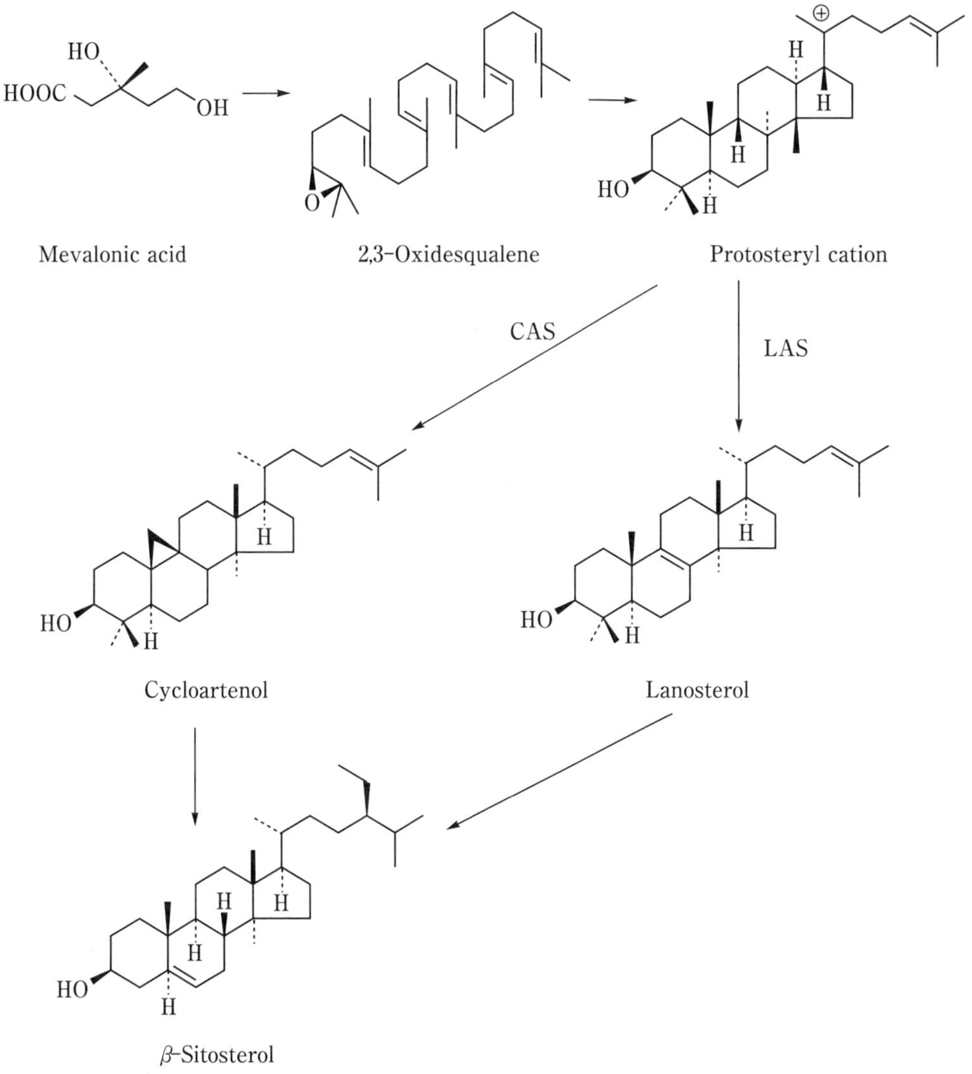

図　メバロン酸経路による β-シトステロールの生合成

## 3 ククルビタン型 Cucurbitane-type トリテルペン

ウリ科植物に特徴的に分布している．多くの場合，C-5 位と C-6 位間が二重結合となっている．

### ククルビタシン A Cucurbitacin A

テッポウウリ *Ecballium elaterium*（ウリ科）などのウリ科植物に特徴的に含有される苦味物質．

### モグロシド V Mogroside V

羅漢果 *Momordica grosvenori* の果実に含有される．ショ糖の約 260 倍の甘味を有し，ノンカロリーの甘味剤として食品に利用されている．

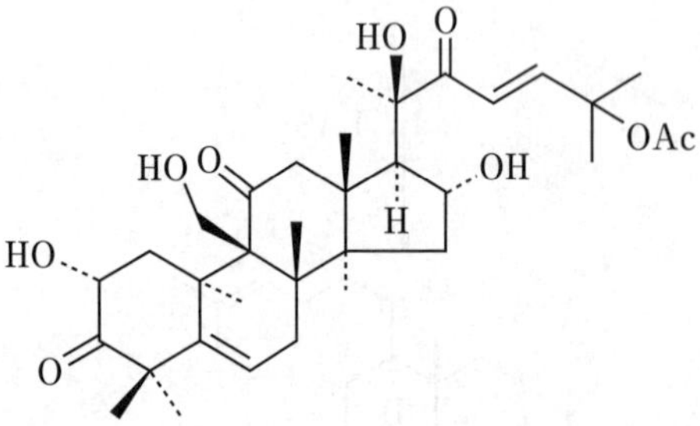

Cucurbitacin A

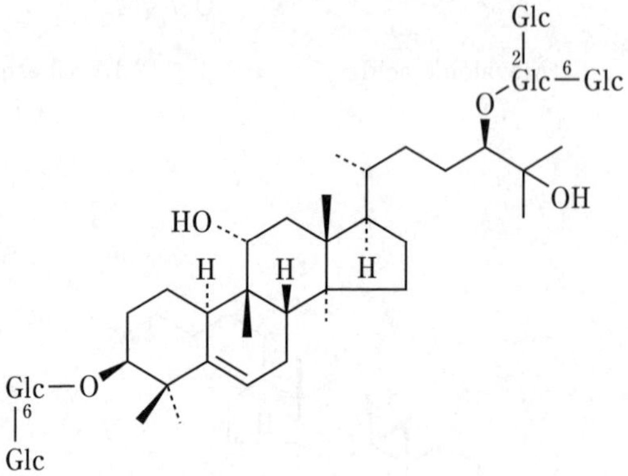

Mogroside V

## 4 プロスタン型 Prostane-type トリテルペン

### アリソール A, B Alisol A, B

サジオモダカ *Alisma orientale*（オモダカ科）の塊茎（タクシャ 局）に含有される．タクシャの水性エキスおよびアリソール A, B にウサギ耳静脈投与で利尿効果が認められている．

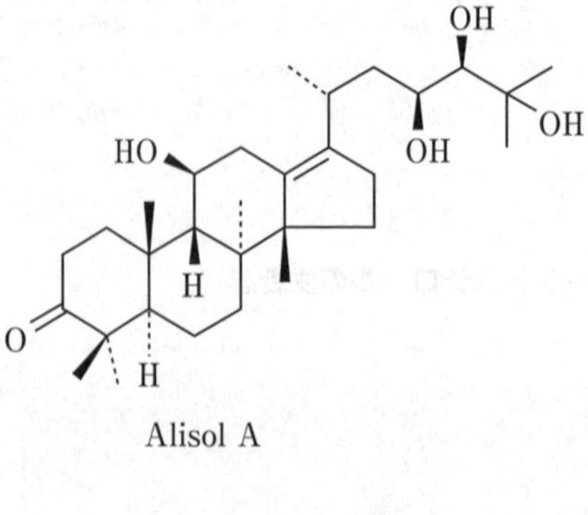

Alisol A

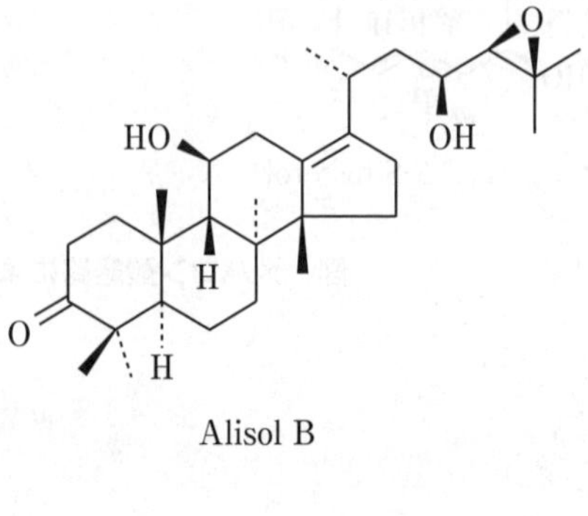

Alisol B

## 5 シクロアルタン型 Cycloartane-type トリテルペン

### シクロアルテノール Cycloartenol
植物ステロールの原料物質として植物界に広く分布している．

### γ-オリザノール γ-Oryzanol
米糠から得られたシクロアルテノールのフェルラ酸エステル．自律神経調節薬，高脂血症治療薬として用いられている．

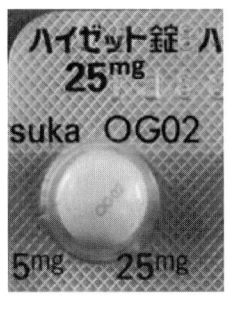

ハイゼット
（大塚製薬）

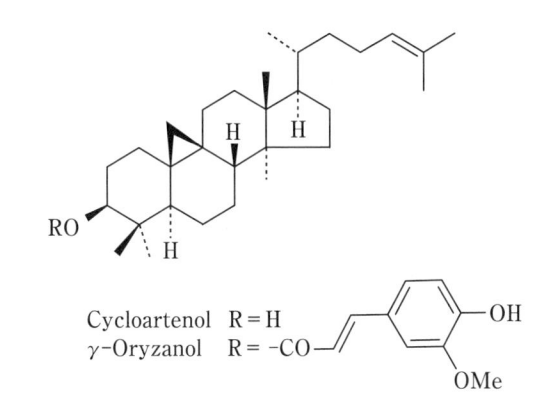

Cycloartenol　R = H
γ-Oryzanol　R = -CO-CH=CH-C₆H₃(OH)(OMe)

---

### コラム　γ-オリザノール　〜玄米食のススメ〜

　γ-オリザノールは，1950年代に土屋知太郎らにより，米油および米胚芽油から初めて発見，単離された植物ステロールのフェルラ酸エステルである．日本人にとって馴染み深い，お米（玄米，米糠，米油）特有の成分で，米原油中には，1.5〜2.9% 程度含まれている．お米以外では，生薬のセンキュウや海藻類のコンブなどからもその存在が明らかにされている．

　γ-オリザノールの機能としては，動物実験やヒト試験等で，成長促進，更年期に伴うトラブル等（不安・緊張・抑うつなど）の自律神経失調症の緩和，抗高脂血症作用などがあり，また，性能面では，抗酸化，防カビ・防腐作用などが知られており，特に抗酸化作用については，「酸化防止剤」の用途として食品添加物にも認められている．このように現在では，健康面や性能面で優れた機能をもつ成分であることが明らかにされ，食品，化粧品，医薬品業界で広く利用されている．例えば，化粧品分野では，紫外線吸収作用を生かした，クリームやサンスクリーン剤として，また，ビタミンEにも似た作用をもっているため，皮膚の老化防止，皮膚の血液循環促進の治療剤として用いられている．また，医薬品としては高脂血症治療薬，心身症（更年期障害，過敏性腸症候群）治療薬としての医療用医薬品のほか，γ-オリザノールを配合した大衆薬は100品目以上もある．

一般に我々はお米をおいしく食べるため，玄米を精米した白米を食しているが，その結果，大部分のγ-オリザノールは除かれてしまう．なんとももったいない話である．そこでお勧めなのが玄米食．玄米中には，γ-オリザノール以外にも体にとって大事なビタミン，ミネラル，食物繊維などの栄養素が含まれているので，今更玄米生活なんてまっぴら……という人でも，週に一度くらいは玄米食を採り入れて心身の健康に役立ててみては？

### シミシフゴシド Cimicifugoside

サラシナショウマ *Cimicifuga simplex*, *C. dahurica*, *C. foetida*, *C. heracleifolia*（キンポウゲ科）の根茎（ショウマ 局）に含有される．マウス体温降下作用，免疫抑制作用（ヒトリンパ球幼若化抑制活性）が認められている．

### アストラガロシドⅠ Astragaloside Ⅰ

キバナオオギ *Astragalus membranaceus*, *A. mongholicus*（マメ科）の根（オウギ 局）に含有される．抗炎症，抗ストレス性疲労作用が認められている．

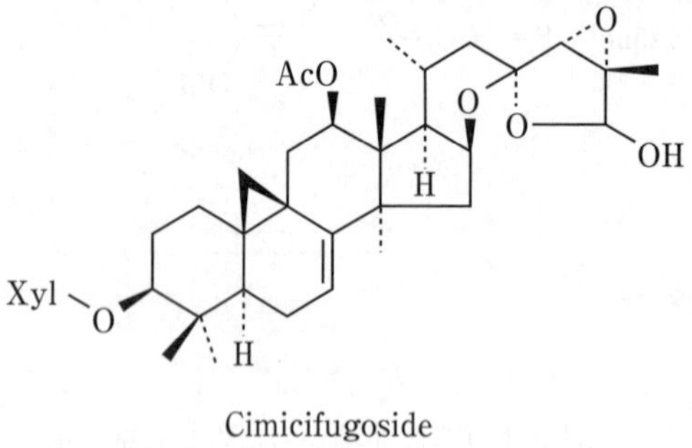

Cimicifugoside

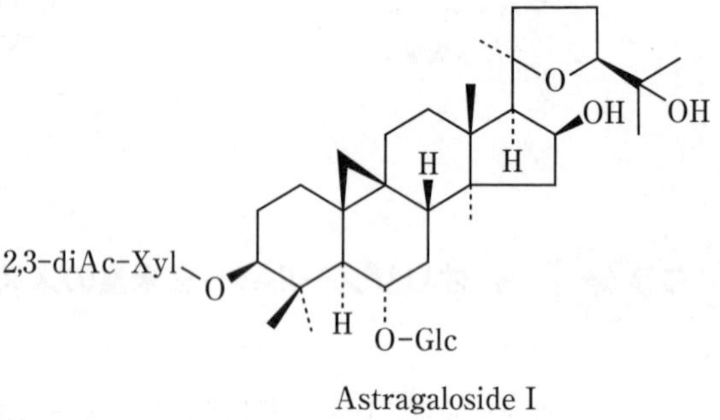

Astragaloside Ⅰ

## 5.5.3　5環性トリテルペン Pentacyclic triterpenes

### 1　オレアナン型 Oleanane-type トリテルペン

植物界に遊離，エステルまたは配糖体として最も広く分布している．

#### オレアノール酸 Oleanoic acid

生薬のセンブリ，キキョウ，サイコ，チョウジをはじめ，広く植物中に遊離，エステルまたは配糖体として分布している．中国では肝疾患の治療に用いられている．

### グルチルリチン Glycyrrhizin（グリチルリチン酸 Glycyrrhizinic acid）

甘草 *Glycyrrhiza uralensis*，*G. glabra*（マメ科）の根やストロン（カンゾウ⑮）に含有される．ショ糖の約150倍の甘味を有し，甘味料として用いられる．アグリコンのグリチルレチン酸 glycyrrhetic acid では甘味が消失する．抗炎症作用，抗アレルギー作用を示す．配糖体およびアグリコンの両者には副腎皮質ホルモン様作用があり，カンゾウの過剰摂取による副作用（偽アルドステロン症，低カリウム血症）に注意が必要である．

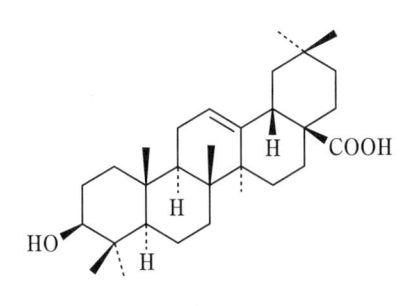

Oleanoic acid

Glycyrrhizin (Grycyrrhizinic acid)

### サイコサポニン a, d　Saikosaponin a, d

ミシマサイコ *Bupleurum falcatum*（セリ科）の根（サイコ⑮）に含有される．サイコサポニン a～d が知られており，サイコサポニン a, d は抗炎症，血清コレステロール低下作用を示す．

### プラチコディン A　Platycodin A

桔梗 *Platycodon grandiflorum*（キキョウ科）の根（キキョウ⑮）に含有される．鎮咳，去痰，抗炎症，抗菌作用を示す．

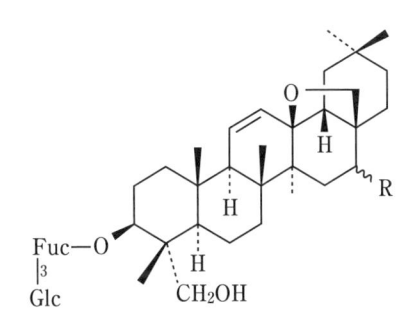

Saikosaponin a　R-OH(β)
Saikosaponin d　R=OH(α)

Platycodin A

### エスチン Aescin

セイヨウトチノキ *Aesculus hippocastanum*（トチノキ科）の果実に含有される．抗潰瘍，抗炎症，抗アレルギー作用を示す．

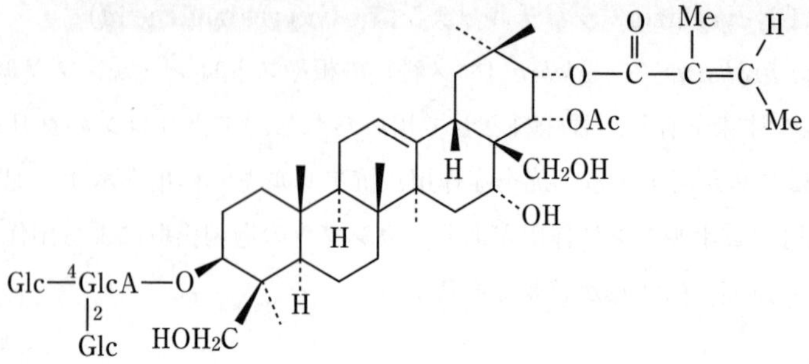

Aescin

### ギムネマ酸 V, VI Gymnemic acid V, VI

ギムネマ *Gymnema sylvestre*（ガガイモ科）の地上部に含有される．甘味抑制作用を示す．C-21 に結合したチグロイル基が加水分解されて外れると甘味抑制作用は消失する．

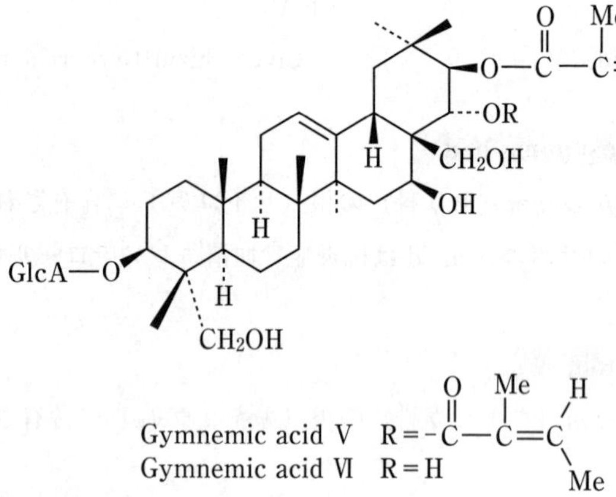

Gymnemic acid V　R = $-\overset{\text{O}}{\text{C}}-\text{C}=\text{C}$ ...
Gymnemic acid VI　R = H

### チクセツサポニン IV, V  Chikusetsusaponin IV, V

トチバニンジン *Panax japonica*（ウコギ科）の根茎（チクセツニンジン⑮）に含有される．去痰，解熱作用を示す．

### オンジサポニン A  Onjisaponin A

イトヒメハギ *Polygala tenuifolia*（ヒメハギ科）の根（オンジ⑮）に含有される．

### セネジン II  Senegin II

セネガ *Polygala senega*，ヒロハセネガ *P. senega* var. *latifolia*（ヒメハギ科）の根（セネガ⑮）に含有される．

### ソヤサポニン A₂ Soyasaponin A₂

ダイズ *Glycine max*（マメ科）に含有される．脂質の酸化抑制作用を示す．

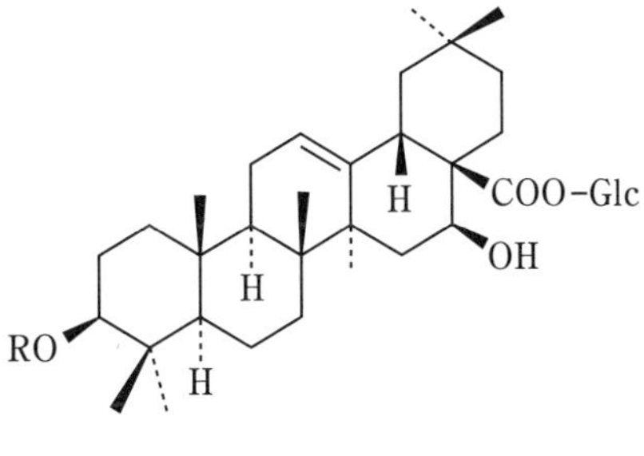

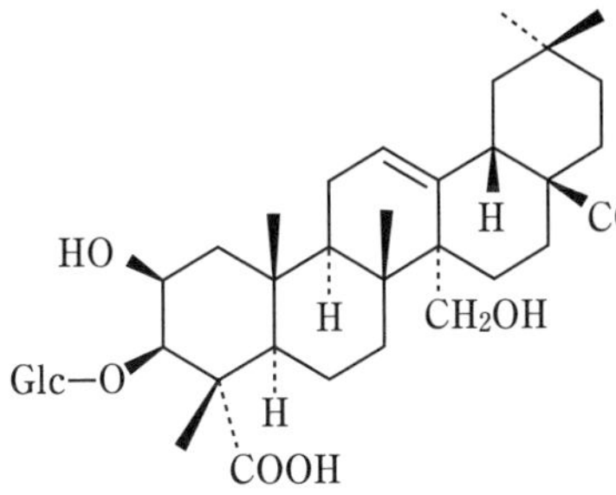

Chikusetsusaponin IV R = -GlcA —4— Ara
Chikusetsusaponin V R = -GlcA —2— Glc

Onjisaponin A R = -Fuc —24— Rha —4— Xyl — Gal
（4位にAra(3)-Api(3)-p-メトキシけい皮酸エステル結合，Rhaの3位にRha）

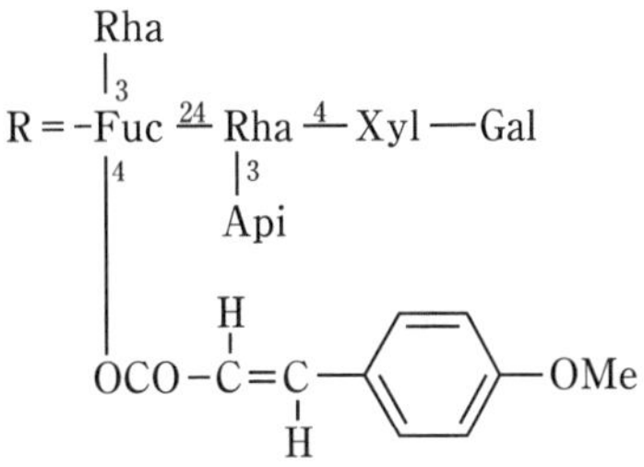

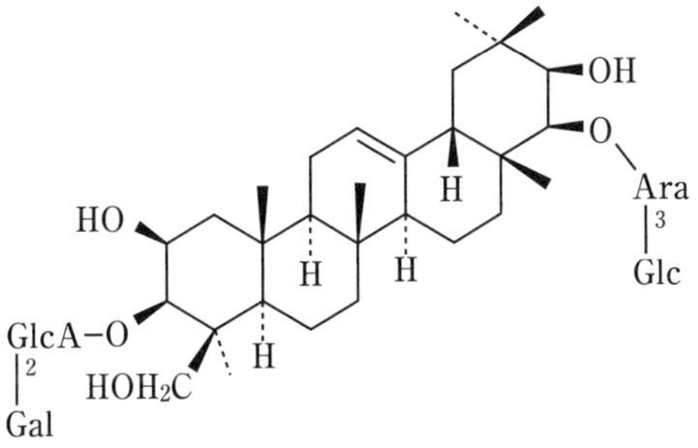

Senegin II R = -Fuc —24— Rha —4— Xyl — Gal
（4位に3,4-ジメトキシけい皮酸エステル）

Soyasaponin A₂

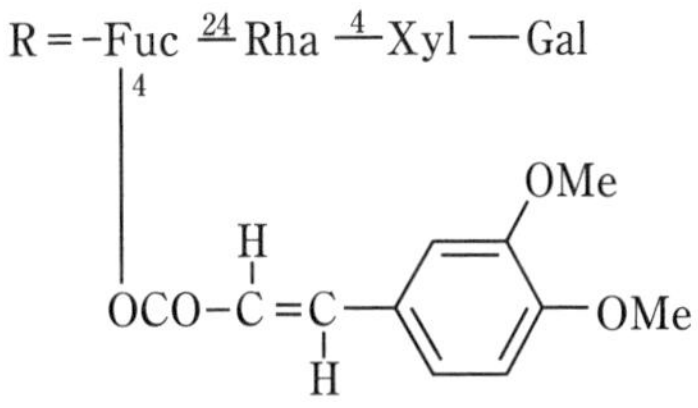

## 2　ウルサン型 Ursane-type トリテルペン

オレアナン型トリテルペンのC-20位に結合した2個のメチル基の1個がC-19位に転位したトリテルペン．植物界に遊離，エステルまたは配糖体として広く分布している．

### ウルソール酸 Ursolic acid

生薬のウワウルシ，カゴソウをはじめ，広く植物中に遊離または配糖体として分布している．利尿作用を示し，近年しわ防止の効果があるとされて化粧品に利用される．

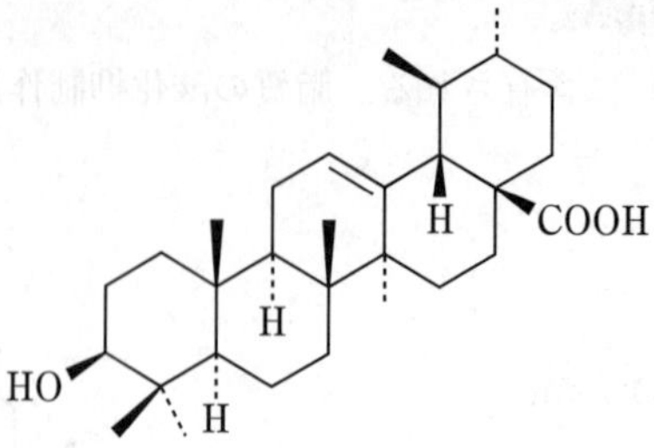

Ursolic acid

### 3  その他の5環性トリテルペン Other pentacyclic triterpenes

ホパン型 hopan-type, ルパン型 lupane-type, フリーデラン型 friedelane-type, アルボラン型 arborane-type などが知られている（図5.4参照）.

## 5.5.4 変形トリテルペン Modified triterpenes

変形トリテルペンの多くは4環性トリテルペンが酸化的修飾を受け，骨格の開裂，閉環により形成される.

### 1  リモノイド型 Limonoid-type トリテルペン

ミカン科植物やセンダン科植物に分布し，多くは苦味を有している.

#### リモニン Limonin
生薬のゴシュユ㊁，オウバク㊁をはじめミカン科植物の果皮や種子に含有される苦味成分．昆虫摂食阻害作用を有する．果実が成長すると配糖体となり，苦味が消失する.

#### オバクノン Obakunone
キハダ *Phellodendron amurense*, *P. chinense*（ミカン科）の周皮を除いた樹皮（オウバク㊁）に含有される．アルカロイドのベルベリン berberine とともに本生薬の苦味成分である.

### 2  カシノイド型 Quassinoid-type トリテルペン

ニガキ科植物に苦味質として広く分布しており，抗潰瘍作用や抗腫瘍性活性を示すものが知られている.

### クアシン Quassin（ニガキラクトン D Nigakilactone D）

ニガキ *Picrasma quassioides* などニガキ科植物に特有の苦味成分．

Limonin　　　　　　Obakunone　　　　　　Quassin

## 5.6 カロテノイド Carotenoids

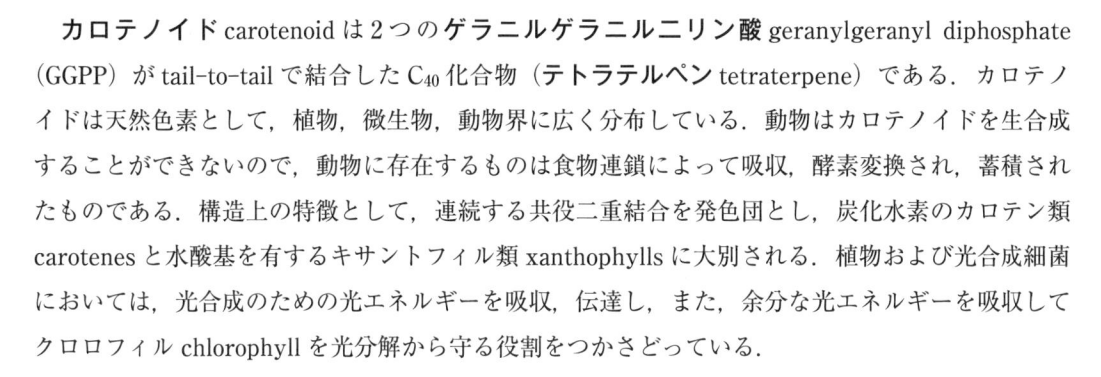

カロテノイド carotenoid は 2 つのゲラニルゲラニルニリン酸 geranylgeranyl diphosphate (GGPP) が tail-to-tail で結合した $C_{40}$ 化合物（テトラテルペン tetraterpene）である．カロテノイドは天然色素として，植物，微生物，動物界に広く分布している．動物はカロテノイドを生合成することができないので，動物に存在するものは食物連鎖によって吸収，酵素変換され，蓄積されたものである．構造上の特徴として，連続する共役二重結合を発色団とし，炭化水素のカロテン類 carotenes と水酸基を有するキサントフィル類 xanthophylls に大別される．植物および光合成細菌においては，光合成のための光エネルギーを吸収，伝達し，また，余分な光エネルギーを吸収してクロロフィル chlorophyll を光分解から守る役割をつかさどっている．

### 1 カロテン類 Carotenes

#### β-カロテン β-Carotene

ニンジン，カボチャ，ミカンなど緑黄色植物に含有される橙黄色色素で，広く高等植物に分布する．カロテンは脊椎動物にとって必須なビタミン A vitamin A（レチノール retinol）前駆体（プロビタミン A provitamin A）として重要であるほか，食品着色料として用いられている．

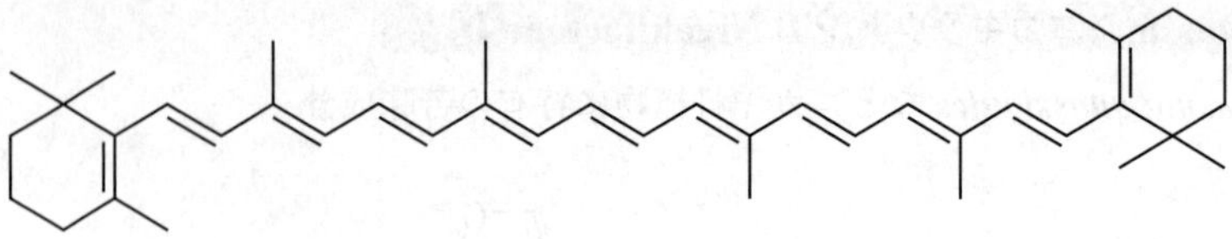

β-Carotene (Provitamin A)

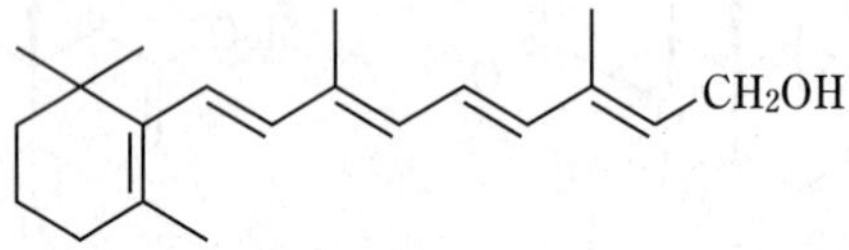

Retinol (Vitamin A)

### リコペン Lycopene

　成熟したトマトの黄赤色色素．植物界に広く分布し，特にトマト，カキ，スイカなどの果実に多く含有される．食品の着色料として多用されるが，化学的に不安定で，空気中の酸素と反応して，樹脂化する．

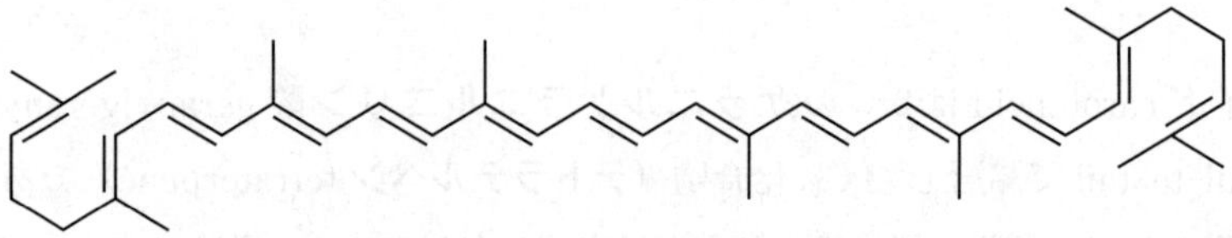

Lycopene

## 2　キサントフィル類 Xanthophylls

　カロテノイド由来の黄色の色素で，水酸基やケトンの酸素官能基を有する化合物群である．抗酸化力が強く機能性食品に応用されている．

### ルテイン Lutein

　植物の葉や花冠に広く分布する．鶏卵から初めて単離されたが，これは飼料として与えられた植物由来のものである．

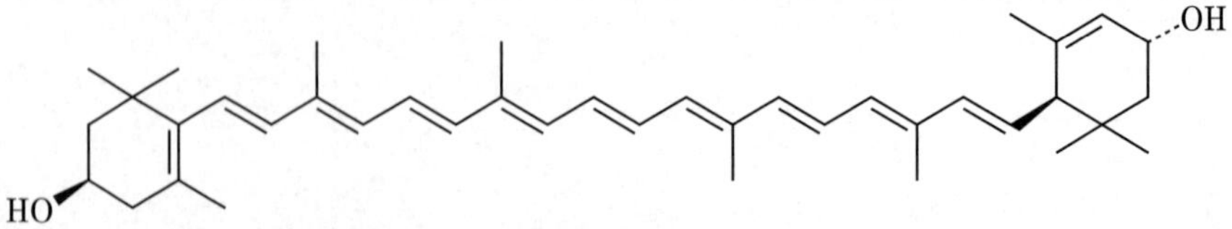

Lutein

### カプサンチン Capsanthin

トウガラシ，パプリカ（赤ピーマン），オニユリの花粉などに脂肪酸エステルとして含有される赤色色素．

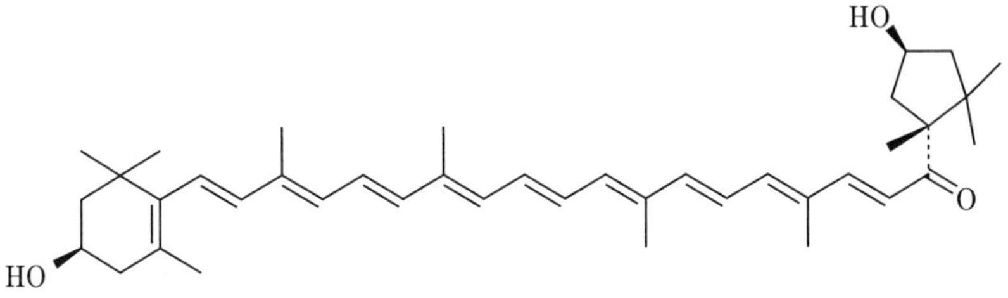

Capsanthin

### プロクロシン Procrocin，クロシン Crocin

サフラン *Crocus sativus*（アヤメ科）の柱頭（サフラン㊙）に含有される黄色色素．プロクロシンは光によって2種の配糖体，クロシンとピクロクロシン picrocrocin に分解する．前者は酵素によってクロセチン crocetin を生じ，後者はサフラン特有の香気成分であるサフラナール safranal に加水分解される．クロシンは食品の着色料として用いられる．

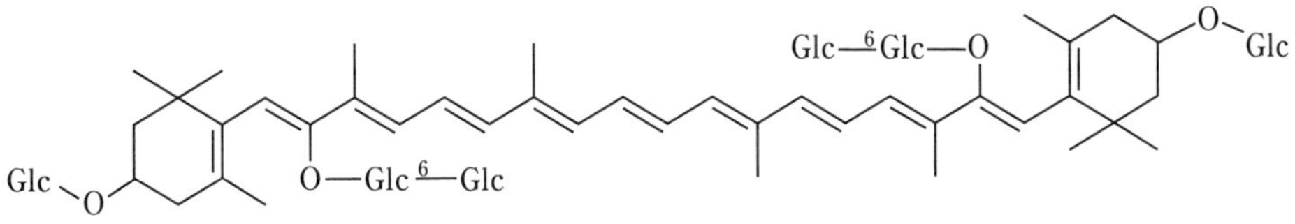

Procrocin

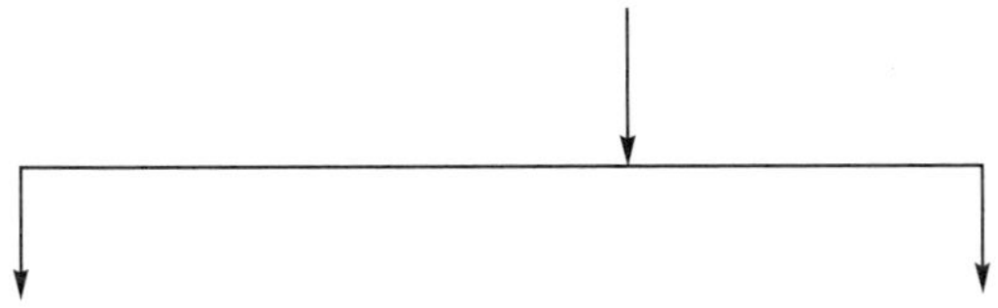

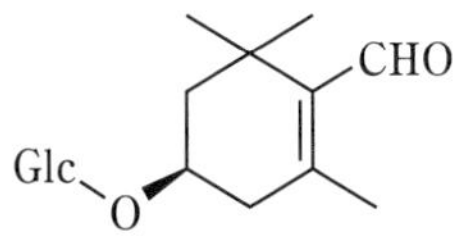

Picrocrocin

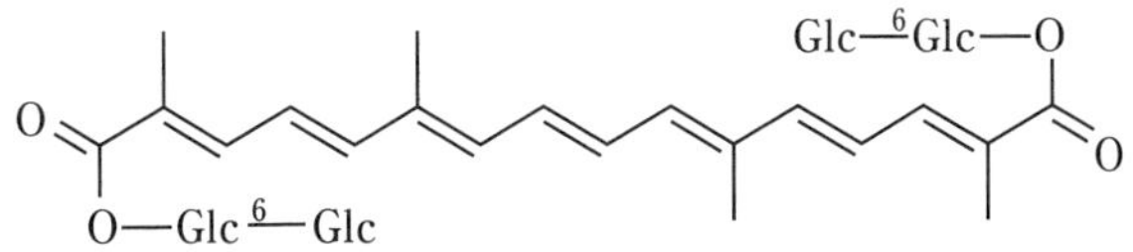

Crocin

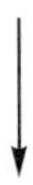

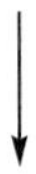

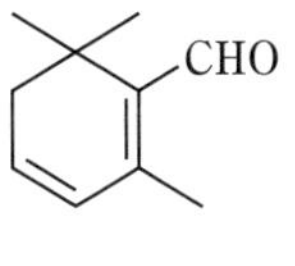

Safranal

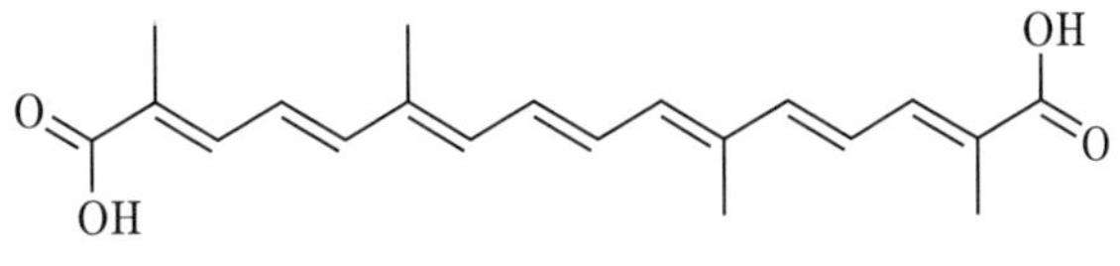

Crocetin

**参考文献**

1) 海老塚豊監訳（2004）医薬品天然物化学 原書第2版, 南江堂
2) 大本太一, 小松曼耆編著（1990）天然物薬品化学, 廣川書店
3) 田中治, 野副重男, 相見則郎, 永井正博編（2005）天然物化学 第6版, 南江堂
4) 日本薬学会編（2006）スタンダード薬学シリーズ3, 化学系薬学Ⅲ. 自然が生み出す薬物, 東京化学同人

# 第6章

# ステロイド Steroids

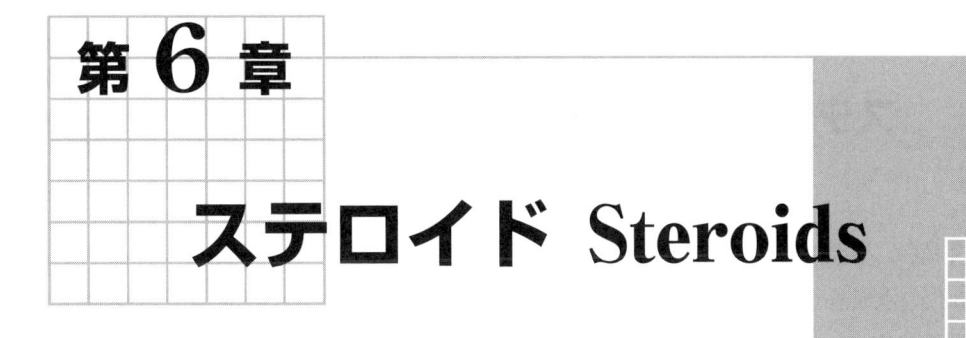

　ステロイド steroid は，シクロペンタノパーヒドロフェナントレン cyclopentanoperhydrophenanthrene 骨格を有する化合物群の総称である．天然にはイソプレノイド経路（メバロン酸経路）により生合成され，スクワレンから誘導される炭素数 30 の 4 環性トリテルペノイド・ラノステロール lanosterol（植物ではシクロアルテノール cycloartenol）を前駆物質として，メチル基などの脱落により生成される炭素数 18 〜 29 のものが知られている．炭素数 27 のコレステロール cholesterol が代表的な基本構造をもつものである．C-17 位の側鎖の部分が種々修飾されたステロイドサポニン，強心ステロイド，胆汁酸，ステロイドホルモンなどは顕著な生理活性を示し，医薬品やその原料として用いられているものが多い．

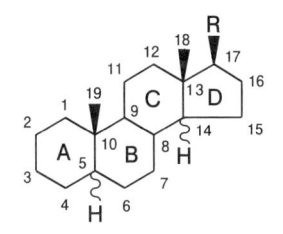

　炭素核は 4 環性で，A，B，C 環は 6 員環，D 環は 5 員環である．各環の結合様式は，A/B 環は *trans* 配置（H-5α），*cis* 配置（H-5β）のもの，$\Delta^4$ あるいは $\Delta^5$ の二重結合をもつもの，A 環が芳香環のものなどがある．天然のステロイドは，すべて B/C 環の結合が *trans* である．C/D 環の結合は，*trans* 配置であるが，強心ステロイドと一部のプレグナン類のように *cis* 配置のものもある．ほとんどすべてのステロイドが C-3 位に水酸基を有する．トリテルペノイドと同様にリーベルマン-バーチャード Liebermann-Burchard 反応で確認できる（無水酢酸，硫酸：赤紫色に呈色）．

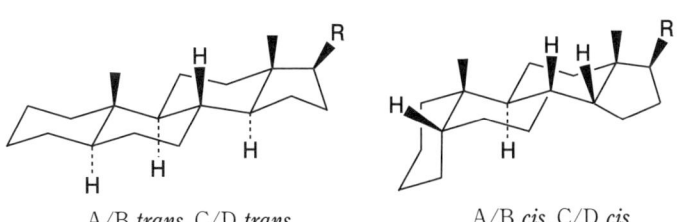

A/B *trans*, C/D *trans*　　　　A/B *cis*, C/D *cis*

## 6.1 ステロール類 Sterols

　動物，高等植物，藻類，微生物にはそれぞれ構造的に特徴のあるステロール sterol が存在する．一般に，C-3 位に水酸基，C-17 位に炭素数 8 〜 10 の側鎖を有し，C-5 位と C-6 位間が二重結合になっているものが多い．

### コレステロール局 Cholesterol

　動物組織，特に脳，脊髄などの神経組織に多く含まれ，ステロイドホルモン，胆汁酸の前駆物質としても重要である．医薬品としては軟膏などの製剤原料として用いられる．ヒトの場合，血中総コレステロール量が 220 mg/dL を超えると脂質異常症（高脂血症）と診断される．

### β-シトステロール β-Sitosterol

　高等植物に広く分布し，遊離型，脂肪酸エステル，配糖体として存在する．多くの場合，stigmasterol（炭素数 28），campesterol（炭素数 27）と共存している．コレステロールの吸収を抑制することから脂質異常症（高脂血症）の改善効果を期待したサプリメントに配合されている．

### フコステロール Fucosterol

　褐藻類（*Fucus* 属）などの海藻類に含まれる代表的なステロールであり，血栓の融解作用，血中コレステロール低下作用，血圧降下作用が報告されている．

**エルゴステロール Ergosterol**

微生物の代表的なステロールで，ブクリョウ（茯苓）(局)，チョレイ（猪苓）(局)，酵母，シイタケなどに含まれる．紫外線照射によりB環が開裂し，エルゴカシフェロール(局) ergocalciferol（ビタミン $D_2$ vitamin $D_2$）となる．コレカルシフェロール(局) cholecalciferol（ビタミン $D_3$ vitamin $D_3$）は，7-デヒドロコレステロール 7-dehydrocholesterol から同様の経路で生成するが，活性本体は肝臓および腎臓で水酸化された $1\alpha$,25-ジヒドロキシコレカルシフェロール $1\alpha$,25-dihydroxycholecalciferol である．

$1\alpha$,25-Dihydroxycholecalciferol

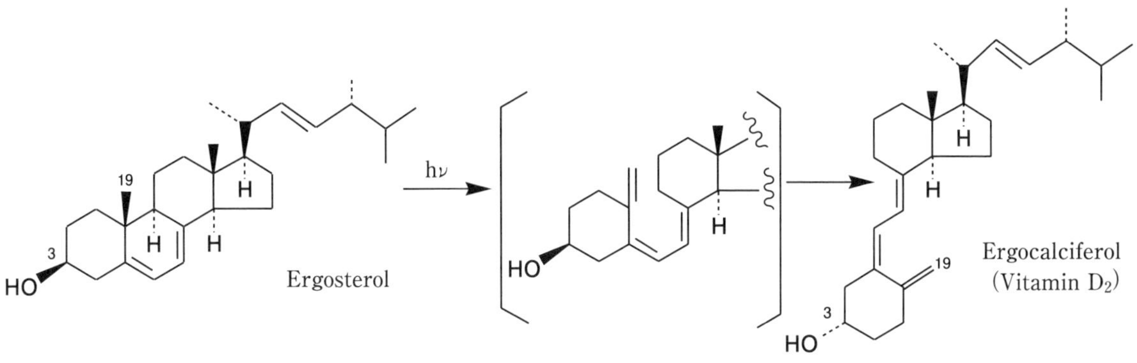

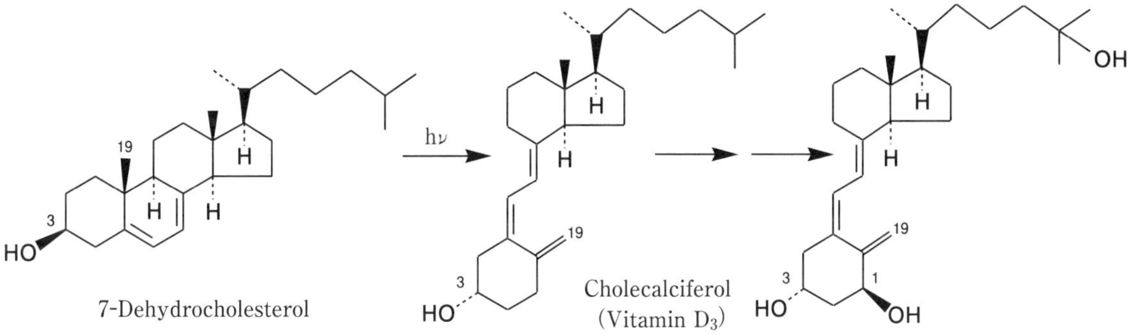

## 6.2 ステロイドサポゲニンとステロイドサポニン Steroid sapogenins and steroid saponins

ステロイドサポゲニン steroid sapogenin は，化学構造的にスピロスタン型とフロスタン型に大別される．スピロスタン型は，C-16位とC-26位に水酸基，C-22位にカルボニル基を有する炭素数27の分子内アセタールで，C-22位でフラン環（E環）とピラン環（F環）がスピロアセター

ル型に結合した基本骨格をもつ．フロスタン型は，スピロスタン型のF環が開裂したものである．いずれも多くは配糖体（サポニン）として植物中に存在する．

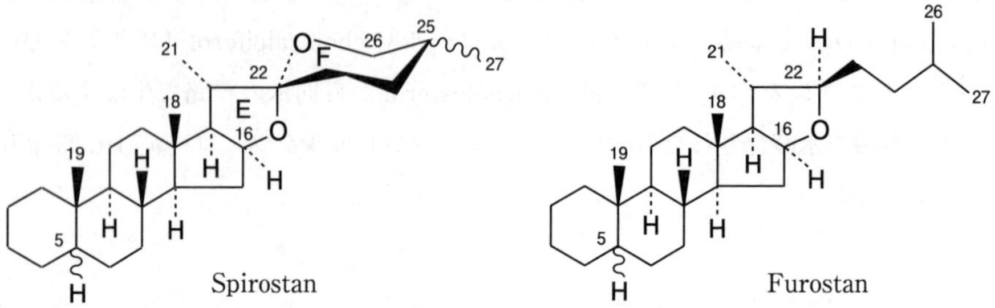

Spirostan

Furostan

　ステロイドサポニンは，トリテルペンサポニンと類似の生理活性を有するが，その分布はユリ科，リュウゼツラン科，ヤマノイモ科，ヤシ科，ショウガ科などの単子葉植物に多く見いだされ，一部，ナス科，マメ科，ゴマノハグサ科などの双子葉植物にも見られる．一般に，スピロスタノール型においてはC-3位に，フロスタノール型においてはC-3位とC-26位に糖が結合している．フロスタノール型サポニンは起泡性以外サポニン特有の性質を示さないが，C-26位に結合した糖（ほとんどがグルコース）は酵素などにより容易に脱離してC-22位水酸基との間で脱水，閉環してスピロスタノール型サポニンとなる（例：サルサパリロシド sarsaparilloside）．フロスタノール型サポニンは，エールリッヒ試薬（p-ジメチルアミノベンズアルデヒド）で赤色を呈する．

　サポニンの加水分解によって得られるアグリコン（サポゲニン）は，ステロイド医薬品の工業的な半合成における出発物質として重要である．ヤマノイモ *Dioscorea* 属（ヤマノイモ科）植物は，世界に約600種が知られている．塊茎はデンプン質が豊富であることから食用として重要な *D. alata*, *D. esculenta* などが栽培されている．一方，ステロイド医薬品の原料としてメキシコ産 *D. composita*（barbasco）や *D. floribunda* などの野生植物の塊茎が商業的に用いられている．Dioscin から得られるジオスゲニン diosgenin は，プロゲステロン progesterone をはじめとするステロイドホルモンの合成原料として重要である．

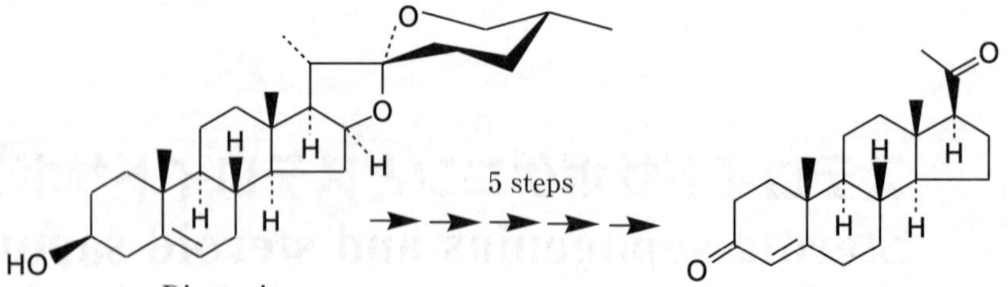

Diosgenin　→ 5 steps →　Progesterone

## ジオスチン Dioscin

ヤマノイモ科，ユリ科をはじめ最も広く分布するステロイドサポニンの1つで，糖鎖構造まで明らかにされた最初の例である．白血病細胞，各種固形腫瘍細胞に対して細胞毒性を示す．

## チモサポニン A-Ⅲ Timosaponin A-Ⅲ

チモ（知母）㊚の主成分である．血小板凝集抑制活性やストレプトゾトシン誘発糖尿病に対する血糖降下作用が認められている．

## オフィオポゴニン D Ophiopogonin D

バクモンドウ（麦門冬）㊚に含まれるステロイドサポニンの1つである．バクモンドウは，鎮咳，去痰薬として漢方処方に配合され，オフィオポゴニン類に末梢性の鎮咳作用のあることが動物実験で確認されている．

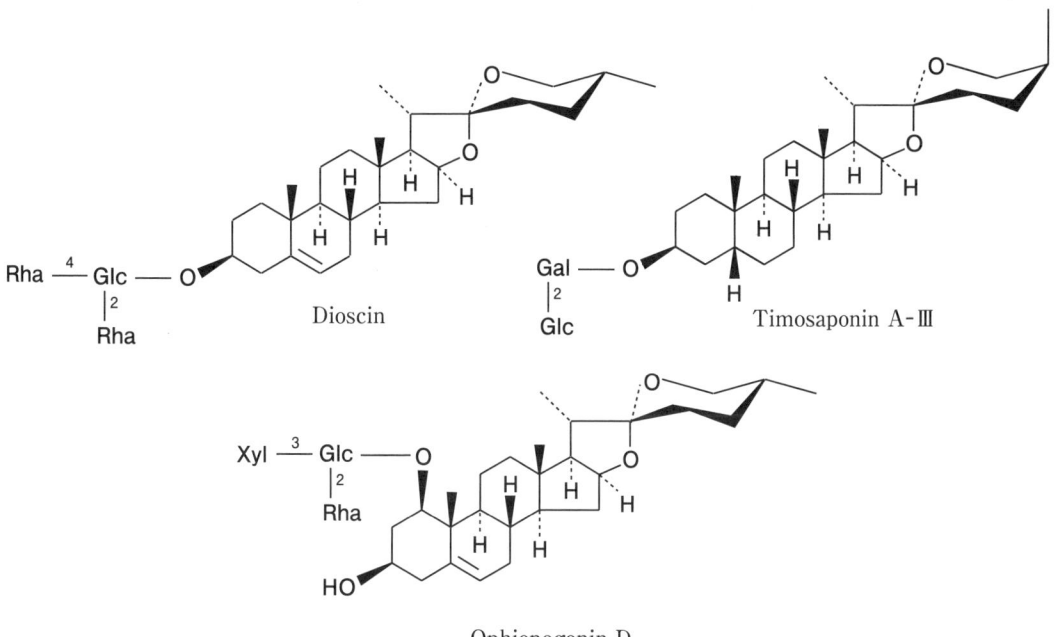

Dioscin

Timosaponin A-Ⅲ

Ophiopogonin D

## サルサパリロシド Sarsaparilloside

サルサ根（*Smilax aristolochiaefolia*）に含まれるフロスタノール型サポニンで，C-26位に結合したグルコースを加水分解するとスピロスタノール型サポニンであるパリリン parillin を生じる．サルサ根は，かつて欧米でリウマチ，梅毒の治療に用いられていた．

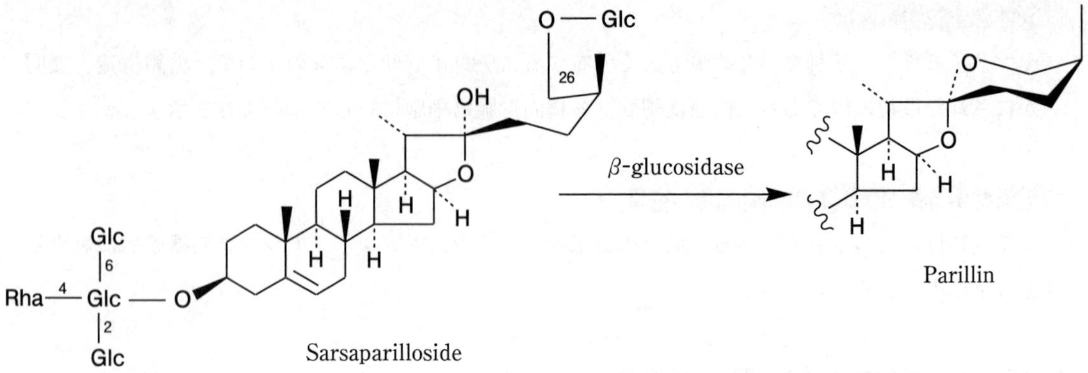

Sarsaparilloside → (β-glucosidase) → Parillin

## 6.3 強心配糖体 Cardiotonic glycosides

　強心配糖体含有植物は，歴史的に矢毒（ストロファンツス *Strophanthus* 属；キョウチクトウ科，イポー *Antiaris toxicaria*；ウパスノキ属；クワ科）や心臓病の薬（ジギタリス *Digitalis* 属；ゴマノハグサ科など）として用いられてきた．ジギタリスをはじめとする強心生薬の有効成分は，一種のステロイド配糖体であり，動物界においてはヒキガエル類の分泌物が類似の物質を含む．化学構造的には C-17 位に側鎖として α, β-不飽和 5 員環ラクトンを有するカルデノリド類と α, β, γ, δ-不飽和 6 員環ラクトンを有するブファジエノリド類に大別される．特にカルデノリド類においては D-ジギトキソース D-digitoxose, D-チマロース D-cymarose, D-ジギタロース D-digitalose, L-オレアンドロース L-oleandrose のような特異的なデオキシ糖を構成糖とする配糖体が多い．デオキシ糖を有する強心配糖体は Keller-Kiliani 反応に陽性を示す［塩化鉄（Ⅲ）の氷酢酸溶液に溶解後，硫酸を穏やかに加えて二層にするとき，境界面に赤褐色の帯を生じる］．カルデノリド配糖体は，主として，ゴマノハグサ科，キョウチクトウ科，ガガイモ科，キンポウゲ科，ユリ科に，ブファジエノリド類は，動物生薬であるセンソ（蟾酥）局（シナヒキガエル *Bufo bufo gargarizans* または *B. melanostictus* の毒腺の分泌物）のほか，植物界ではユリ科のカイソウ *Urginea maritima*，キンポウゲ科のクリスマスローズ *Helleborus orientalis* などに含まれる．

Cardenolide

Bufadienolide

D-Digitoxose (Dig)　R=H
D-Cymarose (Cym)　R=Me

D-Digitalose

L-Oleandrose (Ole)

　強心配糖体は心筋に直接作用し，$Na^+$, $K^+$-ATPase の阻害を作用機序とする心筋収縮力増強作用 positive-inotropic action を示す．ほかに，心機能改善による利尿効果，迷走神経の興奮による徐脈作用がある．一般に強心配糖体は強い毒性をもつため投与量を注意深く調整しなければならない．血中有効治療域が狭く（治療量は中毒量の 50～60%）血中濃度の正確な把握が必要であり，臨床的には特異抗体を用いたラジオイムノアッセイ（RIA）法により血中濃度を測定して投与量を慎重にコントロールしている（TDM：therapeutic drug monitoring）．

### ジギトキシン局 Digitoxin

　ジギタリス Digitalis purpurea の葉の主要強心配糖体成分で，digitoxigenin に 3 分子のジギトキソースが結合したものである．消化管からの吸収が良く持続性であるが，効果の発現までに時間を要する．末端のジギトキソースに 1 分子のグルコースが結合した purpureaglycoside A が葉中に含まれるもとの配糖体 genuine glycoside である．国内では 2009 年 3 月に販売が中止された．

### ジゴキシン局 Digoxin，メチルジゴキシン局 Methyldigoxin，ラナトシド C 局 Lanatoside C，デスラノシド局 Deslanoside

　ラナトシド C 局は，ケジギタリス Digitalis lanata の葉に含まれる配糖体である．消化管からの吸収は悪いが即効性であるため，急性うっ血性心不全に注射剤として用いられる．ラナトシド C のアセチル基を欠いたものがデスラノシド局で，さらに末端グルコースがはずれたものがジゴキシン局である．ジゴキシンは即効性であり，うっ血性心不全，心房細動に適用される．強心配糖体の中で最も広く用いられ，種々の錠剤や注射剤がある．ラナトシド C やデスラノシドはジゴキシンよりもさらに即効性であるため，バイオアベイラビリティを高めるために半合成された誘導体がメチルジゴキシンである（ジゴキシンの末端ジギトキソースの C-4 位をメチル化したもの）．

### G-ストロファンチン G-Strophanthin （ウアバイン Ouabain）

キョウチクトウ科 *Strophanthus* 属植物に含まれる強心配糖体のうち，もっとも活性の強いものの1つである．水溶性で，即効性を期待して注射剤として用いられる．第十五改正日本薬局方から除かれたが，諸外国の薬局方には収載されている．

### スチラレン A Scillaren A

ユリ科 *Urginea maritima* の鱗茎に含まれる代表的なブファジエノリド配糖体である．スチラレン A のグルコースがはずれたものが proscillaridin A であり，アグリコンは scillarenin である．

### シノブファギン Cinobufagin

センソに含まれる強心ステロイドであり，粗分泌物中では suberoylarginine などとのエステルとして存在するが，生薬調製中に加水分解されて生成する．その他，センソ中にはブファリン bufalin，ブフォタリン bufotalin などの強心ステロイドも含有される．

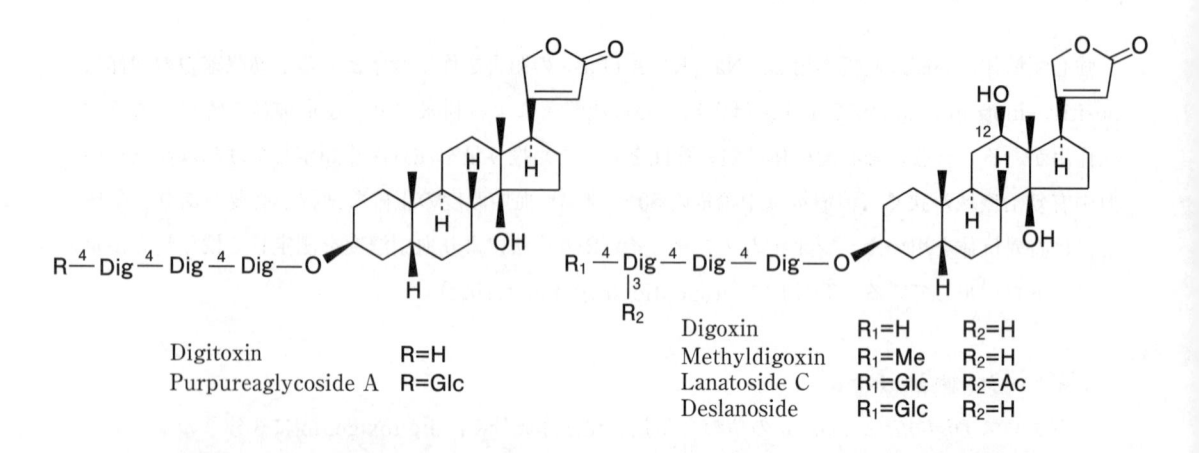

| | |
|---|---|
| Digitoxin | R=H |
| Purpureaglycoside A | R=Glc |

| | | |
|---|---|---|
| Digoxin | R₁=H | R₂=H |
| Methyldigoxin | R₁=Me | R₂=H |
| Lanatoside C | R₁=Glc | R₂=Ac |
| Deslanoside | R₁=Glc | R₂=H |

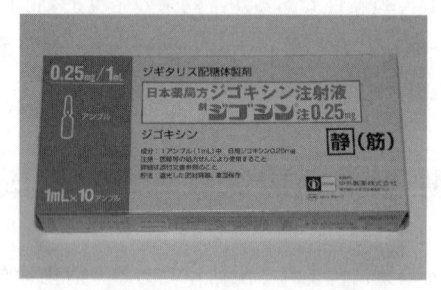

日本薬局方ジゴキシン注射剤
（中外）

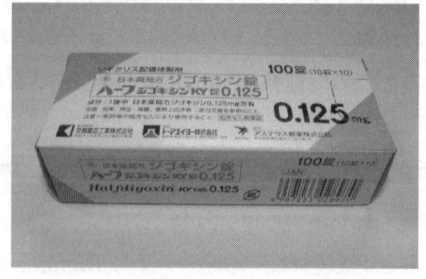

日本薬局方ジゴキシン錠剤
（京都薬品工業）

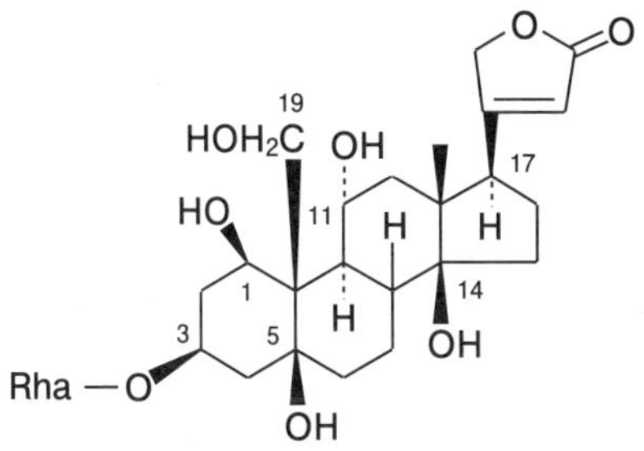

G-Strophanthin

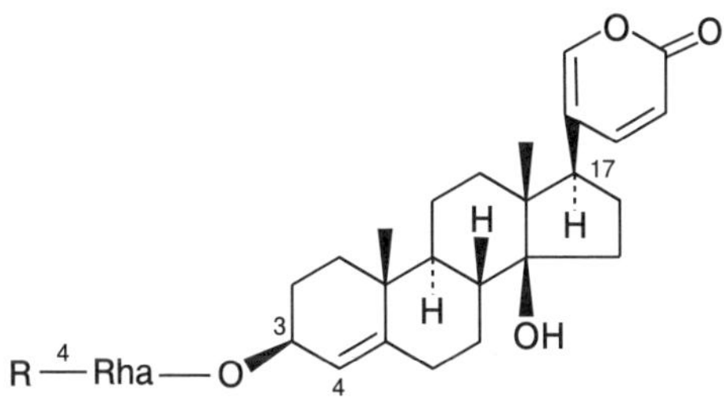

Scillaren A  R=Glc
Proscillaridin A  R=H

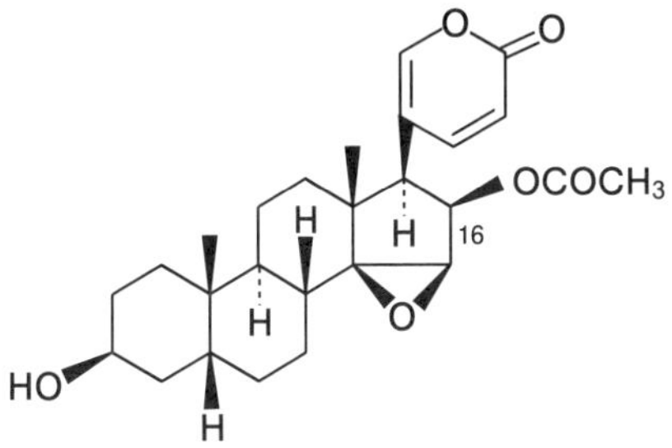

Cinobufagin

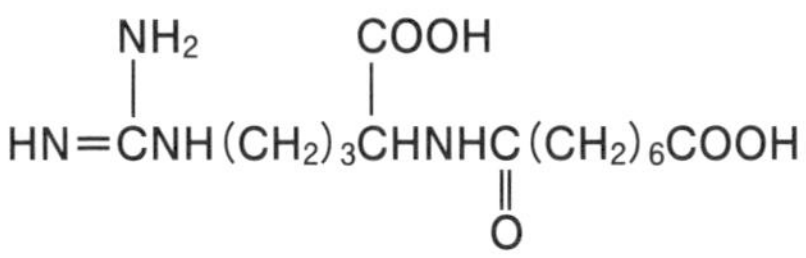

Suberoylarginine

## 6.4 プレグナン誘導体 Pregnane derivatives

　主として，キョウチクトウ科，ガガイモ科，ゴマノハグサ科植物に分布し，強心ステロイドと共存していることが多い炭素数 21 のステロイドである．強心ステロイドと同様に C-3 位にデオキシ糖が結合し，さらに，ステロイド核の他の部分に芳香族酸，酢酸，低級不飽和脂肪酸などがエステル結合したものが多い．癌細胞に対して細胞毒性を示すものが報告されている．

### プルプニン Purpunin
　ジギタリス *Digitalis purpurea* に含まれるプレグナン配糖体である．

### コンズランゴグリコシド A Condurangoglycoside A
　コンズランゴ㊱condurango の主成分である．コンズランゴは苦味健胃薬として用いられているが，苦味はプレグナン配糖体に由来する．実験動物レベルでは抗腫瘍活性が認められている．

Purpunin

Condurangoglycoside A

# 6.5 胆汁酸 Bile acids

動物の胆汁に含まれる炭素数 24 のステロイドである．コレステロールから生合成され，A/B 環はシス配置で，通常，3α位，7α位，11α位に水酸基をもち，側鎖末端の C-24 位は酸化されてカルボキシ基となっている．動物の胆汁中では，タウリン，グリシンなどとの抱合体として存在し，界面活性作用があり，脂肪の乳化，リパーゼの酵素作用を促進する．

### コール酸 Cholic acid

ヒトの胆汁酸の主成分である．

### デオキシコール酸 Deoxycholic acid，ケノデオキシコール酸局 Chenodeoxycholic acid，ウルソデオキシコール酸局 Ursodeoxycholic acid，デヒドロコール酸局 Dehydrocholic acid

デオキシコール酸，ケノデオキシコール酸局（胆石溶解剤）は動物性生薬のゴオウ（牛黄）局に，ウルソデオキシコール酸局はタウリン抱合体としてユウタン（熊胆）局に含まれ，いずれも利胆，鎮痙作用がある．

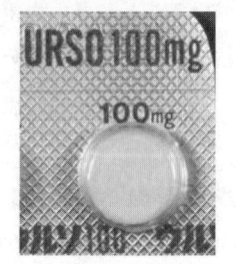

ウルソデオキシコール酸（ウルソ）
（日本新薬）

Cholic acid

Dehydrocholic acid

| | $R_1$ | $R_2$ |
|---|---|---|
| Deoxycholic acid | $R_1$=H | $R_2$=OH |
| Ursodeoxycholic acid | $R_1$=OH ($\beta$) | $R_2$=H |
| Chenodeoxycholic acid | $R_1$=OH ($\alpha$) | $R_2$=H |

## 6.6 ステロイドホルモン
### Steroid hormones

ステロイドホルモン steroid hormone はコレステロールより生合成され，黄体ホルモン（プロゲステロン㊞ progesterone：妊娠維持作用），卵胞ホルモン（エストラジオール estradiol，エストリオール㊞ estriol，エストロン estrone：女性の二次性徴発現作用），男性ホルモン（テストステロン testosterone：男性の二次性徴発現作用），副腎皮質ホルモン（コルチゾン cortisone，ヒドロコルチゾン㊞ hydrocortisone：糖質代謝；アルドステロン aldosterone：無機質代謝）などが生体内で産生（内分泌）される．多くの誘導体が合成され，第十五改正日本薬局方には多数の医薬品が収載されている．

いくつかのステロイド医薬品は化学的に全合成されているが，一般的には安価な天然のステロイド類を原料として化学的変換や微生物変換により調製される．ヒドロコルチゾン調製時に応用される *Curvularia lunata*（12β水酸化）やヒドロコルチゾンからプレドニゾロンを調製する時の *Arthrobacter simplex*（C-1, 2 位への二重結合導入）が微生物変換の代表例である．

第十五改正日本薬局方収載の主なステロイド医薬品は次のとおりである．

エストラジオール安息香酸エステル㊞ estradiol benzoate，テストステロンエナント酸エステル㊞ testosterone enanthate，コルチゾン酢酸エステル㊞ cortisone acetate，エチニルエストラジオール㊞ ethinylestradiol（合成卵胞ホルモンで経口避妊剤に配合される），プレドニゾロン㊞ prednisolone（副腎皮質ホルモン），デキサメタゾン㊞ dexamethasone（副腎皮質ホルモン）など．

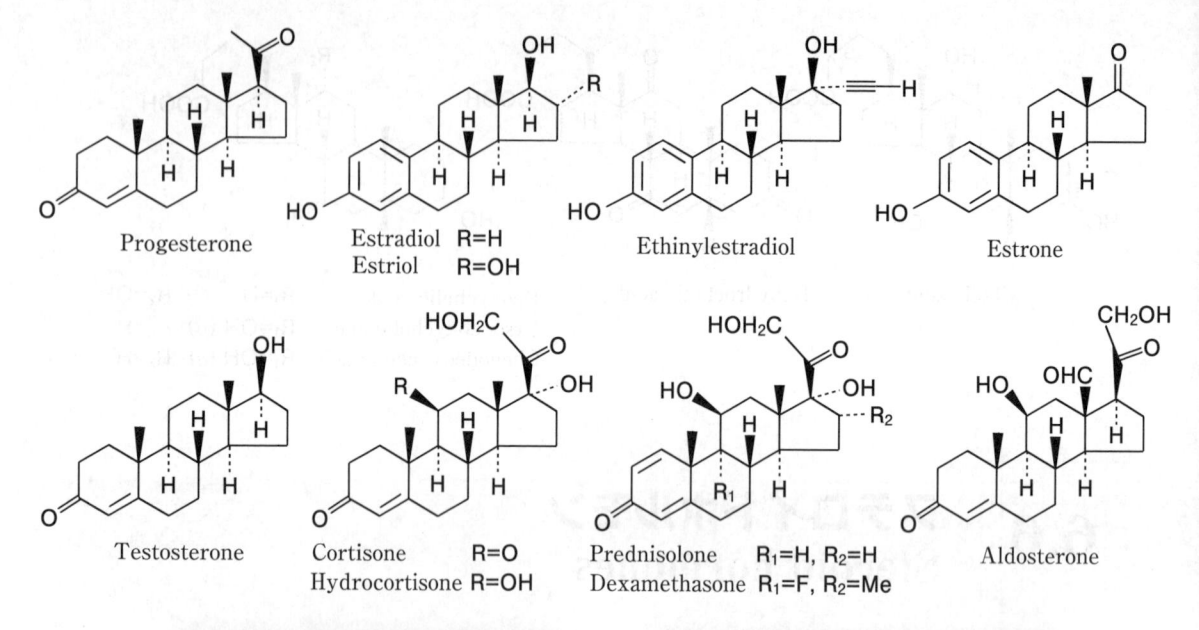

Progesterone

Estradiol R=H
Estriol R=OH

Ethinylestradiol

Estrone

Testosterone

Cortisone R=O
Hydrocortisone R=OH

Prednisolone R₁=H, R₂=H
Dexamethasone R₁=F, R₂=Me

Aldosterone

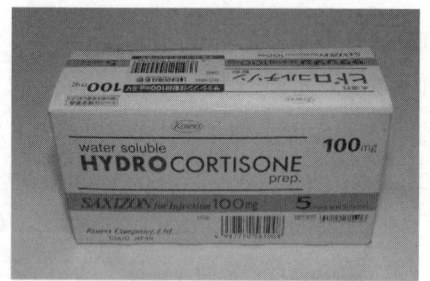

ヒドロコルチゾン注射用製剤
(興和)

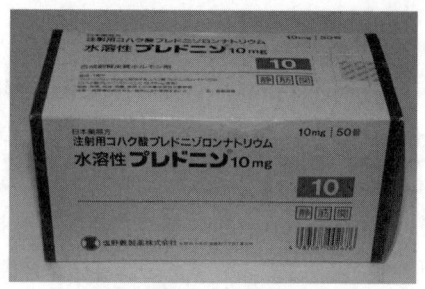

プレドニゾロンコハク酸エステル
ナトリウム塩注射用製剤
(塩野義)

## コラム 「魔女」の贈物：ジギトキシン

　人類（狩猟民族）は，旧石器時代の頃から矢毒を使う習慣があったといわれる．18世紀中頃から矢毒の毒の主成分が明らかにされ，今日でも医薬品やその原料として用いられているものもある．南アメリカ・アマゾン河流域のクラーレの $d$-ツボクラリン（筋弛緩薬）と東北アジア地域のトリカブトのアコニチンはアルカロイドであり，アフリカ大陸のストロファンツスのストロファンチンと東南アジア地域のイポーのアンチアリンは強心配糖体である．1861年，イギリスの探検家リビングストン卿が『アフリカにはジギタリスより強い強心薬がある．』と紹介したのがきっかけとなってG-ストロファンチンが発見された．それ以前の1775年，イギリスの医師ウィザリングは，シュロップシャーの森の奥にひそむ「魔女」が水腫の回復にジギタリス葉を用いていたことをヒントに強心利尿薬の発見を報告した．1869年にジギトキシンと命名され，その後，構造が決定された．人類の英知には新薬発見の可能性がまだまだ隠されている．

# 第7章 アルカロイド

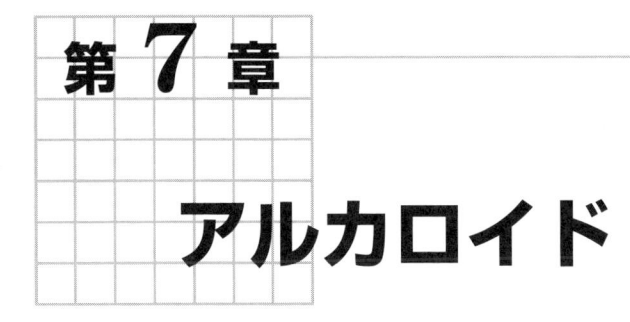

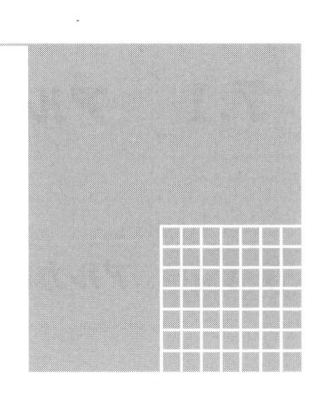

　天然有機化合物を分子内に窒素（N）を含むものと含まないものに二大別すると，この章に至るまでに述べられてきた化合物のほとんどは分子内に窒素を含まない化合物である．これに対して，分子内に窒素を含む化合物に着目すると，この中にはアミノ酸やペプチド，タンパク質，そして，DNA や RNA，そして，これらを構成するヌクレオチドやヌクレオシドなどがあげられる．分子内に窒素を含む有機化合物中，おおむね，上にあげたアミノ酸やタンパク質，核酸関連物質を除いたものをアルカロイドと称している．すなわち，アルカロイドとは，かなり雑多な化合物の集まりといってよい．

　アルカロイドは一般にアミノ酸に他の生合成経路由来の部分構造が結合し，アミノ酸部位の脱炭酸が起こって生成する．このようなアルカロイドを真正アルカロイド true alkaloid ということもある．これに対して，同じような生合成経路をたどりながらアミノ酸の脱炭酸を経ないで生成する一群のアルカロイドがあり，このようなアルカロイドを不完全アルカロイド imperfect alkaloid ということがある．さらに，アルカロイドの中には，その生合成の過程でアミノ酸が直接導入される形跡がないままに窒素が導入されているものがあり，このようなアルカロイドを疑アルカロイド pseudo alkaloid という場合がある．

　私たちの体を形成しているタンパク質を構成するアミノ酸は20種類に限定されており，これらをタンパク質構成アミノ酸，一般アミノ酸あるいは常アミノ酸などと称するが，その中でアルカロイドの生合成に関与するアミノ酸には，フェニルアラニンやチロシン，トリプトファン，アルギニン，リジン，グルタミン酸，ヒスチジンなどがある．この章では，まず，これらのアミノ酸が導入されて生成するアルカロイド（真正アルカロイドおよび不完全アルカロイド）について述べ，次いで，窒素の由来が，アミノ酸がそのまま導入されたものではないアルカロイド（疑アルカロイド）について述べていく．

　この世の中にはタンパク質構成アミノ酸以外のアミノ酸も多数存在する．それらの中には分子内にアミノ基とカルボキシル基が存在していて，アミノ酸の要件は満たしていても，アミノ酸というよりもむしろアルカロイドとみなしたほうが適当な化合物もある．そこで，これらの化合物の一部についてもこの章で取り扱っている．また，小さな分子のペプチドや核酸関連化合物の中にもアルカロイドに分類したほうが適当と思われる化合物もあり，これらの化合物の一部についてもふれた．

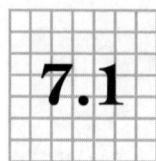

## 7.1 アルカロイド総論

### 7.1.1 アルカロイドとは

モルヒネ，キニーネ，ニコチン，コカイン，エフェドリン，コニイン，カイニン酸，ソラニン，アコニチン，ビタミン $B_1$，ビタミン $B_6$，アトロピン，ヒスタミン，イノシン酸，コルヒチン，ストリキニーネ，カフェイン．これらは，いずれも人々を痛みから救い，あるいは人々の病を癒し，人々の嗜好品の主成分となり，人々の生活の役に立ち，人々から恐れられ，人々に警戒されてきた代表的な化合物の例である．そして，ここにあげた化合物はすべてアルカロイドである．

アルカロイド alkaloid という言葉を考え出したのは，ドイツの Halle の薬剤師 K. F. W. Meissner（1792～1853）で，1818年のことであった．アルカロイドとは，アルカリ（塩基性）様のものという造語で，"alkali" はアラビア語の *al qali'*（灰）から，また，"loid" はギリシャ語の *-oeide's*（～のような）からきている．

初期に発見されたアルカロイド類はいずれも植物由来の塩基性化合物であり，また特殊な生理作用を有するものであったことから，かつて，アルカロイドとは「含窒素化合物で一般に生理作用が顕著なアミン性植物成分」であるといった定義がなされていた．ところが現在は，次の5つの理由から，この定義でアルカロイドを規定することはできない．

1）アルカロイドの分布を植物と限定することはできない．今日では，植物界のほか，動物界や，抗生物質の一部など微生物由来のアルカロイドも数多く存在する．

2）アルカロイドを塩基性物質と限定できない．例えば，痛風の治療や植物の倍数体をつくるためなどに応用されるユリ科のイヌサフラン（コルチカム）由来のコルヒチン分子中の窒素はアミド基を形成しており，塩基性を示さない．しかし，生合成的にイソキノリン系アルカロイドに密接に関連している重要なアルカロイドであるコルヒチンをアルカロイドの話から除外するわけにはいかない．

3）生物活性の有無をアルカロイドの定義に入れることには無理がある．例えば，発見されたものの活性の認められなかった化合物は，たとえ生物活性の高いアルカロイドと同じ基本骨格を有していてもなんらかの生物活性が見いだされるまではアルカロイドと称することはできないのであろうか．そうはいくまい．

4）全合成あるいは化学変換された化合物の中にもアルカロイドと称すべきものがある．例えば，麦角アルカロイドから化学変換によって誘導された LSD や，モルヒネのアセチル化によって得られたヘロイン，エフェドリンの還元によっても得られるヒロポンは，これらの原料となっているアルカロイドを論じるときにこれらの関連物質として無視できない化合物群である．

5) アルカロイドと称される化合物群からは，アミノ酸やタンパク質はもちろん，ピロール，プリン，ピリミジンなどを基本骨格とする化学構造の比較的簡単な含窒素有機化合物や分布の広いアミン類などの化合物を除外するという説もあるが，どうもしっくりしない．例えば，茶やコーヒーの成分であるカフェインや，細胞分裂を促進する作用のあるゼアチンなどのピリミジン誘導体をアルカロイドの範疇から除く必然性はどこにあるのだろうか．カフェインのように分布の広い化合物はアルカロイドから除くという説もあるが，どのくらい分布すれば除かれる基準となるのだろうか．じつにあいまいである．簡単な化学構造のアミン類は除くという説もあるが，どこに線が引けるのであろうか．セロトニンやヒスタミンは簡単なアミンとして除外しておきながら，やはり化学構造の比較的簡単な幻覚物質であるメスカリンやドクニンジンの有毒成分であるコニインはアルカロイドに分類するという線引きには疑問がある．分布の広さにしても，ヒスタミンは，動物では常成分であるが，遊離のヒスタミンを検出あるいは単離できるほどに含む植物はむしろまれである．

　以上の5つの見解を総合すると，アルカロイドの定義はごく広いあいまいなものとならざるを得ない．アルカロイドという名のそもそもの起源にそぐわないが，必ずしも塩基性物質に限ることもできないし，植物成分に限るともいえない．化学構造の複雑さや分布の程度で枠を設けることも上述のように不可能である．それでは，アルカロイドというあいまいな言葉は使用すべきではないのだろうか．

　しかし，一方では，アルカロイドという伝統ある（しかしあいまいな）言葉には捨ててしまうには惜しい一種の魅力と便利さのあることも確かである．そこで，ここでは，天然物由来の含窒素化合物中，主にアミノ酸やタンパク質，核酸などに属する化合物を除く含窒素有機化合物群を「アルカロイドおよび関連化合物」という言葉でくくってしまうことを提案する．ただ，このままでは冗長でもあるので，この章の表題は単に「アルカロイド」とした．どうしても気になる方はこの表題の「アルカロイド」とは「アルカロイドおよび関連化合物」の省略であると解していただいて結構である．ただし，このように解した場合でも，上述したように，「アルカロイド」と「関連化合物」との間に明確な線を引くことはできないことは認めていただけることと思う．

　アルカロイドと称される化合物の中には，毒作用を示すものや，薬として有用な作用をもつものが多い．アルカロイドはまさに「毒と薬の宝庫」といえる化合物群である．

　将来はアミノ酸やタンパク質，核酸などとアルカロイドの壁もなくすべきかもしれないが，なにしろ，アルカロイドを除く前者は別個にそれぞれすでに大きな領域となっており，手法や学問としての性質もやや異なることから現在も独立に論じられることが多い．したがって，今のところ，これらについては一応（あいまいに）分けておいたほうがよいと考える．

## 7.1.2　アルカロイドの分類

　これまでは，アルカロイドの分類を，その化学構造を基本として行うことが多かった．この方法によれば，最も多い系統のアルカロイドとして，イソキノリン isoquinoline 系やインドール indole

318　第Ⅱ部　各論

系アルカロイドがあげられ，ほかに，キノリン quinoline 系，キナゾリン quinazoline 系，ピロリチジン pyrrolizidine 系，トロパン tropane 系アルカロイドなどに分類される．そして，これらの分類の範疇に属さないものを，例えばヒガンバナ科 Amaryllidaceae，ナス科 Solanaceae やミカン科 Rutaceae アルカロイドとか，アコニチン aconitine 系アルカロイドのように，植物の科の名前を冠したり，代表的な化合物の名前で1つの系統を形成させたりしてきた．いまでも，これらの方法は，狭い範囲の化合物について論じたり分類したりする場合には便利な場合もあり，実はこの章でもしばしば使用している．しかし，アルカロイド全般を概観しようとすると必ずや分類に困る事態が生じる．

そこで，近年行われている方法は，アルカロイドをその生い立ち（生合成ルート）で分類する方法である．この方法によれば，上述のモルヒネやコルヒチンも，それぞれの生合成前駆体であるレチクリンやオータムナリンとともに，アミノ酸のフェニルアラニンまたはチロシン由来の化合物としてそれぞれ同じところで述べることができる．

また，ハシリドコロ由来のヒヨスチアミンは，コカ科のコカ属植物由来のコカインと化学構造的にはいずれもトロパン骨格を有したアルカロイドであり類似している．そこで，前者の化合物の所属として植物名を冠したナス科アルカロイドという枠をはずせば，両者を並べて論ずることが可能となる．そして，これらのトロパンアルカロイドは，オルニチンを生合成の前駆体としているので，これらを一括して「オルニチンおよびアルギニン由来のアルカロイド」として取り扱うことが可能となった．すなわち，この分類法においては，窒素をアミノ酸基本骨格を保持したまま導入したものは，あくまでもそのアミノ酸を主体として分類することになる．

また，アルカロイド中，その分子中の窒素の由来がアミノ酸の導入によるものと明らかにできないものは，その炭素骨格の主たる生合成経路による分類に従った．そのような化合物のなかには，それぞれトリカブトやドクニンジンの主成分となっているアコニチンやコニインなどがある．

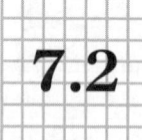

## 7.2　アルカロイド各論

### 7.2.1　フェニルアラニンおよびチロシン由来のアルカロイド

L-フェニルアラニン L-phenylalanine および L-チロシン L-tyrosine 由来のアルカロイドには，次項に述べるトリプトファン由来のアルカロイドとともに，重要な生物活性を有するものが多い．

**メスカリン Mescaline**

ペヨーテ *Lophophora williamsii* = *Anhalonium williamsii*（サボテン科）から単離されるアルカ

ロイドで，幻覚作用のあることが知られている．メスカリンは，わが国においては「麻薬及び向精神薬取締法」により麻薬として規制されている．メスカリンの名は，この化合物を単離したサボテンが"Mescal Buttons"と呼称されていることに由来する．このサボテンはメキシコおよびアメリカ南部の砂漠に自生するが，日本においても鑑賞用に栽培され，ウバタマ（烏羽玉）と称される．

Mescaline

### ノルアドレナリン⑮ Noradrenaline, アドレナリン⑮ Adrenaline, レボドパ⑮ Levodopa

　ノルアドレナリン noradrenaline（NAdr）は，ヒトの体内で L-DOPA（L-3,4-dihydroxyphenylalanine）が脱炭酸されてドパミン dopamine となり，次いで β 位の炭素が酸化される経路で生成する．また，アドレナリンはノルアドレナリンのメチル化により生じる．パーキンソン症候群 Parkinsonism はドパミンの欠乏によって起こる．その治療にはドパミンの増量を図るため，その前駆物質である L-ドパ L-DOPA の投与も有効とされる．L-ドパは脳内の伝達物質の1つとされるドパミンの前駆体である．L-ドパは植物成分としてもマメ科のソラマメ *Vicia faba* の芽ばえやさやなどから単離されている．また，DL 体，D 体および L 体のドパが化学合成されている．

　なお，日本薬局方においては，アドレナリンおよびノルアドレナリンは第十四改正日本薬局方に至る長い間，それぞれ，エピネフリン epinephrine およびノルエピネフリン norepinephrine と記載され続けてきた．しかし，第十五改正日本薬局方からは，アドレナリンおよびノルアドレナリンが正式名称として記載されることになり，エピネフリンおよびノルエピネフリンは別称となった．これは，近年になって，高峰譲吉らのアドレナリン発見の先行性が認められたためである．

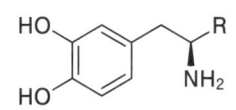

L-DOPA　R = COOH
Dopamine　R = H

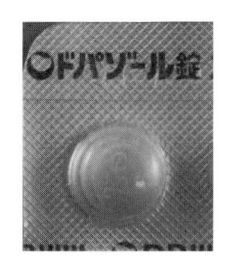

ドパゾール
（第一三共）

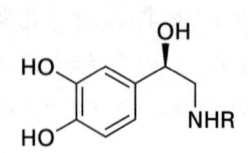

Noradrenaline  R = H
Adrenaline    R = CH₃

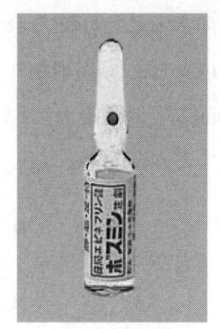

ボスミン注
(第一三共)

## L-チロキシン L-Thyroxine

甲状腺ホルモンの主成分として得られ，L-3, 5, 3′, 5′-tetraiodothyronine ともいう．分子内にヨードを含んだアルカロイドである．甲状腺は，気管上部，喉頭の前面に付着した扁平なH字状または馬蹄形をした内分泌腺で，ヒトでは20〜23gである．甲状腺欠損症状に有効な物質を総称して甲状腺ホルモンという．

L-Thyroxine

## ツボクラリン塩化物塩酸塩水和物㊏ Tubocurarine chloride hydrochloride hydrate

南米の原住民は吹き矢を使って狩をするとき，矢の先に植物由来の毒を塗り，獲物の神経を麻痺させて捕らえる．この毒をクラーレ curare (現地語で「毒」の意) と称する．クラーレの一種である tubo curare は *Chondodendron tomentosum* (ツヅラフジ科) などの樹皮から調製され tubo (竹筒の意味) に貯えられる．*d*-ツボクラリン *d*-tubocurarine (*d*-Tc) はその有毒成分として得られた．日本薬局方にはツボクラリン塩化物塩酸塩水和物 tubocurarine chloride hydrochloride hydrate として収載されている．神経筋接合部に作用して骨格筋を弛緩させる末梢性骨格筋弛緩薬で，競合性遮断薬に分類される．このアルカロイドの化学構造をヒントにして，デカメトニウム decamethonium やスキサメトニウム suxamethonium などの合成筋弛緩薬が開発された．

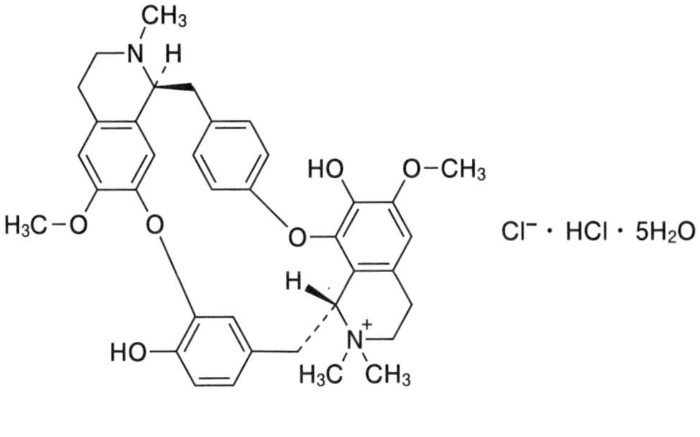

Tubocurarine chloride hydrochloride hydrate

## ベルベリン塩化物水和物㊏ Berberine chloride hydrate

キハダ *Phellodendron amurense*（ミカン科）の樹皮やオウレン *Coptis japonica*（キンポウゲ科）の根茎などから単離されるアルカロイドで極めて苦い．通常は berberine chloride として単離される．塩化ベルベリンの製剤は，健胃整腸薬として市販されている．ベルベリンには，黄色ブドウ球菌，赤痢菌，コレラ菌，淋菌などに対する抗菌作用のほか，血圧下降作用，中枢神経抑制作用，アセチルコリン増強作用，抗炎症作用，および細胞毒性など，多くの報告がある．

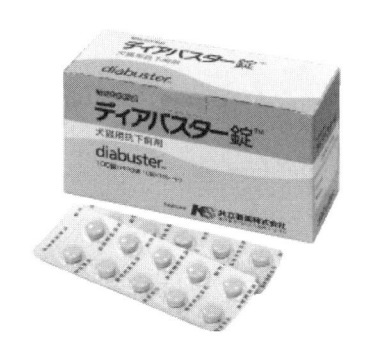

ディアバスター
（共立製薬）

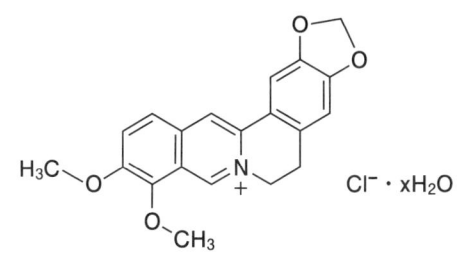

Berberine chloride hydrate

## モルヒネ塩酸塩水和物㊏ Morphine hydrochloride hydrate， ノスカピン㊏ Noscapine
## コデインリン酸塩水和物㊏ Codeine phosphate hydrate， テバイン Thebaine

ケシ *Papaver somniferum*（ケシ科）の未熟果実から単離されるアルカロイドで，その塩酸塩は鎮痛，麻酔薬として重要な薬物である．ケシは，ヨーロッパ東部原産の越年生草本で，阿片（あへん）および morphine の原料植物として栽培もされている．ケシは5月ごろに茎頂に赤や白，しぼり，八重咲きなどの大きな花をつけ，やがてケシ坊主といわれる大型の果実をつける．この果実は

完熟すると，上部の穴から細かな種子が出てくる．アヘンは，このケシ坊主が未熟のうちに果皮に浅く傷をつけて，出てくる白い乳液（まもなく黒く凝固する）をかき取って乾燥させたものである．アヘンは墨色の塊で，産地によって種々の形に成型してある．日本薬局方では，アヘンを均質な粉末とし，デンプンまたは乳糖を加えてモルヒネ含量が 9.5～10.5% になるように調製したものをアヘン末とし，各種製剤の原料にする．アヘンの 10～25% はアルカロイドで，モルヒネはその主成分である．また，アヘンには副成分としてコデイン codeine やデバイン thebaine も含まれる．

阿片アルカロイドの一種としてノスカピン noscapine も得られる．ノスカピンはイソキノリン系アルカロイドの一種であり，その中でもコクラウリン型の化学構造を有している．ノスカピンは非麻薬性のアルカロイドで鎮咳薬として用いられている．

日本薬局方にはモルヒネ塩酸塩水和物 morphine hydrochloride hydrate，モルヒネ塩酸塩錠 morphine hydrochloride tablets，およびモルヒネ塩酸塩注射液 morphine hydrochloride injection，コデインリン酸塩水和物 codeine phosphate hydrate，コデインリン酸塩散 1% 1% codeine phosphate powder，コデインリン酸塩散 10% 10% codeine phosphate powder，コデインリン酸塩錠 codeine phosphate tablets が収載されている．

なお，コデインも麻薬であるが，ただし書きの規定で，1000 分中，10 分以下のコデインまたはその塩類を含有し，他の麻薬を含まないものは麻薬から除外されるという規定により，コデインリン酸塩散 1% は麻薬ではなく，家庭麻薬製剤と呼ばれるものに分類される．コデインリン酸塩錠も，1000 分中，10 分以下のコデインリン酸塩を含有するものは麻薬から除外される．

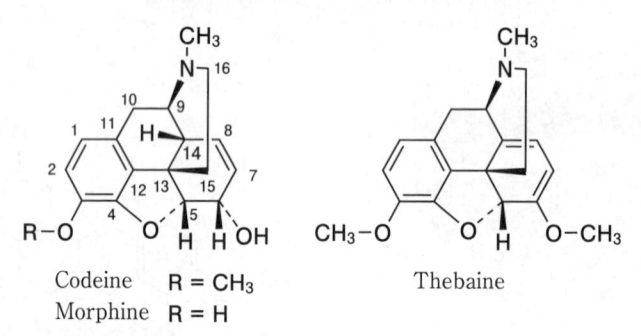

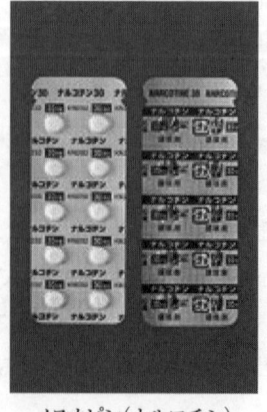

Codeine　R = CH₃
Morphine　R = H

Thebaine

ノスカピン(ナルコチン)
(小林化工)

Noscapine

## コルヒチン⊕ Colchicine

ヨーロッパおよび北アフリカ原産の多年生草本であるイヌサフラン *Colchicum autumnale*（ユリ科）の種子や根茎から得られるアルカロイドである．コルヒチン colchicine は古くからリウマチ症の治療に有効とされていたが，一方，細胞の有糸分裂を阻害する活性があり，花卉園芸における倍数化体の作製や，種なし西瓜の生産などに応用されている．コルヒチンは総論において示したようにイソキノリン系アルカロイドのオータムナリン autumnaline を中間体として複雑な生合成経路を経て生合成される．

日本薬局方にはコルヒチンとして収載されている．コルヒチンは毒薬に指定されている．痛風発作の緩解や予防の目的で用いられる．

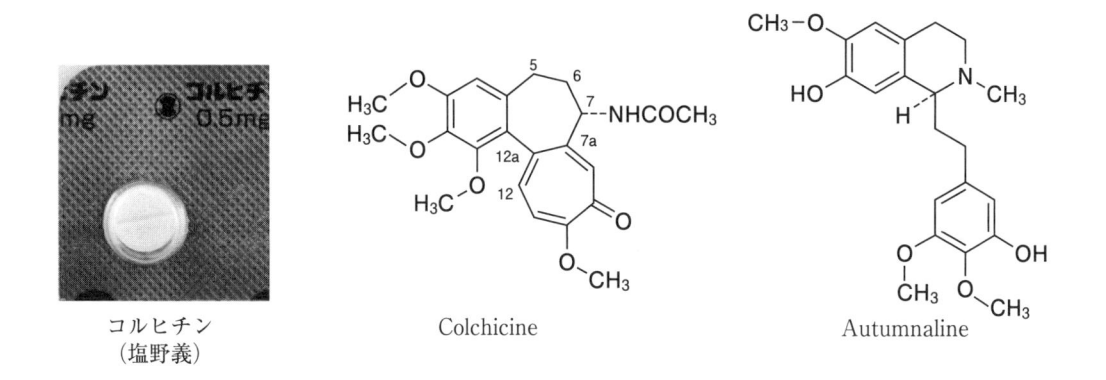

コルヒチン
（塩野義）

Colchicine

Autumnaline

## エメチン Emetine

ブラジル原産の低木 *Cephaelis ipecacuanha*（アカネ科）の貯蔵根をトコンと称して薬用に供する．トコンの主成分としてエメチン emetine が得られている．エメチンは，胃粘膜の刺激による末梢作用によって催吐作用を示し，また，少量においては気管の分泌を亢進するので去痰薬として用いられる．また，エメチンは10万～20万倍の希釈度においてもよく原虫を死滅させるので，アメーバ赤痢の特効薬とされる．エメチンは，その分子中にフェニルアラニン由来のユニットを2つもっている．

Emetine

## 7.2.2 トリプトファン由来のアルカロイド

L-トリプトファン L-tryptophan 由来のアルカロイドにも，医薬品として重要なもの，染料，植物ホルモンなど，興味深い化合物が多い．また，その大部分は分子内にインドール indole 骨格を有している．そこで，これらのインドール骨格を有するアルカロイドについてはインドール系アルカロイドと称されることもある．L-トリプトファン由来のアルカロイドであることが証明されているもののなかには，アカネ科のキナ由来のキニーネ quinine のように，L-トリプトファンの原形をとどめないものもある．

### セロトニン Serotonin

セロトニン serotonin は5-ヒドロキシトリプタミン 5-hydroxytryptamine（5-HT）とも称し，動植物界に広く分布する．セロトニンは神経伝達物質の1つであり，後述のヒスタミン histamine などとともに生体アミンとも称される．セロトニンは毛細血管収縮作用のほか，腸の蠕動運動作用も示す．

Serotonin (5-HT)

### インドール-3-酢酸 Indole-3-acetic acid

ヒトを含む動物の尿が，植物に対して生長促進作用のあることは古くから認められていた．Kögl らは，人尿から生長素を結晶性物質として分離し，これをオーキシン auxin と命名した．やがて，その化学構造は，インドール-3-酢酸 indole-3-acetic acid（IAA）であることがわかった．IAA は，トリプトファンを出発物質として生合成される．IAA の化学構造を参考として多数の化合物が合成されたが，その中で，α-ナフタレン酢酸 naphthaleneacetic acid は IAA とほとんど同効であり，安価に生産できるので，農業用，特に挿し木に際して，発根薬としての用途が多い．また，2,4-ジクロロフェノキシ酢酸 2,4-dichlorophenoxy acetic acid（2,4-D）は発根作用が非常に強く，根の過度の伸長のために植物が衰えて枯れるので，除草剤に用いられる．

Indole-3-acetic acid

### サイロシビン Psilocybin, サイロシン Psilocin

*Psilocybe* 属に属するきのこから単離される幻覚作用を有するアルカロイドである．この属のきのこは，北米大陸中央部，中米，南米大陸北部，そしてヨーロッパに分布しており，メキシコおよびグァテマラでは，このきのこをテオナナカトル "*teonanacatl*"（神の肉）と称して宗教儀式に用いている．その主成分はサイロシビンで，微量成分としてサイロシンも得られており，いずれもセロトニン serotonin（5-HT）に類似した化学構造を有している．

なお，この系統のアルカロイドを含むきのこは他にもあり，これらはマジックマッシュルームと称してインターネット等で販売されていた時期があった．しかし，現在，いわゆるマジックマッシュルームは「麻薬及び向精神薬取締法」の規制対象となっている．

Psilocybin　　Psilocin

### フィゾスチグミン（エゼリン）Physostigmine（Eserine）

フィゾスチグマ *Physostigma venenosum*（マメ科）の木質の莢果であるカラバル豆 Calabar beans から得られる有毒アルカロイドで，エゼリンともいう．フィゾスチグマは，アフリカ西部のカラバル Calabar 地方に野生し，また栽培されるつる性の多年生植物である．フィゾスチグミンは，副交感神経の興奮作用と骨格筋の収縮を起こす．これはコリンエステラーゼ阻害作用によって，アセチルコリンの分解を阻害するためである．このため，強い縮瞳作用および眼圧の低下をきたすので，緑内障の治療やアトロピン散瞳の拮抗薬に用いる．ネオスチグミン neostigmine などの合成副交感神経興奮薬は，フィゾスチグミンをリード化合物として考案された．

Physostigmine（Eserine）

### レセルピン㊁ Reserpine

レセルピンは *Rauwolfia serpentina*（キョウチクトウ科）の根から単離されたアルカロイドで，鎮静作用と血圧下降作用を有する．この植物の根は，インドでは古くから毒蛇にかまれたあとや，精神病，解熱などに応用する目的で用いられてきた．わが国では，この植物から調製された生薬を

インドジャボクと称している．

　日本薬局方では，レセルピン reserpine，レセルピン散0.1％ 0.1％ reserpine powder，レセルピン錠 reserpine tablets，レセルピン注射液 reserpine injection が収載されている．レセルピンは本態性・腎性・悪性高血圧症に対して，他の降圧薬と併用しつつ用いられる．投与によりうつ状態が現れることがある．また，腎不全や気管支喘息の患者には慎重に投与する必要がある．

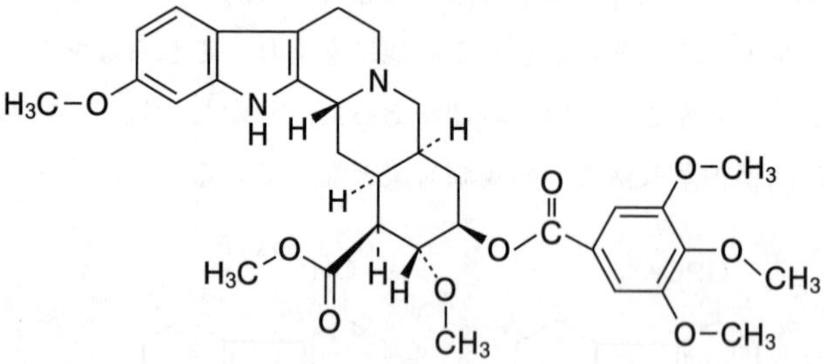

Reserpine

## アジマリン Ajmaline

　アジマリンは前項に述べたレセルピンとともにインドジャボクから得られるアルカロイドである．アジマリンはレセルピンと前後して発見され，1962年までには立体化学を含めた化学構造が確立された．アジマリンの生物活性はレセルピンのそれとは異なり，抗不整脈作用を有することが確認され，この目的で治療に応用されるようになった．

　アジマリンもレセルピンとともにトリプタミンにモノテルペン由来のユニットが導入されて生合成されている．ただし，アジマリンの場合，モノテルペン由来のユニットのうち $C_1$ ユニットが欠け，$C_9$ ユニットとして導入されている．

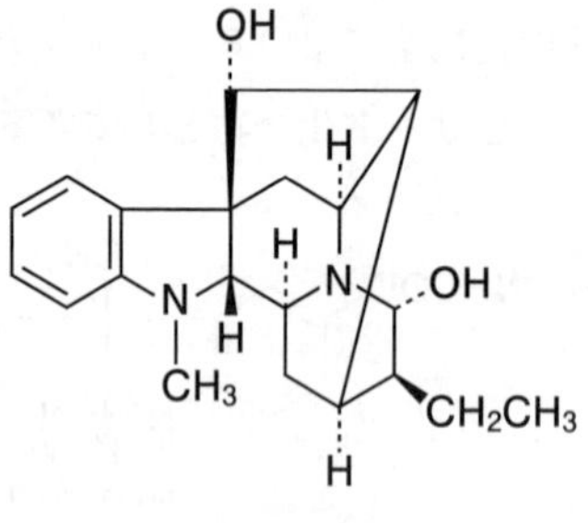

Ajmaline

## カンプトテシン Camptothecin

　中国産の観賞用樹木である喜樹 *Camptotheca acuminata*（Nyssaceae）の枝の抽出物から単離されたアルカロイドである．カンプトテシンは各種動物癌に対して広い抗癌スペクトルを示す．

Camptothecin

### ストリキニーネ Strychnine

　ホミカから単離されるアルカロイドの一種である．ホミカは，インドやスリランカ，オーストラリア北部などに自生する高木であるマチン *Strychnos nux-vomica*（マチン科）の種子から調製され，マチンシ（馬銭子）ともいう．ストリキニーネは毒性の強い物質で，ヒトの致死量は硫酸塩として 0.03〜0.1 g である．これはマチンの種子 1 粒が致死量に近いことを意味する．このアルカロイドの中毒症状としては，特有の強直性けいれんがあり，このけいれんは間隔をおいてわずかな刺激を与えることによって再び誘発される．ホミカは薬用量で苦味健胃薬とされることがある．ストリキニーネ硝酸塩は殺鼠剤としても用いられる．

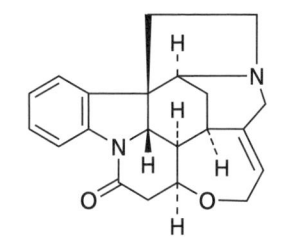

Strychinine

### エルゴタミン酒石酸塩⑮ Ergotamine Tartrate, エルゴメトリンマレイン酸塩⑮ Ergometrine meleate

　子嚢菌の一種のバッカクキン *Claviceps purpurea* がライ麦などに寄生すると，角のような形をした麦角（ばっかく，ergot）と称される菌核が生じる．ヨーロッパの助産婦たちは，麦角を子宮の収縮を促進するために古くから応用していた．その後，麦角の子宮収縮作用成分の研究が行われ，エルゴタミン ergotamine やエルゴメトリン ergometrine などのアルカロイドが単離された．これらのアルカロイドの共通の母核は，リゼルグ酸 lysergic acid と呼ばれ，エルゴタミンはリゼルグ酸に 3 つのアミノ酸からなるペプチド由来のユニットがアミド結合した構造を有している．麦角アルカロイドの共通の母核となっているリゼルグ酸は，トリプトファン 1 分子と $C_5$ ユニット 1 個から生合成されることが確認されている．

　アドレナリンを静脈注射すると，一過性の急激な血圧上昇（α作用）と，それに続く血圧下降（β作用）がみられる．しかし，エルゴタミンを前もって投与しておくと，このアドレナリンの作

用中，α作用は現れず，血圧下降のβ作用のみがみられるようになる．これをα遮断作用という．一方，エルゴメトリンの投与により，子宮は速やかにかつ強く収縮する．そのためエルゴメトリンは産後の出血防止や不全流産（残留物の完全排泄，出血防止）に応用される．

麦角アルカロイドの母核であるリゼルグ酸から，半合成で得られた化合物にLSDがある．この化合物はリゼルグ酸のジエチルアミドdiethylamide誘導体であり，LSDの名はこの化合物のドイツ語名"Lyserg Säure Diäthylamid"の各頭文字をとったものである．LSDはわが国では1970年以来，「麻薬及び向精神薬取締法」の規制対象薬物となっており，現在，医療に用いられることはない．LSDは，別の節でそれぞれ述べる，モルヒネmorphineやその化学誘導体のヘロインheroin，さらに，コカインcocaine，そしてエフェドリンephedrine誘導体の覚せい剤などとともに，社会問題にまで発展するアルカロイドの1つとなった．

Ergotamine　　　　　　　　　Ergometrine

Lysergic acid　R = OH
LSD　　　　　R = N(CH₂CH₃)₂

## キニーネ塩酸塩水和物㊁ Quinine hydrochloride hydrate

キナ *Cinchona ledgeriana/C. succirubra*（アカネ科）から単離されるアルカロイドである．キナは，南米ペルーおよびボリビアにわたるアンデス山中を原産地とする高木であり，現在，これらの原料植物はジャワ島などで栽培されている．生薬調製のためには樹齢20〜25年の木を根ごと掘り取り，幹や枝および根の皮をことごとく採取する．アルカロイド含量は5〜8%，キニーネが主アルカロイドで，全体の3分の2を占める．

キニーネは，キノリンquinoline環とキヌクリジンquinuclidine環からなるが，生合成的には，インドールindole系アルカロイドと同じくトリプトファンtryptophan由来の化合物で，これに

C₅ユニット2個由来のC₁₀ユニット（途中でC₁ユニットが脱離し，C₉ユニットとなっている）が結合していることが証明されている．その複雑な生合成経路については総論に示した．

キニーネは，マラリアの化学療法剤として使用される．マラリアは大部分がハマダラ蚊（*Anopheles* 属）の媒介によって，マラリア原虫（*Plasmodium* 属）が感染して起こる疾病である．キニーネは原形質毒で，ことに三日熱に対して効果が著しい．しかし，マラリア原虫の無性生殖体を撲滅するが，有性生殖体には全く効果がない．また，胞子体または前赤芽球内発育期の組織型には致死作用がないので，予防効果はない．

日本薬局方には，キニーネ塩酸塩水和物 quinine hydrochloride hydrate，およびキニーネ硫酸塩水和物 quinine sulfate hydrate が収載されている．

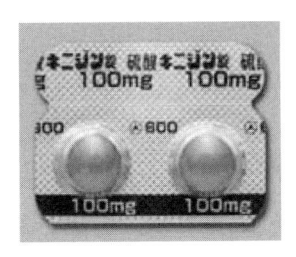

キニジン硫酸塩水和物
（マイラン）

Quinine

## ビンブラスチン硫酸塩㊁ Vinblastine sulfate，ビンクリスチン硫酸塩㊁ Vincristine sulfate

ニチニチソウ *Catharanthus roseus*（キョウチクトウ科）から得られた抗悪性腫瘍性アルカロイドであり，VLB はビンブラスチン vinblastine（ビンカロイコブラスチン vincaleucoblastine），VCR はビンクリスチン vincristine の略である．悪性リンパ腫（ホジキン病，リンパ肉腫，細網肉腫）および，絨毛性疾患（絨毛癌，胞状奇胎）の自覚的ならびに他覚的症状の緩解に用いる．これらのアルカロイドは，紡錘体を形成している微小管のチュブリンに結合することにより，細胞周期を分裂中期で停止させると考えられている．ニチニチソウは，アフリカ大陸南東のマダガスカル島原産の植物で，現在では観賞を目的として世界中で栽培されている．わが国でもニチニチソウあるいはビンカなどの名で園芸市場に出まわっており，英名は"Madagascan periwinkle"である．

日本薬局方にはビンブラスチン硫酸塩 vinblastine sulfate，注射用ビンブラスチン硫酸塩 vinblastine sulfate for injection，およびビンクリスチン硫酸塩 vincristine sulfate が収載されている．

Vinblastine (VLB)　R = CH₃
Vincristine (VCR)　R = CHO

## 7.2.3　オルニチンおよびアルギニン由来のアルカロイド

L-オルニチンは生合成上，L-アルギニンから生成する化合物である．したがって，両アミノ酸由来のアルカロイドを一括して論じることにする．

L-Ornithine

### ニコチン Nicotine

タバコ *Nicotiana tabacum*（ナス科）の葉から単離されるアルカロイドである．ニコチンは硫酸塩として抽出されて，農業用殺虫剤の原料ともなる．ニコチンのピロリジン環はオルニチン ornithine から生合成される．ニコチンは，自律神経の興奮・遮断作用を有する．自律神経系は，中枢からの遠心性経路において，必ずニューロンを交代して支配臓器に達するが，これらの介在神経細胞群を神経節という．ニコチンは，この神経節に対して二面性を有し，はじめに神経節を興奮させ，のちに遮断することが知られている．禁煙補助薬として貼付剤やガムに適用される．

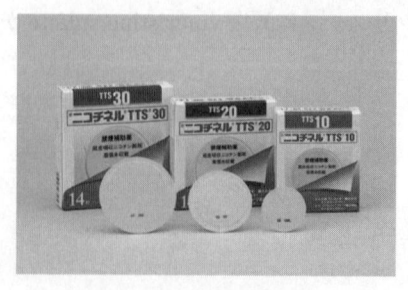

ニコチネルTTS
（ノバルティス ファーマ）

Nicotine

## アトロピン硫酸塩水和物㊞ Atropine sulfate hydrate, (−)-ヒヨスチアミン(−)-Hyoscyamine, スコポラミン臭化水素酸塩水和物㊞ Scopolamine hydrobromide hydrate

ベラドンナ *Atropa belladonna*（ナス科）の葉や根の調製品は，それぞれベラドンナ葉およびベラドンナ根と称し，エキス剤あるいはアトロピン硫酸塩の製造原料として薬用に供される．ベラドンナには，(−)-ヒヨスチアミンや(−)-スコポラミンなどが含まれる．アトロピンとは，(−)-ヒヨスチアミンが抽出中，側鎖のトロピン酸部分でラセミ化したものをさす．

(−)-ヒヨスチアミンは，チョウセンアサガオ（マンダラゲ）*Datula metel*（＝*D. alba*）（ナス科）やヒヨス *Hyoscyamus niger*（ナス科），および，日本産のハシリドコロ *Scopolia japonica*（ナス科）などにも含まれる．ハシリドコロの根茎および根をロートコンと称する．ロートエキス scopolia extract ㊞は，鎮痛・鎮痙あるいは消化液分泌抑制薬として，胃酸過多，胃炎，胃・十二指腸潰瘍，痙攣性便秘疾患における分泌・運動亢進ならびに疼痛に経口投与で応用される．

アトロピンは，治療量（1 mg）ではほとんど中枢作用を示さないが，大量では大脳，なかでも運動領の興奮をきたし，精神発揚，幻覚，錯乱，狂躁状態となる．チョウセンアサガオの別名をキチガイナスビと称し，ハシリドコロの名が，その根部を口にした人が走り回るところからきていることは，これらの植物に含まれるアルカロイド中毒の症状を物語る．

日本薬局方にはアトロピン硫酸塩水和物 atropine sulfate hydrate の他，アトロピン硫酸塩注射液 atropine sulfate injection，およびスコポラミン臭化水素酸塩水和物 scopolamine hydrobromide hydrate が収載されている．

(−)-Hyoscyamine
Atropine (= *dl*-Hyoscyamine)

(−)-Scopolamine

### コカイン塩酸塩 局 Cocaine hydrochloride

　南米ボリビアおよびペルーに野生する低木 *Erythroxylon*（*Erythroxylum*）*coca* あるいは *E. novogranatense*（コカ科）の葉から単離されるアルカロイドである．

　コカインは，上述の(−)-ヒヨスチアミンや(−)-スコポラミンなどと同じく，トロパン tropane 骨格を基本としている．そのため，これらのアルカロイドはトロパンアルカロイドと総称されることがある．コカインには局所麻酔作用があり，日本薬局方にも収載されているが，一方，「麻薬及び向精神薬取締法」による規制対象薬物でもある．コカインはむしろ，さまざまな社会問題をひき起こしている面で一般によく知られている．

　コカインは，日本薬局方においては，コカイン塩酸塩が粘膜や眼に水溶液や軟膏として用いられる表面麻酔薬として収載されている．

Cocaine

### スペルミン Spermine，エフェドラジン A Ephedradine A，クコアミン A Kukoamine A

　顕微鏡を発明したことで知られるレーヴェンフック Leeuwenhoek は，さまざまな物を自作の顕微鏡で観察したが，そのなかにはヒトの精液もあった．そして，彼は，精液中に spermine と命名した物質の結晶の存在を 1678 年に報告している．精液からスペルミンのリン酸塩を結晶として効率よく取り出す方法が報告されたのは 1924 年のことである．その収率は，精製方法によって異なるが，10 mL の精液から 13〜28 mg であった．さらに，その化学構造が明らかになったのは 1926 年のことであり，Leeuwenhoek の報告から，じつに 250 年後のことであった．

　分子中にスペルミンが導入されたアルカロイドの例はあまり多くないが，その中には，マオウ *Ephedra* sp.（マオウ科）の根部から単離されたエフェドラジン A やクコ *Lycium chinense*（ナス科）の根皮から得られたクコアミン A などがあり，いずれも実験的に血圧下降作用があると報告されている．なお，クコの根皮から調製される生薬を地骨皮というが，地骨皮は第十五改正日本薬局方から収載されるようになった．

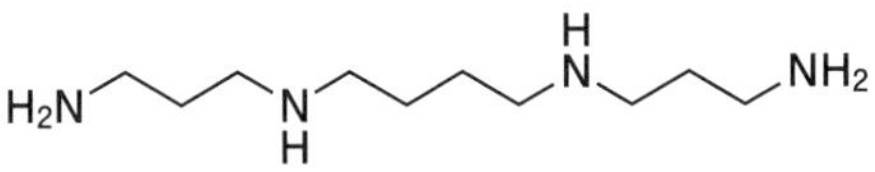

Spermine

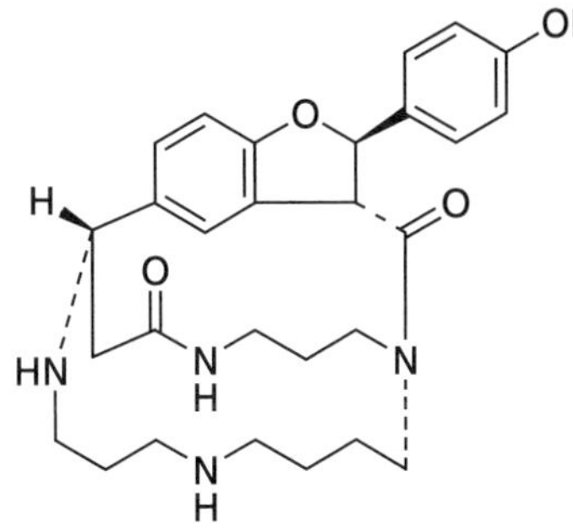

Ephedradine A

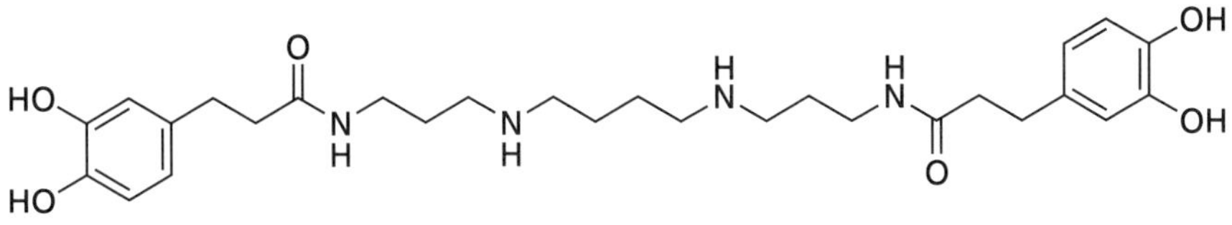

Kukoamine A

## 7.2.4 リシン由来のアルカロイド

以下に例をあげる L-リシン L-lysine 由来のアルカロイドにおいては，いずれも，L-リシンが組み込まれた部分の構造は六員環のピペリジン piperidine となっている．

### ピペリン Piperine

コショウ *Piper nigrum*（コショウ科）の果実に含まれる辛味成分で，ピペリン酸 piperic acid にリジン由来のピペリジン piperidine 環がアミド結合した構造を有している．

コショウはインド原産の他木によじ登る蔓性常緑樹であり，インド，西インド諸島，南米の各地に栽培される．和名のコショウ（胡椒）は，トウガラシを蕃椒（ばんしょう）と称するのと同じく，外国産の椒（山椒）の意味である．なお，未熟果を果皮のついたまま調製したものを黒コショウ black pepper，果穂が全部紅熟したころに収穫し，果皮の外部を取り去ったものを白コショウ white pepper という．白コショウの辛味は黒コショウより弱いが，芳香はより強い．

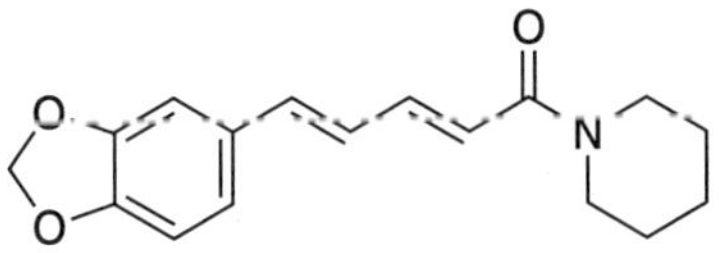

Piperine

## (−)-ロベリン Lobeline

*Lobelia inflata*（キキョウ科）に含まれるアルカロイドの主成分であり，中央のピペリジン環が生合成的にリジン由来である．(−)-ロベリンの2位および8位は*S*配置，6位は*R*配置となっている．*L. inflata* はアメリカ合衆国とカナダの東部および中部，さらにカムチャッカに自生し，その葉は北アメリカのインディアンによって古くから催吐剤として用いられたといわれる．

(−)-Lobeline

## 7.2.5 プロリン由来のアルカロイド

分子内にアミノ酸のプロリン proline 類縁のピロリジン pyrrolidine あるいはピロール pyrrole 環を有するアルカロイドあるいは関連化合物として，植物の葉緑素クロロフィル chlorophyll や血液中の色素ヘム heme などを思い浮かべる方もあろう．しかし，葉緑素やヘムは，グルタミン酸またはグリシンが取り込まれて生成するポルフィン porphine を基本骨格とする化合物であり，プロリン由来ではない．これらは，後に 7.2.12 で述べる．また，7.2.3 で述べたように，ニコチン nicotine の側鎖部分のピロリジン環はオルニチン由来であった．

このように一見，プロリン由来の化合物であることをうかがわせるものでも実際にはプロリンを起源とはしていないものが多い．

この項では，霊菌の培養物から得られた赤色色素プロジギオシン prodigiosin，放線菌の培養物から得られ，おそらくプロリン起源であろうと考えられるピロール-2-カルボン酸 pyrrole-2-carboxylic acid，そして植物由来のスタキドリン stachydrine を取り上げる．

### プロジギオシン Prodigiosin

グラム陰性の小桿菌である霊菌 *Serratia marcescens* の培養物から単離された赤色のアルカロイドであり，抗かび，抗白血病および抗マラリア活性を示す．

この化合物の分子中には，複数のピロール pyrrole 骨格が含まれるが，そのうち1個のピロール単位の起源がプロリンとなっている．次図にプロジギオシンの生合成起源物質を示す．プロジギオシンにはプロリンの他，炭素骨格の起源物質としてアラニンやグリシンなどのアミノ酸も取り込まれている．しかし，その中でプロリンは基本骨格を保持したまま導入されていることを尊重し，この項に取り上げた．

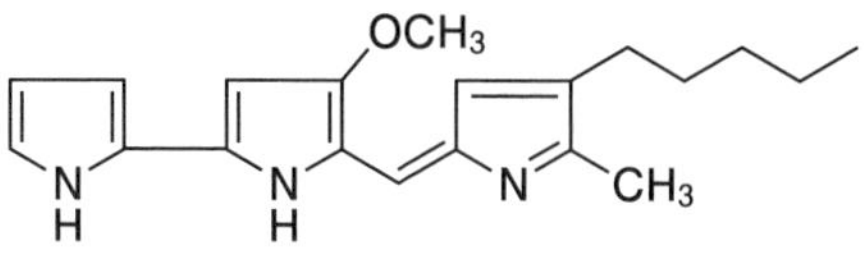

Prodigiosin

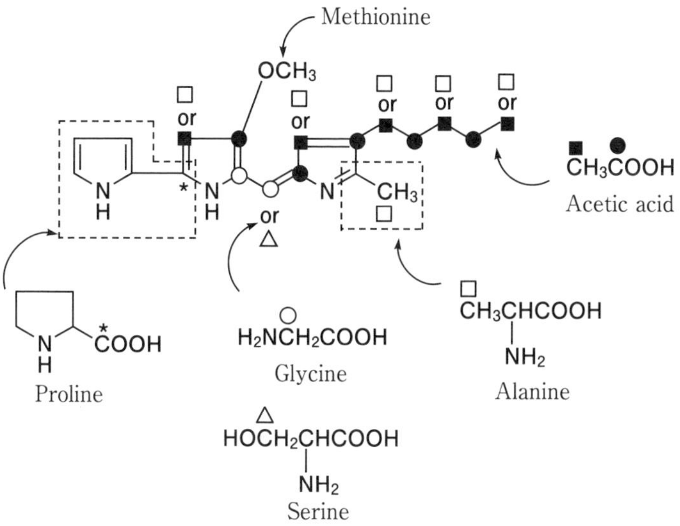

プロジギオシンの生合成ユニット

### ピロール-2-カルボン酸 Pyrrole-2-carboxylic acid

生合成的にプロリン由来と考えられるアルカロイドである．この化合物は，一放線菌 *Streptomyces* sp. 82-85 の培養物などから単離されており，血小板凝集阻害活性などの生物活性が報告されている．

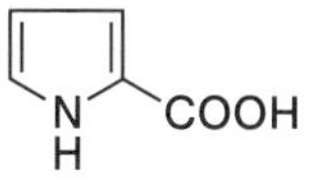

Pyrrole-2-carboxylic acid

### スタキドリン Stachydrine

ムラサキウマゴヤシ *Medicago sativa*（マメ科）から得られたアルカロイドである．実際にカルボキシル基の炭素を放射性同位元素で標識した L-プロリンをこの植物に投与すると，カルボキシ基が放射性同位元素にて標識されたスタキドリンが得られることが確認されている．

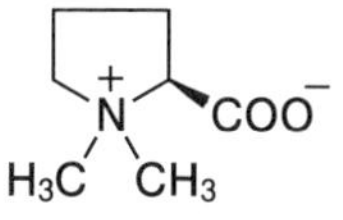

Stachydrine

## 7.2.6 グルタミン酸由来のアルカロイド

L-グルタミン酸を起源とするアルカロイドとして，ここでは，γ-アミノ酪酸 γ-aminobutyric acid（GABA），海藻のカイニンソウ由来のカイニン酸，きのこのドクササコ由来のアクロメリン酸類，同じくイボテングタケ由来のイボテン酸，および同じくハエトリシメジ由来のトリコロミン酸について述べる．これらの化合物は，これまではアルカロイドというよりも異常アミノ酸と考えられることが多かったが，それぞれの生合成過程をみると，アミノ酸であるグルタミン酸を窒素の起源とする二次代謝物となっていることから，アルカロイドとみなすこともできる．

### γ-アミノ酪酸（ギャバ）γ-Aminobutyric acid（GABA）

L-グルタミン酸のアミノ基が結合している炭素に結合しているカルボン酸（α-カルボン酸）が脱離して生成したものを γ-アミノ酪酸 γ-aminobutyric acid（GABA，γ-aminobutyric acid の頭文字をとったもの）と称する．GABA は動物の脳髄中に発見され，脳内の伝達物質として機能しており，また静注により延髄の血管運動中枢に作用して血圧を降下する．

GABA はすでに19世紀末に合成されていたが，この化合物が動植物に存在することが初めて確認されたのは，20世紀の中ごろである．1950年にはウシの新鮮な脳髄から GABA が単離された．以後，GABA は動物の脳，神経，各種の植物，微生物に広汎に分布することが知られることとなった．漢薬の中では，主としてマメ科のキバナオウギ *Astragalus membranaceus* の根を基原とする黄耆（おうぎ）の血圧下降成分として GABA が単離されたことが1976年に報告されている．

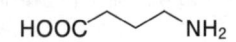

HOOC～～NH₂

γ-Aminobutyric acid（GABA）

### テアニン Theanine

テアニン（γ-グルタミルエチルアミド γ-glutamylethylamide）はチャ *Thea sinensis*（ツバキ科）の旨味成分であり，玉露には特に多く含まれる．この化合物も L-グルタミン酸を基本骨格として生成するアルカロイドの一種と考えることができる．

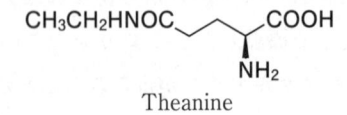

CH₃CH₂HNOC～～COOH
　　　　　　　NH₂

Theanine

### カイニン酸水和物㊞ Kainic acid hydrate

カイニン酸 kainic acid は，別名マクリとも呼ばれる紅藻類のカイニンソウ *Digenea simplex*（フジマツモ科）から回虫の駆虫成分として単離されたアルカロイドである．カイニンソウは，日本薬

局方においてはマクリ digenia，または海人草として収載されている．その有効成分として単離されたL-α-カイニン酸 L-α-kainic acid はL-グルタミン酸とC₅ユニットから生合成されており，脱炭酸を伴わないことから，不完全アルカロイドの一種と考えてもよい化合物である．

カイニンソウは，わが国では潮岬以南に産し，またインド洋，紅海，地中海，大西洋熱帯部などにも広く分布する．全藻の乾燥品をカイニンソウと称し，回虫駆除薬，カイニン酸の製造原料とする．カイニン酸は回虫の運動を初めに興奮させ，次いで麻痺させる．回虫の神経および筋肉に作用して痙攣，麻痺を起こして運動能力を失わせ，宿主の腸蠕動によって体外に虫体を排出するものと考えられている．

日本薬局方においては，カイニン酸水和物 kainic acid hydrate，およびカイニン酸・サントニン散 kainic acid and santonin powder が収載されている．

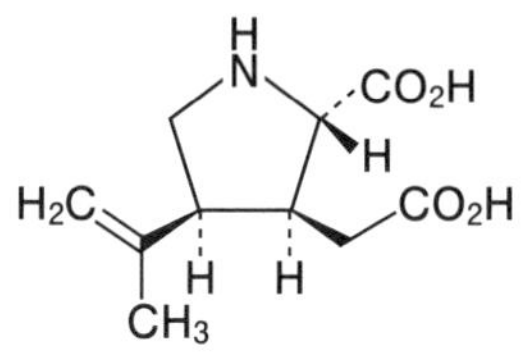

L-α-Kainic acid

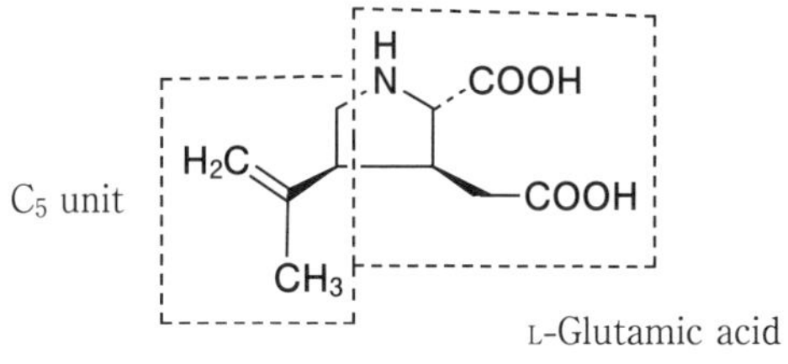

カイニン酸の生合成ユニット

### アクロメリン酸 Acromelic acids

ドクササコ *Clitocybe acromelalga*（マツタケ科）から単離された神経毒である．アクロメリン酸 acromelic acid AやBが単離され，化学構造が決定されている．この化合物も前項で述べたカイニン酸同様，その生合成にはグルタミン酸が導入されていると考えられる．

ドクササコは別名ヤケドタケともいい，わが国固有の有毒きのこである．平地の竹林やコナラ林に群生し，福井，富山，新潟県を中心とし，北は山形，宮城県から，南は滋賀，京都から和歌山県まで分布している．このきのこの毒は恐ろしく，誤食すると食後数時間で不快感を起こし，数日から10日ほど経ると手足の指先に激痛を生じ，これが数十日も続くといわれる．アクロメリン酸類がこの毒性を現す本体か否かは不明である．

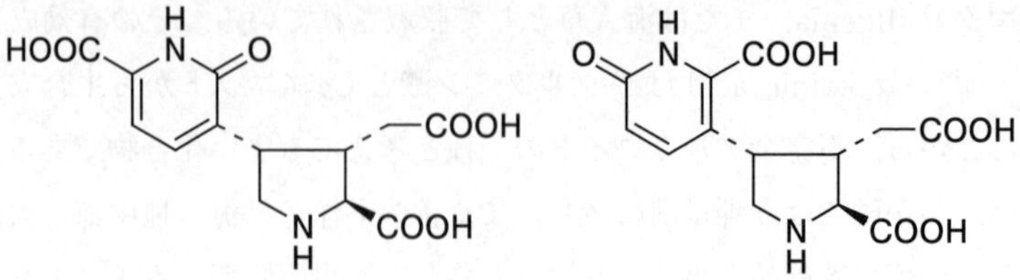

Acromelic acid A        Acromelic acid B

### イボテン酸 Ibotenic acid, ムシモール Muscimol

　イボテン酸やムシモールは，イボテングタケ *Amanita strobiliformis*（マツタケ科）やベニテングタケ *A. muscaria*（マツタケ科），テングタケ *A. pantherina*（マツタケ科）からアトロピン atropine 様の副交感神経興奮作用をきたす成分として単離されたアルカロイドである．ムシモールはイボテン酸の脱炭酸化合物にあたる．これらの化合物には，殺蠅（ハエが摂取することによって死ぬ）作用のあることも知られている．

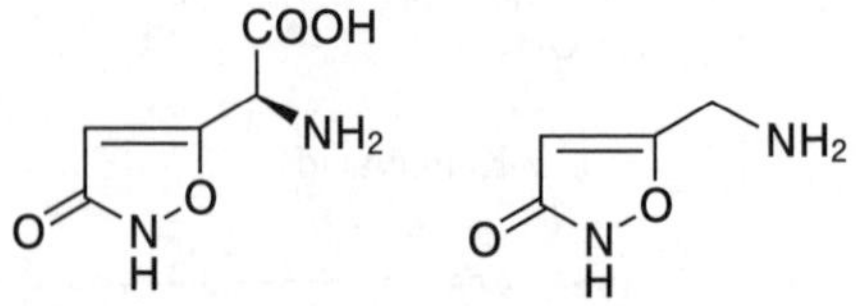

Ibotenic acid        Muscimol

### トリコロミン酸 Tricholomic acid

　わが国の東北地方の一部では，ハエトリシメジ *Tricholoma muscarium*（マツタケ科）を火で焙ったものをハエ取りに使用する風習があった．その有効成分はトリコロミン酸である．この化合物は，イボテン酸のジヒドロ体にあたり，強力な殺蠅活性がある．また，イボテン酸とともに特有のうま味があることもわかった．

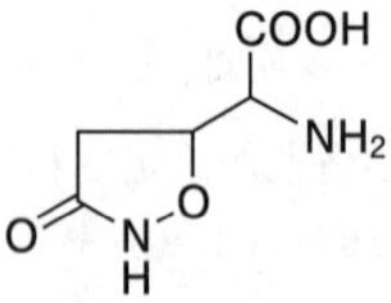

Tricholomic acid

## 7.2.7　ヒスチジン由来のアルカロイド

　L-ヒスチジン L-histidine の脱炭酸によって生じるヒスタミンは，L-ヒスチジン由来の最も単純なアルカロイドである．ヒスタミンは動物の組織や血液中に分布し，また腐敗（微生物の働き）に

よっても生じる化合物である．

　L-ヒスチジンを生合成の前駆体とすると考えられるアルカロイドの例は非常に少ない．比較的よく知られている化合物の例として，ここでは，ヒスタミンとピロカルピンのみあげておくことにする．この系統のアルカロイドは，その基本骨格名により，イミダゾール系アルカロイドと称されることもある．

### ヒスタミン Histamine

　ヒスタミンはアルカロイドの一種であるが，我々の体内に恒常的に存在する化合物でもある．そのため，ヒスタミンは前述のドパミンやセロトニンなどとともに生体アミンと称されることもある．それに対し，植物における遊離ヒスタミンの存在報告例は少ない．一例として，帰化植物となっているヨウシュヤマゴボウ（アメリカヤマゴボウ）*Phytolacca americana*（ヤマゴボウ科）の根に乾燥重量 1 g 当たり 1.3～1.6 mg の大量のヒスタミンが含まれると報告されている．

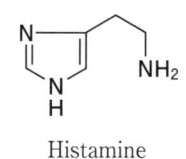

Histamine

### ピロカルピン塩酸塩㊁ Pilocarpine hydrochloride

　ヤボランジから単離されるアルカロイドでイミダゾール骨格を有しており，生合成上，L-ヒスチジン L-histidine 由来のアルカロイドと考えられる．点眼剤として，1% 溶液をアトロピン atropine 散瞳の回復または緑内障に用いられる．ヤボランジとは，南米，とくにブラジルに自生する *Pilocarpus jaborandi*（ミカン科）や *P. pennatifolius*（ミカン科）から調製される生薬である．南米には同属の植物が 13 種あり，各種とも生薬原料として用いられる．

　ピロカルピン塩酸塩は眼科領域で用いられ，点眼すると速やかに眼内に移行して毛様体筋を収縮させ，シュレム管を開大させる．その結果，眼房水の流出が促進されて眼圧が低下する．また，瞳孔括約筋を収縮させて縮瞳を生じる．

Pilocarpine

## 7.2.8 アントラニル酸由来のアルカロイド

アントラニル酸 anthranilic acid はコリスミ酸 cholismic acid を前駆物質とする広義のアミノ酸である．コリスミ酸はシキミ酸 shikimic acid を起源とし，L-フェニルアラニン L-phenylalanine の前駆体ともなっている．アルカロイドの中には，アントラニル酸を前駆体とする一群がある．

いわゆる真正アルカロイドの生合成の際には，前駆体であるアミノ酸の脱炭酸過程が必須とされる．しかし，アントラニル酸を前駆体とするアルカロイドの生合成においては，そのカルボニル基炭素が生成するアルカロイドに脱炭酸されることなく引き継がれるものが多い．前述のように，このようなアルカロイドを不完全アルカロイドと称することがある．

高等植物起源でアントラニル酸を起源とするおもなアルカロイドには，キノリン骨格，アクリドン acridone 骨格およびキナゾリン quinazoline 骨格をもった化合物がある．このうち，キナゾリン骨格を有する化合物であるフェブリフジン febrifugine 類などを除くと，ほとんどはミカン科 (Rutaceae) 植物由来である．

Anthranilic acid

### コクサギン Kokusagine

コクサギ *Orixa japonica*（ミカン科）の地上部および地下部から単離される．コクサギは，中国南部，韓国および日本の各地に自生する落葉性低木である．

Kokusagine

### アクロナイシン Acronycine

オーストラリアに自生するミカン科の小潅木 *Baurella simplicifolia*（= *Acronychia baueri*）(Rutaceae) の樹皮から単離されたアルカロイドで，アクリジン acridine の酸化体であるアクリドン acridone 骨格を有する．アクリジンそのものは19世紀にコールタールから発見されているが，アクリジン誘導体のアクリドン骨格を有する化合物が高等植物から単離されたのはアクロナイシンが初めてのことであった．

第7章　アルカロイド　*341*

Acridine

Acronycine

### フェブリフジン Febrifugine

ジョウザンアジサイ *Dichroa febrifuga*（ユキノシタ科）の根部の乾燥品から得られたアルカロイドで，キナゾリン骨格の4位が酸化された4-キナゾロン 4-quinazolone 骨格を有する．フェブリフジンは鴨マラリア原虫 *Plasmodium lophurae* に対して，キニーネの約100倍の効力のあることが報告されている．

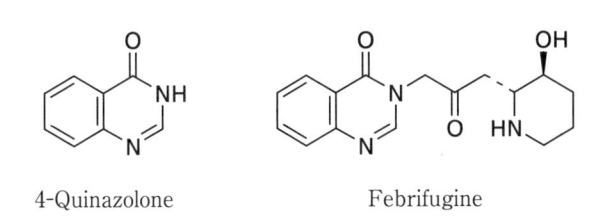

4-Quinazolone

Febrifugine

## 7.2.9　ニコチン酸由来のアルカロイド

ニコチン酸 nicotinic acid は，当初ニコチン nicotine の硝酸酸化によって得られたことからこの名が付けられた．ピリジン pyridine 環の3位にカルボン酸が結合した構造を有しており，広義のアミノ酸の一種といえる．

ニコチン酸を部分構造として含むアルカロイドにはニコチンもある．しかし，ニコチンはニコチン酸由来のピリジン環にピロリジン pyrrolidine 環が結合した構造を有している．そして，このピロリジン環の生合成の起源にはアミノ酸のオルニチンがかかわっている．よって，この章ではこの点を尊重し，ニコチンはオルニチン由来のアルカロイドとして取り扱った．

### ニコチン酸㊣ Nicotinic acid，ニコチン酸アミド㊣ Nicotinamide

ニコチン酸やニコチンアミドが欠乏するとペラグラ "pellagra" という欠乏症候群におちいる．ヒトを含む動物では，ニコチン酸はトリプトファン tryptophan を原料として体内でも生合成されるので，食餌としてのニコチン酸の供給源は，ニコチン酸そのものを含む食品の他，肉類のようなトリプトファン含有タンパク質があげられる．しかし，トリプトファン60 g 当たり生成されるニコチン酸は1 mg とされる．そのため，トウモロコシのようにトリプトファン含量の少ない穀物を

おもなタンパク源とした食餌をとると，ペラグラが起こりやすくなる．

日本薬局方においては，ニコチン酸，ニコチン酸注射液 nicotinic acid injection，およびニコチンアミドが収載されており，これらはニコチン酸欠乏症の予防および治療などに応用されている．

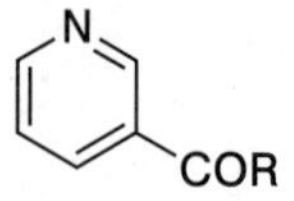

Nicotinic acid    R = OH
Nicotinamide    R = NH$_2$

### NAD, NADP

NAD（nicotinamide-adenine dinucleotide）や NADP（nicotinamide-adenine dinucleotide phosphate）は補酵素ⅠやⅡとしても知られる．

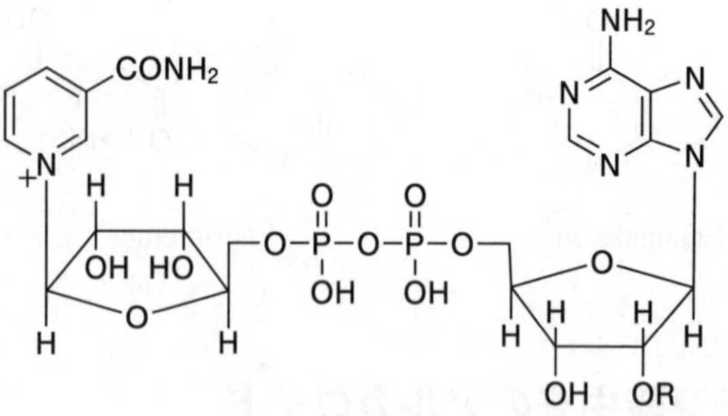

NAD    R = H
NADP    R = PO$_3$H$_2$

### アレコリン Arecoline

マレー半島原産の常緑高木で，熱帯地方に広く栽培されるビンロウジュ *Areca catechu*（ヤシ科）の成熟した種子の乾燥品をビンロウジと称し，漢方では利尿，緩下，駆虫の目的で用いることがある．また19世紀以来，ヨーロッパでは条虫駆除薬として用いてきた．その主成分としてアレコリンが得られている．

### リシニン Ricinine

トウゴマ *Ricinus communis*（トウダイグサ科）の種子に含まれるアルカロイド．この化合物を摂取すると，吐き気やけいれん，血圧下降を引き起こす．また，昏睡状態におちいり死亡することもあるという．リシニン分子中の CN 基はリシニンの生合成前駆体となっているニコチンアミド分子のアミド基がそのまま引き継がれていることが確認されている．

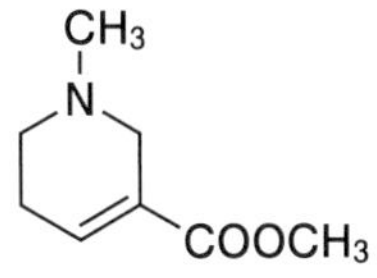

第 7 章　アルカロイド　343

Arecoline

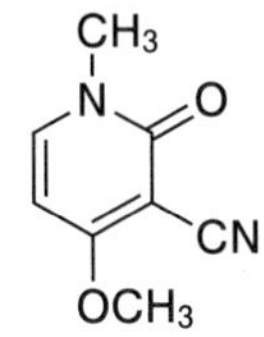

Ricinine

## 7.2.10　*m*-C₇N ユニット由来のアルカロイド

　微生物由来の成分に *m*-C₇N ユニットを生合成の基本単位として有する化合物群が存在する．このユニットは，シキミ酸経路由来で，ベンゼン環に，メチル基とアミノ基がメタ位（*meta*-位）で結合したものを基本骨格としている．

　抗生物質として有用な化合物の中には，*m*-C₇N ユニット由来のアルカロイドが数多く存在する．このなかには，制癌性抗生物質のマイトマイシン C や，抗結核薬として有用な半合成薬リファンピシン rifampicin 創製の起源となったリファマイシン B も含まれる．

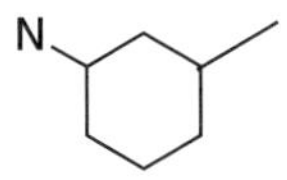

*m*-C₇N unit

### マイトマイシン C 局 Mitomycin C

　一放線菌 *Streptomyces caespitosus* の培養物から得られた抗癌性抗生物質である．その化学構造がトリプトファン由来のインドール系アルカロイドを想定させるが，実際の生合成は *m*-C₇N ユニットに D-グルコサミン が導入されて生合成されている．

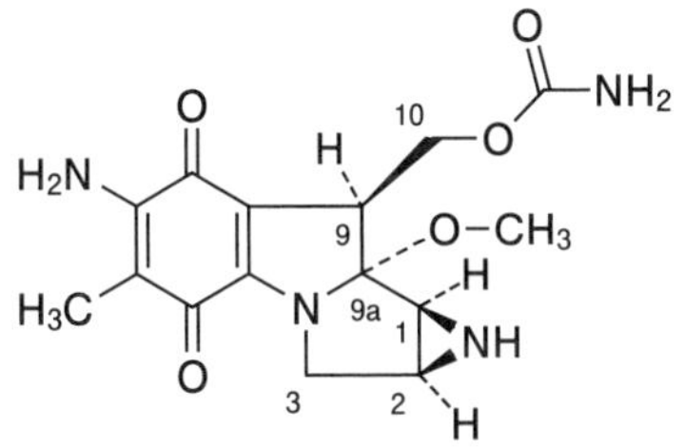

Mitomycin C

### リファンピシン 局 Rifampicin

　アンサマイシン ansamycin 系抗生物質の 1 つである．一放線菌 *Nocardia mediterranei* の培養物から単離された抗生物質リファマイシン B rifamycin B の化学変換により創製された半合成抗生物質．現在最もよく結核菌に奏効する薬物の 1 つである．リファマイシン B の化学構造上に太線で

示した部分が $m$-C$_7$N ユニットが導入された部分に該当する.

日本薬局方においては,リファンピシン rifampicin として収載されている.

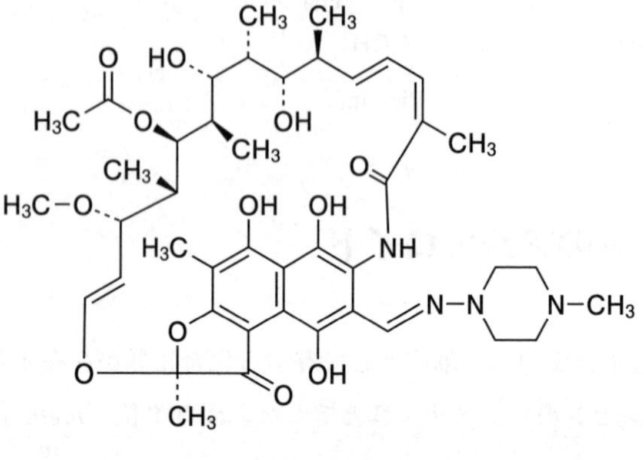

Rifampicin

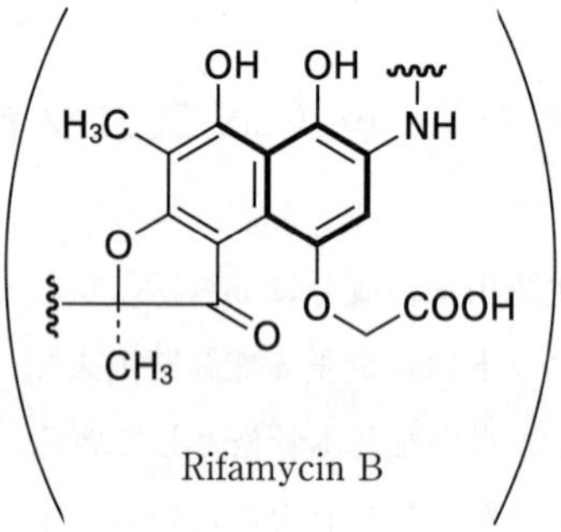

Rifamycin B

## 7.2.11　ポルフィン由来のアルカロイド

　赤血球中の色素ヘム heme や,植物の光合成に重要な役割を果たすクロロフィル chlorophyll, そして,ビタミン B$_{12}$ vitamin B$_{12}$ などは,いずれもポルフィン porphine,またはポルフィンから誘導されるコリン corrin を基本骨格としている化合物群であり,それぞれポルフィリン porphyrin およびコリノイド corrinoid とも称される.

　従来,これらの化合物は,アルカロイドとして述べられることはなく,生体関連物質として述べられることが多かった.しかし,ポルフィリンの生合成は,ミトコンドリアにおけるヘム heme 類の生合成においては,グリシンに酢酸由来の C$_4$ ユニットが結合することに始まり,この際,グリシンの脱炭酸を伴う.これは,真正アルカロイドの生合成といってよいものである.一方,植物の葉緑体においては,グリシンの代わりにグルタミン酸 glutamic acid が導入され,これが前駆体となっている.よって,これらの化合物群をグリシンやグルタミン酸由来のアルカロイドという項に入れることも可能であろうが,ここではこれらを一括してポルフィン骨格由来のアルカロイドとしてまとめる.

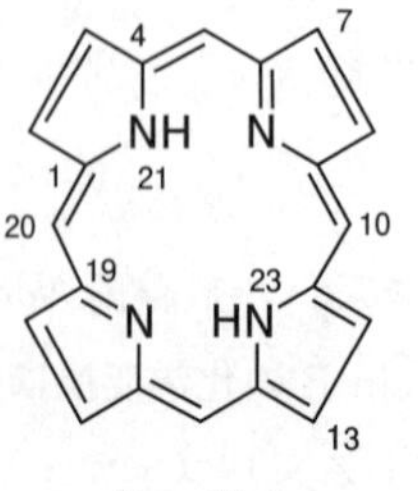

Porphine

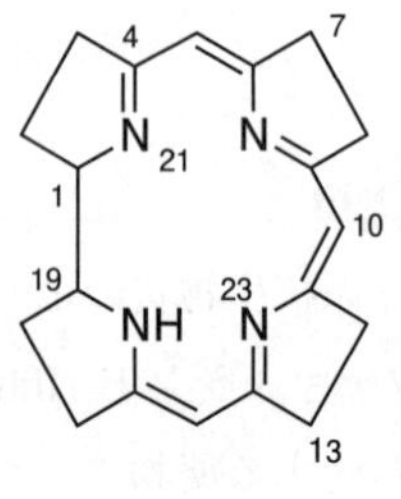

Corrin

### ビリルビン Bilirubin

ゴオウの主成分であり，胆汁色素の一種である．ゴオウはウシの胆嚢または胆管中に病的に生じた結石から調製され，強心，解熱，解毒の目的で用いられる生薬である．ビリルビンのような胆汁色素はヘムから生じる．肝機能が異常になると血液中のビリルビンの数値が上昇することから，肝機能検査の指標成分とされている．

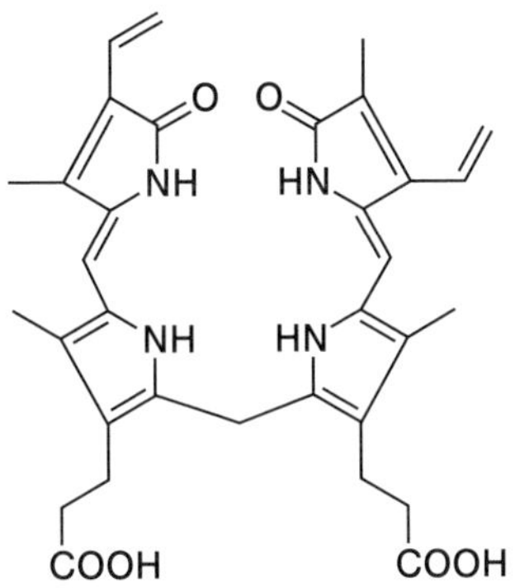

Bilirubin

### シアノコバラミン 局 Cyanocobalamin（ビタミン $B_{12}$ Vitamin $B_{12}$）

ヘム heme の生合成過程で生成するウロポルフィリノーゲンⅢ uroporphyrinogen Ⅲ を前駆体として生成し，悪性貧血に対して著効がある．そのシアニド cyanide 型化合物を現在はシアノコバラミンと呼んでいるが，シアノコバラミンの Co 原子に配位しているシアノ cyano 基を除いた部分をコバラミン cobalamin と称する．ビタミン $B_{12}$ という名称は狭義ではシアノコバラミンをさすが，広義ではコバラミンの Co 原子に様々な基が結合したビタミン $B_{12}$ 類の総称でもある．シアノコバラミンが体内に入ると，シアノ基の代わりの配位子 ligand として，5′-デオキシアデノシル 5′-deoxyadenosyl 基が結合した 5′-デオキシアデノシルコバラミン 5′-deoxyadenosylcobalamin になる．

日本薬局方においては，シアノコバラミン（別名ビタミン $B_{12}$）として収載され，眼精疲労や末梢性神経障害の治療に用いられる．

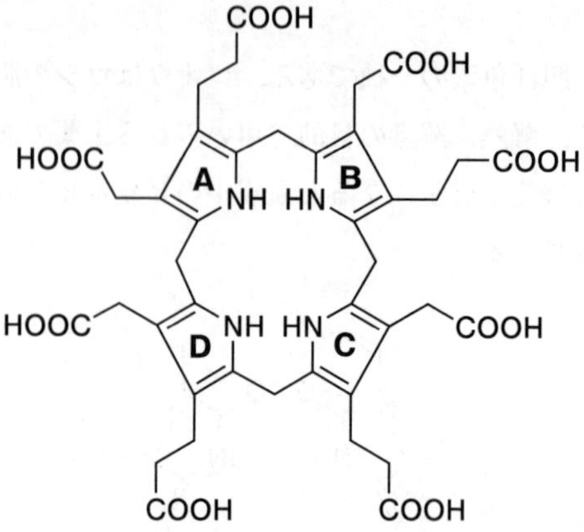

Uroporphyrinogen III

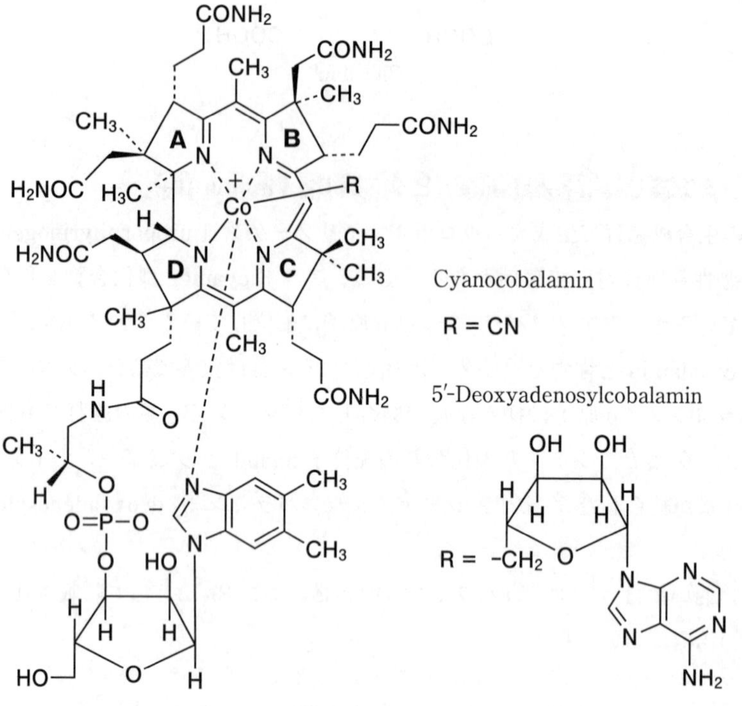

Cyanocobalamin
R = CN

5′-Deoxyadenosylcobalamin

Vitamin B$_{12}$

## 7.2.12 プリンおよびピリミジン骨格を有するアルカロイド

　プリン purine やピリミジン pyrimidine 骨格形成には生合成の起源をたどればアミノ酸も関与していることになるが，ここでは，これらの基本骨格を有するアルカロイドとして一括して述べる．

第 7 章　アルカロイド　347

*1H*-Purine　　　　　Pyrimidine

### 尿酸 Uric acid，アロキサン Alloxan，バルビツール酸 Barbituric acid

　プリン purine 骨格を有する天然有機化合物の中には鳥類の排泄物に含まれる尿酸 uric acid があり，この化合物の酸化によって，ピリミジン pyrimidine 骨格を有するアロキサンが得られている．この報告は古く，1818 年のことである．後にアロキサンには実験的に高血糖を引き起こす活性があることがわかり，研究に応用されている．さらに，ピリミジン骨格を有する化合物の中には各種の鎮静睡眠薬の基本骨格となっているバルビツール酸もある．

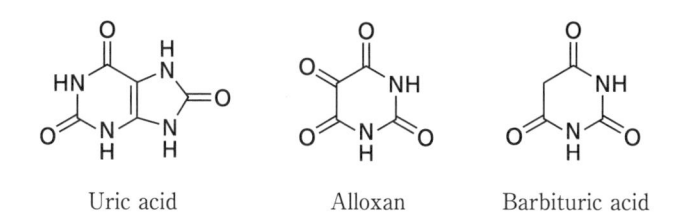

Uric acid　　　　　Alloxan　　　　　Barbituric acid

### 無水カフェイン㊞ Anhydrous caffeine，カフェイン水和物㊞ Caffeine hydrate，テオブロミン Theobromine，テオフィリン㊞ Theophylline

　コーヒーや紅茶，緑茶，ココアに共通に含まれているプリン purine 系アルカロイドである．

　カフェイン caffeine には軽度の中枢神経興奮作用があり，抑うつされた中枢機能を亢進させ，精神の作業や行動を上昇させたり，抑うつ状態を改善させたりする作用を有する．テオフィリンは気管支炎や喘息性気管支炎の治療薬として用いられる．

　コーヒーはコーヒーノキ *Coffea arabica*（アカネ科）の種子から調製し，紅茶や緑茶はチャ *Thea sinensis*（ツバキ科）の葉，そしてココアはココアノキ *Theobroma cacao*（アオギリ科）の種子（カカオ子）から調製される．これらの飲料には，プリン誘導体であるカフェイン，テオブロミン，およびテオフィリンが共通に含まれている．

　なお，カフェイン，テオブロミン，およびテオフィリンのように，プリン骨格の 2 位と 6 位がカルボニル基となった基本骨格をキサンチン xanthine 骨格と称することがある．したがって，これらの化合物はまたキサンチン誘導体ということもできる．

| | |
|---|---|
| Xanthine | $R_1 = R_2 = R_3 = H$ |
| Caffeine | $R_1 = R_2 = R_3 = CH_3$ |
| Theobromine | $R_1 = H, R_2 = R_3 = CH_3$ |
| Theophylline | $R_1 = R_2 = CH_3, R_3 = H$ |

### アデノシン三リン酸 Adenosine triphosphate(ATP), サイクリック AMP Cyclic AMP(cAMP)

アデニン adenine に D-リボース D-ribose が N 配糖体として結合したアデノシン adenosine の糖の 5' 位にリン酸基が 3 個結合したものが，アデノシン三リン酸 adenosine triphosphate（ATP）でありエネルギーに富んだ化合物である．ATP が加水分解してリン酸 1 分子が放出され，アデノシン二リン酸 adenosine diphosphate（ADP）となる際にエネルギーが生じる．

また，アデノシン誘導体中，サイクリック AMP cyclic AMP（cAMP；cyclic 3′, 5′-adenosine monophosphate）は，大部分の動物細胞中に存在する重要な化合物である．cAMP は ATP からつくられ，その反応は adenylate cyclase によって触媒される．cAMP は組織中で，cAMP phosphodiesterase によって触媒される反応で，AMP に変えられることにより壊される．

なお，cAMP が高等植物から単離された例もある．すなわち，ナツメ *Zizyphus jujuba* var. *inermis*（クロウメモドキ科）の果実の乾燥品をタイソウと称し漢方で用いられるが，タイソウには乾燥重量 1 g 当たり 0.03 ～ 0.16 mg の cAMP が含まれているという．

### イノシン酸 Inosinic acid（IMP），ゼアチン Zeatin，グアニル酸 Guanylic acid（GMP）

上記以外のプリン誘導体として，かつお節のうま味成分として知られている 5′-イノシン酸 5′-inosinic acid（IMP）や，細胞分裂を促進する作用のある物質，すなわちサイトカイニン cytokinin であるゼアチンがある．IMP は，古くリービッヒ Liebig（1803 ～ 1873）によって発見され，1847 年にはすでにこの化合物について，うま味に相当する味のあることが指摘されていたという．一方，ゼアチンは，トウモロコシ *Zea mays*（イネ科）の未熟種子から天然に産するサイトカイニンとしては最初に単離された．

なお，シイタケ *Lentinus edodes* のうま味成分は IMP 類縁の 5′-グアニル酸 guanylic acid（GMP）であることが知られている．

IMP    R = H
GMP   R = NH$_2$

Zeatin

**チアミン塩化物塩酸塩㊉ Thiamine chloride hydrochloride，チアミン塩化物塩酸塩散㊉ Thiamine chloride hydrochloride powder，チアミン塩化物塩酸塩注射液㊉ Thiamine chloride hydrochloride injection，チアミン硝化物㊉ Thiamine nitrate**

　いずれも，いわゆるビタミン B$_1$ vitamin B$_1$ を主とする薬物の日本薬局方上の収載名である．ビタミン B$_1$ 塩酸塩の名称はチアミン塩化物塩酸塩の別名として記載されている．

　ピリミジン pyrimidine 骨格を有するアルカロイドは，核酸の構成単位として存在しているほかには，天然物としてはあまり見られないが，ピリミジン骨格を有する重要な化合物の 1 つとしてビタミン B$_1$ があげられる．

　脚気（Beri-beri）は，現在はピリミジン誘導体であるビタミン B$_1$ の欠乏によって起こる栄養欠乏症の 1 つであると解明されている．しかし，脚気とはかつては脚気衝心（脚気に伴う急性の心臓障害）して死に至る原因不明の大変恐れられた病であった．

　1910 年冬の東京化学会において，鈴木梅太郎（1874〜1943）らは米糠から Beri-beri に対抗するという意味でアベリ酸 aberic acid と命名した物質を分離したことを報告した．この物質は 1912 年にはイネの学名 *Oryza sativa*（イネ科）に基づいた名称であるオリザニン oryzanin として報告されている．オリザニンはニワトリの多発性神経炎の治療にも有効であった．

　一方，フンク C. Funk（1884〜1967）らは，1912 年に米糠のエキスから鳥類白米病に対する有効物質を得た．この有効成分は窒素を含み，塩基性を呈することから一種のアミンであると考えられ，生命の維持に必要な vital アミン amine という意味で，vitamine と命名された．

　なお，その後，生命の維持に必要な種々の微量不可欠因子をビタミン vitamine A, B, C etc. と称することが提唱された．ビタミン vitamine という名称は，当初，生命の維持に必要な塩基性物質ということでつくられたものである．しかし，その後，これらの微量不可欠因子は必ずしもアミン類だけではないことがわかってきた．そこで，塩基性物質という意味を除くため，"vitamine" の語尾の "e" を除いて "vitamin" と称することになった．"vitamin B$_1$" という名称の起源である．

*350* 第Ⅱ部 各 論

Vitamin B₁

## 7.2.13　C₆-C₁ ユニット由来のアルカロイド

　喘息の特効薬として知られているエフェドリンは，C₆-C₂-N の部分構造をもっている．したがって，この化合物は L-フェニルアラニン由来のアルカロイドであると推定されたことがある．しかし，その後の研究で，この化合物の芳香環部分は C₆-C₁ ユニットを生合成の前駆体としており，窒素はアミノ酸の窒素がそのまま取り込まれたものではなく，別個に取り込まれることがわかった．
　また，カプサイシン類の生合成ににおいては L-フェニルアラニンや L-チロシンも取り込まれるものの，これらのアミノ酸はその形を保ったまま導入されたわけではなかった．その一方で，カプサイシン類には C₆-C₁ ユニットが比較的効率よく導入されることがその後の研究で明らかとなったので，この節に述べることにした．

C₆-C₁ unit

### エフェドリン塩酸塩㊙ Ephedrine hydrochloride

　マオウは，中国に自生するマオウ属 *Ephedra* sp. 植物（マオウ科）の *E. equisetina*, *E. distachya*, *E. sinica* の地上部を起源とし，古来，発汗，鎮咳，解熱薬として用いられる．マオウはマオウ ephedra herb, ephedrae herba または麻黄として日本薬局方に収載されており，各種漢方方剤に配合されるほか，塩酸エフェドリンの製造原料とする．
　マオウからは，主成分としてエフェドリン系アルカロイドの(−)-エフェドリン(−)-ephedrine,（−)-ノルエフェドリン(−)-norephedrine,（+)-プソイドエフェドリン (+)-pseudoephedrine および (+)-ノルプソイドエフェドリン (+)-norpseudoephedrine などが単離されている．これらの化合物中，pseudo 体はそれぞれ，もとの化合物のジアステレオマー diastereomer で，ベンジル位の立体異性体である．
　麻黄の成分研究は，明治年間に東京衛生試験所技手の山科元忠によって進められ，1885 年には長井長義に結晶性成分の存在も報告されていたが，山科は不運にも急死した．エフェドリンの最初の報告は明治 18 年（1885 年）7 月 17 日の日本薬学会における講演発表であるが，文献に最初に現

れるのは明治25年（1892年）になってからである．この化合物については，その後，海外の研究者によって気管支喘息に有効であることが発見された．エフェドリンはいわゆる交感神経興奮薬に属し，その作用は本質的にアドレナリン adrenaline に類似しているが，活性ははるかに弱い．エフェドリンは気管支喘息の治療，鎮咳薬，アレルギー疾患の治療に使用される．また麻黄は葛根湯や小青龍湯などの漢方薬に配合される．

日本薬局方では，エフェドリン塩酸塩 ephedrine hydrochloride，エフェドリン塩酸塩散10% 10% ephedrine hydrochloride powder，エフェドリン塩酸塩錠 ephedrine hydrochloride tablets，およびエフェドリン塩酸塩注射液 ephedrine hydrochloride injection が収載されている．

エフェドリン類の化学構造は，幻覚物質であるメスカリン類に似ていることから，一見，その生合成もメスカリン同様，L-フェニルアラニンを起源としているように思わせる．しかし，エフェドリン類は総論に述べたように $C_6$-$C_1$ 部に $C_2$+N ユニットが別個に結合して生合成されたものであり，フェニルアラニンが導入されているものではないと結論されるに至った．

エフェドリンから得られる誘導体の1つに覚せい剤のメタンフェタミン methamphetamine がある．メタンフェタミン（別名ヒロポン Hiropon）とアンフェタミン amphetamine は覚せい剤取締法によって規制されている薬物である．覚せい剤や，覚せい剤と類似した化学構造を有する関連化合物からなる化合物群は他の節で述べているモルヒネやヘロイン，LSD，コカインなどとともに，現在，日本において種々の社会問題を引き起こしているアルカロイドでもある．

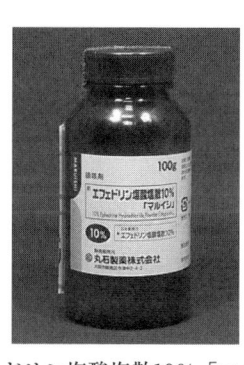

(-)-Ephedrine　　　R = CH₃
(-)-Norephedrine　　R = H

(+)-Pseudoephedrine　R = CH₃
(+)-Norpseudoephedrine　R = H

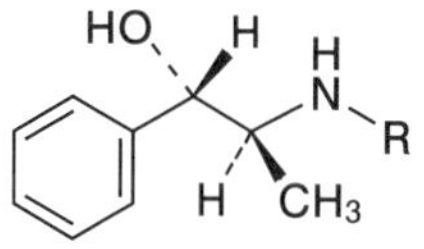

Methamphetamine　R = CH₃
Amphetamine　　　R = H

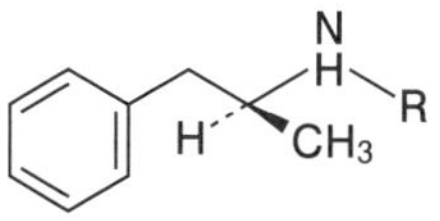

エフェドリン塩酸塩散10%「マルイシ」
（丸石製薬）

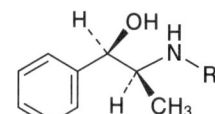

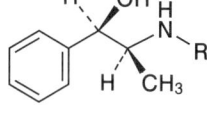

## カチノン Cathinone，メルカチノン Merucathinone，メルカチン Merucathine

カチノンは *Catha edulis*（ニシキギ科）の新鮮葉や枝から調製される植物薬カート "khat" の主成分である．khat はおもにアラブ諸国で用いられている．*C. edulis* はエチオピア原産で，現在はアラビア半島南東部やアフリカ東部で栽培されている．khat からはカチノンの他，前節で述べた（+)-ノルプソイドエフェドリンや，メルカチノン，メルカチンも単離されている．同一植物に（+)-ノルプソイドエフェドリンとともにメルカチノンやメルカチンが共存していることは，この系統の化合物が L-フェニルアラニンがそのまま導入されて生合成されるものでないことを如実に示す．

Cathinone　　　Merucathinone　　　Merucathine

## カプサイシン Capsaicin

　トウガラシ *Capsicum annuum*（ナス科）から主たる辛味成分として単離されるアルカロイドである．トウガラシは南アメリカ原産といわれ，現在では，熱帯から温帯に広く栽培される．コロンブスによって1494年にスペインにもたらされ，急速に各地に広まり，日本には1542年にポルトガルから伝えられたという．トウガラシまたはその変品種の成熟果実は，香辛料あるいは香辛料原料として大量に用いられる（七味唐辛子や辣油など）ほか，バンショウという生薬名で，辛味性健胃薬として，あるいはそのチンキ剤，エキスなどを軟膏に和して引赤薬とする．日本薬局方においては，トウガラシ capsicum, capsici fructus, または蕃椒（ばんしょう）として収載されている．また，さらに，トウガラシ末 powdered capsicum, トウガラシチンキ capsicum tincture, およびトウガラシ・サリチル酸精 capsicum and salicylic acid spirit も収載されている．

　バンショウの辛味成分として，カプサイシンが1876年に単離報告された．カプサイシンの生合成についての研究報告によれば，DL-フェニルアラニン，L-チロシン，およびバニリルアミン，そして種々のケイヒ酸誘導体が取り込まれ，これらの中では，バニリルアミンが比較的よく取り込まれることがわかった．よって，バニリルアミンは，より最終段階に近い前駆体なのかもしれない．しかし，バニリルアミンの窒素が，最終生成物であるカプサイシン誘導体にまで保持されているのか否かは不明である．

　これらの実験結果から，カプサイシンの生合成において，フェニルアラニンも前駆体となりうることは明らかであるが，バニリルアミンのような $C_6$-$C_1$ ユニットが，より直接的な前駆体となっている可能性が高い．少なくとも，フェニルアラニンが導入されているとしても，その骨格を保持したまま導入されているものではない．これらの実験事実をふまえ，カプサイシンをこの節に加えておくことにした．

　日本で栽培されているトウガラシのカプサイシン含量は0.2～0.3％であるが，アフリカトウガラシ African chillies と称される，より辛味の強いものがある．その基原植物は *C. frutescens* であり，そのカプサイシン含量は0.6～0.9％に達するという．

　トウガラシの辛味成分の90％は果皮中に含まれ，10％は種子に含まれる．また辛味成分として，主成分のカプサイシン（69％）のほか，微量成分として，ジヒドロカプサイシン dihydrocapsaicin（22％），ノルジヒドロカプサイシン nordihydrocapsaicin（7％），ホモカプサイシン homocapsaicin（1％），ホモジヒドロカプサイシン homodihydrocapsaicin（1％）が知られている．

Vanillylamine

Capsaicin  n = 4
Homocapsaicin  n = 5

Nordihydrocapsaicin  n = 5
Dihydrocapsaicin  n = 6
Homodihydrocapsaicin  n = 7

## 7.2.14 テルペノイド生合成由来のアルカロイド

第3章においてその生合成経路を説明したように，テルペノイド類 terpenoids は，isopentenyl pyrophosphate（IPP）が異性化して，dimethylallyl pyrophosphate（DMAPP）となった $C_5$ ユニットを生合成の基本ユニットとする．この系統の化合物はイソプレノイド isoprenoid とも称する．$C_5$ ユニットは，head to tail の結合を基本として，$C_{10}$，$C_{15}$，$C_{20}$ などの化合物を生成する．

これらの化合物が，生合成のいずれかの場面で窒素を（アミンあるいはアンモニアなどの形で）分子中に取り込んで生成したのが，ここに述べるアルカロイド群である．これらのアルカロイドは，窒素の起源をアミノ酸が直接導入された結果としていないところに大きな特徴がある．

これらのアルカロイドの中には，$C_5$ ユニットを基本とするヘミテルペノイド hemiterpenoid 系アルカロイド，$C_{10}$ ユニットを基本とするモノテルペノイド monoterpenoid 系アルカロイド，$C_{15}$ ユニットを基本とするセスキテルペノイド sesquiterpenoid 系アルカロイド，$C_{20}$ ユニットを基本とするジテルペノイド diterpenoid 系アルカロイドなどに分類することもできる．

### ヌファリジン Nupharidine, ヌファラミン Nupharamine, デオキシヌファリジン Deoxynupharidine

コウホネ *Nuphar japonicum*（スイレン科）の根茎を川骨⑮と称し，補精薬や婦人病に用いられる．川骨の成分としては，数種のアルカロイドが知られており，そのなかには，主成分の（＋）-ヌ

ファリジン (+)-nupharidine や (−)-ヌファラミン (−)-nupharamine, (−)-デオキシヌファリジン (−)-deoxynupharidine がある．これらのアルカロイドは $C_{15}$ ユニットを基本とするセスキテルペノイド系アルカロイドであり，そのイソプレノイド生合成経路の途中（あるいは生成後に）なんらかの形で分子中に窒素を取り込んで生成したものと考えられる．

(+)-Nupharidine　　(−)-Nupharamine　　(−)-Deoxynupharidine

### アコニチン Aconitine

アコニチン aconitine はトリカブト属 *Aconitum* sp. 植物（キンポウゲ科）から単離される有毒アルカロイドである．*Aconitum* 属植物は北半球の亜寒帯や温帯に広く分布する．

漢方では，この属の植物の塊根のうち，母根をウズ，また子根をブシと称する．利尿・強心の作用を有するとされ，代謝機能失調の回復，身体四肢関節の麻痺，疼痛などの回復，虚弱体質者の腹痛，下痢，失精など，内臓諸器官の弛緩によって起こる症状の復活などに多く用いられる．現在処方されているブシのエキス製剤には，毒力を弱めた加工附子が用いられることがほとんどであるという．日本薬局方にはブシ processed aconite root, processi aconiti radix, または加工ブシとして収載されている．さらに，ブシ末 powdered processed aconite root（加工ブシ末）も収載されている．

トリカブトに含まれるアルカロイドの研究は，古く19世紀初頭には開始され，1833年には *A. napellus* からアコニチンが単離されている．しかし，アコニチンの平面構造式が与えられたのは1950年代になってからのことであった．

Aconitine

### ソラニン Solanine, チャコニン Chaconine

ジャガイモ *Solanum tuberosum*（ナス科）の新芽に含まれるステロイド steroid 系アルカロイ

ドに属する有毒成分である．その後，ソラニンは6つの成分，すなわち，α-, β-, γ-ソラニンとα-, β-, γ-チャコニンに分けられることがわかった．これら6つの化合物はいずれも共通のアグリコンとしてソラニジン solanidine を有し，違いは糖部分にある．α-ソラニンの化学構造式を他の5つの化合物とともに示す．β-および γ-ソラニンは α-ソラニンからそれぞれ単糖類が1分子および2分子脱離した化学構造を有している．一方，α-チャコニンと，β-および γ-チャコニンとの関係も同様である．

β-D-Gal

β-D-Glc

α-L-Rha

α-Solanine

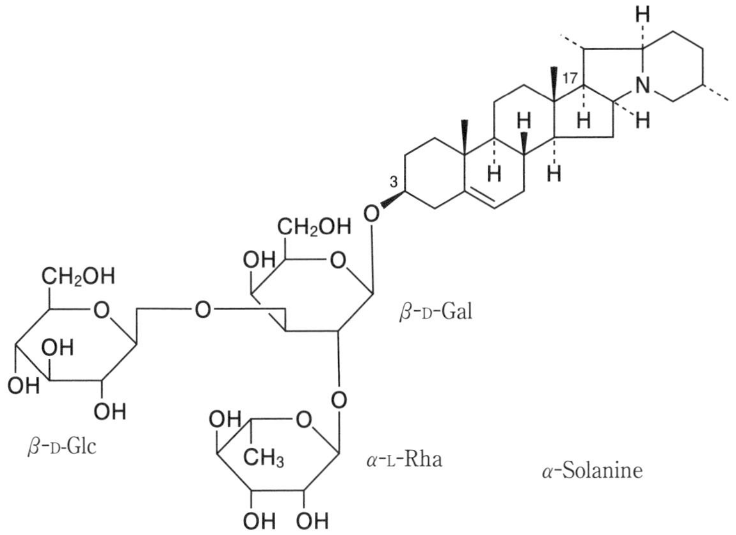

| 化合物名 | 糖　部 |
|---|---|
| α-solanine | β-D-Glc(1 → 3)-β-D-Gal(1→)<br>(1→2)↑<br>α-L-Rha |
| β-solanine | β-D-Glc(1 → 3)-β-D-Gal(1→) |
| γ-solanine | β-D-Gal(1→) |
| α-chaconine | α-L-Rha(1 → 4)-β-D-Glc(1→)<br>(1→2)↑<br>α-L-Rha |
| β-chaconine | α-L-Rha(1 → 4)-β-D-Glc(1→) |
| γ-chaconine | β-D-Glc(1→) |

## バトラコトキシン Batrachotoxin，ホモバトラコトキシン Homobatrachotoxin

南米に棲息する矢毒ガエルであるコーコイ“kokoi” *Phyllobates aurotaenia* の皮膚の分泌液から単離された有毒アルカロイドである．このカエルの分泌液は米国の国立衛生研究所（NIH）で研究され，1969年に主たる有毒成分としてバトラコトキシンが発表された．この化合物の生合成経路についての報告はないが，ステロイド系化合物に窒素が取り込まれた形を有している．また，側鎖

にもピロール-3-カルボン酸 pyrrole-3-carboxylic acid 誘導体として窒素が導入されている．バトラコトキシンの LD$_{50}$ 値は 2 mg/kg（マウス皮下注）と報告されている．

一方，ニューギニアに棲息する鳥類のなかに，羽根，皮膚，筋肉などに有毒物質を含むものがいるということが知られていた．これらの鳥類は，いずれも *Pitohui* 属の鳥で，"hooded pitohui"（*P. dichrous*），"variable pitohui"（*P. kirhocephalus*），"rusty pitohui"（*P. ferrugineus*）の 3 種である．

これらの鳥の有毒成分が調べられた結果，上述の矢毒ガエルの皮膚の分泌液からバトラコトキシンの副成分としてすでに単離報告されていたホモバトラコトキシンに一致することがわかった．ホモバトラコトキシンは，"hooded pitohui"（体重 65 g）の皮一羽分には 15〜20 mg，羽根には 2〜3 mg 含まれていた．これらの含量は矢毒ガエル分泌液と比較するとはるかに少ないが，世界で初めての鳥類からの有毒成分の単離報告例となった．なお，ホモバトラコトキシンのマウスに対する LD$_{50}$ 値は 3 mg/kg（マウス皮下注）と報告されている．

Batrachotoxin      R = CH$_3$
Homobatrachotoxin   R = CH$_2$CH$_3$

## 7.2.15 ポリケチド生合成由来のアルカロイド

アルカロイドのなかで，アミノ酸を基本骨格中に取り込むことなしに生合成されるものとして，前節ではテルペノイド骨格を有するアルカロイドについて述べた．この節では，ポリケチド生合成によって得られる基本骨格を有するアルカロイドについて述べる．

この章に述べるアルカロイドの基本骨格は脂肪酸類と同様にポリケチド由来で生合成され，窒素はこの骨格に別途に取り込まれる．ポリケチド由来の化合物は C$_2$ ユニットの acetyl CoA（CH$_3$COCoA）や C$_3$ ユニットの propionyl CoA（CH$_3$CH$_2$COCoA）などが取り込まれて縮合し，生成する．

ポリケチド由来の部分構造を有するアルカロイドには，この節に述べる化合物群以外にも，先に述べたヒヨスチアミン hyoscyamine などの例もある．しかし，例えばヒヨスチアミンの例においては，ポリケチド由来の部分構造はアミノ酸のオルニチン由来の基本骨格部分に付随する形となっ

ていることを尊重し，オルニチン由来のアルカロイドを取り扱った節で述べた．

### コニイン Coniine

　ドクニンジン *Conium maculatum*（セリ科）から単離される有毒アルカロイドである．ドクニンジンは"hemlock plant"とも称され，全草，特にその種子の抽出物には強い毒がある．古代ギリシャでは罪人（主に今でいう政治犯）の処刑に用いられ，ソクラテス Socrates(470-399 B.C.)がドクニンジンの抽出エキスによって処刑されたのは有名な話である．

　この植物の主たる毒成分であるコニインは，1827年に単離されており，1886年にはその分子式が導き出されている．コニインは，ポリケチド生合成経路を経て生合成されていることが実験で明らかとなっている．図において，＊印が acetyl CoA ユニットのカルボニル炭素の動向である．

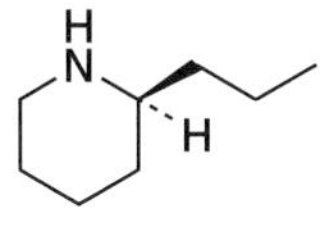

(+)-Coniine

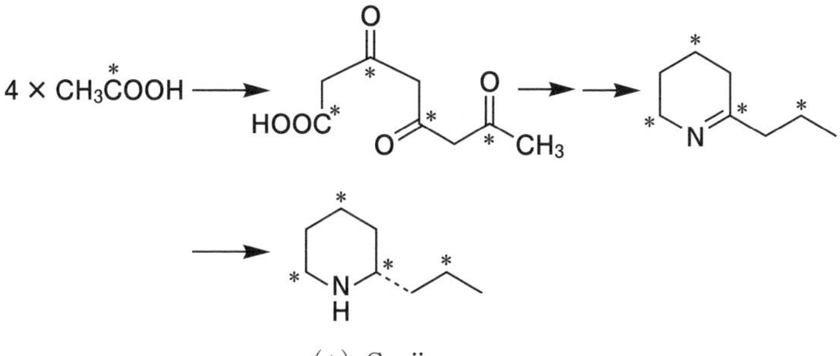

コニインの生合成経路

## コラム　エフェドリンとアドレナリン

　徳島藩の典医，長井琳章の長男として生まれた長井長義（1845〜1927）は，慶応2年（1866年），藩の命によって長崎に留学，次いで江戸に向かい，大学東校（東京大学医学部の前身）で医学を学ぶ．明治4年（1871年），政府の第1回海外留学生に選ばれ，医学を学ぶためにベルリン大学に入学したが，そこで，化学のホフマン教授の講義に魅せられ，専攻を化学に変更する．やがて，ホフマン教授の助手に抜擢されて1884年までドイツにとどまることになった．ベルリン滞在が13年目となった1883年に長井はドイツ娘のテレーゼ・シューマッハ（1862〜1924）と出会う．長井は帰国後，1886年に再度ドイツに向かいそこでテレーゼと結婚式を挙げ，二人で帰国した後，当時は武蔵野のまっただ中という印象であった現在の渋谷駅近くの邸宅（当時の敷地は約1万坪）にて生活を開始する．時を経てこの邸宅地の一部は長井家から日本薬学会に寄贈され，現在はやはり長井家からの寄付によって建設された日本薬学会長井記念新館となっている．地下のレストランの名前はテレーゼである．

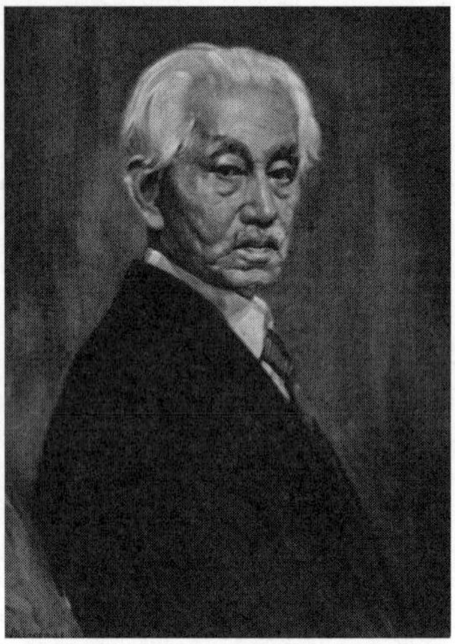

　帰国した長井は，すでに東京衛生研究所技手の山科元忠らによって進められていた漢薬麻黄の成分であるエフェドリンの報告を1885年の薬学会の例会にて行った．エフェドリンは後に喘息の特効薬となり，また，エフェドリンの化学変換によって生成したデオキシエフェドリンはメタンフェタミンやヒロポンなどの名称で覚せい剤として名を馳せることになる．長井はテレーゼとともに女子の高等教育にも力を注いだ．日本で初めての帝国大学の女子学生の一人となる黒田チカ（1884〜1968）が東北帝国大学理科大学で学ぶことになったのも，彼の励ましや薦めがあったからである．黒田は真島利行（1874〜1962）教授のもとで紫根や紅花などの色素の研究をし，日本初の女性理学士の一人となった．

一方，高峰譲吉（1854〜1922）は後に東京大学工学部となる工部大学校応用化学科の第一回卒業生の一人である．彼は内務省職員などを経て，1900年にニューヨークのセントラル・パーク近くのアパートの地下室に研究所をおき，副腎のホルモンの研究を開始する．そこに東京帝国大学医科大学薬学科から助手として赴任してきたのが上中啓三（1876〜1960）であった．上中は長井の助手を務め，エフェドリンの研究にもたずさわっていた．上中を高峰の助手として推薦したのは他ならぬ長井長義である．化学構造を比較すれば一目瞭然であるが，高峰らの発見したアドレナリンはエフェドリンに酷似している．植物成分であるエフェドリンの研究に従事した上中が動物成分のアドレナリン研究にも深くかかわったことに運命の不思議を感じる．アドレナリンの発見については，これまで，アメリカにおけるその研究の先行性の誤解があり，長い間，わが国でもアドレナリンの名称は使わずエピネフリンと称されてきた．しかし，近年，上中の詳細な実験ノートが発見され，高峰・上中の先行性が公式に認められたことにより，2006年に改正された第十五改正日本薬局方においては，それまでのエピネフリンという名称にかわり，アドレナリンの名称が正式に使用されるようになった．

　なお，長井も高峰も当時としては珍しい国際結婚をしているという共通点があり，そして，長井と高峰の両方の助手を務めた上中啓三の長男は，長井の長男である長井亜歴山の次女，すなわち，長井長義の孫と結婚している．

## 参考書

1) 船山信次著（1998）アルカロイド — 毒と薬の宝庫，共立出版
2) 船山信次著（2007）毒と薬の科学 — 毒から見た薬・薬から見た毒，朝倉書店
3) 船山信次著（2008）毒と薬の世界史，中央公論新社
4) 船山信次著（2009）アミノ酸 — タンパク質と生命活動の化学，東京電機大学出版局
5) 船山信次著（2011）〈麻薬〉のすべて，講談社

# 第8章 その他

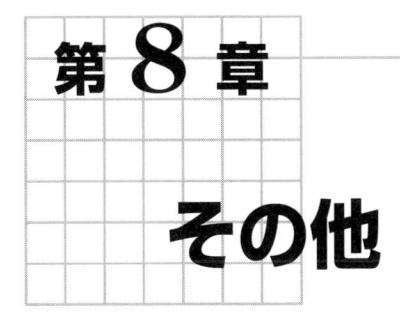

本章では植物の生理現象に関わる植物ホルモン，外敵に対する防御物質であるファイトアレキシン phytoalexin，また，微生物や昆虫などの生理現象を制御する各ホルモン類について述べる．さらに，近年新たな医薬品資源として注目される海洋由来の生物成分や，また医薬品として実用化されている抗生物質類については代表的なものを中心に紹介する．農薬の中には，わが国より世界へ広まったものもあり，植物，昆虫，そして微生物由来で主に実用化されているものを示す．また，酪農に関わる家畜感染症の動物用医薬品もあわせて紹介する．

## 8.1 植物に対する活性物質

### 植物ホルモン

植物ホルモンとは，微量で重要な生理作用を有する内生調節物質と定義されている．植物の特定部位で生合成され，体内の各器官に移動し，生理現象（生長，開花，発芽，発根，落葉，結実，休眠）を司る．植物ホルモンは，動物ホルモンとは異なり，1つの生理現象が複数のホルモンにより影響を受けている．また，植物の生長にはホルモン以外の生長調節物質もその役割を担っている．現在までに見いだされている植物ホルモンとしては，オーキシン類，ジベレリン類，サイトカイニン類，アブシジン酸，エチレン，ブラシノステロイド，ブラシノライド類，およびジャスモン酸がある．

### オーキシン類 Auxins

オーキシンは植物の生長に関与し，細胞伸長効果，発根作用，落葉調節，単為結実などの作用を示す．その代表的なインドール-3-酢酸（IAA）は人尿，未熟トウモロコシ種子，酵母，微生物の代謝産物からも見いだされている．その他 IAA を原形として，多くの誘導体が合成された結果，1-ナフタレン酢酸 1-naphthalene acetic acid，2,4-ジクロロフェノキシ酢酸 2,4-dichlorophenoxyacetic acid（2,4-D）に強い植物ホルモン作用が見いだされ，この系統の化合物の多数が，除草剤として利用されるようになった．

IAA　　　　1-Naphthalene acetic acid　　　　2, 4-D

### ジベレリン類 Gibberellins

　ジベレリンはイネ馬鹿苗病を引き起こす病原菌 *Gibberella fujikuroi* の培養液から単離されたが，その後，植物の未熟種子からも見いだされた．植物由来のジベレリンは内生ジベレリンと呼ばれる．ジベレリンの化学構造については，まずジベレリン $A_3$ gibberellin $A_3$（$GA_3$）が1959年にX線解析により決定され，以後多数のジベレリンがイネ馬鹿苗病原菌の培養液より見いだされた．ジベレリン類は，これまでに100種以上が知られており，gibbane 骨格と呼ばれる共通の母核をもつジテルペンで，$C_{19}$ と $C_{20}$ のジベレリンがある gibberellin $A_1$（$GA_1$）は，ベニバナインゲン，キュウリ，メロン，レモン，オレンジ，イネなどから，また，gibberellin $A_3$ はベニバナインゲン，アサガオ，サツマイモ，ワタ，オオムギなどで見いだされている．ジベレリンはオーキシンと同様に単偽結実を促進し，種なしブドウの生産に用いられる他，果実の肥大促進，花弁の開花促進，スギやヒノキの花芽分化促進に利用される．

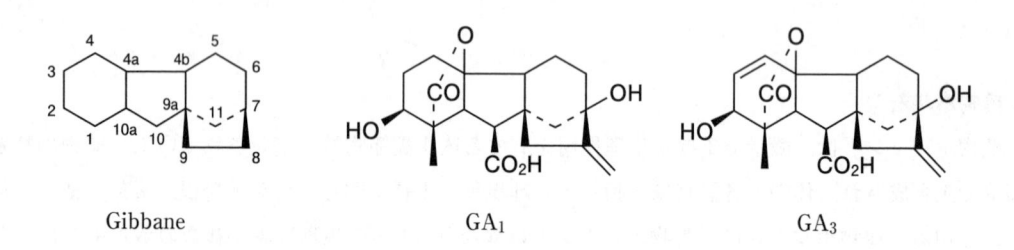

Gibbane　　　　$GA_1$　　　　$GA_3$

### サイトカイニン類 Cytokinins

　Skoog らはタバコ葉のカルス培養において，ココナッツミルクや酵母の抽出液の添加が生育に不可欠であることを見いだした．酵母抽出液より細胞増殖促進作用物質が単離され，カイネチン kinetin と命名され，その構造は6-フルフリルアミノプリンと決定された．その後，トウモロコシの未熟種子からカイネチンより活性の強いゼアチン zeatin が分離された．いずれの化合物も6-アミノプリンの6位のアミノ基に二重結合を有する $C_5$ 単位が結合した共通の母核をもち，細胞分裂の促進，老化防止，組織培養における細分化など，多岐にわたる生理活性を有する．合成サイトカイニンである6-ベンジルアミノプリン 6-benzylaminopurine（ベンジルアデニン benzyl adenine, BAP）はシクラメン，シャコバサボテンの開花促進，バラの萌芽促進などに利用される．

## アブシジン酸 Abscisic acid

アブシジン酸は，葉や果実の脱離現象に関わるホルモンと定義される．綿の未熟果実から落果促進物質が単離され，アブシジンⅡ abscisin Ⅱと命名されたが，その後カエデやシダ類など，植物界に広く分布していることから，アブシジン酸と呼ばれることになった．近年では，植物のみならず，植物病原真菌の代謝物としても見いだされているアブシジン酸は植物の乾燥，低温などのストレスに対抗するために利用されている．

## エチレン Ethylene

古くからエチレンが多くの植物に形態異常を引き起こすことが知られていたが，その後，多くの果実には成熟前にその組織内にエチレンが存在し，果実の熟成を促進することが明らかになり，植物ホルモンとして位置づけられるようになった．エチレンの主な生理作用として，果実の熟成促進，落葉，落果，種子の発芽作用がある．

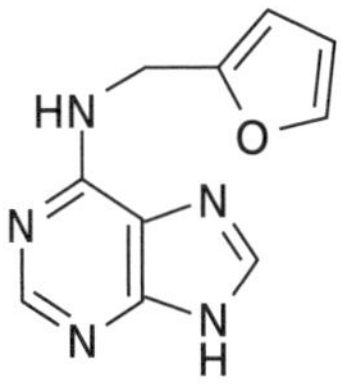

Kinetin 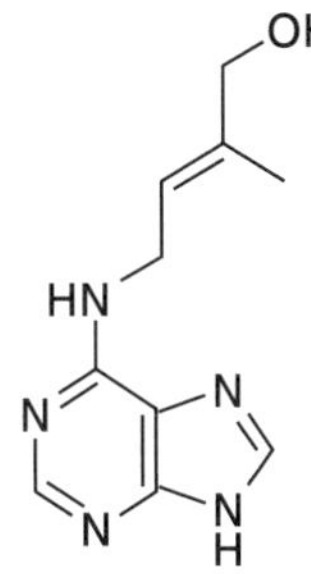　　Zeatin 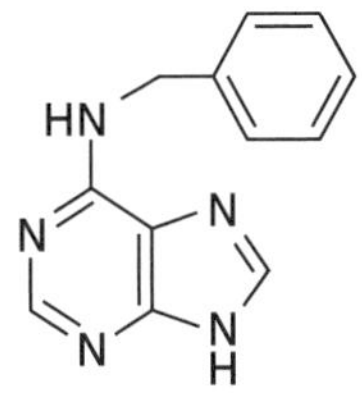　　BAP 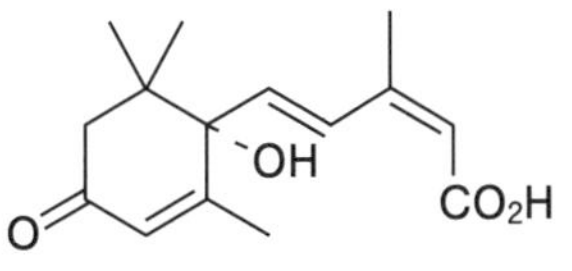　　(+)-Abscisic acid 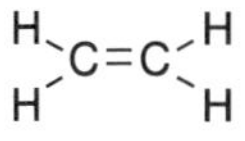　　Ethylene

## ブラシノステロイド Brassinosteroid

アブラナの花粉からインゲンの幼苗を生長させる物質として単離された$C_{28}$-ステロイドで，ブラシノライド brassinolide と名付けられた．以後カスタステロン castasterone をはじめ，多数の類縁体が見いだされ，一連の化合物を brassinolide と総称されるようになった．brassinolide には，低温下での生育促進効果があり，特に小麦，トウモロコシ等の開花期に散布することにより，農産物の増収効果が期待できる．

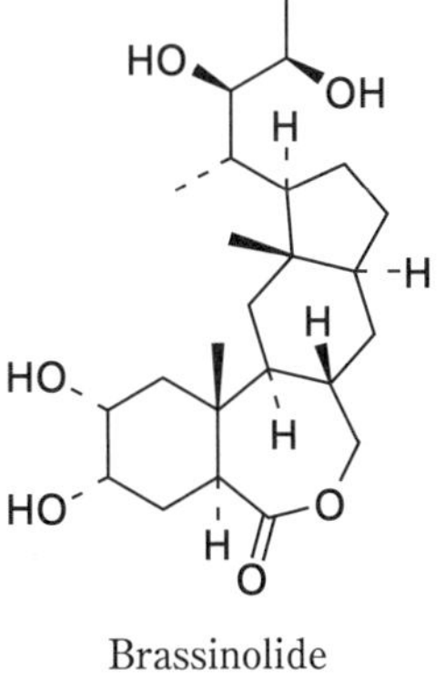

Brassinolide 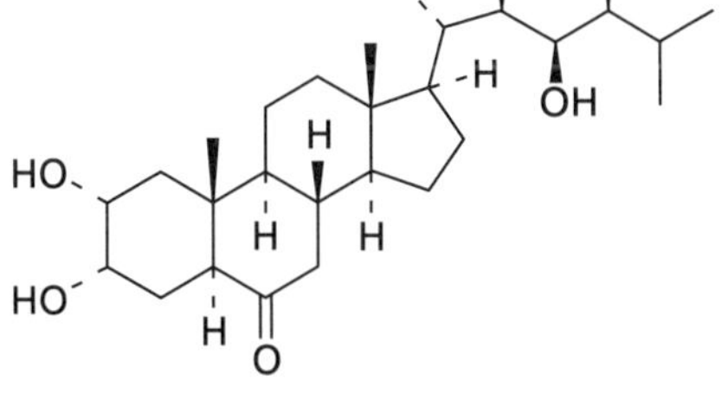　　Castasterone

### ジャスモン酸類 Jasmonates

ジャスモン酸 jasmonic acid のメチルエステル体はジャスミンの花の香り成分の1つとして見いだされた．その後植物病原菌から jasmonic acid が単離され，植物生長阻害活性が見いだされた．続いて，植物種子にも jasmonic acid が見いだされ幼植物の生長阻害活性が報告されている．ジャスモン酸の主な生理作用として，病傷害応答や老化の促進などがあげられる．

7-Isojasmonic acid
(*cis*-Jasmonic acid)

Jasmonic acid
(*trans*-Jasmonic acid)

## 8.2 微生物に対する活性物質

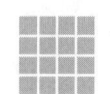

### ファイトアレキシン Phytoalexins

植物の病気は物理的あるいは化学的な環境の変化によるストレスや害虫によるものもあるが，多くは細菌やウイルスなどの病原菌により引き起こされる．これらの病原菌に対し，植物は内在的な抗菌物質を既にもっているか，あるいは感染後に抗菌物質が生合成され抵抗を示す．後者のような抗菌物質をファイトアレキシンと呼ぶ．

現在までに，エンドウ種子（*Pisum sativum* L.）よりピサチン pisatin，イネ（*Oryza sativa* L.）よりモミラクトン A momilactone A，インゲンマメ（*Phaseolus vulgaris*）よりファゼオリン phaseolin，トマト（*Solanum lycopersicum*）よりリシチン rishitin など，100種以上のファイトアレキシンが植物から見いだされている．

Pisatin

Momilactone A

Phaseolin

Rishitin

## 8.3 昆虫ホルモンおよび微生物ホルモン

### 昆虫ホルモン

昆虫の孵化，脱皮，成長に至る過程には多くの化学物質が関与しており，極微量で昆虫の生理現象を制御している．昆虫が卵から孵化後，成虫に至るまでに関与するものを昆虫ホルモン，成虫になって他の個体の行動に影響を及ぼすものを昆虫フェロモンと呼ぶ．いずれも，生理作用の特徴を活かし，農薬として利用されている（8.6 農薬の項参照）．

### 微生物ホルモン Microbial hormones

微生物も動物や植物と同じようにホルモンによって，その成長や分化が制御されている．一般にホルモン作用は微量で標的細胞に劇的な変化をもたらすものが多く，細胞の形態変化を観察するなどの方法がとられる．微生物ホルモンには，生理現象に関わる性ホルモンやその他として，二次代謝産物の生合成促進作用を示すものがある．特に後者は微生物における抗生物質生産の制御因子で，近い将来，工業レベルでの抗生物質などの医薬品や発酵生産物のコストダウンの鍵となる注目の低分子化合物である．

アンセリジオール（アンテリジオール）antheridiol は，卵菌類（Oomucetes）のミズカビ（*Achlya bisexualis*）の雌株から見いだされた．ミズカビ類は有性生殖のため，造精器と造卵器の各器官が分化し，雌雄が同じ株の種と異なる種が存在する．同化合物はステロイド骨格を有し，雄性菌糸に 1ng/mL で造精器を誘導した．オーゴニオール oogoniol もアンセリジオールと同様にステリンの一種で，雌性菌糸に造卵器を誘導することが確認された．

また，接合菌のケカビ *Mucor* 属では，シクロヘキセノンカルボン酸類，トリスポリン酸 B trisporic acid B が接合子嚢誘導に寄与している．

近年，放線菌 *Streptomyces* 属には，自己および他の細胞の形態分化や抗生物質などの二次代謝産物の生産を誘導する情報伝達物質の存在が報告されている．これまでに，*Streptomyces* 属を中心に，10種以上の γ-butyrolactone 環を母核構造とした情報伝達物質が知られている．A-factor はその代表的な化合物で，工業用利用放線菌である *S. griseus* のストレプトマイシン生産の誘導や気菌糸形成誘発作用を示す．

Antheridiol

Oogoniol

Trisporic acid B

A-Factor

## 8.4 海洋生物より得られる活性物質

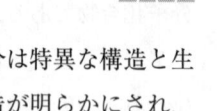

　海洋生物は，陸上生物とは異なる特殊な環境で生存しており，含有される成分は特異な構造と生物活性を有するものも多い．微量分析技術の発展とともに，多種多様な化学構造が明らかにされ，新たな医薬品資源として注目されている．

### 1 海洋毒

#### テトロドトキシン Tetrodotoxin

　フグ類の肝臓や卵巣に含まれる神経毒．魚貝類の他，一部のイモリ，カエル，タコ，カニにも存在する．テトロドトキシンは，海洋細菌（*Alteromonas* sp., *Vibrio* sp. 等）由来で，食物連鎖の結果，蓄積されることが明らかとなった．マウスに対する毒性は$LD_{50}$ 8 μg/kg（静注）．その作用は神経や骨格筋細胞の活動電位の発生時に，$Na^+$イオンの透過性の増大を阻害し，興奮伝達を阻害することにより，神経と筋肉の麻痺を起こす．神経生理学の試薬としても利用されている．

#### サキシトキシン Saxitoxin

　麻痺性貝毒の原因物質．これらは貝自身の毒ではなく，主として*Gonyaulax*属プランクトンが産生する毒であり，*Protogonyaulax tamarensis*などの赤潮を形成する有毒渦鞭毛藻がつくる毒物の一種である．その藻類を食べることで，通常は毒をもたない貝類などが毒化することがある．構造的特徴として，いずれもグアニジン基を分子内に2個有する．

### エクチナサイジン 743 Ecteinascidin 743

エクチナサイジン 743 は，ホヤより単離された強力な抗腫瘍活性を有するアルカロイドであり，海洋天然物としては初の抗癌剤になると期待されている．作用は細胞分裂阻害．

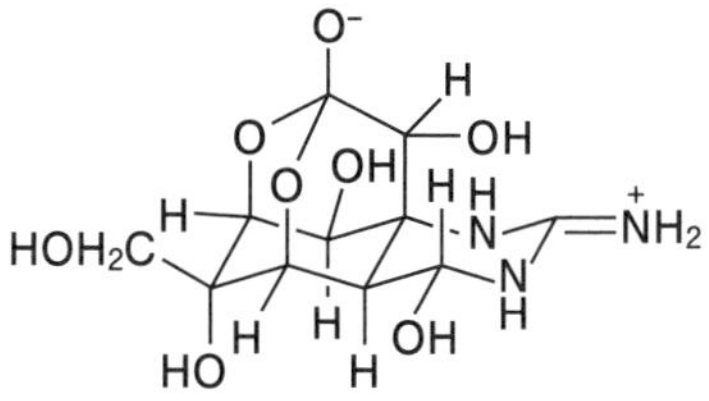

Tetrodotoxin 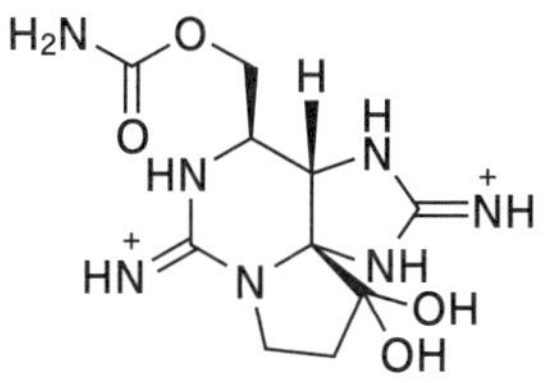　　　　Saxitoxin 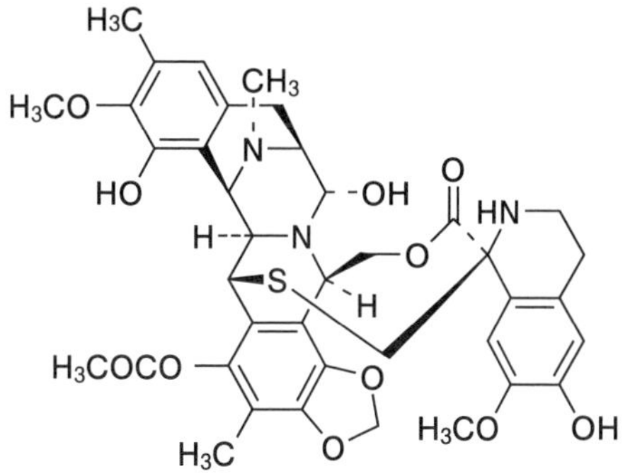　　　　Ecteinascidin 743

### シガトキシン Ciguatoxin

シガテラ中毒の原因物質．渦鞭毛藻 *Gambierdiscus toxicus* の毒素．藻食魚から肉食魚へと食物連鎖により，魚の肝臓に蓄積される．シガトキシンは神経−筋接合部において，神経側の $Na^+$ チャンネルを持続的に開口させ，$Na^+$ が流入し，その結果として，アセチルコリンの放出を促進させ，筋肉を収縮させる．

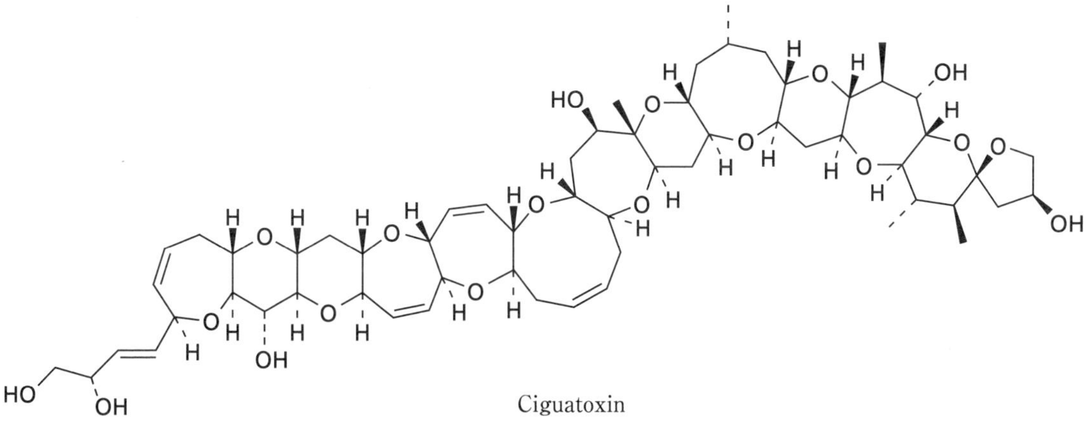

Ciguatoxin

## 2　抗腫瘍作用

### ブリオスタチン Bryostatin

ブリオスタチン類（1〜20）はフサコケムシ *Bugula neritina* からから単離された bryopyran 環構造を有するポリケチドで，プロテインキナーゼ C の中のプロテインセリン/スレオニンキナーゼを阻害する．このことから白血病，前立腺癌，肺癌を対象として，臨床試験が実施されている．

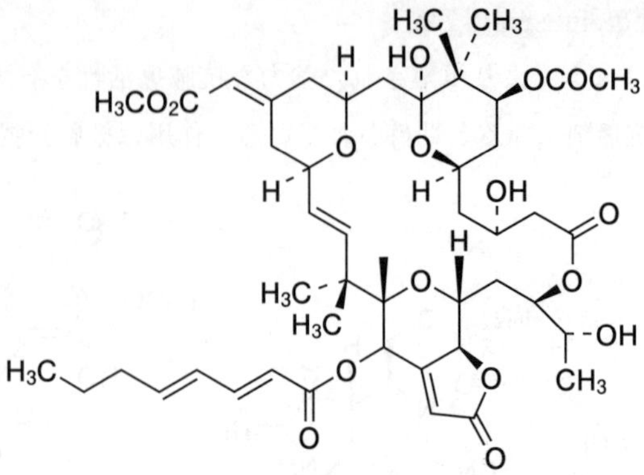

Bryostatin 3

### スクアラミン Squalamine

深海サメ肝油エキスに含まれ，血管新生阻害作用を示す．また，squalamine は嘔吐，下痢，脱毛，白血球の減少などの副作用が少ない抗癌剤として注目されている．

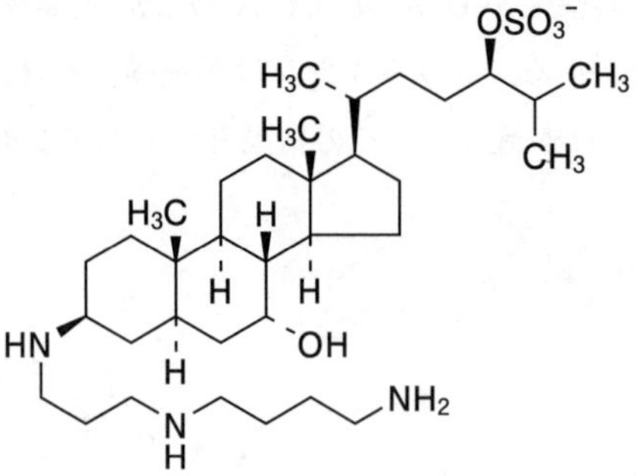

Squalamine

### ドラスタチン 10 Dolastatin 10

アメフラシ *Dolabella auricularia* から単離された抗腫瘍性の pseudopeptide である．強力な微小管重合阻害剤である．

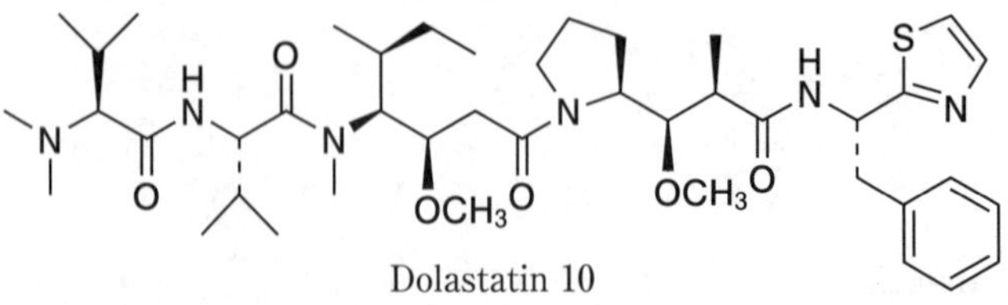

Dolastatin 10

### ハリコンドリン B Halichondrin B E7389（Eribulin mesylate）

ハリコンドリン B はクロイソ海綿 *Halichondria okadai* から単離されたマクロライドで，微小管

伸長阻害作用をもつことから抗腫瘍活性を示す．

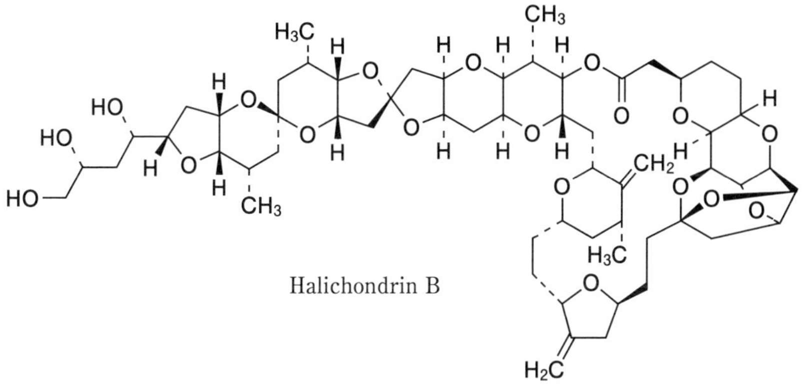

Halichondrin B

### シタラビン 局 Cytarabine（Ara-C），アンシタビン Ancitabine

海綿 *Cryptotethya crypta* より得られたヌクレオシド類のスポンゴウリジン spongouridine より部分合成されたピリミジン拮抗物質で，DNA ポリメラーゼを拮抗的に阻害する．シタラビン（1-β-D-arabinofuranosylcytosine）は消化器系癌，アンシタビン（1-β-D-anhydro-arabinofuranosylcytosine）は急性白血病にそれぞれ用いられている．

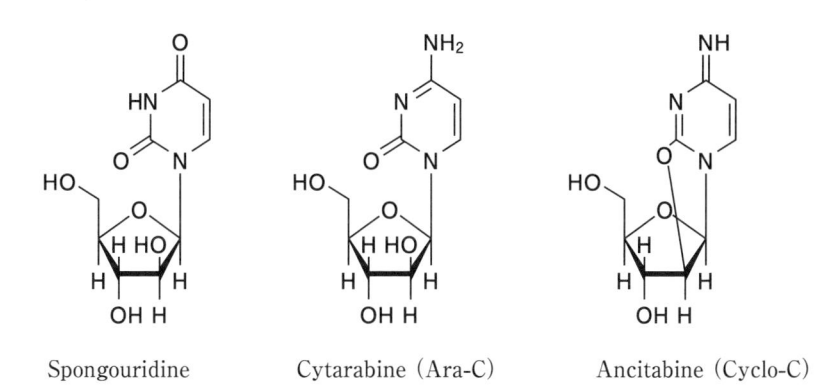

Spongouridine    Cytarabine（Ara-C）    Ancitabine（Cyclo-C）

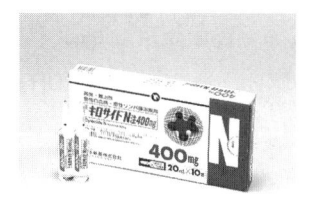

シタラビン（キロサイド）
（日本新薬）

## 3 その他

### ビダラビン Vidarabine (Ara-A)

抗癌剤シタラビンと同様にスポンゴウリジン spongouridine より部分合成されたビダラビン (1-β-D-arabinofuranosyladenine) はウイルス DNA の複製を阻害することから，単純ヘルペス脳炎や帯状疱疹などに用いられる．

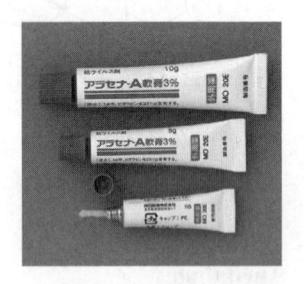

ビダラビン（アラセナ-A 軟膏）
（持田製薬）

Vidarabine (Ara-A)

### ホロトキシン A Holotoxin A, ホロトキシン B Holotoxin B

ナマコ *Stichopus japonicus* から分離されたトリテルペン系サポニン．ホロトキシン類には抗カビ作用があり，塗布剤として，白癬菌や水虫の皮膚病治療薬として実用化されている．

Holotoxin A

Holotoxin B

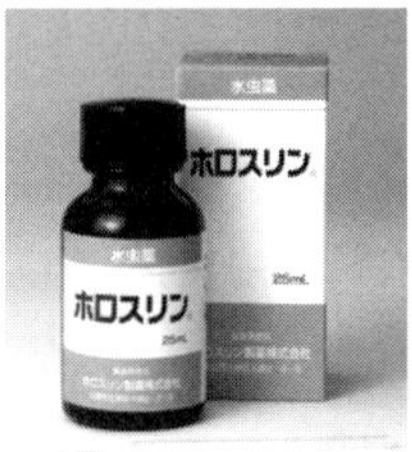

ホロトキシン（ホロスリン）
（ホロスリン製薬）

## ネライストキシン Nereistoxin

環形動物イソメ *Lumbrineris heteropoda* より単離された成分で，アセチルコリン受容体と結合し，神経興奮伝達を阻害することにより殺虫活性を示す．1,2-dithiolane 環を有するアミンで，この骨格を素材に農薬カルタップ cartap やベンスルタップ bensultap が開発されている．

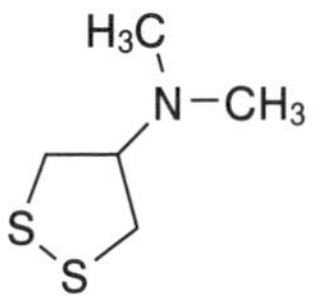

Nereistoxin 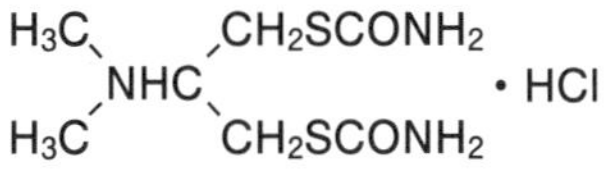　　　　Cartap 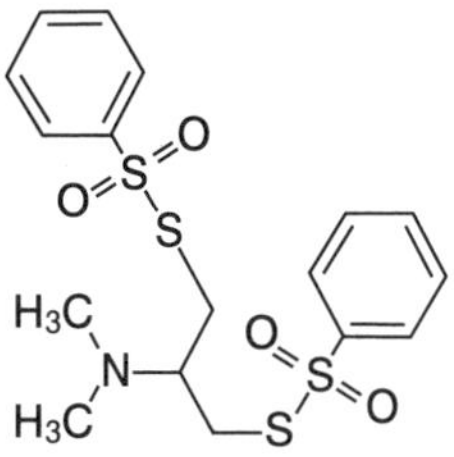　　　　Bensultap

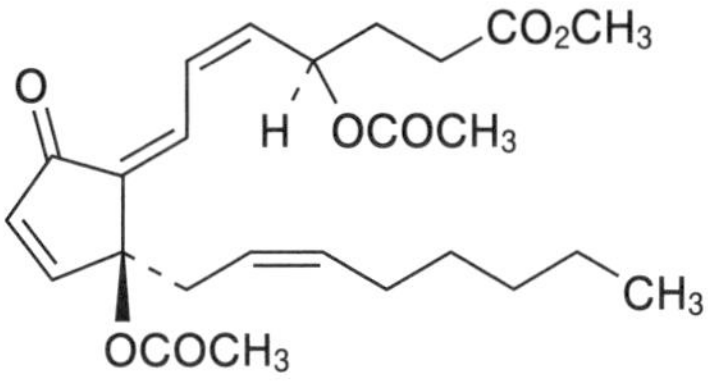

Claviridenone A

## サンゴのプロスタグランジン

石垣島近海産軟体サンゴ *Clavularia viridis* から発見された *ent*-プロスタノイド，クラビリデノン A claviridenone A は抗腫瘍作用，抗炎症作用，抗菌，抗ウイルス作用等が知られている．

## 8.5 抗生物質

抗生物質 antibiotics とは,「微生物が生産し,他の微生物を死滅させる,あるいはその発育を阻止する物質」であると 1942 年に S. A. Waksman によって提唱された.しかし,現在は抗菌作用の他に,抗カビ,酵素阻害,抗ウイルス,抗腫瘍などの多様な生理活性を有する物質も含め,微生物により生産されるもの,または,その化学的な修飾を受けたものや合成品をも含めて抗生物質と称されるようになった.また,用途別によって,医薬用,動物用,そして植物病原菌の駆除や除草剤を含めた農業用抗生物質などに分類される.ここでは天然から得られ,医薬品として実用化されているものを中心に,各グループの代表的な抗生物質について記述する.

### 8.5.1 β-ラクタム系抗生物質

β-ラクタム β-lactam 系抗生物質は,β-ラクタム環を分子内に有する一連の抗生物質の総称で,最も重要な抗菌性化合物である.β-ラクタム系抗生物質は,ペニシリン系とセファロスポリン系化合物とに大別されるが,いずれも細菌の細胞壁の構成成分であるペプチドグリカンの生合成を阻害する.ペナム系抗生物質は 6-aminopenicillanic acid (6-APA),セフェム系抗生物質は 7-aminocephalosporanic acid (7-ACA) をそれぞれ主要骨格とする.

ペニシリン penicillin は青カビ *Penicillium notatum* から最初に単離された抗生物質である.後に,*P. chrysogenum* の改良株が生産するベンジルペニシリン 局 benzyl penicillin (penicillin G) が最適な医薬品として,広く用いられた.

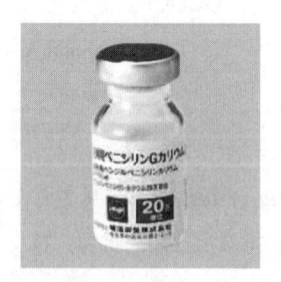

ベンジルペニシリンカリウム
(明治製菓)

セファロスポリン C cephalosporin C は,真菌 *Cephalosporium acremonium* により生産され,それ自体は弱い活性しか示さないが,7-ACA を原料に側鎖を置換した半合成セファロスポリン

(セフェム系）が数多く合成された.

カルバペネム系抗生物質であるチエナマイシン thienamycin は放線菌 *Streptomyces cattleya* から単離され，ペニシリン同様に細菌の細胞壁合成を阻害する．グラム陽性と陰性両方の菌に有効であり，かつペニシリン耐性菌にも効果がある．それをもとに，化学的に安定な誘導体のイミペネム㊗ imipenem が開発された.

Penicillin-type

6-APA

Cephalosporin-type

7-ACA

Benzylpenicillin
(Penicillin G)

Cephalosporin C

Thienamycin

Imipenem

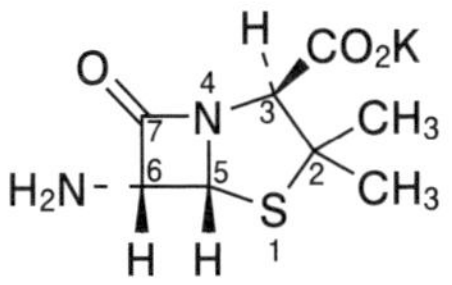

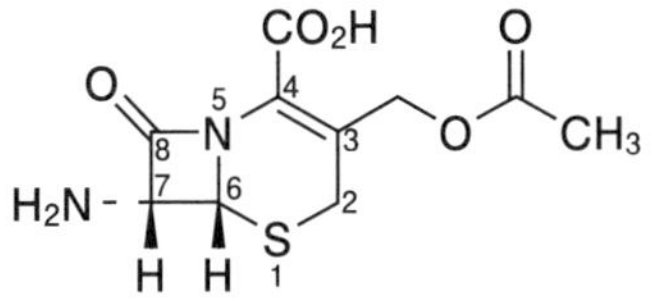

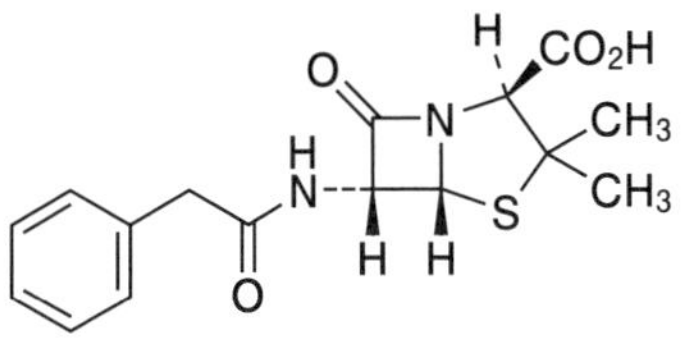

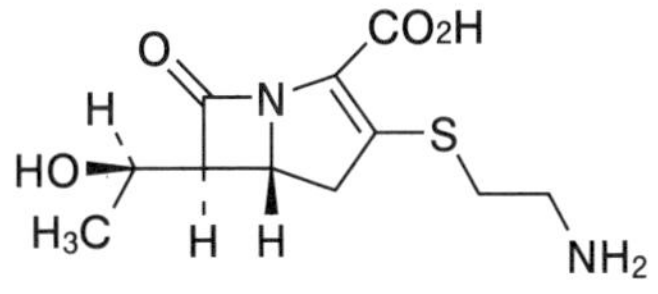

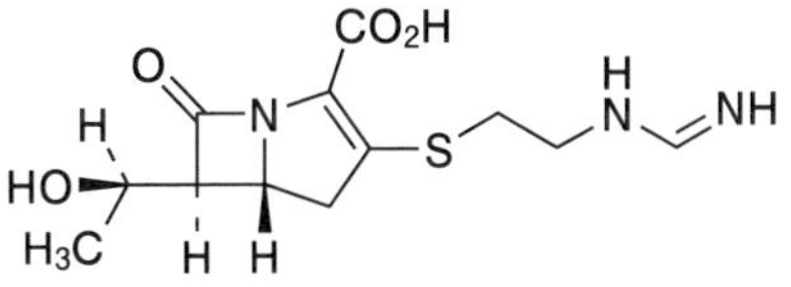

## 8.5.2 アミノグリコシド系抗生物質

アミノグリコシド aminoglycoside 系の抗生物質は，主に放線菌が産生し，塩基性アミノ基と水酸基を有しているため，水溶性で塩基性を示す．グラム陽性菌，グラム陰性菌および結核菌などに有効であるが，腎障害，第八脳神経障害（難聴）などの副作用を伴う．代表的な医薬品としてストレプトマイシン㊗ streptomycin，カナマイシン㊗ kanamycin やゲンタマイシン㊗ gentamicin などが挙げられる．アミノグリコシドは原核細胞のリボソームタンパク合成を阻害する.

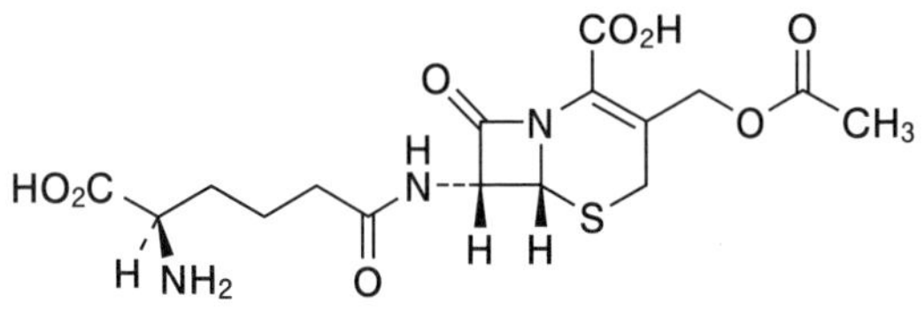

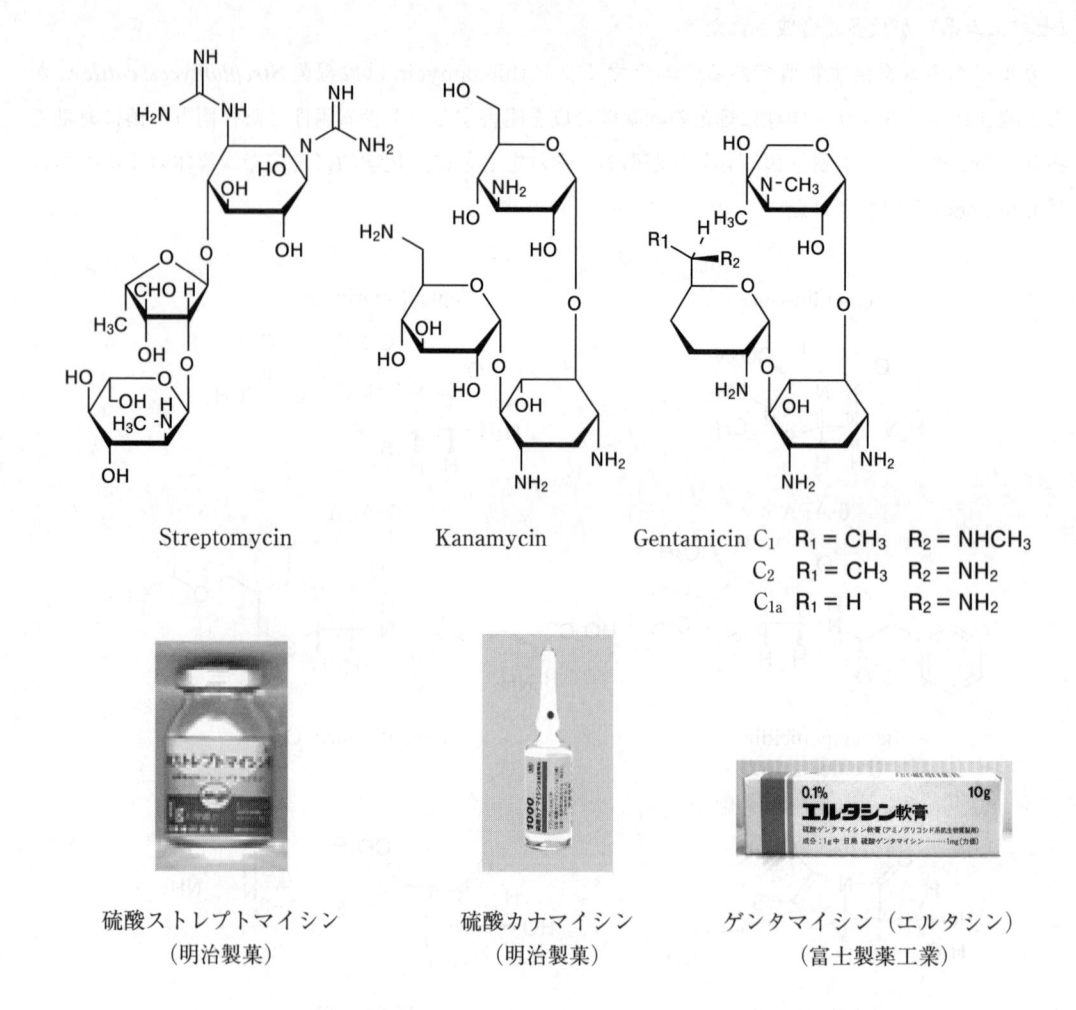

Streptomycin

Kanamycin

Gentamicin C₁  R₁ = CH₃   R₂ = NHCH₃
          C₂  R₁ = CH₃   R₂ = NH₂
          C₁ₐ R₁ = H     R₂ = NH₂

硫酸ストレプトマイシン
（明治製菓）

硫酸カナマイシン
（明治製菓）

ゲンタマイシン（エルタシン）
（富士製薬工業）

## 8.5.3 マクロライド系抗生物質

　マクロライド macrolide 系抗生物質は，主として放線菌が生産し，14 および 16 員環などの大環状ラクトンをアグリコンとする塩基性の糖，さらに中性糖が結合した配糖体をいう．マクロライドは $\beta$-ラクタム剤耐性黄色ブドウ球菌，マイコプラズマおよびレジオネラなどに有効である．臨床において，最も利用されるエリスロマイシン⑮ erythromycin は細菌のタンパク質の生合成を阻害する．その他に，キタサマイシン⑮ kitasamycin（ロイコマイシン leucomycin）なども多く用いられる．

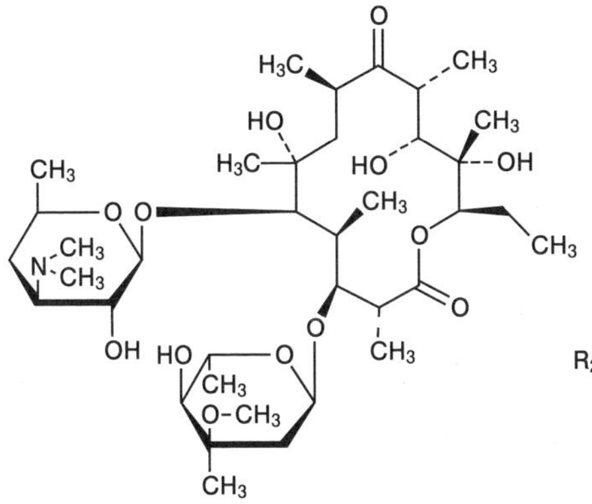

Erythromycin

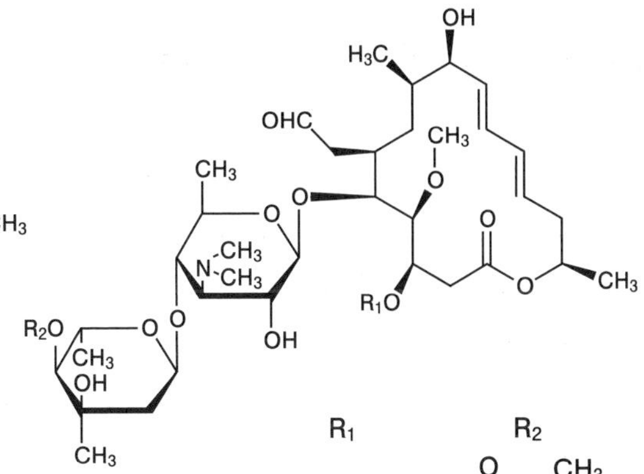

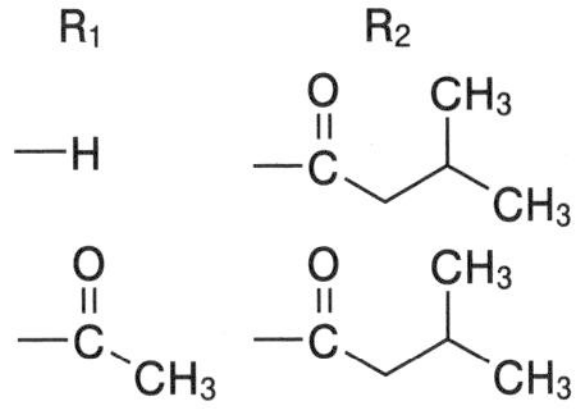

Leucomycin A₁

Leucomycin A₃
(Josamycin)

|  | R₁ | R₂ |
|---|---|---|
| Leucomycin A₁ | —H | —C(=O)CH₂CH(CH₃)CH₃ |
| Leucomycin A₃ (Josamycin) | —C(=O)CH₃ | —C(=O)CH₂CH(CH₃)CH₃ |

## 8.5.4　テトラサイクリン系抗生物質

　テトラサイクリン tetracycline 系抗生物質は，主として *Streptomyces* 属の放線菌によって生産される4環性の黄色化合物で，タンパク合成阻害により，グラム陽性および陰性菌，リケッチアなど広範囲の微生物に有効である．臨床では，オキシテトラサイクリン ⓛoxytetracycline，テトラサイクリン ⓛtetracycline および，デメチルクロルテトラサイクリン ⓛdemethylchlortetracycline が用いられている．

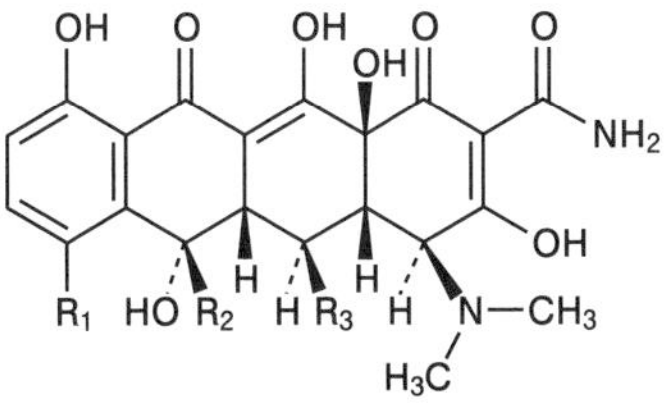

|  | R₁ | R₂ | R₃ |
|---|---|---|---|
| Oxytetracycline | H | CH₃ | OH |
| Tetracycline | H | CH₃ | H |
| Demethylchlortetracycline | Cl | H | H |

## 8.5.5 ペプチド系抗生物質

ペプチド peptide 系抗生物質は主に *Bacillus* 属の細菌により生産され，グラム陽性および陰性菌に有効なバシトラシン⑮ bacitracin（細胞壁合成阻害），グラミシジン S ⑮ gramicidin S（細胞膜の機能阻害），緑膿菌に有効なポリミキシン B ⑮ polymixin B やコリスチン ⑮ colistin はともに界面活性剤様作用を示し，細胞膜障害を起こす．エンビオマイシン ⑮ enviomycin はツベラクチノマイシン tuberactinomycin N と O の混合物であり，放線菌 *Streptoverticillium griseoverticillatus* により生産される．エンビオマイシンは細菌のリボゾーム 50S, 30S サブユニットに結合し，ペプチド鎖伸長過程の translocation を阻害する．特に結核菌に有効である．

グリコペプチド系抗生物質のバンコマイシン⑮ vancomycin やテイコプラニン⑮ teicoplanin はいずれも細胞壁ペプチドグリカン合成阻害を持ち，メチシリン耐性黄色ブドウ球菌 methicillin-resistant *Staphylococcus aureus*（MRSA）の感染治療に用いられている．

Bacitracin A

Gramicidin S

DAB : $\alpha, \gamma$-diaminobutyric acid

| | R₁ | R₂ |
|---|---|---|
| Polymixin B₁ | 6-methyloctanic acid | D-Phe |
| Polymixin B₂ | 6-methylheptanic acid | D-Phe |
| Colistin A | 6-methyloctanic acid | D-Leu |
| Colistin B | 6-methylheptanic acid | D-Leu |

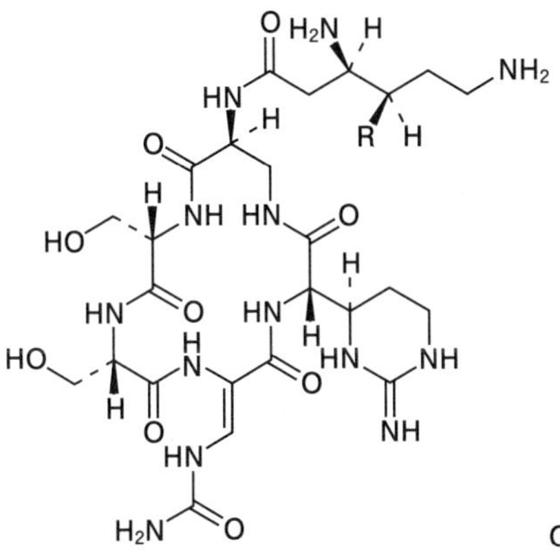

第8章　その他

Enviomycin
Tubelactinomycin N　　R = OH
Tubelactinomycin O　　R = H

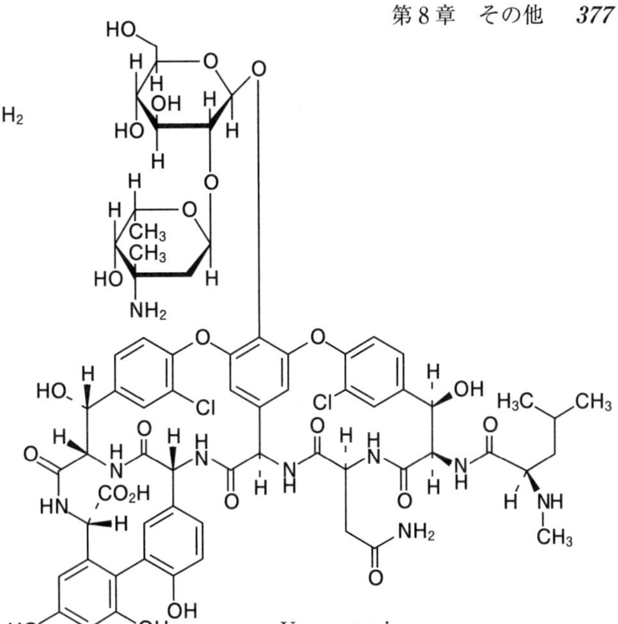

Vancomycin

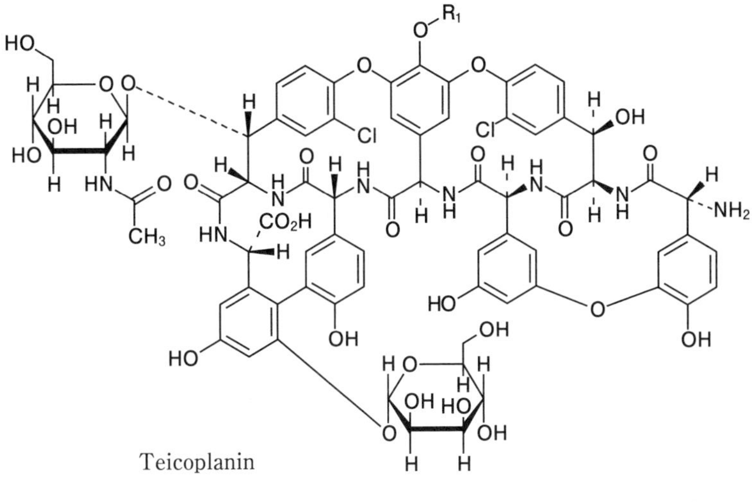

Teicoplanin

A₂　R₁ =

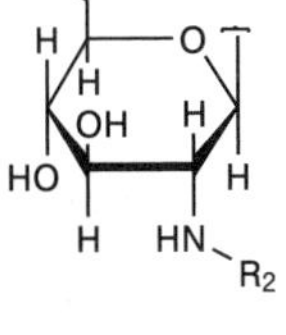

A₂-1
A₂-2
A₂-3
A₂-4
A₂-5

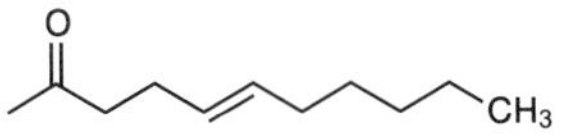

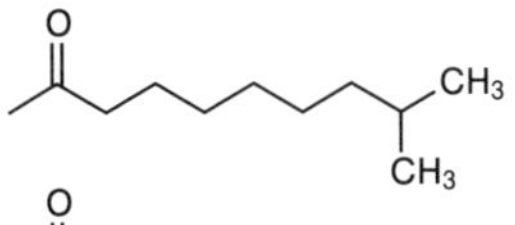

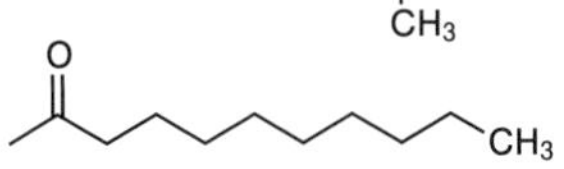

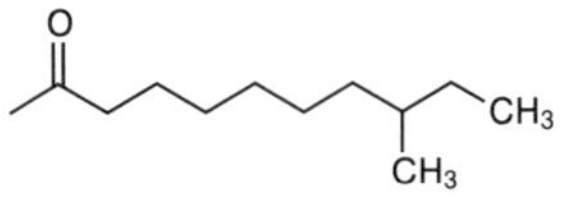

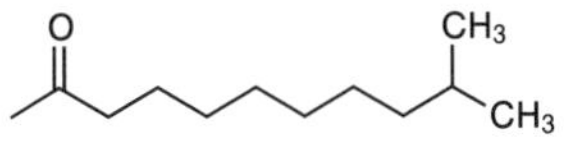

A₃-1　R₁ = H

## 8.5.6 その他の抗菌性抗生物質

クロラムフェニコール⑮chloramphenicol は放線菌 *Streptomyces venezuelae* により生産され，細菌のタンパク質合成を阻害し，広い抗菌スペクトルを示す．また，嫌気性菌に有効なリンコマイシン⑮lincomycin（細菌のタンパク質合成阻害），緑膿菌，セラチア，MRSA，O157 に有効なホスホマイシン⑮fosfomycin（細菌の細胞壁ペプチドグリカン合成阻害），結核菌に有効なサイクロセリン⑮cycloserine（細菌の細胞壁ペプチドグリカン生合成の初期の阻害）や放線菌由来のリファマイシン rifamycin より半合成されたリファンピシン⑮rifampicin（RNA 合成阻害）などがある．

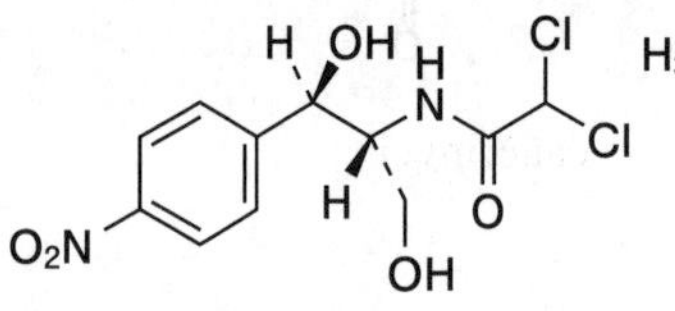

Chloramphenicol 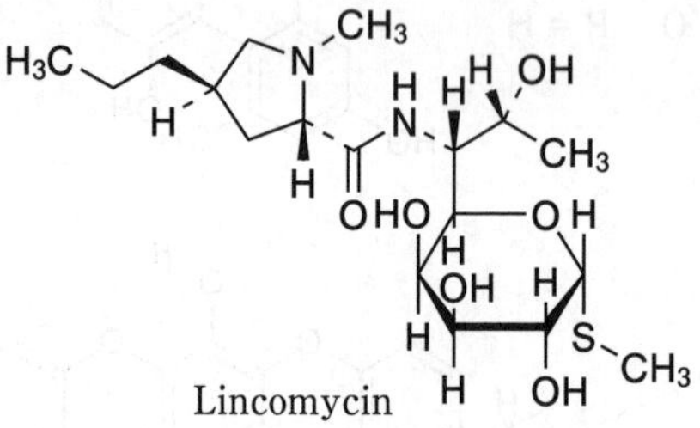      Lincomycin 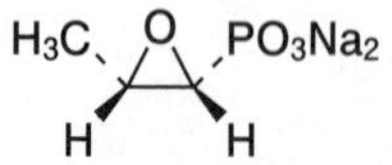      Fosfomycin

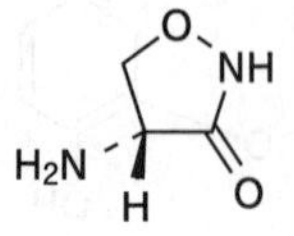

Cycloserine

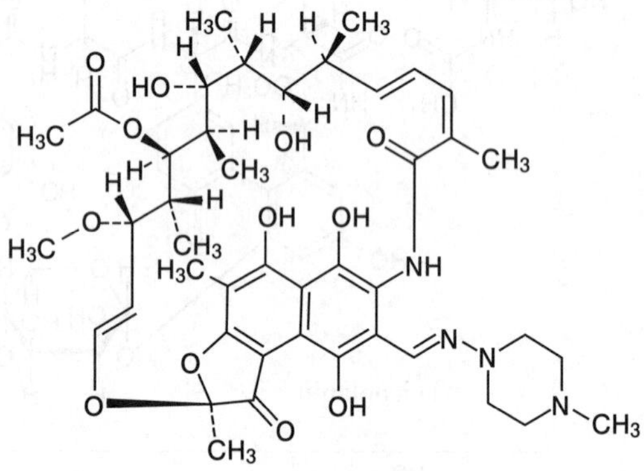

Rifampicin

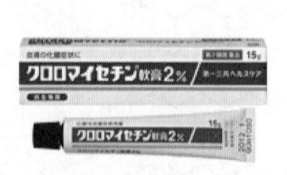

クロラムフェニコール（クロロマイセチン）　　ホスホマイシン（ホスミシン）
（第一三共）　　　　　　　　　　　　　（明治製菓）

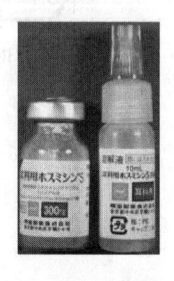

## 8.5.7 抗真菌薬

ポリエン polyene 系抗生物質は放線菌 *Streptomyces* 属が生産し，大環状ラクトン構造に複数の共役二重結合を有する抗真菌剤である．真菌類（カビ，酵母）の細胞膜中のエルゴステロールに結合して細胞膜に障害を起こす．アムホテリシン B ㊁ amphotericin B，ナイスタチン ㊁ nystatin，トリコマイシン ㊁ trichomycin，ピマリシン ㊁ pimaricin が臨床で使用される．

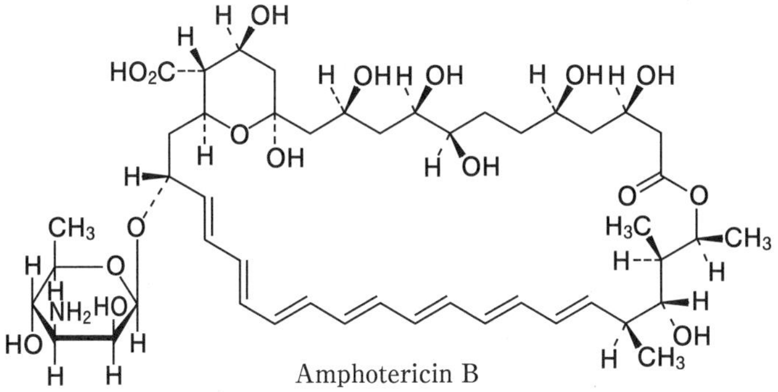

Amphotericin B

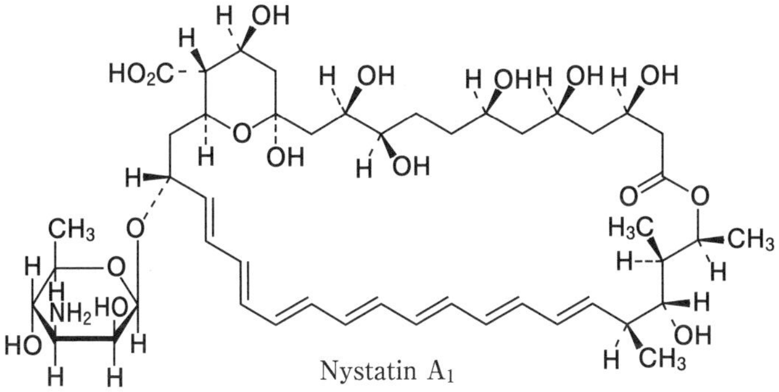

Nystatin A$_1$

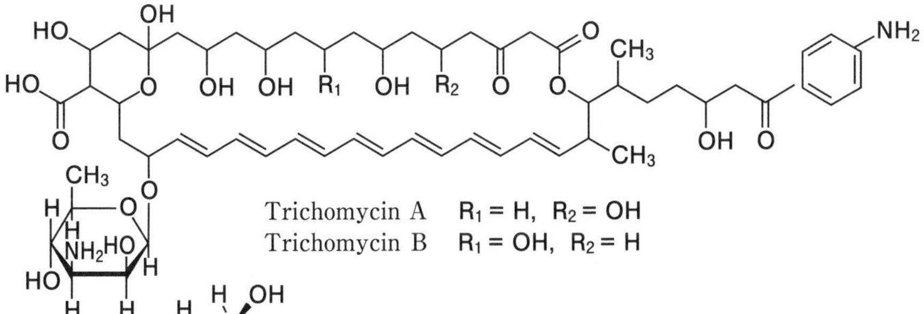

Trichomycin A    R$_1$ = H, R$_2$ = OH
Trichomycin B    R$_1$ = OH, R$_2$ = H

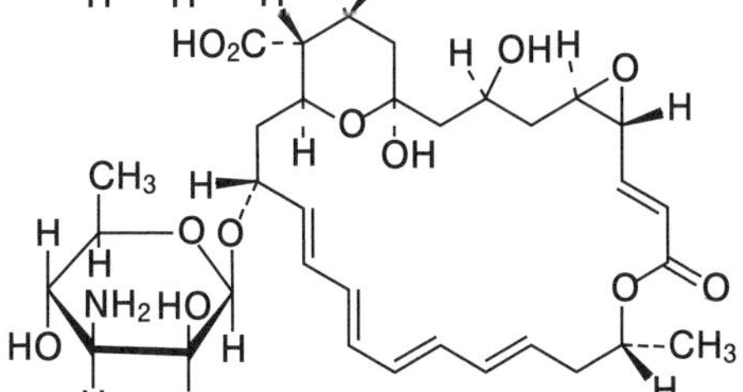

Pimaricin

その他の抗真菌薬として，グリセオフルビン⑮griseofulvin，シッカニン⑮siccanin（真菌の呼吸やリン酸代謝を阻害），半合成品のミカファンギン micafungin（細胞壁合成阻害）やピロールニトリン⑮pyrrolnitrin などが臨床で用いられる．

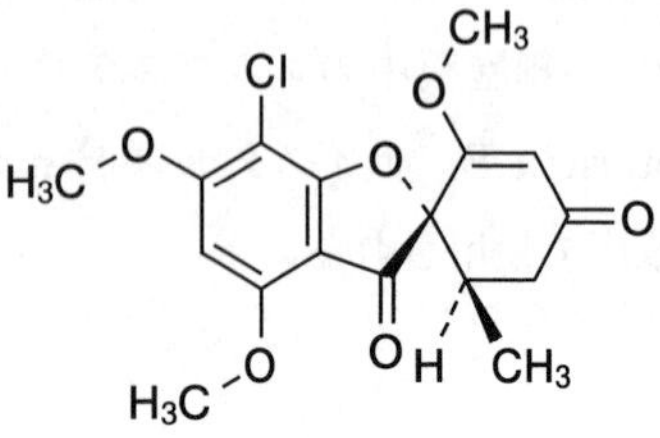

Griseofulvin 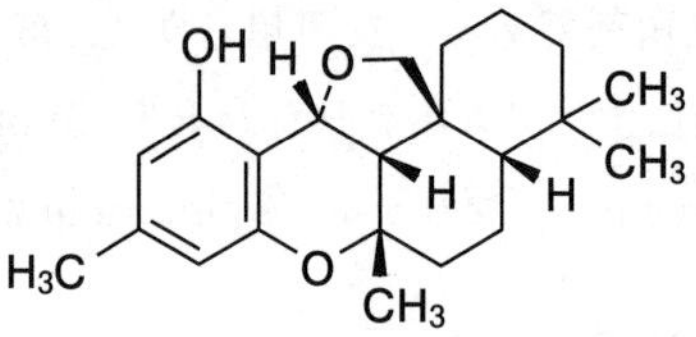　　　　Siccanin 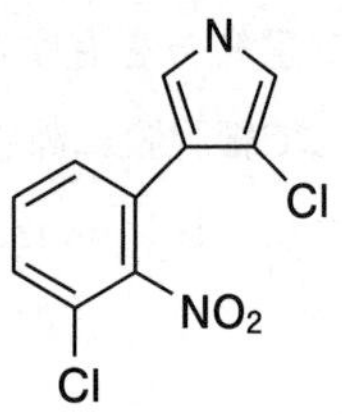　　　　Pyrrolnitrin

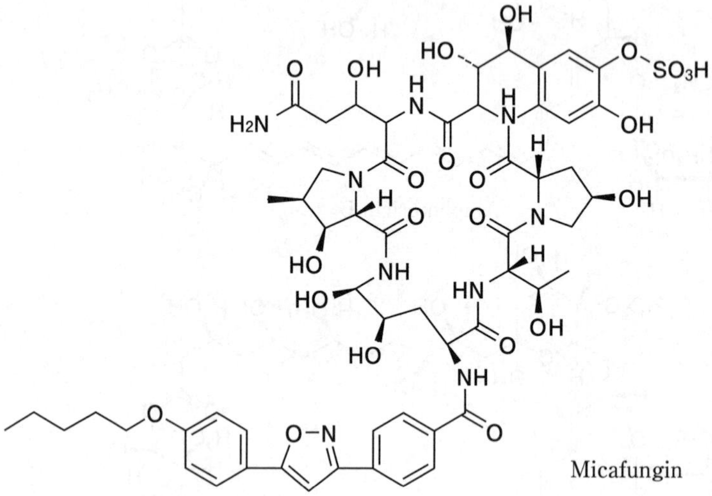

Micafungin

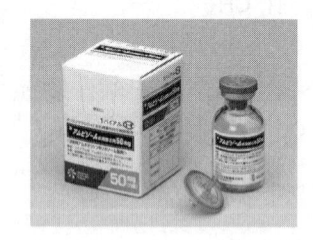

アムホテリシン B（アムビゾーム）
（大日本住友製薬）

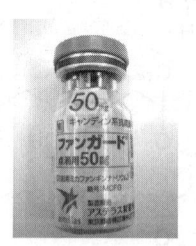

ミカファンギン（ファンガード）
（アステラス製薬）

## 8.5.8 抗寄生虫薬

アベルメクチン avermectin は，回虫や線虫類などの節足動物に有効なポリケチド物質（マクロライド）で放線菌 *Streptomyces avermitilis* によって生産される．無脊椎動物の L-グルタミン酸作動性 $Cl^-$ イオンチャンネルに結合することにより神経・筋細胞の過分極を誘導し，寄生虫は麻痺死する．その誘導体であるイベルメクチン ivermectin（$B_{1a}$ と $B_{1b}$ 成分の混合物）は動物薬として，またアフリカでは，ヒトのオンコセルカ症の特効薬として使用されている．

Avermectin $B_{1a}$   R = CH(CH₃)C₂H₅   X-Y  CH=CH
           $B_{1b}$   R = CH(CH₃)₂      X-Y  CH=CH
Ivermectin $B_{1a}$   R = CH(CH₃)C₂H₅   X-Y  CH₂-CH₂
           $B_{1b}$   R = CH(CH₃)₂      X-Y  CH₂-CH₂

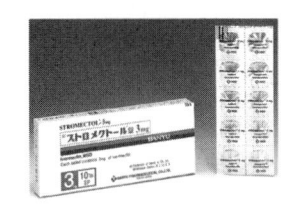

イベルメクチン（ストロメクトール）
（万有製薬）

## 8.5.9 抗腫瘍薬

### 1 アントラサイクリン系

アグリコン部位にアントラサイクリン構造を有するドキソルビシン⑮ doxorubicin（アドリアマイシン adriamycin），ダウノルビシン⑮ daunorubicin，アクラルビシン⑮ aclarubicin は，種々の悪性腫瘍の治療に用いられている．いずれも放線菌 *Streptomyces* 属由来で，DNA の塩基間に挿入されることにより DNA，RNA の合成阻害や topoisomerase II 阻害を起こす．

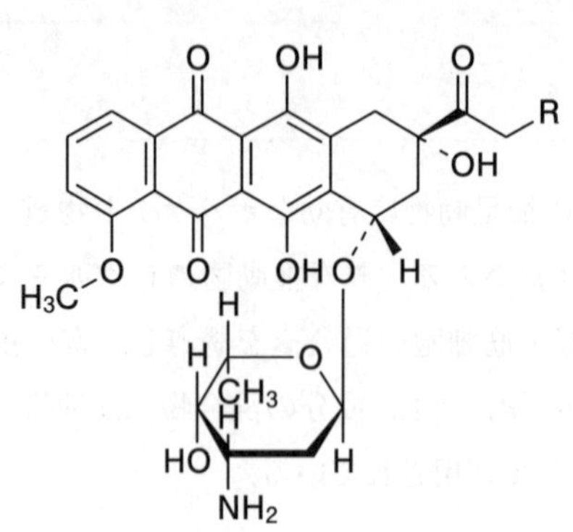

Doxorubicin R = OH
Daunorubicin R = H

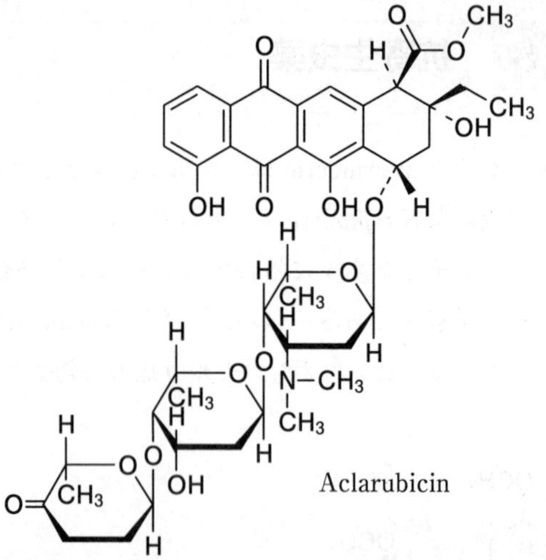

Aclarubicin

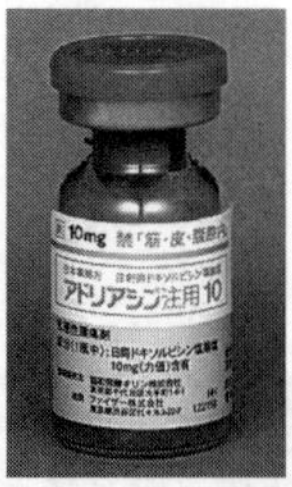

ドキソルビシン（アドリアシン）
（ファイザー）

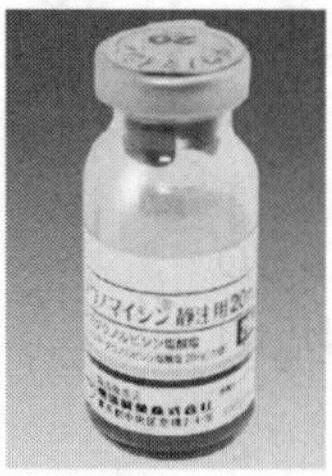

ダウノルビシン（ダウノマイシン）
（明治製菓）

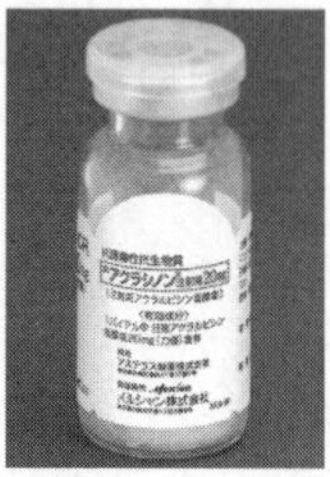

アクラルビシン（アクラシノン）
（メルシャン）

## 2 その他

　アクチノマイシンD⑮ actinomycin D はフェノキサゾン骨格に2つの環状ペプチドの結合を有する．DNA のグアニン部分と水素結合し，DNA 依存性の polymerase を阻害する．ウイルムス腫瘍，絨毛上皮腫，破壊性胞状奇胎の治療に用いられる．

　マイトマイシンC⑮ mitomycin C は放線菌由来で，DNA ポリメラーゼを阻害することにより抗腫瘍活性を示す．マイトマイシンには，A〜Cがあり，成分Cが広範囲の制癌スペクトルを示す．

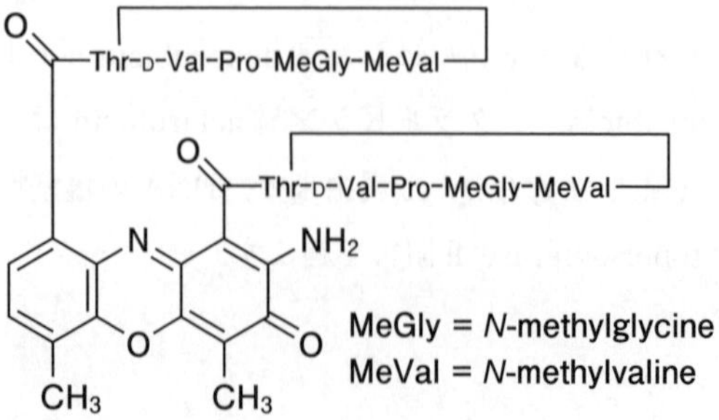

MeGly = N-methylglycine
MeVal = N-methylvaline

Actinomycin D

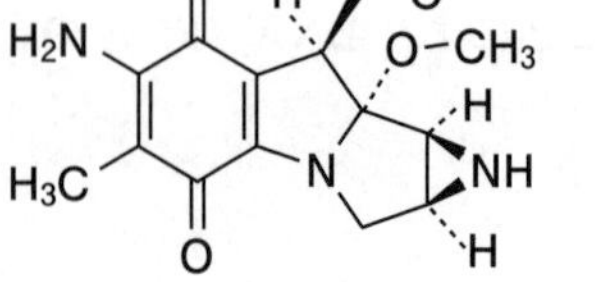

Mitomycin C

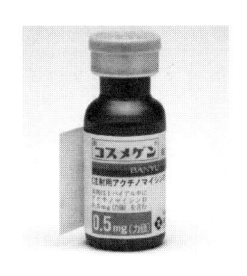

アクチノマイシン（コスメゲン）
（万有製薬）

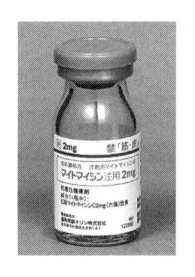

マイトマイシン
（協和発酵キリン）

　ブレオマイシン ㊏ bleomycin は放線菌由来の水溶性塩基性グリコペプチド抗生物質の混合物で，$A_2$ の活性が高い．半合成ブレオマイシンの1つ，ペプロマイシン ㊏ peplomycin は副作用が軽減され，扁平上皮癌，悪性リンパ腫，ホジキン病の治療に用いられている．作用機序は DNA 鎖の切断による DNA 合成阻害．

Bleomycinic acid　　R = —OH

Bleomycin $A_2$　　R = —NH—(CH₂)₃—S⁺(CH₃)₂

Peplomycin　　R = —NH—(CH₂)₃—NH—CH(CH₃)—C₆H₅

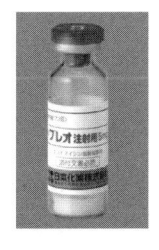

ブレオマイシン（ブレオ）
（日本化薬）

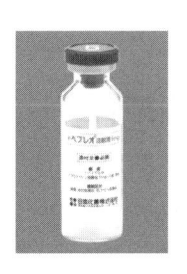

ペプロマイシン（ペプレオ）
（日本化薬）

### ジノスタチンスチマラマー🈁 Zinostatin stimalamer

ネオカルチノスタチン neocarzinostatin は酸性タンパクと非ペプチド性クロモフォアが非共有結合的に複合体を形成する抗腫瘍性抗生物質である．活性本体は非常に不安定な非ペプチド性クロモフォアでエンジイン化合物とも呼ばれる．これにスチレン-マレイン酸交互共重合させることにより安定性が向上したものが臨床に用いられている．本製品の作用機序は DNA 鎖切断と DNA 合成阻害である．

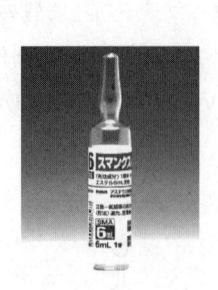

ジノスタチンスチマラマー（スマンクス）
（アステラス製薬）

Neocarzinostatin （クロモフォア）

### ウベニメクス🈁 Ubenimex（ベスタチン Bestatin）

放線菌 *Streptomyces olivoreticuli* 由来のプロテアーゼ阻害剤で，非リンパ性白血病の治療薬として用いられている．

Ubenimex

## 8.5.10 免疫抑制薬

*Trichoderma inflatum* 由来のシクロスポリン🈁 ciclosporin や *Streptomyces tsukubaensis* の生産するタクロリムス🈁 tacrolimus（FK506）は，いずれも免疫抑制薬として臓器移植の拒絶反応の抑制に使用されている．その作用機序はイムノフィリン immunophilin と呼ばれる細胞内タンパク質

FK binding protein (FKBP) と複合体を形成し，これがカルシニューリン calcineurin の脱リン酸化反応阻害を起こし，その結果 T 細胞で IL-2 の酸性が阻害され，免疫応答が抑制されることによる．副作用として腎障害が報告されている．ラパマイシン rapamycin（シロリムス sirolimus）もタクロリムスと同様に免疫抑制剤として実用化されているマクロラクトンである．作用機序はタクロリムスとは異なり，FKBP 複合体を形成後，mammalian target of rapamycin（mTOR）と呼ばれる細胞周期調節タンパクに結合し，抑制した結果，T リンパ球の増殖を抑えることによる．ミゾリビン㊜ mizoribine は真菌 *Eupenicillium brefeldianum* により生産されるイミダゾール系の免疫抑制である．プリン生合成の阻害により核酸合成が抑えられ，免疫応答に必要な細胞分裂を阻害することにより，免疫抑制効果を発揮する．

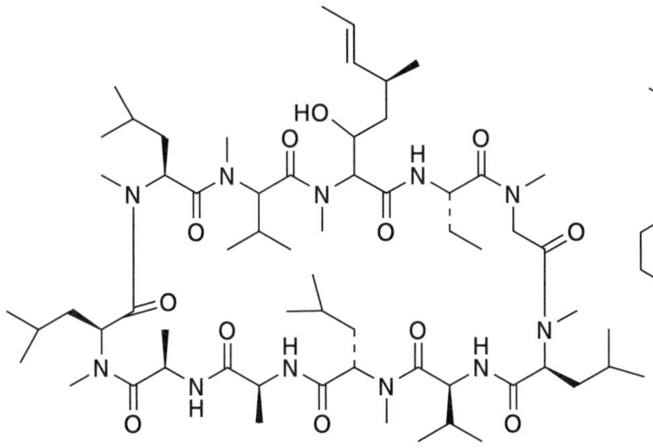

Ciclosporin（Cyclosporin A）

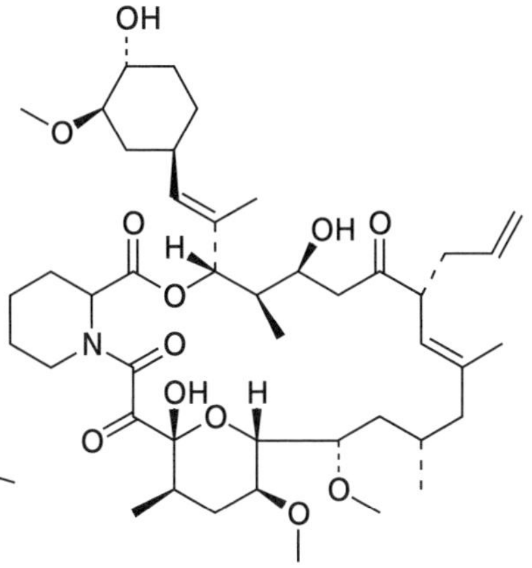

Tacrolimus（FK506）

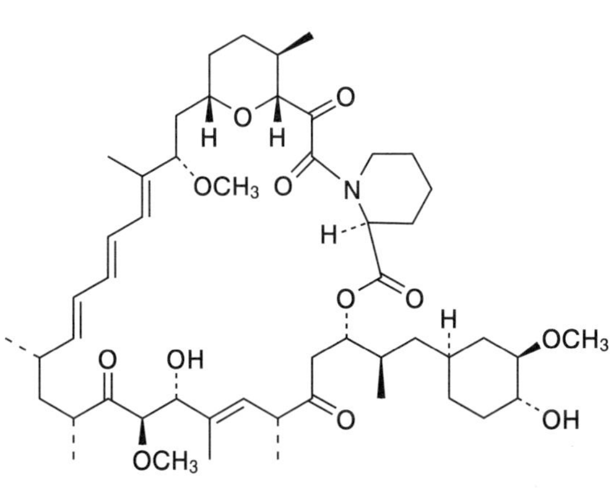

Rapamycin（Sirolimus）

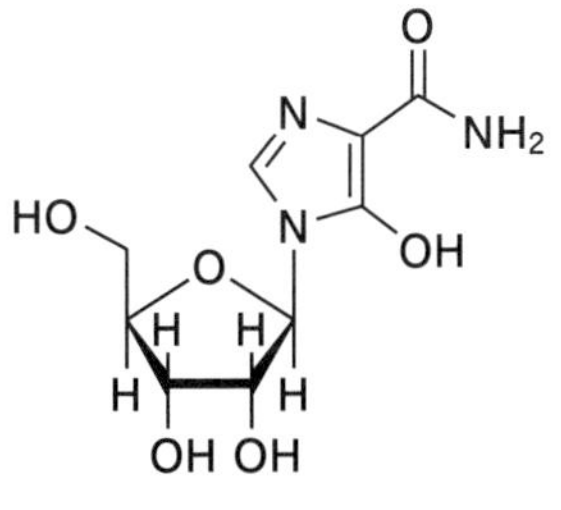

Mizoribine

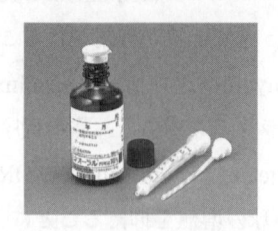

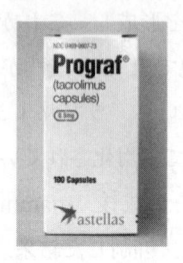

シクロスポリン（ネオーラル）　　タクロリムス（プログラフ）　　ラパマイシン（ラパミューン）
（ノバルティスファーマ）　　　（アステラス製薬）　　　　　　（Wyeth）

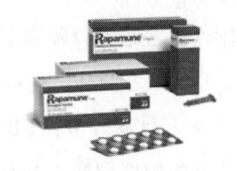

## 8.5.11　酵素阻害剤

### 1　コレステロール生合成阻害

　カビ *Penicillium citrinum* により生産されるコンパクチン compactin を原料として，アルカリ処理によるラクトン環を開き，放線菌 *Streptomyces carbophilus* の P450 が開裂体の 6 位を水酸化することにより，プラバスタチン㊤ pravastatin が見いだされた．また，*Aspergillus terreus* より得られるロバスタチン lovastatin をリードに開発されたシンバスタチン㊤ simvastatin などはいずれもスタチンと総称され，高脂血症治療薬として全世界で利用されている．

Pravastatin　　　　　　　　　　Simvastatin

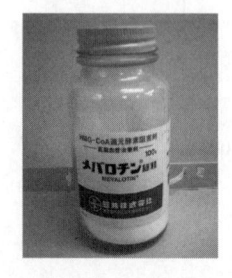

プラバスタチン（メバロチン）
（第一三共）

## 2　α-グルコシダーゼ阻害

　糖鎖は免疫応答などの生体反応やウイルスや細菌の感染，癌転移，糖尿やアトピーといった病態にも深く関わっている．よって，糖鎖関連酵素阻害剤はこれらの疾病の予防，治療として期待される．イネ紋枯れ病に有効な農薬系抗生物質バリダマイシン（8.6 農薬の項参照）にα-glucosidase阻害活性が見いだされ，その誘導体がボグリボース㊞voglibose で，糖尿病に対して臨床で用いられている．

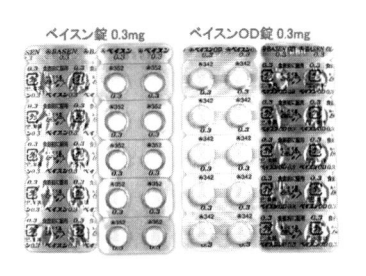

ボグリボーズ（ベイスン）
（武田薬品工業）

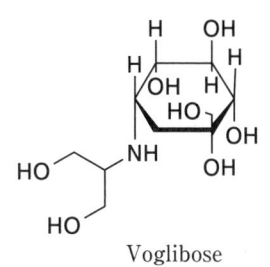

Voglibose

### シデロフォア

　シデロフォアは鉄キレーターの一種で，三価の鉄イオンの取り込み，輸送のために細菌によって産出される．この機能を利用して開発された医薬品が，放線菌 *Streptomyces pilosus* 由来の鉄過剰症の治療薬デフェロキサミン㊞deferoxamine（デスフェラール® desferal®）である．

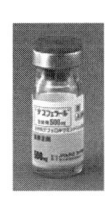

デフェロキサミン（デスフェラール）
（ノバルティスファーマ）

Deferoxamine

## 8.5.12　抗骨粗鬆症作用薬

### リベロマイシン A Reveromycin A

　リベロマイシン A reveromycin A は，放線菌 *Streptomyces* sp. SN-593 株の生産するポリケチド類で抗癌活性および抗骨粗鬆症作用を示し，医薬品素材として有望視されている．

Reveromycin A

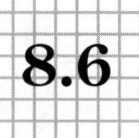

## 8.6 農　薬

　農薬は食料増産と農作業の軽減に多大な貢献をしてきた．これまでに多種多様な農薬が開発されてきた．農薬は化学農薬と生物農薬などに大別されるが，ここでは天然由来の化学農薬について，用途別に分類し述べる．

### 8.6.1 殺虫剤

#### 1 神経系に作用する殺虫剤

**ニコチノイド Nicotinoid，ニコチン Nicotine**

　ニコチンはナス科のタバコ *Nicotiana tabacum* に約1%，*N. rustica* に約9%含有されており，古くから植物エキスが農薬として利用されてきた．その他のニコチン型アルカロイド（ニコチノイド）として，ノルニコチン nornicotine とアナバシン anabasine があるが，実用化はされていない．ニコチンはアブラムシ，ハダニ，コナイガラなどのような吸液昆虫に接触毒として作用し，その硫酸塩は農業用殺虫剤に使用されてきた．殺虫活性はアセチルコリンエステラーゼ阻害による．

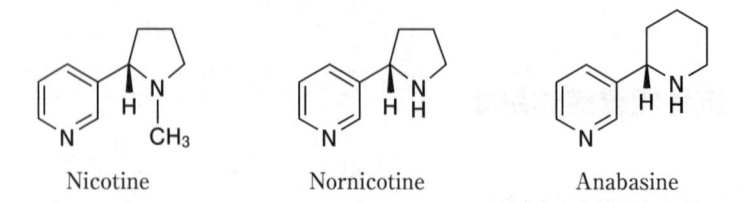

Nicotine　　　Nornicotine　　　Anabasine

## ピレスロイド Pyrethroid（ピレスリンⅠ Pyrethrin I, ピレスリンⅡ Pyrethrin Ⅱ）

ピレスロイドとはシロバナムシヨケギク（除虫菊）*Chrysanthemum cinerariaefolium* の頭花に含まれる殺虫成分の総称であり，pyrethrin I とⅡの含有率が多い．人に対する毒性が低く，昆虫などに対して高い殺虫効果があるが天然品は不安定であった．その作用機序はナトリウムチャンネル阻害による．現在ではより安定な合成ピレスロイドが開発され，農薬・家庭用殺虫剤のエアロゾル剤，蚊取線香，防虫シートなど多様な利用形態がある．

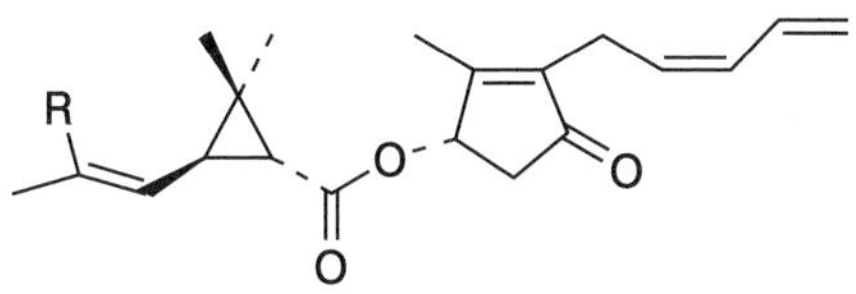

Pyrethrin I　　R = CH₃
Pyrethrin Ⅱ　　R = COOCH₃

## ロテノイド Rotenoid, ロテノン Rotenone

マメ科デリス *Derris elliptica* の根の含有成分で，東南アジアや中南米では毒流し漁法に用いられる魚毒として知られている．日本でもかつては農薬として戦前にアブラムシ類，アザミウマ類，ハダニ類，アオムシ類等の駆除に使用されてきたが，現在は農薬としての登録から外れており，使用は認められていない．ミトコンドリア電子伝達系阻害（複合体Ⅰ）により殺虫活性を示す．

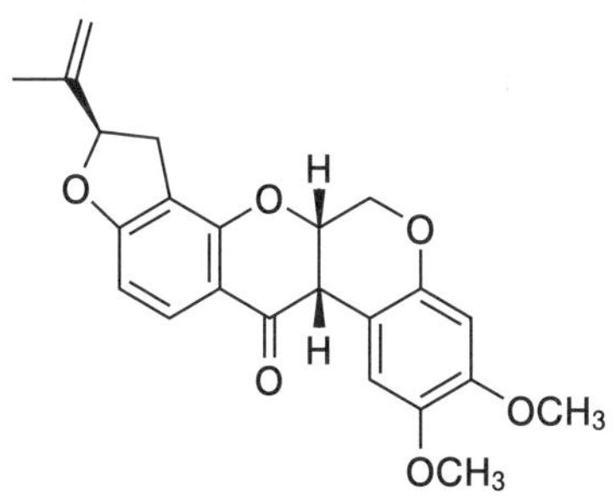

Rotenone

## 2　スピノシン系

### スピノシン A Spinosyn A, スピノシン B Spinosyn B

スピノサド spinosad は土壌由来の放線菌 *Saccharopolyspora spinosa* により生産され，イモムシ系のメイガやヨトウには絶大な殺虫効果を示す．その作用は，ニコチン性アセチルコリン受容体アゴニストとして働き，昆虫を麻痺死させる．商品名はスピノエース．

Spinosyn A  R = H
Spinosyn D  R = CH₃

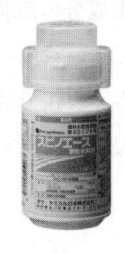

スピノシンA（スピノエース）
（ダウ・アグロサイエンス）

## 3 マクロライド系抗生物質

### アベルメクチン Avermectin

放線菌 *Streptomyces avermitilis* により生産されマクロライド macrolide 系抗生物質 avermectin B₁ 類の安息香酸塩で，クロライドチャンネルの活性化により範囲の広い殺昆虫活性を示す．商品名はアファーム（構造式は 8.5 抗生物質の項参照）．

### ミルベマイシン Milbemycin

放線菌由来のマクロライド系抗生物質で，クロライドチャンネルの活性化により殺虫作用を示す．商品名はミルベノックとコロマイト．オキシム基を有するミルベマイシン誘導体は動物薬として，犬回虫および犬鉤虫の駆除にも用いられる．

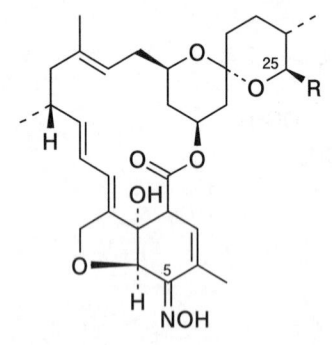

5-Oxomilbemycin A₃ oxime  R = CH₃
5-Oxomilbemycin A₄ oxime  R = CH₂CH₃

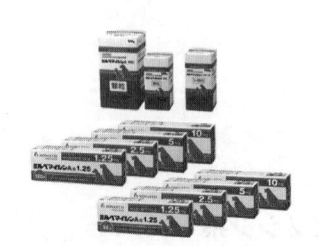

ミルベマイシン（ミルベマイシンA）
（ノバルティスアニマルヘルス）

## 4　摂食阻害作用 antifeeding action を有する殺虫剤

### アザディラクチン Azadirachtin

　ニーム（インドセンダン）の種子より得られるアザディラクチンは，脱皮促進（エクダイソン様）により殺虫作用を示す．また，草食昆虫には強力な摂食阻害物質として作用する．

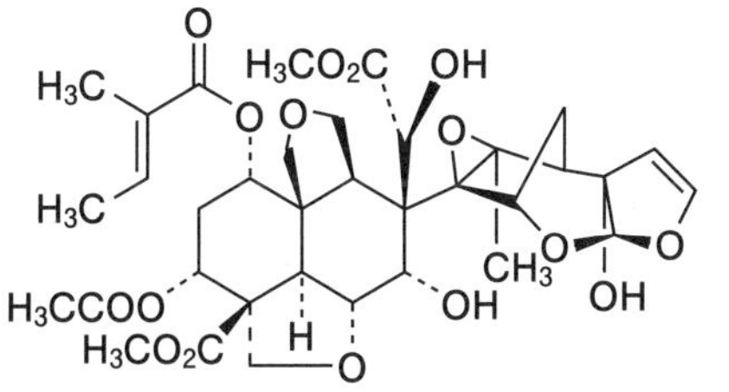

Azadirachtin

　トマトの葉中のトマチン tomatine，ナスのデミッシン demissine，クルミのジュグロン juglone はハムシに対して摂食阻害作用が見られる．

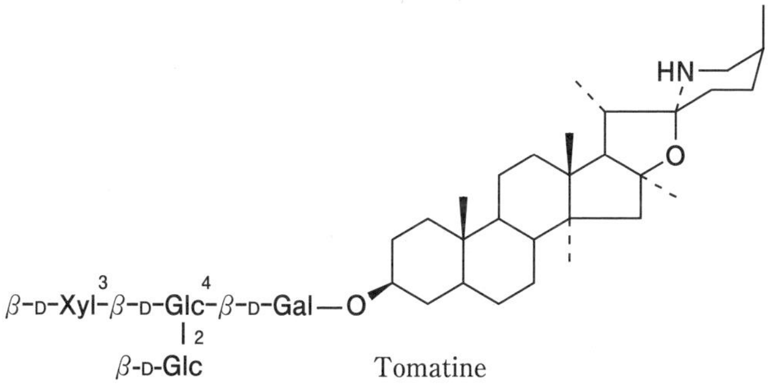

Tomatine 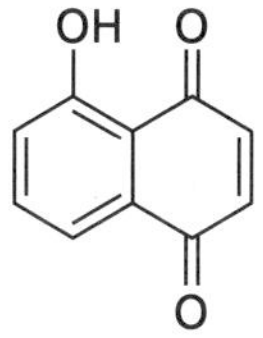　　Juglone 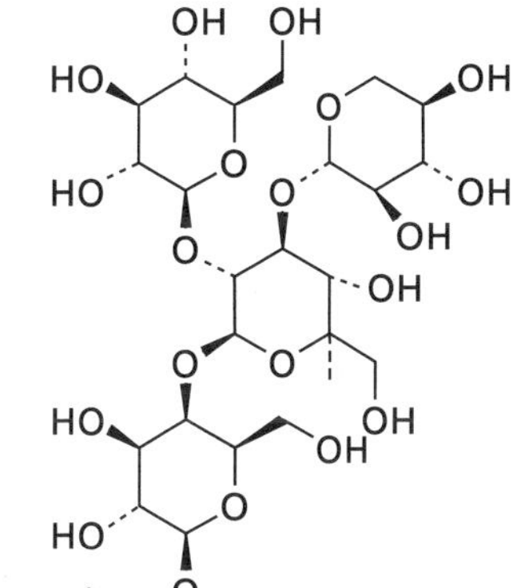 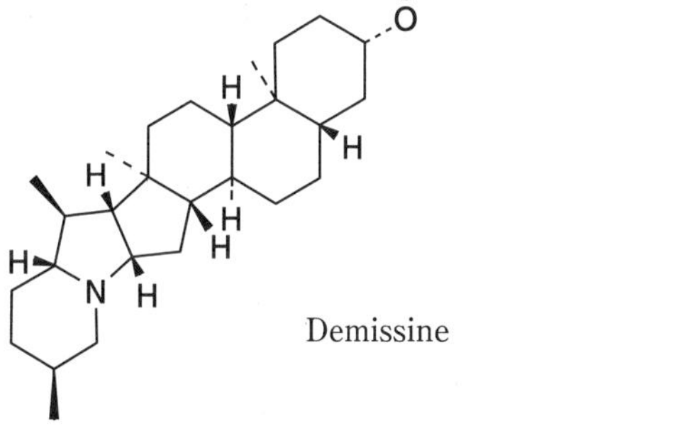　　Demissine

### クァシン Quassin

　ニガキ科ニガキは苦味質のクァシン quassin を含み，抽出物は殺虫剤として使用される．

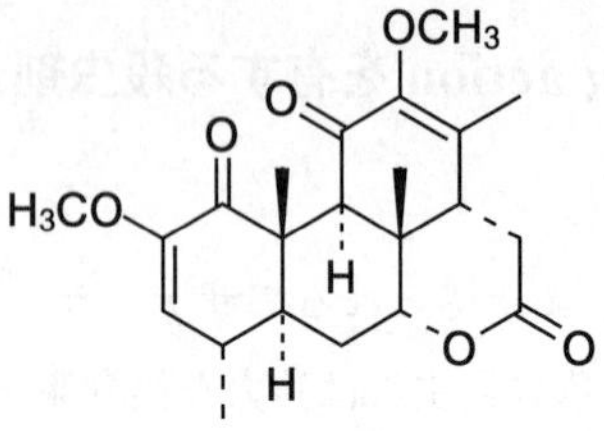

*392* 第Ⅱ部 各 論

Quassin

### 殺線虫活性物質

α-テルチエニル α-terthienyl は，マリーゴールド *Tagetes patula* 中に含有される殺線虫物質で，0.1 ppm で殺線虫活性 nematocidal activity を示すといわれている．グリシノエクレピン A glycinoeclepin A は，ダイズシスト線虫のシスト（卵の入った袋）に作用し，線虫のふ化を促進させることから，豆類の播種前の散布によりふ化させて死滅させることができる．

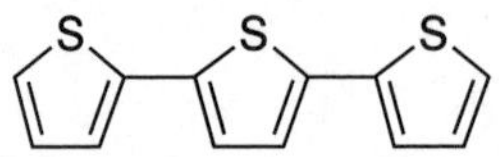

α-Terthienyl 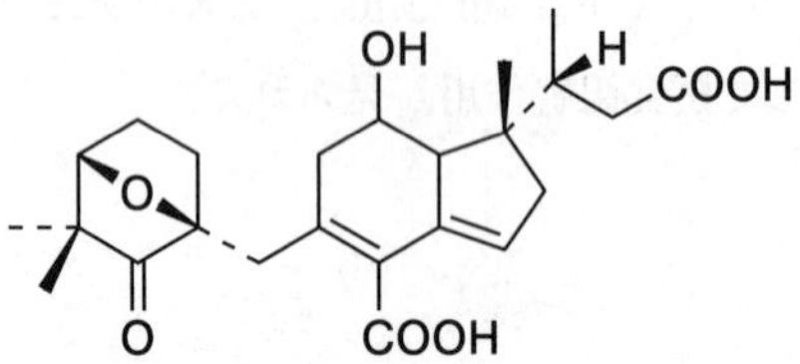　　　　　　　Glycinoeclepin A

### 昆虫ホルモン Insect hormone

昆虫ホルモンのような成長過程に働く物質も殺虫剤の標的とされており，α-エクダイソン α-ecdysone（ecdysone）およびβ-エクダイソン β-ecdysone（20-hydroxy ecdysone）は脱皮ホルモンとして最初に単離された物質で，これらのアゴニストは殺虫剤として期待される．

幼若ホルモン juvenile hormone Ⅰ（JH-Ⅰ）は sesquiterpene の一種であり，合成品が農薬として実用化されている．

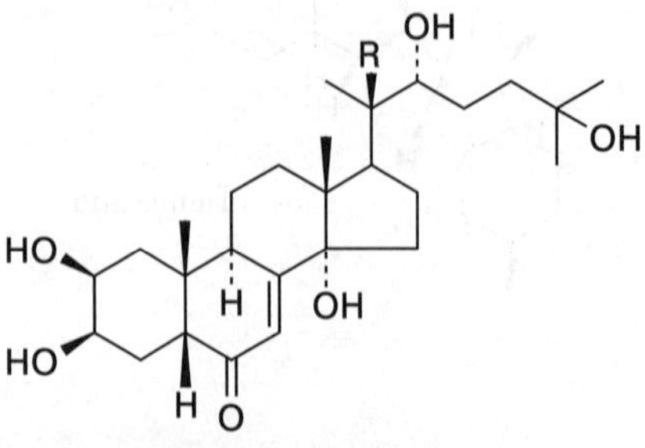

α-Ecdysone  R = H
β-Ecdysone  R = OH

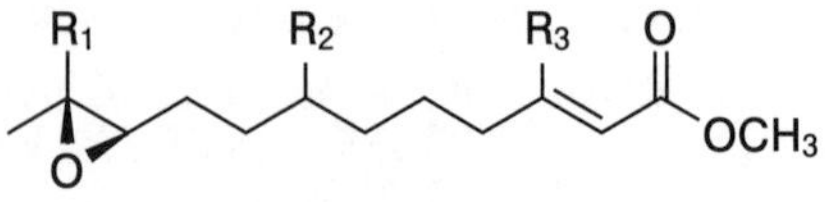

Juvenile hormone（JH）

|  | $R_1$ | $R_2$ | $R_3$ |
|---|---|---|---|
| JH-0 | $C_2H_5$ | $C_2H_5$ | $C_2H_5$ |
| JH-Ⅰ | $C_2H_5$ | $C_2H_5$ | $CH_3$ |
| JH-Ⅱ | $C_2H_5$ | $CH_3$ | $CH_3$ |
| JH-Ⅲ | $CH_3$ | $CH_3$ | $CH_3$ |

## コラム　究極の合成農薬

　昆虫は卵から孵化し，幼虫，蛹を経て成虫になるまでに休眠，脱皮，変態という生理的な現象を必ず経る．この期間に関係するのが，前胸腺より分泌されるエクダイソンとアラタ体より分泌される幼若ホルモン juvenile hormone（JH）である．両者の絶妙なバランスで脱皮と変態が制御されている．JH は幼虫の成虫化を阻害することから，殺虫剤の利用が考えられる．しかも JH は分解性が高く，残留性もないことから環境にも優しく，極微量で十分な効果が期待できる．おまけに昆虫自ら生合成することから，耐性の心配も無用である．このような背景から開発されたのが昆虫成長阻害剤であるメトプレン methoprene，ピリプロキシフェン pyriproxyfen である．メトプレンはチャイロコメノゴミムシダマシに対して JH-I の 130 倍，ピリプロキシフェンは 13,000 倍以上の活性を示す．ただし，幼若ホルモン類縁体は水生の昆虫にも共通した生理作用を示すことが予想され，生態系にも影響を及ぼすかもしれない．よって使用の際は室温内など限定された場所に限るほうが安全であろう．

Methoprene

Pyriproxyfen

### フェロモン Pheromone

　フェロモンは動物個体間（同種内）の情報伝達を司る生理作用物質で，体内組織に対して極微量で生理作用を示す昆虫ホルモンとは区別される．フェロモンは作用効果によって2つに大別され，一定の行動を惹起する性，集合，警報，道しるべフェロモンなどが，また生理反応を引き起こす，階級分化フェロモン（ミツバチ，シロアリ）や生殖能力の制御フェロモンなどがある．これらの性質を利用して，多くの農薬が開発されている．以下に代表的な例を示す．

### 性フェロモン Sex pheromone

　性フェロモン剤は特にガなどの鱗翅目の昆虫で研究が進んでおり，多くの性フェロモンが合成され，誘因剤や交信撹乱剤として広く農薬に利用されている．また，性フェロモンは極微量で作用するため，構造研究のための試料の収集には，数万匹もの多量の昆虫が必要とされ，かなりの困難が伴う．

　ドイツの Butenandt らは 50 万匹のカイコガのメスの腹部からオスのカイコガを興奮させる生理作用物質ボンビコール bombykol 12 mg を単離した．本化合物は炭素数 16 の不飽和アルコールで，$10^{-10}$ g の極微量で，カイコガのオスを興奮させる．また，Beroza らはマイマイガのメス 78,000 匹

から数 ng のジスパルア disparlure を単離した．その（+）-体には活性がみられるが，（−）-体には不活性なばかりでなく（+）-体の活性を妨げることが知られている．ナシヒメシンクイ *Grapholita molesta* というガのオスが放出するエピジャスモン酸メチル *epi*-jasmonic acid methyl ester は，ジャスミン香の主要な香り成分としても知られ，梨栽培で農薬として利用されている．

### 集合フェロモン Aggregation pheromone

ある種の昆虫には，集団生活を営む社会性をもつものが知られており，ミツバチ，ゴキブリ，シロアリ，キクイムシで確認されている．ミツバチの集合フェロモンとして，シトロネラール citronellal，ゲラニアール geranial，ネラール neral が知られている．ピネン油剤（α-ピネン α-pinene，β-ピネン β-pinene）はマツノマダラカミキリ誘引剤，メチルオイゲノール methyleugenol はミカンコミバエの誘引作用をもち，虫取り器に利用されている．

### 道しるべフェロモン Trail-marking pheromone

アリやハチなどの社会性昆虫は餌の場所や巣の場所を知らせるために，ネオセンブレン neocembrene を分泌することが知られている．この種のフェロモンは情報の変化を伝達するために短時間で分解ならびに消失する必要があり，揮発性で酸化されやすいものが多い．

## 5 その他の殺虫物質

### 殺虫 insecticidal 物質

ピリピロペン類は，土壌糸状菌 *Aspergillus fumigatus* により生産され，ピリジン，α-ピロンとセスキテルペンから構築されたユニークな共通骨格を有する．本来はアシル-CoA：コレステロールアシル転移酵素（ACAT）阻害剤として見いだされたが，pyripyropene A の合成誘導体はアブラムシの殺虫剤として別途開発が進められている．

Pyripyropene

## 8.6.2 殺菌剤

### カスガマイシン Kasugamycin

　カスガマイシンは放線菌 *Streptomyces kasugaensis* によって生産されるアミノサイクリトール系抗生物質で，イネのイモチ病やイネ立ち枯れ病などに有効である．その作用機序は，タンパク質生合成における mRNA，リボゾーム，tRNA のタンパク質生合成開始体の形成阻害による．商品名はカスミン．

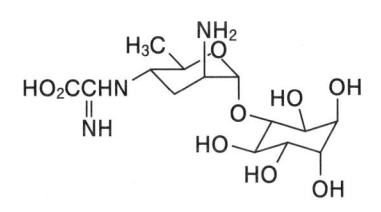

Kasugamycin

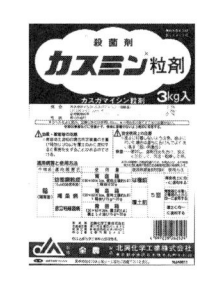

カスガマイシン（カスミン）
（北興化学工業）

### バリダマイシン Validamycin

　バリダマイシンは放線菌 *Streptomyces hygroscopicus* var. *limoneus* によって生産され，validamycin A～F の成分があるが，A が最も活性が高い．イネの紋枯病の予防，治療に使用される．その作用機序は，菌体内の貯蔵糖であるトレハロースをグルコースに分解する酵素トレハラーゼを阻害することによる．

Validamycin A

### ビアラホス Bialaphos

ビアラホス bialaphos は放線菌 *Streptomyces hygroscopicus* が生産するトリペプチドで，グルタミン合成酵素阻害により除草活性を示す．

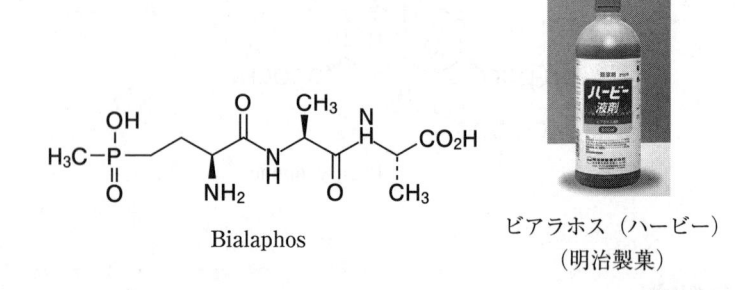

Bialaphos

ビアラホス（ハービー）
（明治製菓）

## 8.6.3　寄生虫駆除物質

レンゲツツジやアセビなどのツツジ科の植物にはジテルペン構造をもつグラヤノトキシン I～III grayanotoxin I～III が含まれており，殺寄生虫作用を示すことが知られている．旧名はアセボトキシンとして知られている．

Grayanotoxin III

## 8.6.4　ヌクレオシド系抗生物質

### ブラストサイジン S Blasticidin S

土壌由来の放線菌 *Streptomyces griseochromogenes* より見いだされたブラストサイジン S blasticidin S はイネのいもち病菌の菌糸の生育を阻害する．本化合物は，世界で初めての農業用抗生物質となった．ポリオキシン polyoxin は *Streptomyces cacaoi* subsp. *asoensis* によって生産されるヌクレオシド nucleocide で，糸状菌の細胞壁の構成成分であるキチンの生合成を阻害し，各種植物病害防除に使用されている．ミルディオマイシン mildiomycin は *Streptoverticillium rimofaciens* によって生産され，うどんこ病に有効な物質として見いだされた．本化合物は毒性が弱く，安全性が高い農薬である．本品はバラうどんこ病用製剤としてミラネシンの名前で市販されていた．

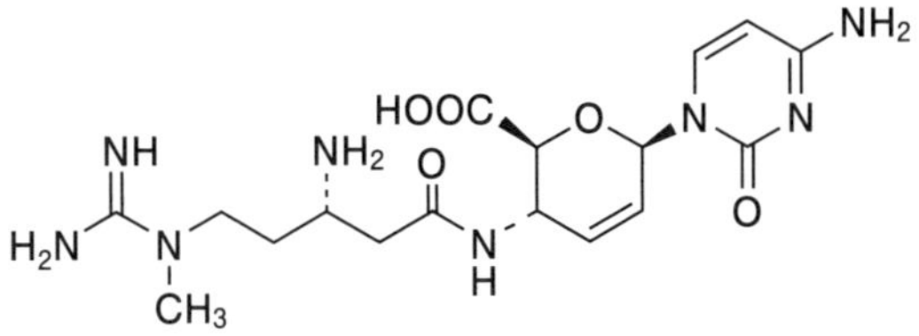

Blasticidin S

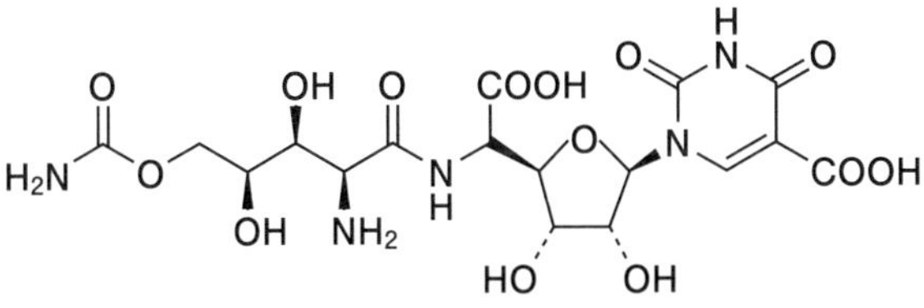

Polyoxin D

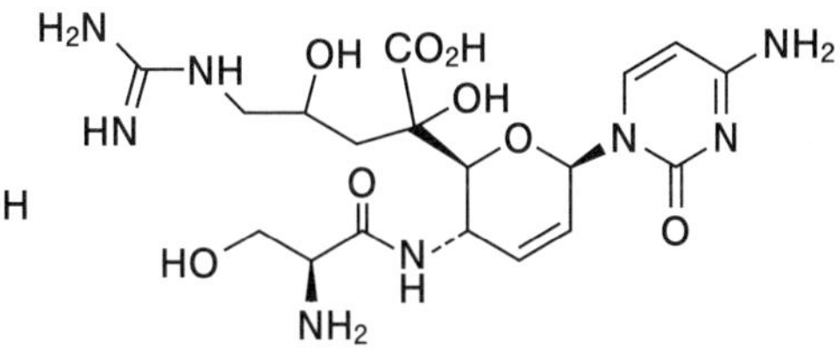

Mildiomycin

## 8.6.5 動物用医薬品

### イオノフォア Ionophore

*Streptomyces* 属放線菌の生産するポリエーテル系抗生物質はイオノフォアとも呼ばれ，モネンシン monensin やサリノマイシン salinomycin は鶏の抗コクシジウム症の治療に使われている．

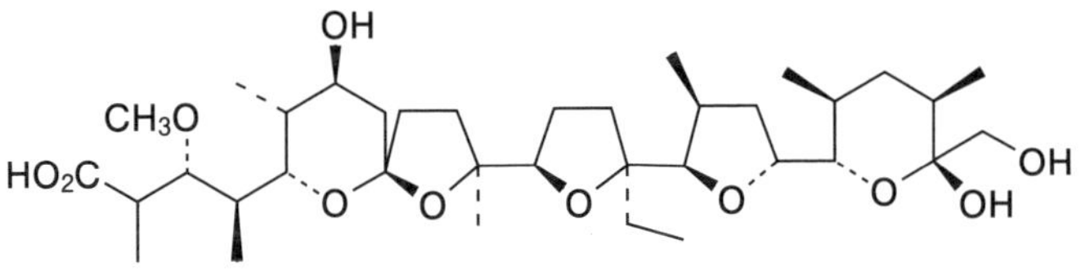

Monensin

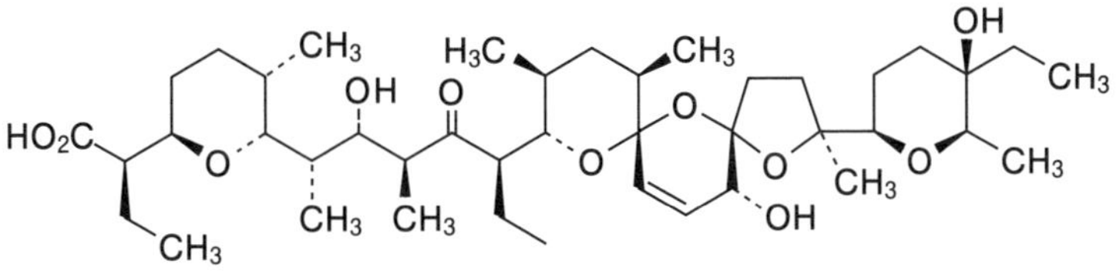

Salinomycin

### タイロシン Tylosin

*Streptomyces* 属放線菌の生産するタイロシン tylosin は比較的古くから用いられているマクロライド系抗生物質で，家畜の呼吸器性マイコプラズマ感染症の治療に使用されている．その作用機序はタンパク質の生合成阻害による．

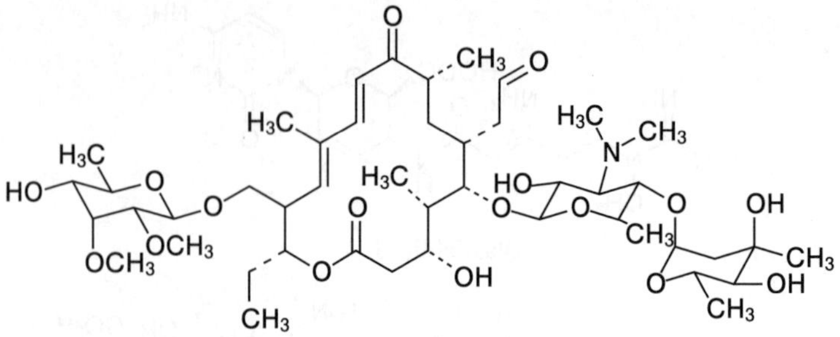

Tylosin

### スピラマイシン Spiramycin

16員環マクロライド系抗生物質スピラマイシンは動物体内での消失速度が遅いために，有効性も高いが残留性も高い．マイコプラズマに対する抗菌力の他に一部の原虫にも有効であり，人体用ではそのアセチル体がトキソプラズマの治療薬となっている．動物用での利用は飼料や飲料水の添加剤，注射剤として鶏，豚，牛に広く用いられている．

### ハイグロマイシン Hygromycin

原核細胞，真菌，真核細胞のタンパク質合成を阻害するアミノグリコシド系抗生物質で，家畜の線虫の駆除に使用される．

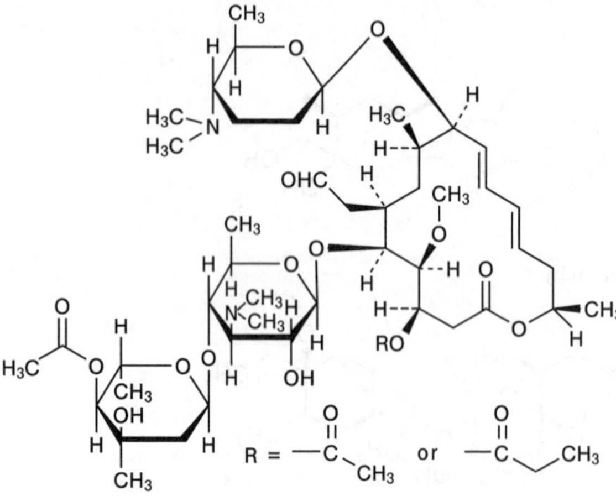

Spiramycin acetate

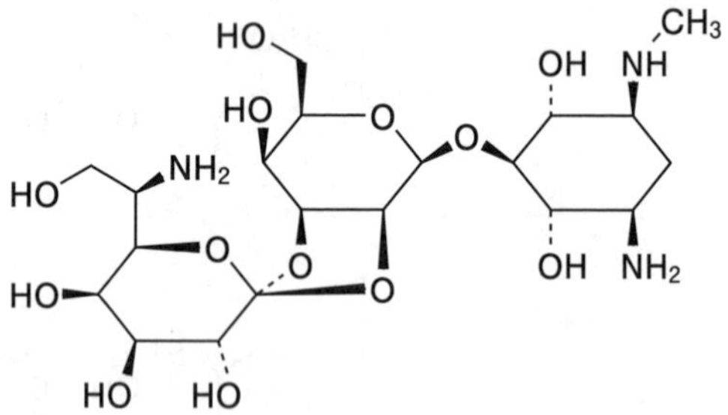

Hygromycin B

### アベルメクチン $B_1$ Avermectin $B_1$

8.5 抗生物質の項参照．

### ノナクチン Nonactin

*Streptomyces aureus* により生産されるノナクチンは，32員環のマクロラクトンであり，分子内

に4つのラクトンを有することから，マクロテトロライド macrotetrolide とも呼ばれる．イオノフォアとして，モネンシンと似た作用をもち，特定イオンの細胞膜通過を促進する．強い殺ダニ作用を示す．

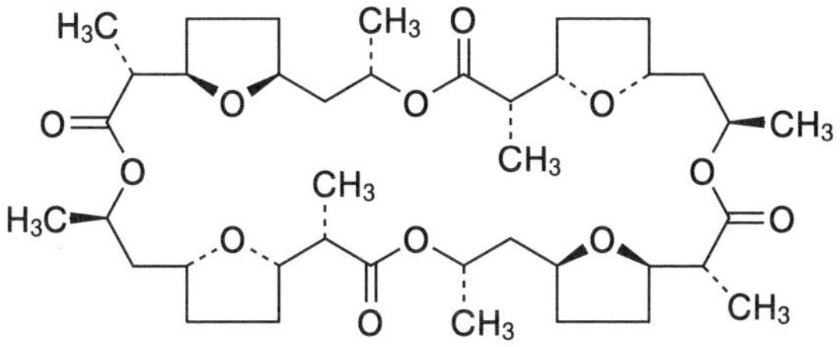

Nonactin

## 8.7 機能性食品 Functional foods

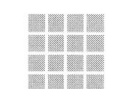

　食品のもつ生体調節作用，生体防御作用，老化防止作用に着目し，病気の予防，体力の回復，老化防止などを期待して開発された食品を機能性食品という．食品と医薬品の中間的用途で用いられるが，法律上食品に分類される．ヒトにおける有効性・安全性が評価されたものは，厚生労働省によって特定保健用食品に認定されている．

### 1 アガリクス Agaricus

基原：ヒメマツタケ *Agaricus blazei* の子実体
効能：免疫賦活作用
有効成分：多糖類（作用機序については不明な点が多い）
摂取量：乾燥粉末として 5 g/日
医薬品との相互作用：一般的な使用においては特になし

### 2 アロエ Aloes

基原：キダチアロエ *Aloe arborescens* などアロエ属植物の葉，葉の液汁
効能：便秘の改善，健胃作用
有効成分：バルバロインなどのアントロン類（腸内で電解質の吸収を抑制し，浸透圧によって大腸内の水分量を増加させ，蠕動運動による緩下作用を促進する）
摂取量：アントロン誘導体として 20〜30 mg 相当/日
医薬品との相互作用：一般的な使用においては特になし

Barbaloin

## 3 イチョウ葉 Ginkgo leaf

基原：イチョウ *Ginkgo biloba* の葉

効能：認知症の改善，加齢による記憶障害の改善，健常人の記憶力向上

　　ヨーロッパでは脳血管障害や認知症の改善を目標に医薬品として用いられている．
　（ドイツシュワーベ製薬 EGb761）

有効成分：フラボノイド（イソラムネチン，ケルセチン，ケンフェロール，プロアントシアニジン），テルペンラクトン（ギンゴライド，ビロバライド）

　　血管拡張作用，血小板凝集抑制作用，抗酸化作用などによって脳の血流を改善し，神経細胞の壊死や脳梗塞を予防，改善する．

ドイツの医薬品基準：エキス中，フラボノイド24%，テルペンラクトン6%を含む．

摂取量：イチョウ葉エキスとして120～240 mg/日

医薬品との相互作用：抗血栓薬との併用により出血傾向が高まる．CYP3A4 に影響を及ぼす可能性あり．

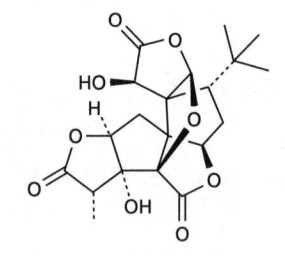

Ginkgolide A

## 4 ウコン Turmeric

基原：*Curcuma longa* の根茎

効能：肝保護，肝機能改善，健胃，抗酸化，抗炎症作用

　　漢方で利胆，健胃，利尿，止血，通経薬として用いられる．

有効成分：クルクミノイド（クルクミン，デメトキシクルクミン，ビスデメトキシクルクミン）

　　クルクミノイドの抗酸化作用および胆汁分泌作用により，効能を示すと考えられている．

摂取量：乾燥粉末として 1.5 〜 3.0 g/日

医薬品との相互作用：ウコン中のクルクミンに血小板凝集抑制作用が認められているが，一般的使用量では問題ないと考えられる．

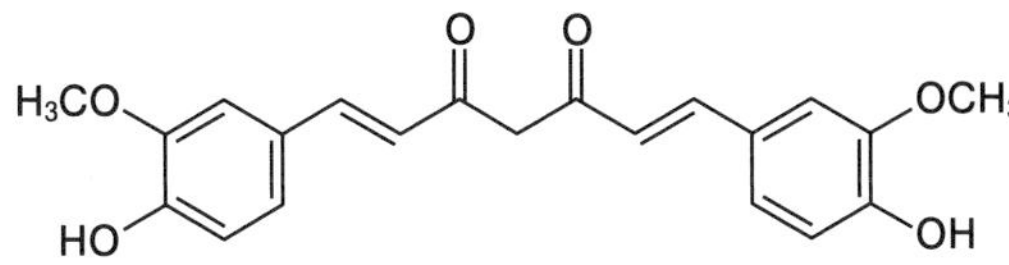

Curcumin

## 5  クロレラ Chlorella

基原：*Chlorella vulgaris* など，*Chlorella* 属緑藻類の全藻

効能：血清コレステロールの低下，血圧降下，抗潰瘍，免疫賦活，抗酸化

有効成分：タンパク質（60%），クロロフィル，カロテノイド（β-カロテンなど），各種ビタミン（葉酸など）

摂取量：クロレラ原末として 1 〜 3 g/日

医薬品との相互作用：多量のビタミン K を含むため，抗血栓薬ワルファリンの作用を減弱するおそれがある．

## 6  セントジョーンズワート St. John's Wort

基原：*Hypericum perforatum* の地上部

効能：うつ病の改善，不安障害，強迫神経症，季節性情動障害（SAD）の改善，更年期障害，月経前症候群の改善

有効成分：ヒペリシン，ヒペルフォリン，アドヒペルフォリン，シュードヒペリシン

摂取量：エキス（ヒペリシン 0.3% 含有）として 200 〜 900 mg/日

医薬品との相互作用：抗うつ剤との併用は作用が重複するため注意が必要．CYP3A4 が誘導されるため，同じ薬物代謝酵素で代謝される医薬品，特に抗 HIV 薬（インジナビルなど），免疫抑制剤（シクロスポリンなど），強心薬・抗不整脈薬（ジゴキシンなど），気管支拡張薬（テオフィリンなど），抗凝血薬（ワルファリンなど），経口避妊薬，抗てんかん薬との併用は避けるべきである．

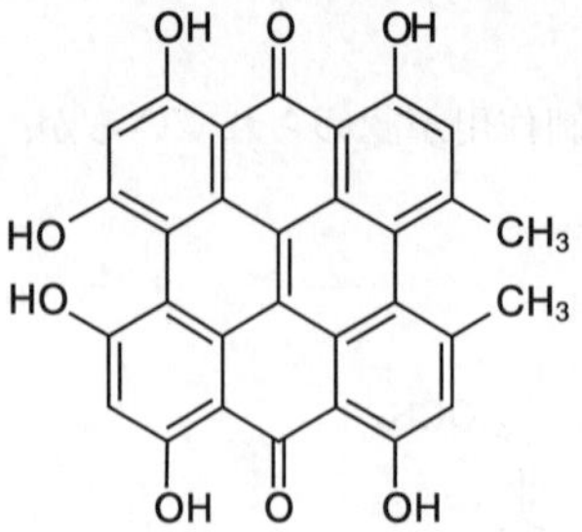

Hypericin

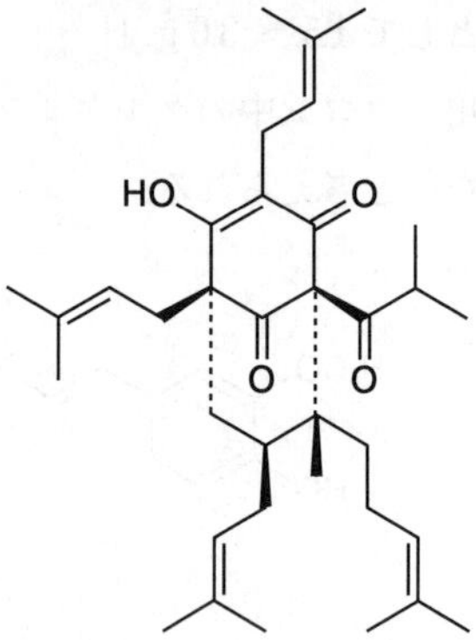

Hyperforin

## 7 大豆イソフラボン

基原：*Glycyne max* の種子
効能：更年期障害の緩和，骨粗鬆症の予防，循環器系疾患の予防，抗肥満，血中脂質改善作用
有効成分：ダイゼイン，ゲニステイン，グリシテイン，配糖体（ダイジン，ゲニスチン，グリシチン）

　大豆イソフラボンの作用は生体内のエストロゲンに比べて極めて弱いが，更年期のようにエストロゲンが不足している状態においては大豆イソフラボンが補助的に働き，症状を緩和すると考えられている．

摂取量：更年期症状の緩和　アグリコンとして 12 mg/日
　　　　骨粗鬆症の予防　配糖体として 40 mg/日
医薬品との相互作用：一般的使用量では問題ないと考えられる．

Daidzein　R = H
Daidzin　R = Glc

## 8 ニンニク Garlic

基原：*Allium sativum* の鱗茎
効能：疲労回復，高脂血症の改善，高血圧症の改善，動脈硬化の予防
有効成分：アリイン，アリシン，アホエン，ジチイン

　アリシンとビタミン $B_1$ が結合したアリチアミンはビタミン $B_1$ の吸収を促進し，疲労回復

作用を発揮する．また，アリチアミンは体内で安定なため，疲労回復効果が持続する．

摂取量：ニンニク抽出物として 250 mg（生ニンニクとして約 5 g）/日

医薬品との相互作用：ニンニクの血小板凝集抑制作用により抗凝血薬（ワルファリン）の作用が増強されることがある．また，健常人では CYP3A4 に対して影響を及ぼさないといわれるが，HIV プロテアーゼ阻害薬（サキナビル）の AUC を 51% 低下させるとの報告がある．

Alliin　　　　　Allicin　　　　　Allithiamin

## 9　ノコギリヤシ Saw palmetto

基原：*Serenoa repens* または *S. serrulata* の果実

効能：前立腺肥大症，前立腺炎，夜間多尿症，精巣萎縮，勃起不全の改善

有効成分：遊離脂肪酸，ステロール，脂肪酸エステルなど

　　5α-リダクターゼを阻害することにより，前立腺肥大症の原因と考えられるジヒドロテストステロンの生成を阻害する．

摂取量：果実として 1〜2 g/日，抽出エキスとして 320 mg/日

医薬品との相互作用：血小板凝集抑制作用により抗凝血薬の作用を増強する可能性がある．

## 10　ガルシニア *Garcinia cambogia*

基原：*Garcinia cambogia* の果皮または果実

効能：体重，体脂肪減少，食欲抑制，脂質代謝促進，持久力向上

有効成分：(−)-ヒドロキシクエン酸

　　(−)-ヒドロキシクエン酸が ATP クエン酸リアーゼを阻害し，糖質からの脂肪合成を抑えるとともに，クエン酸からのアセチル CoA の合成を抑制し，脂肪の分解を促進する．また，脂肪にならずに残ったクエン酸はグリコーゲンとして蓄えられ，持久力の向上に寄与する．

摂取量：ヒドロキシクエン酸として 250〜1,000 mg/日

医薬品との相互作用：一般的使用量では問題ないと考えられるが，臨床試験においてアスピリンおよびサリチル酸の血中濃度が上昇したとの報告がある．

(−)-Hydroxycitric acid

## 11　桑葉 Mulberry

基原：マグワ *Morus alba*，ヤマグワ *M. bombycis*，ロソウ *M. latifolia* の葉
効能：血糖上昇抑制作用
有効成分：1-デオキシノジリマイシン
　　グルコースと構造が類似する 1-デオキシノジリマイシンが α-グルコシダーゼを阻害し，グルコースの吸収を抑制する．
摂取量：桑葉として毎食後 1.8 g
医薬品との相互作用：糖尿病治療薬の効果を増大し，低血糖を引き起こさないよう注意する．

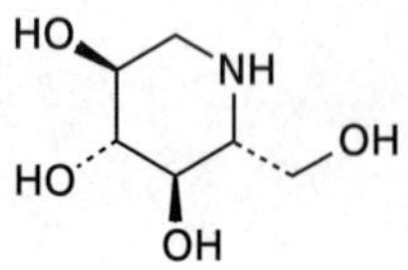

1-Deoxynojirimycin

## 12　ギムネマ　*Gymnema sylvestre*

基原：*Gymnema sylvestre* の葉
効能：甘味抑制，血糖上昇抑制
有効成分：ギムネマ酸
　　ギムネマ酸が小腸上皮細胞の糖トランスポーターを阻害し，血糖値の上昇を抑制する．
摂取量：総ギムネマ酸として約 50 mg/日
医薬品との相互作用：糖尿病治療薬の効果を増大し，低血糖を引き起こさないよう注意する．

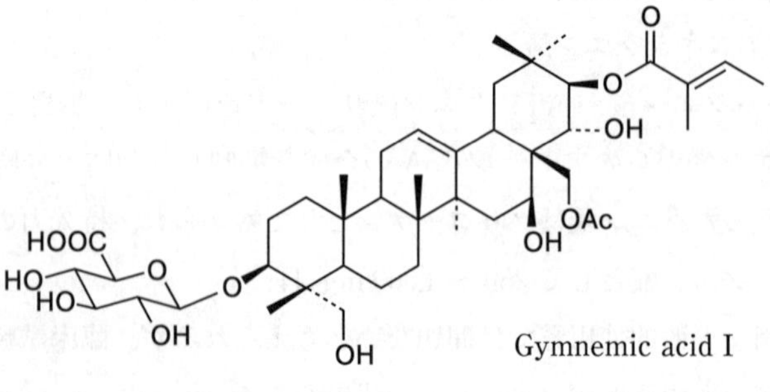

Gymnemic acid I

## 13　キャッツクロー Cat's claw

基原：*Uncaria tomentosa* または *U. guianensis* の樹皮，幹，葉

効能：リウマチの改善，抗炎症，抗アレルギー，免疫賦活，抗酸化作用

有効成分：リンコフィリン，イソリンコフィリンなど

摂取量：関節炎に対してキャッツクロー乾燥粉末 100 mg/日，リウマチ性関節炎に対してキャッツクロー酸抽出物 60 mg/日

医薬品との相互作用：CYP3A4 を阻害する可能性があるが，今のところ報告はない．

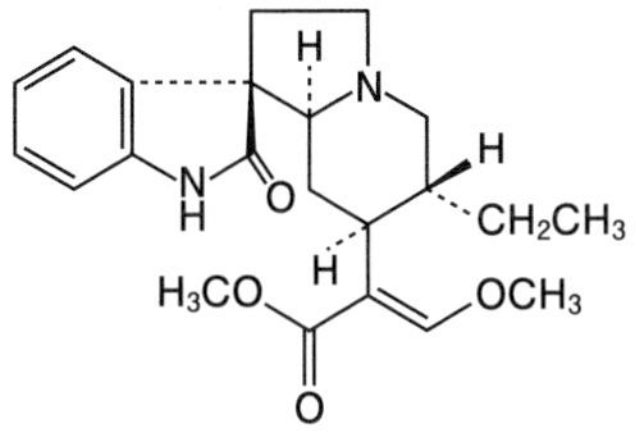

Rhynchophylline

## 14　エキナケア Echinacea

基原：*Echinacea purpurea* の開花期の地上部

効能：免疫賦活，抗菌，抗ウイルス，抗炎症，抗酸化作用

有効成分：(多糖類)，イソラムネチン，ケルセチン，ケンフェロール，エキナコサイド，チコリ酸

摂取量：全草の搾取液として 6～9 mL/日

医薬品との相互作用：CYP3A4，CYP1A2 に影響を与えるとの報告がある．

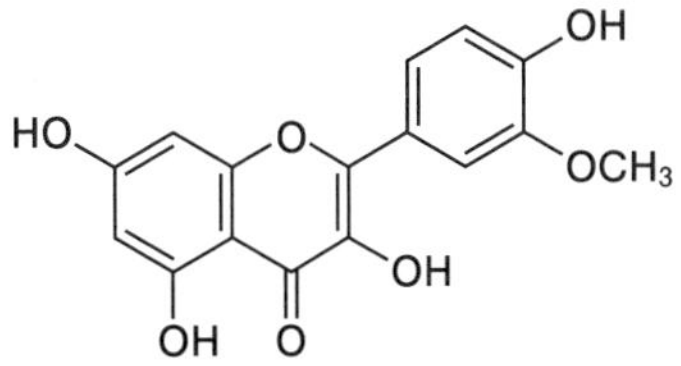

Isorhamnetin

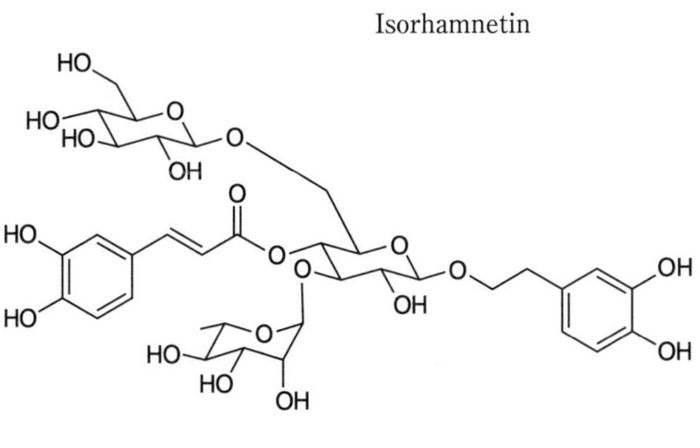

Echinacoside

## 15 ブルーベリー（ビルベリー）Bilberry

基原：*Vaccinium myrtillus* の果実
効能：血管保護（下肢静脈血行障害，網膜機能，妊娠中の血行障害の改善），潰瘍の予防と改善
有効成分：アントシアニン（デルフィニジン，シアニジン，ペチュニジン，ペオニジン，マルビジンの配糖体）
摂取量：アントシアニン 36% 規格品（ヨーロッパの品質基準）として 240〜480 mg/日
医薬品との相互作用：一般的使用量では問題ないと考えられる．

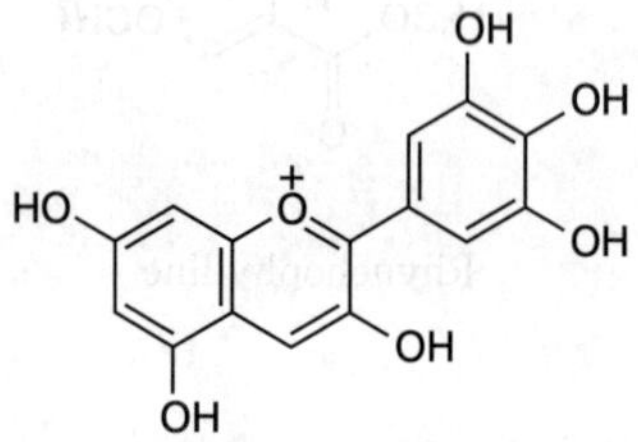

Delphinidin

## 16 マカ Maca

基原：*Lepidium meyenii* の根および地下茎
効能：疲労回復，発汗，免疫増強，強壮，生理不順の改善
有効成分：グルコシノレート（benzylglucosinolate など），マカエン，マカミド（*N*-benzyl-5-oxo-6*E*, 8*E*-octadecadienamide など）

　多価不飽和脂肪酸のマカエン類とそのアミド化合物マカミドに性機能増強効果が報告されている．

摂取量：マカ乾燥物として 1.5〜3 g/日
医薬品との相互作用：一般的使用量では問題ないと考えられる．

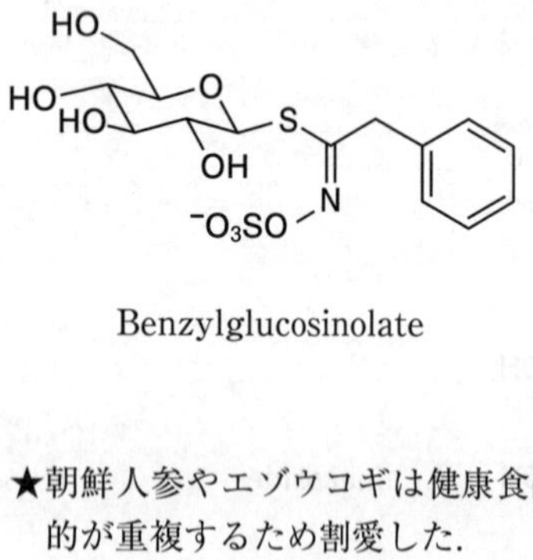

Benzylglucosinolate 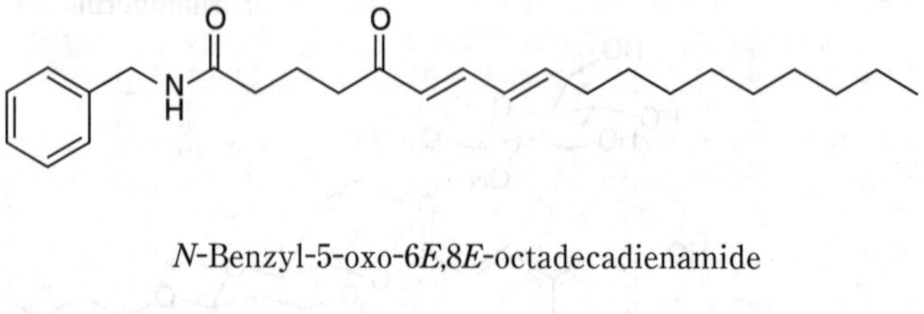　　　*N*-Benzyl-5-oxo-6*E*,8*E*-octadecadienamide

★朝鮮人参やエゾウコギは健康食品としても販売されているが，局方生薬と基原植物，使用部位，使用目的が重複するため割愛した．

**参考文献・引用文献**

1) 長澤寛道著（2008）生物有機化学 — 生物活性物質を中心に，p.84-188，東京化学同人
2) 瀬戸治男著（2006）天然物化学（バイオテクノロジー教科書シリーズ 17），p.99-167，コロナ社
3) H. Osada 編集（1999）Bioprobes：Biochemical Tools for Investigating Cell Function, p.264-265, Springer
4) 吉川雅之編集（2008）生薬学・天然物化学（ベーシック薬学教科書シリーズ 7），p.165-215，化学同人
5) 田中信男編集（1992）抗生物質大要 — 化学と生物活性（第 4 版），東京大学出版会
6) 北川勲，磯部稔著（2008）天然物化学・生物有機化学 I — 天然物化学 —（朝倉化学大系 13），p.251-279，朝倉書店
7) 林七雄，岡野正義，平田敏，内尾康人，貫名学著（1998）天然物化学への招待 — 資源天然物の有効利用を目指して，p.179-229，三共出版
8) 上野芳夫，大村智監修（2003）微生物薬品化学（改訂第 4 版），p.197-326，南江堂
9) 竹田忠紘，高橋邦夫，吉川孝文，斉藤和季編集（2007）天然医薬資源学（第 3 版），p.273-299，廣川書店
10) 田村隆明編集（2009）ライフサイエンス試薬活用ハンドブック — 特性，使用条件，生理機能などの重要データがわかる，羊土社
11) 秋山徹，河府和義編集（2006）阻害剤活用ハンドブック — 作用機序・生理機能などの重要データがわかる，羊土社
12) 秋久俊博，小池一男，木島孝夫，羽野芳生，堀田清，増田和夫，宮澤三雄，安川憲著（2002）資源天然物化学，p.190-206，共立出版
13) Calbiochem® 阻害剤ガイドブック，メルク株式会社
14) 農薬工業会ホームページ（http：//www.jcpa.or.jp/index.html）
15) 農薬ハンドブック 1992 年版編集委員会編集（1992）農薬ハンドブック（改訂第 8 版），日本植物防疫協会
16) 宮本純之編集（1993）新しい農薬の科学 — 食と環境の安全をめざして，廣川書店

# 日 本 語 索 引

## ア

アカキナノキ 54
アガチン酸 280
アガト酸 280
アカメガシワ 254
アガリクス 399
アガロース 219
アガロペクチン 219
アキシャル結合 112
アキラル 103
アクチノマイシン D 31, 382
アクラシノン 382
アクラルビシン 381
アグリコン 208
アクリジン 340
アクロナイシン 99, 340
アクロメリン酸 337
アコニチン 354
アサ 58, 251, 252
アザディラクチン 391
アジマリン 54, 267, 326
アスコルビン酸 211
アスチルビン 235
アストラガロシド I 294
L-アスパラギン 183
L-アスパラギン酸 87, 183
アスパルテーム 193
アスピリン 5, 44, 45, 224
アズレンスルホン酸ナトリウム 40
アセチルサリチル酸 45, 224
アセチルシコニン 248
N-アセチル-D-ノイラミン酸 213
アセチル CoA 70, 87
アセンヤク 244
アデノシン三リン酸 348
アデノシン二リン酸 348
アトラクチロン 272
アドリアシン 382
アドリアマイシン 381
アドレナリン 77, 89, 319, 358
　生合成経路 78
アトロピン 7
アトロピン硫酸塩 36
アトロピン硫酸塩水和物 61, 331
アトロプ異性 109, 110
アナバシン 388

アナフィラキシーの遅反応性物質 179
アニス 74, 222
アネトール 74, 222
アノマー効果 202
アノマー炭素 202
アノマー炭素原子 200
アビエタン型ジテルペン 282
アビエチン酸 41, 282
アピゲニン 149, 232
　スペクトル 150
　$^{13}$C-NMR 150
　$^{1}$H-NMR スペクトル 151
アブシジン II 363
アブシジン酸 277, 363
アフラトキシン類 227
アフラトキシン B$_1$ 66, 227
アフリカトウガラシ 352
アベルメクチン 381, 390
アベルメクチン B$_1$ 398
アヘン 4, 322
アポトーシス 23
アマチャ 254
アマニタトキシン類 190
アミグダリン 258
アミノグリコシド系抗生物質 373
アミノ酸 181
　生合成ルート 88
アミノ酸経路 70, 85
アミノ糖 213
アミロース 217
アミロペクチン 217
アムビゾーム 380
アムホテリシン B 379
アメフラシ 368
アメリカヤマゴボウ 339
アメントフラボン 232
アモイジン 225
アラキジン酸 168
アラキドン酸 168
アラキドン酸誘導体 176
アラセナ-A 370
L-アラニン 87, 182
アラビアゴム 218
アラビトール 21
L-アラビノース 209
アラントイン 39
アリイン 189, 402
アリザリン 249

アリシン 402
アリソール 292
アリチアミン 402
アリルイソチオシアネート 259
アルカロイド 315, 316
　分類 317
アルカンナ根 248
アルカンニン 248
アルギニン 183
L-アルギニン 87
アルギン酸ナトリウム 42
アルクチイン 230
アルジオキサ 39
アルジトール 206
アルゼンチンアリ 266
アルテミシニン 278
アルドース 198
アルドステロン 313
アルファルファ 12, 248
アルブチン 257
アルブミン 194
アレコリン 342
アレルギー反応 47
アロエ 249, 399
アロエ-エモジン 249
アロキサン 347
アロマデンドリン 235
アンサマイシン 343
アンシタビン 369
アンセリジオール 365
安息香 223
安息香酸 223
安息香酸誘導体 223
アンチ形 112
アンテリジオール 365
アントシアニジン 231, 236
アントシアニン 236, 406
アントラキノン 247, 249
アントラサイクリン系 381
アントラニル酸 87, 340
アントロン 249
アンフェタミン 59, 351
アンフェタミン系化合物 59
アンブロシン酸 274
アンミ 13, 48
アンレキサノクス 13, 49
α-アノマー 200
α-エクダイソン 392
α-カジノール 278

α-グルコシダーゼ阻害　387
α-ケッシルアルコール　274
1α, 25-ジヒドロキシコレカルシフェロール　305
α-体　200
α-テルチエニル　392
α-テルピネオール　264
α-ピネン　265
α-フムレン　276
ansamycin系　343
R/S表示法　105

## イ

イオノフォア　397
イカリイン　234
イカリソウ　234
イクサベピロン　285
イコサペント酸エチル　57
いす形配座　112
イソイリドミルメシン　266
イソキノリン　317
イソクマリン　254
イソケルシトリン　234
イソフラボノイド　231, 239
イソフラボン　14
イソプレン化合物　78
イソプレンユニット　78
イソペンテニル二リン酸　78, 261
イソメ　371
イソラムネチン　405
イソリクイリチゲニン　237
イソリクイリチン　237
L-イソロイシン　87, 182
イタドリ　255
I型アレルギー薬　46
一次代謝産物　69
イチョウ　280
イチョウ葉　400
一般アミノ酸　85
イトヒメハギ　296
イヌサフラン　95, 323
イヌハッカ　266
イヌリン　218
イネ　364
胃粘膜攻撃因子作用薬　36
胃粘膜防御因子作用薬　38
イノシン酸　348
イプラトロピウム　7
イプリフラボン　14, 239
イベルメクチン　381
イボー　308

イボガイン　60
イボテングタケ　338
イボテン酸　188, 338
イポメアマロン　271
イミペネム　372
イムノフィリン　384
イリドイド　266
イリドミルメシン　266
イリノテカン　10, 23, 28
イルジンM　276
イルジンS　276
イルダン型セスキテルペン　276
イワスナギンチャク　68
インゲンマメ　364
インスリン　191
インターフェロン　194
インチンコウ　225, 254
インドジャボク　50, 54, 63
インドール　317
インドールアルカロイド　267
インドール-3-酢酸　89, 324, 361
インヨウカク　234
E/Z表示法　108
in vitroテスト　17
in vivoテスト　17

## ウ

ウアバイン　310
ウイキョウ　222
ウイキョウ油　222
ヴィロトキシン類　190
ウコン　256, 271, 277, 400
右旋性　124
ウバタマ　60
ウベニメクス　35, 384
ウルサン型トリテルペン　297
ウルソデオキシコール酸　312
ウルソール酸　297
ウロキナーゼ　194
ウロポルフィリノーゲンIII　345
ウロン酸　211
ウワウルシ　242, 257, 297
ウワバイン　53
ウンシュウミカン　235, 263
ウンベリフェロン　74, 225

## エ

エイコサノイド　176
エイコサペンタエン酸　166, 168
エイコサペンタエン酸エチル　57

エイジツ　234
エカベトナトリウム　41
液体クロマトグラフィー　117
エキナケア　405
エキナコサイド　405
エクアトリアル結合　112
エチナサイジン743　367
エスクレチン　225
エスクレチンジメチルエーテル　225
エスチン　295
エストラジオール　82, 313
エストラジオール安息香酸エステル　313
エストリオール　313
エストロン　313
エゼリン　325
エチニルエストラジオール　313
エチルベンゼン
　$^1$H-NMRスペクトル　131
エチレン　363
エトポシド　11, 29, 229
エナンチオマー　102, 124
(−)-エピカテキン　243
(−)-エピガロカテキン　244
(−)-エピガロカテキン 3-O-ガレート　244
エピジャスモン酸メチル　394
エピネフリン　319
エピマー　103
エフェドラジン　332
エフェドリン　98, 358
エフェドリン塩酸塩　62, 350
エブリコ酸　290
10, 11-エポキシファルネシン酸　270
エポチロン　285
エムルシン　258
エメチン　323
エモジン　249
エラグ酸　242
エラジタンニン　242
エリスロース 4-リン酸　73, 87
エリスロマイシン　374
エルゴカシフェロール　305
エルゴステロール　305
エルゴタミン　8, 327
エルゴタミン酒石酸塩　327
エルゴメトリン　327
エルゴメトリンマレイン酸塩　327
エルタシン　374
エレクトロスプレーイオン化法

# 日本語索引

125
エレマン型セスキテルペン 275
エレモフィラン型セスキテルペン 275
エンケファリン類 192
エンジイン化合物 384
エンジュ 116, 234
炎症反応機構 43
延長キノン類 250
エンドルフィン類 192
円二色性スペクトル 141
エンビオマイシン 376
エンプロスチル 38
エンメイン 283
ent-カウラン型ジテルペン 282
ent-ジベレラン型ジテルペン 283
$^1$H-$^1$H COSY スペクトル 151, 158, 147
$^1$H-$^1$H COSY 法 136
HHDP 基 243
HMBC スペクトル 148, 153, 159
HMBC 法 137
HMG-CoA 還元酵素 19
HMG-CoA 還元酵素阻害薬 19
HMQC スペクトル 147, 152, 158
HMQC 法 135
$^1$H-NMR スペクトル 156
HSQC 法 135
$m$-C$_7$N ユニット 343
MEP 経路 261
NOE 法 138
X 線結晶解析 143
X 線結晶構造解析 161

## オ

オイゲノール 74, 222
オイデスマン型セスキテルペン 272
オウギ（黄耆） 294, 336
オウゴニン 232
オウゴン（黄芩） 49, 232
黄体ホルモン 313
オウバク 298
オウレン 321
オカダ酸 67
オキザロ酢酸 87
オキシコドン 6
オキシテトラサイクリン 375
オーキシン 324
オーキシン類 361
2-オキソグルタル酸 87

オクタント則 142
オクラトキシン 66
オーゴニオール 365
オストール 225
オタネニンジン 275, 289, 290
オータムナリン 323
オバクノン 298
オピエート受容体 6
オフィオポゴニン D 307
オフィオポゴン 241
オフィオボリン A 81, 286
オープンカラムクロマトグラフィー 118
オリゴ糖 197, 215
オリザニン 349
オリドニン 283
オリーブ油 171
L-オルニチン 87, 330
オルノプロスチル 38
オレアナン型トリテルペン 294
オレアノール酸 294
D-オレアンドロース 211
L-オレアンドロース 308
オレイン酸 168
オーロン 231
オンジサポニン A 296

## カ

カイカ 116
カイザー 126
ガイシ 259
カイソウ 308
カイニン酸 336
カイニン酸・サントニン散 337
カイニン酸水和物 188, 336
カイニンソウ 336
改良 Mosher 法 140
カカオ脂 171
化学シフト 130
化学発がん二段階仮説 66
カキ 244
核磁気共鳴スペクトル 129
加工ブシ 354
化合物ライブラリー 15
カゴソウ 297
重なり形 111
カーサミン 237
訶子 110
カジナン型セスキテルペン 278
カシノイド型トリテルペン 298
カシュウ 255

ガジュツ 271, 274
加水分解型タンニン 242
カスガマイシン 395
ガスクロマトグラフィー 117
カスタステロン 363
ガストリン受容体拮抗薬 36
カスベン 284
カタルポシド 267
カタルポール 267
カチノン 351
脚気 349
カッコン 239
(+)-カテキン 243
カテキン類 243
果糖 210
カナマイシン 373
カノコソウ 274
カビ毒 66
カピラリシン 254
カピラリン 254
カフェイン水和物 347
カフェー酸 74, 222
カプサイシン 352
カプサンチン 301
カプリル酸 168
カプリン酸 168
カプロン酸 168
カマズレン 273
カミツレ 40, 225, 273
過ヨウ素酸酸化 205
D-ガラクツロン酸 212
D-ガラクトサミン 213
ガラクトシルジグリセリド 174
D-ガラクトース 210
カラシナ 259
カラシ油配糖体 259
カラバル豆 8, 62, 325
カラマツ 235
カラムクロマトグラフィー 117
カルコン 231, 237
カルシトニン 192
ガルシニア 403
カルシニューリン 21, 385
カルタップ 371
カルナウバロウ 170
カルバペネム 372
カルボン 264
ガレオン 110
カレンボク 28
(+)-ガロカテキン 243
ガロタンニン 242
カロテノイド 81, 82, 299

カロテン類　299
カワラタケ　34, 220
カワラヨモギ　225, 254
カンキョウ　257
ガングリオシド　175
還元性オリゴ糖　215
ガンジャ　252
環状化合物
　　配座異性体　112
環状ジテルペン　279, 280
環状セスキテルペン　271
カンゾウ（甘草）　45, 47, 235,
　　237, 295
カンタリジン　268
カンテン　219
カンナビノイド　58, 251
カンナビノイド酸　251
カンナビノール　251
ガンビリン類　244
カンファー　265
肝不全用アミノ酸製剤　186
カンプトテシン　9, 28, 267, 326
カンフル
　　13C-NMR スペクトル　134
　　DEPT135 スペクトル　134
　　EI-MS スペクトル　129
　　1H-1H COSY スペクトル　137
　　HMBC スペクトル　138
　　HMQC スペクトル　135
　　1H-NMR スペクトル　132
　　HSQC スペクトル　136
　　IR スペクトル　127
　　NOESY スペクトル　139
d-カンフル　104, 265
肝油　171
γ-アミノ酪酸　186, 336
γ-オリザノール　56, 293
Karplus 則　131, 133

## キ

疑アルカロイド　315
幾何異性体　108
キキョウ（桔梗）　295
キク　232
キクカ　232
キササゲ　223, 267
キサントトキシン　225
キサントフィル類　300
キジツ　235
喜樹　9, 28, 326
基準ピーク　128

D-キシリトール　214
キシロース　209
寄生虫駆除物質　396
キタサマイシン　374
キダチアロエ　399
キナ　95, 106, 328
キナゾリン　318
4-キナゾロン　341
キニジン　54
キニジン硫酸塩水和物　54
キニーネ　90, 95, 106
　　推定生合成経路　97
　　生合成　92
キニーネ塩酸塩水和物　328
機能性食品　399
キノリン　318
キノン類　247
キハダ　298, 321
キバナイカリソウ　234
キバナオウギ　294, 336
ギムネマ　296, 404
ギムネマ酸　296, 404
キャッツクロー　404
ギャバ　336
吸光度　127
牛脂　171
強心配糖体　51, 308
鏡像異性体　124
キョウニン　258
キラリティー　102
キラル　102
キロサイド　369
銀鏡反応　205
ギンゴライド　400
ギンコリド A　280
ギンセノシド類　289
ギンセノシド Rb　289
ギンセノシド Rg　289

## ク

グアイアズレン　273
グアイアン型セスキテルペン　273
グアイオール　273
クアシン　299, 391
グアニル酸　348
グアヤク　273
ククルビタシン A　292
ククルビタン型トリテルペン　292
クコ　332
クコアミン A　332
クズ　239

クスノキ　65, 265
クソニンジン　278
クチナシ　267
クニジリド　256
クマコケモモ　242, 257
クマリン　74, 76, 225
o-クマル酸　74
p-クマル酸　222
クメスタン　239
クラビリデノン A　371
グラミシジン S　376
クラムヨモギ　272
グラヤノトキシン　396
グリコーゲン　218
グリコシド結合　207
グリシノエクレピン A　392
グリシン　182
クリスマスローズ　308
グリセオフルビン　380
グリセリン酸 3-リン酸　87
グリセルアルデヒド 3-リン酸　80,
　　87
グリセロ糖脂質　174
グリセロリン脂質　172
クリソファノール　249
グリチルリチン　295
グリチルリチン酸　47, 295
グリチルレチン酸　45
グルカゴン　191
クルクミノイド　256
クルクミン　256, 401
クルクモール　274
D-グルクロン酸　212
D-グルコサミン　213
グルコシノレート　259, 406
D-グルコース　210
グルコース 6-リン酸　87
グルタチオン　190
L-グルタミン　41, 87, 183
L-グルタミン酸　87, 183
クレスチン　34, 220
グレープフルーツ　275
グレープフルーツジュース　259
クロイソ海綿　368
クロシン　268, 301
クロスピーク　135
黒田チカ　358
クロバナヒキオコシ　283
グロブリン　194
クロマトグラフィー　117
クロマン　251
クロモグリク酸　48

日本語索引　413

クロモグリク酸ナトリウム　13, 253
クロモグリン　13
クロモン　253
クロラムフェニコール　378
クロレラ　401
クロロゲン酸　222
クロロフィル　299, 344
クロロマイセチン　378
クワノンG　233
桑葉　404

## ケ

ケイヒ　222, 244, 246
ケイヒアルデヒド　222
ケイヒ酸　73, 76, 222
ケイヒ酸経路　70
ケカビ　365
ケシ　58
ケジギタリス　309
結合定数　133
血小板活性化因子　173
ケトース　199
ゲニスチン　239
ゲニステイン　14, 239, 402
ゲニピン　267
ゲニポシド　267
ゲニン　208
ケノデオキシコール酸　312
ゲファルナート　39
ケミカルバイオロジー　15, 22
ゲムシタビン　23
ゲラニアール　263, 394
ゲラニイン　243
ゲラニオール　262
ゲラニルゲラニ二リン酸　83, 279, 299
ゲラニル二リン酸　82
ゲラニルファルネシル二リン酸　285
ゲラニルファルネソール　286
ケリン　13, 253
ケルシトリン　234
ケルセチン　234
　UVスペクトル　128
ゲルマクラン型セスキテルペン　271
ゲルマクロン　271
元素分析　125
ゲンタマイシン　373
ゲンチアナ　267

ゲンチアノース　216
ゲンチオビオシルジグリセリド　174
ゲンチオビオース　215
ゲンチオピクロシド　267
ゲンノショウコ　242, 243
ケンフェロール　234

## コ

降圧薬　50
抗アレルギー薬　46
　作用点　47
抗炎症剤
　作用点　43
抗炎症物質　44
コウカ　237
抗潰瘍物質　35
光学活性　140
コウキ　235
抗寄生虫薬　381
高級脂肪酸　166
高血圧治療薬
　作用点　50
抗血栓薬　54
抗骨粗鬆症作用薬　387
抗コリン作働薬　36
交差ピーク　135
高脂血症治療薬　55
抗腫瘍性抗生物質　31
抗腫瘍物質　23
抗腫瘍薬　381
　作用点　24
向神経作用物質　58
コウズコン　238
抗生物質　371
構造決定　17
高速液体クロマトグラフィー　120
酵素阻害剤　386
抗不整脈薬　54
高分解能質量スペクトル　125
コウボク　230, 272
川骨　353
コウホネ　353
コエンザイムQ10　247
ゴオウ（牛黄）　312, 345
コカ　7, 59
コカイン　7, 59, 91
　生合成　93
コカイン塩酸塩　59, 61, 332
コガネバナ　49, 232
5環性トリテルペン　294

コクサギ　340
コクサギン　340
ココアノキ　347
コーコイ　355
ゴシポール　278
ゴーシュ形　112
ゴーシュ効果　202
ゴシュユ　298
コショウ　333
コスチュノリド　271
コスメゲン　383
五炭糖　209
コットン効果　141
コデイン　89
　生合成　91
コデインリン酸塩水和物　58, 321
コニイン　357
コニフェリルアルコール　222, 230
コバラミン　345
ゴボウ　230
ゴボウシ　230
ゴマ　229
ゴマ油　171
ゴミシ（五味子）　110, 230
ゴミシンA　110, 230
コラーゲン　87
コリスチン　376
コリスミ酸　87, 340
コリノイド　344
コリラジン　110
コリン　344
コール酸　312
コルチカム　95
コルチゾン　45, 313
コルチゾン酢酸エステル　313
コルヒチン　95, 323
　生合成経路　96
コレカルシフェロール　305
コレステロール　19, 82, 304
コロマイト　390
コンカナバリンA　195
コンズランゴ　311
コンズランゴグリコシドA　311
昆虫フェロモン　365
昆虫ホルモン　365, 392
コンパクチン　19, 386
コンビナトリアルケミストリー　18
混融試験　124

## サ

サイカシン　65

サイクリック AMP　348
サイクロセリン　378
サイコサポニン　295
最適構造　18
サイトカイニン類　362
細胞周期　24
サイロシビン　60, 89, 325
サイロシン　60, 325
サキシトキシン　366
酢酸　168
酢酸-マロン酸経路　167
ザクロ　243
サジオモダカ　292
鎖状化合物
　　配座異性体　111
鎖状ジテルペン　279
鎖状セスキテルペン　270
鎖状トリテルペン　287
鎖状モノテルペン　262
左旋性　124
殺菌剤　395
サッサフラス油　65
殺線虫活性物質　392
殺虫剤　388
殺虫物質　394
サツマイモ　271
ザナミビル　214
サネブトナツメ　233
サフラナール　268, 301
サフラン　268, 301
サフロール　65
サミン　229
作用機序　18
サラシナショウマ　294
サリシン　5, 224
サリチル酸　44, 224
サリチル酸ナトリウム　44
サリチル酸メチル　224
サリドマイド　108
サリノマイシン　397
サルサ根　307
サルサパリロシド　306, 307
酸・塩基反応　203
酸化亜鉛ユージノール　222
酸化・還元反応　204
サンシシ　267
サンシュユ　266
サンズコン　238
サンソウニン　233
サントニン　272
サンペドロ　60

## シ

ジアシルグリセロリン脂質　173
ジアステレオマー　103
ジアゾニウムイオン　185
シアニジン　236
シアノコバラミン　345
2,6-ジアリルヘキサヒドロフラノフラン型リグナン　229
ジアリールヘプタノイド　256
ジアリールヘプタン　256
シアル酸　214
シイタケ　220, 348
ジオスゲニン　306
ジオスチン　307
紫外可視吸収スペクトル　127
シガテラ中毒　367
シガトキシン　367
ジギタリス　51, 309, 311
D-ジギタロース　211, 308
ジギトキシン　51, 309, 314
D-ジギトキソース　211, 308
シキミ酸　73
　　生合成　74
シキミ酸経路　70, 73
軸不斉　109
ジクマロール　12, 54, 227
シクロアルタン型トリテルペン　293
シクロアルテノール　293, 303
シクロアルテノール合成酵素　290
シクロオキシゲナーゼ　44, 176
シクロスポリン　384
シクロペンタノパーヒドロフェナントレン　303
シクロホスファミド　23
2,4-ジクロロフェノキシ酢酸　361
シクンシ酸　188
ジゴキシン　51, 309
シコニン　248
シコン　248
シザンドリン　230
ジジフィン　289
ジジフスサポニンⅢ　289
L-システイン　87
L-システイン　87, 182
ジスパルア　394
シスプラチン　23
シソ　222, 236, 264
シゾフィラン　34, 220
シタラビン　33, 369

シッカニン　380
質量スペクトル　128
質量電荷比　128
質量分布比　121
ジテルペノイド　78
ジテルペン　279
シデロフォア　387
シード化合物　14, 15
シトラール　263
シトロネア油　270
シトロネラール　394
シトロネロール　262
シナ　272
シナヒキガエル　308
シナピルアルコール　222, 230
シナモン　276
シナレンギョウ　230
シニグリン　259
1,8-シネオール　264
ジノスタチンスチマラマー　384
シノブファギン　310
ジヒドロエルゴタミン　8
6′,7′-ジヒドロキシベルガモチン　226
ジヒドロフラボノール　231
2,3-ジヒドロフラボノール　235
シビレタケ　60
シベリアカラマツ　235
ジベレリン　283
ジベレリン類　362
ジベンゾシクロオクタジエン型リグナン　230
脂肪酸　165
　　構造式　168
　　生合成　71, 167
脂肪酸関連物質　165
シマカンギク　232
D-シマロース　211
シミシフゴシド　294
ジメチルアリル二リン酸　261
指紋領域　126
ジャガイモ　354
シャクヤク　242
ジャショウシ　225
ジャスモン酸類　364
ジャノヒゲ　241
重原子法　144
集合フェロモン　394
縮合型タンニン　243
シュクロース　216
ジュグロン　391
ジュジュボシド A　289

循環器系作用物質　49
ショウガ　257, 272, 277
［6］-ショウガオール　257
ショウガオール類　257
ショウキョウ　257, 277
ジョウザンアジサイ　341
松脂　282
ショウズク　264
ショウマ　294
植物エストロゲン　239
植物ホルモン　361
助色団　127
除虫菊　268
ショ糖　216
ジリグナン　228
シリクリスチン　240
シリビン　240
シリマリン　240
シロイヌナズナ　290
シロバナムシヨケギク　268, 389
シロリムス　385
ジンギベレン　277
［6］-ジンゲロール　257
ジンゲロール類　257
ジンゲロン　257
真正アルカロイド　315
心臓治療薬
　　作用点　50
シンナムアルデヒド　73, 222
シンバスタチン　56, 386
心不全治療薬　51
腎不全用アミノ酸製剤　186
心房性ナトリウム利尿ペプチド　57
シンメトリー係数　122
$C_5$ ユニット　78
$C_6$-$C_1$ ユニット　350
CD スペクトル　161
CD 励起子キラリティー法　143
G-ストロファンチン　53, 310

## ス

スウェルチアマリン　267
スウェルチシン　233
スエヒロタケ　220
スキサメトニウム　320
スクアラミン　368
スクアレン　82
スクラルファート　42
スクリーニング　17
スクワレン　287
スコパロン　225

スコポラミン臭化水素酸塩水和物
　　61, 331
スコポレチン　225
スタキドリン　335
スタチン系高コレステロール血症治
　　療薬　19
スチザンドリン　110
スチラレン A　310
スチルベン　255
ステアリン酸　168
ステビア　282
ステビオシド　282
ステロイド　81, 303
ステロイドサポゲニン　305
ステロイドサポニン　305
ステロイドホルモン　313
ステロイド類
　　生合成　83
ステロール類　304
ストリキニーネ　90, 327
　　生合成　92
ストリクトサイド　90
ストレプトマイシン　373
ストロメクトール　381
スピノエース　390
スピノシン　233
スピノシン系　389
スピノシン A　389, 390
スピノシン B　389
スピラマイシン　398
スピロスタン　305
スピン結合定数　131
スピン-スピン結合　131
スフィンゴシン　174
スフィンゴ糖脂質　174
スフィンゴミエリン　174
スフィンゴリン脂質　172
スペアミント油　264
スペルミン　332
スポンゴウリジン　369, 370
スマンクス　384

## セ

ゼアチン　348
生合成経路　70
青酸配糖体　258
生体膜の脂質二重層膜モデル　172
性フェロモン　393
成分　18
精油　261
セイヨウアカネ　249

セイヨウエビラハギ　225, 227
セイヨウオトギリソウ　250, 258
セイヨウシロヤナギ　5, 44
セイヨウトチノキ　295
セイヨウハッカ　102, 263
赤外線吸収スペクトル　126
セクロピアカイコ　270
セコイリドイド　266, 267
セコロガニン　90, 267
セサミン　229
セサモリン　229
セサモール　229
セージ　222
セスキテルペノイド　78
セスキテルペン　269
セスキリグナン　228
セスタテルペノイド　78
セスタテルペン　285
摂食阻害作用　391
絶対配置　103
ゼドリン　59
セネガ　296
セネシオニン　65
セネジン II　296
セファロスポリン C　372
ゼラチン　87
セラック　170
セリセロール I　286
L-セリン　87, 182
ゼルチュルネル　4
セルロース　217
セレブロシド　175
セレンディピティ　5
セロトニン　89, 324, 325
セロビオース　215
センキュウ　256
旋光計　125
旋光性　124
旋光度　124, 141
センソ　60
セントジョーンズワート　250, 259, 401
センナ　249
センノシド類　249
センノシド A　72, 249
センブラン系列　279
センブラン系列環状ジテルペン　284
センブリ　233, 267
センブレン　284
前臨床試験　18
*Senecio* 属　65

## ソ

双環性モノテルペン 265
ソウジュツ 272
総センノシド 249
相対配置 104
ソウハクヒ 233
ソテツ 65
ソバ 234
ソファルコン 41, 238
ソフォラジン 238
ソボク 241
ソヤサポニン A₂ 297
ソヨウ 222, 236
ソラニン 354
ソラレン 74, 225
D-ソルビトール 214

## タ

ダイウイキョウ 74, 222
ダイオウ 242, 244, 247, 249
代謝拮抗薬 33
ダイジン 239, 402
ダイズ 239
大豆イソフラボン 402
ダイズ油 171
ダイゼイン 239, 402
タイソウ 225, 289, 348
ダイダイ 235, 263
ダイノルフィン類 192
タイヘイヨウイチイ 10, 27, 284
大麻 58
タイム油 264
タイロシン 397
ダウノマイシン 382
ダウノルビシン 23, 381
タカサゴギク 265
タキサン類 27
タキシフォリン 235
タキソテール 11
タキソール 10, 27, 284
タクロリムス 20, 21, 384
タクロリムス結合タンパク質 21
ターゲット 17
タチジャコウソウ 145, 264
タチナタマメ 195
多糖 197
多糖類 217
タバコ 330
タマゴテングタケ 190

単環性モノテルペン 263
胆汁酸 312
単純脂質 170
単純縮合型タンニン 244
炭水化物 197
男性ホルモン 313
単糖 197
単糖類 209
タンニン 241
タンニン酸 242
タンパク質 194
ダンマラン型トリテルペン 287
W字型カップリング 133

## チ

チアミン塩化物塩酸塩 349
チアミン塩化物塩酸塩散 349
チアミン塩化物塩酸塩注射液 349
チアミン硝化物 349
チエナマイシン 372
チクセツサポニン 296
チクセツサポニン V 209
治験 18
チトクロム P-450 3A4 259
D-チマロース 308
チモサポニン A-Ⅲ 307
チモール 145, 264
　スペクトル 145
　¹³C-NMR 145
　¹H-NMR スペクトル 146
　NMR スペクトルデータ 148
チャ 244, 245, 347
チャコニン 354
チャノキ 189
抽出 17
中性カンナビノイド 251
チューブリン 25
チョウジ 74, 222, 243
チョウジ油 276
チョウセンアサガオ 61, 331
チョウセンゴミシ 230
チョレイ（猪苓） 305
L-チロキシン 320
チロシン 75, 318
L-チロシン 73, 87, 183
チンピ（陳皮） 235, 263

## ツ

ツキヨタケ 276
ツバキ油 171

ツベラクチノマイシン 376
d-ツボクラリン塩化物 63
ツボクラリン塩化物塩酸塩水和物 320
ツルドクダミ 255
ツルメロン 277
ar-ツルメロン 277

## テ

テアシネンシン類 245
テアニン 189, 336
テアフラビン類 245
ディアバスター 321
低級脂肪酸 165
テイコプラニン 376
5′-デオキシアデノシルコバラミン 345
1-デオキシキシルロース 79, 80
デオキシキシルロースリン酸経路 70, 78
デオキシコール酸 312
デオキシ糖 211
デオキシヌファリジン 353
1-デオキシノジリマイシン 404
2-デオキシ-D-リボース 209
テオフィリン 347
テオブロミン 347
デカメトニウム 320
デキサメタゾン 46, 313
デキストラン硫酸 56
デキストリン 217
テストステロン 82, 313
テストステロンエナント酸エステル 313
デスフェラール 387
デスモプレシン 193
デスラノシド 309
テッポウウリ 292
テトラガロイルグルコース 242
テトラサイクリン 72, 375
テトラサイクリン系抗生物質 375
テトラテルペン 299
テトラハイドロナフタレン型リグナン 229
テトラヒドロカンナビノール 251
テトラヒドロカンナビノール酸 251
テトロドトキシン 366
テニポシド 229
テバイン 58, 89, 321
　生合成 91

デヒドロコール酸 312
7-デヒドロコレステロール 305
3-デヒドロシキミ酸 223
デヒドロヘキサヒドロキシジフェノ
　　イル基 243
デフェロキサミン 387
テプレノン 38
デミッシン 391
デメチルクロルテトラサイクリン
　　375
デリス 240, 389
デルフィニジン 236, 406
テルペノイド 78, 261
　　生合成 81
テルペノイド類 353
テレビン油 282
テングサ 219
テングタケ 338
天然物 123
天然物質
　　生合成 69
デンプン 14, 217
D/L 表示法 105

## ト

糖アルコール 214
トウガラシ 352
トウガラシ・サリチル酸精 352
トウガラシチンキ 352
トウガラシ末 352
トウキ 225, 256
トウゴマ 284, 342
糖脂質 172, 174
トウニン 258
トウヒ 235
動物用医薬品 397
ドウモイ酸 188
トウモロコシ 348
トウモロコシ油 171
トウリンドウ 267
ドキソルビシン 23, 381
ドキソルビシン塩酸塩 32
トキワイカリソウ 234
ドクササコ 337
ドクダミ 262
ドクツルタケ 190
ドクニンジン 357
ドコサヘキサエン酸 166, 168
ドコサペンタエン酸 168
トコフェロール 251
トコフェロールコハク酸エステルカ

ルシウム 251
トコフェロール酢酸エステル 251
トコン 323
ドセタキセル 11, 23, 27
特許 18
ドーパ 103
L-ドーパ 89
ドーパミン 77, 89, 319
トポイソメラーゼ 28
トポイソメラーゼⅠ阻害薬 28
トポイソメラーゼⅡ阻害薬 29
トポテカン 10
トマチン 391
トマト 364
トラガント 218
ドラスタチン 10 368
ドラッグデザイン 7
トラニラスト 48, 224
トリカブト属 354
トリコマイシン 379
トリコロミン酸 188, 338
トリスポリン酸 365
トリテルペノイド 78, 287
　　生合成 83, 84
トリプタミン 90
L-トリプトファン 87, 183, 324
トリメチルシラン 130
L-トレオニン 182, 185
トレハロース 216
トロパン 318, 332
トロンビン 194
トロンボキサン 179
豚脂 171

## ナ

ナイスタチン 379
ナイトロジェンマスタード 23
長井長義 358
ナタネ油 171
ナツシロギク 272
ナツミカン 235
ナツメ 225, 289, 348
ナビタン 253
ナビロン 253
1-ナフタレン酢酸 361
ナフトキノン 247, 248
ナマコ 370
ナリンゲニン 235
ナリンジン 235
ナルコチン 322
軟紫草 248

ナンテノシド B 224
ナンテン 48, 224
ナンヨウスギ 280

## ニ

ニガキラクトン D 299
ニグリファクチン
　　生合成経路 94
ニコチネル TTS 330
ニコチノイド 388
ニコチン 330, 388
ニコチン酸 341
ニコチン酸アミド 341
二次元 NMR 135
二次代謝産物 69
ニチニチソウ 25, 329
ニーム 391
二面角 111, 133
乳糖 215
乳糖分解酵素 195
尿酸 347
ニランダー反応 205
ニンジン 275, 289
ニンニク 189, 402
ニンヒドリン反応 184
Newman 投影式 111

## ヌ

ヌクレオシド系抗生物質 396
ヌートカトン 275
ヌファラミン 353
ヌファリジン 353

## ネ

ネオカルチノスタチン 384
ネオスチグミン 8
ネオセンブレン 394
ネオーラル 386
ネオリグナン 228, 230
ねじれ形 111
ネペタラクトン 266
ネライストキシン 371
ネラール 263, 394
ネロール 262
粘膜産生・分泌促進剤 38

## ノ

ノイバラ 234

脳性ナトリウム利尿ペプチド 57
農薬 388
ノギテカン 28
ノコギリヤシ 403
ノスカピン 321
ノダケ 226
ノダケニン 226
ノナクチン 398
ノボロギク 65
ノルアドレナリン 89, 319
　生合成経路 78
ノルエピネフリン 319
ノルエフェドリン 98
ノルニコチン 388
ノルプソイドエフェドリン 98
NOESY スペクトル 138

## ハ

バイカリン 232
バイカレイン 13, 49, 232
バイクマリン 225
ハイグロマイシン 398
配座異性体 111
ハイスループットスクリーニング 17
配糖体 208
ハエトリシメジ 338
パキマン 220
麦芽糖 215
薄層クロマトグラフィー 119
バクモンドウ（麦門冬）241, 307
パクリタキセル 10, 23, 27, 284
ハシッシュ 58, 252
バシトラシン 376
ハシリドコロ 61, 225, 331
ハズ 67, 284
波数 126
ハッカ 102, 263
バッカクキン 327
ハッカ油 263
発癌イニシエーター 66
発癌促進物質 66
発癌物質 64
発癌プロモーター 66
ハッショウマメ 187
発色団 127
バトラコトキシン 355
パナキサジオール 289
パナキサトリオール 289
ハナヤナギ 188
バニラ 74

バニリン 74, 223
バニリン酸 223
パパベリン 89
　生合成 90
ハービー 396
ハブソウ 154
パラオキシ安息香酸 223
パラベン 223
ハリコンドリン B 368
バリダマイシン 387, 395
パリトキシン 68
パリリン 307
L-バリン 87, 182
ハルウコン 274
パルテノリド 272
バルバロイン 249, 399
バルビツール酸 347
パルミチン酸 168
パルミトレイン酸 168
バレンセン 275
バンコマイシン 376
蕃椒 333
パントテン酸 187
Haworth 式 200
Park-Johnson 法 205

## ヒ

ビアラホス 396
ヒアルロン酸 219
非還元性オリゴ糖 215, 216
ヒキオコシ 283
ピクロクロシン 268, 301
ピサチン 364
ビサボラン型セスキテルペン 277
ビサボレン 277
ビシクロファルネサン型セスキテルペン 277
ヒスタミン 339
ヒスチジン 183, 338
非ステロイド系抗炎症薬 44
ビスナギン 253
微生物ホルモン 365
比旋光度 141
ビタミン A 299
ビタミン $B_1$ 349
ビタミン $B_{12}$ 344, 345
ビタミン E 251
ビタミン $K_1$ 248
ビタミン $K_2$ 248
ビタミン U 40
ビダラビン 370

必須アミノ酸 181
必須アミノ酸製剤 186
非特異的免疫賦活薬 34
ヒドロキシクエン酸 403
5-ヒドロキシトリプタミン 324
p-ヒドロキシフェニルピルビン酸 73
4-ヒドロキシ-L-プロリン 87
5-ヒドロキシ-L-リジン 87
ヒドロコルチゾン 45, 313
ピネン油剤 394
ヒノキ 278
ヒノキチオール 268
ビノレルビン 23, 25
ヒペリクム症 250
ヒペリシン 72, 250, 401
ピペリジン 333
ピペリン酸 333
ヒペルフォリン 258, 401
ヒマシ油 171
ピマラジエン 282
ヒマラヤイチイ 284
ピマラン型ジテルペン 282
ピマリシン 379
ピマール酸 282
ヒメクロモン 227
ヒメコウジ 224
非メバロン酸経路 70, 80, 261
標的 17
ヒヨス 61, 331
(−)-ヒヨスチアミン 91, 331
　生合成 93
ピラノクマリン 225
ピラノース 200, 201
ピリピロペン類 394
ピリプロキシフェン 393
ピリミジン 346
ビリルビン 345
ピルビン酸 70, 80, 87
ビルベリー 406
ピレスリン 268, 389
ピレスロイド 389
ヒレハリソウ 39
ピロカルピン塩酸塩 62, 339
ヒロズキンバエ 39
ヒロハセネガ 296
ヒロポン 59, 351
ピロリ菌 35
ピロリジン 334
ピロリチジン 318
ピロール 334
ピロール-2-カルボン酸 335

ピロール-3-カルボン酸　356
ピロールニトリン　380
ビンカアルカロイド類　25
ビンカロイコブラスチン　329
ビンクリスチン　23, 90, 267
　生合成　92
ビンクリスチン硫酸塩　25, 329
ビンデシン　25
ビンブラスチン　23, 90
　生合成　92
ビンブラスチン硫酸塩　25, 329
ビンロウジュ　342
PG 製剤　38

## フ

ファイトアレキシン　361, 364
ファゼオリン　364
ファルネサール　270
ファルネシル二リン酸　82, 269, 287
ファルネシン酸メチル　270
ファルネソール　270
ファロトキシン類　190
ファンガード　380
フィゾスチグミン　8, 62, 325
フィトアレキシン　271
フィトエン　82
フィトナジオン　248
フィトール　279
フィロズルチン　254
フィロズルチン 8-O-グルコシド　254
L-フェニルアラニン　73, 75, 87, 182, 185, 318, 340
フェニルクロマン　231
フェニルピルビン酸　73
フェニルプロパノイド　77, 221
フェブリフジン　341
プエラリン　239
フェリシアニド反応　205
フェーリング反応　205
フェロモン　393
不完全アルカロイド　315
フキ　65
フキノトキシン　65
複合脂質　172, 172
複合縮合型タンニン　244
副腎皮質ステロイドホルモン系抗炎症薬　45
副腎皮質ホルモン　313
ブクリョウ　290, 305

茯苓　305
L-フコース　211
フコステロール　304
フサコケムシ　367
ブシ　354
ブシ末　354
プソイドエフェドリン　98
プソイドグアイアン型セスキテルペン　274
ブタキロシド　64, 276
ブタクサ　274
フタリド類　256
ブチリデンフタリド　256
ブチルスコポラミン臭化物　37
プテロカルパン　239
ブドウ　236, 255
ブドウ糖　210
ブトロピウム臭化物　37
舟形　112
ブファリン　310
ブフォタリン　310
ブフォテニン　60
不飽和脂肪酸　166
　生合成　169
不飽和度　125
フムラン型セスキテルペン　276
フムロン　258
プラウノイ　38, 279
プラウノトール　38, 279
(±)-プラエルプトリン A　226
フラグメントイオン　128
ブラジキニン　192
ブラシノステロイド　363
ブラジリン　241
ブラストサイジン S　396
プラチコディン A　295
フラノクマリン　225, 259
フラノース　200, 201
プラバスタチン　19, 386
プラバスタチンナトリウム　55
フラバノール　231, 235
フラバノン　231, 235
フラボノイド　231
　生合成ユニット　77
フラボノリグナン　231
フラボノール　231, 234
フラボン　231, 232
ブリオスタチン　367
プリン　346
フルオロウラシル　23
D-フルクトース　210
プルプニン　311

ブルーベリー　236, 406
ブレオ　383
ブレオマイシン　25, 383
ブレオマイシン硫酸塩　32
プレグナン誘導体　311
プレドニゾロン　46, 313
プレニルカルコン　238
プレニルクマリン　225
プレニルフラボン類　232
プレフェン酸　73, 87
フレミング　5
プロアントシアニジン　244
プロカイン　7
フロクマリン　74, 77
プログラフ　21, 386
プロクロシン　268, 301
プロゲステロン　306, 313
プロジギオシン　334
プロスタグランジン　176, 177, 178
プロスタグランジン製剤　38
プロスタサイクリン　179
プロスタノイド　176
フロスタン　305
プロスタン型トリテルペン　292
プロトピック　21
プロビタミン A　299
ブロメライン　195
L-プロリン　87, 183, 184, 334
フロログルシン誘導体　258
分子イオンピーク　128
分枝鎖アミノ酸　181, 185
分離　17
分離係数　122
分離度　122
Fischer 投影式　104, 200

## ヘ

ベイスン　387
ペオニフロリン　265
ペオノシド　257
ペオノリド　257
ペオノール　257
ヘキサヒドロキシジフェノイル基　242
ペクチン　218
ベスタチン　384
ヘスペリジン　235
ヘスペレチン　235
ペタシテニン　65
ヘテロ多糖　217

ペニシリン 5, 372
ペニテングタケ 187, 338
ベニバナ 237
ヘパリン 219
ヘパリンナトリウム 55, 219
ペプチド 190
ペプチド系抗生物質 376
ペプレオ 383
ペプロマイシン 32, 383
ヘム 344
ペヨーテ 318
ペラグラ 341
ベラドンナ 36, 61, 331
ペラルゴニジン 236
ペリプラノン B 272
ペリラアルデヒド 107, 264
ペリラケチン 264
ベルガプテン 74, 225
ベルガモチン 226
ベルゲニン 254
ベルノレピン 275
ベルベリン 89, 298
　生合成 90
ベルベリン塩化物水和物 321
ヘレナリン 274
ヘロイン 6, 58
変形トリテルペン 298
変形モノテルペン 268
ベンジルアデニン 362
6-ベンジルアミノプリン 362
ベンジルペニシリン 372
ベンスルタップ 371
変旋光 200
ベンゾキノン 247
ペンタガロイルグルコース 242
β-アノマー 200
β-エレメン 275
β-オイデスモール 272
β-カリオフィレン 276
β-カロテン 299
β-グルコシダーゼ 215
β-シトステロール 304
β-体 200
β-ツヤプリシン 268
β-ファルネセン 270
β-ラクタム系抗生物質 372

## ホ

芳香族化合物 221
放線菌 365
飽和脂肪酸 71, 166

ホオノキ 230, 272
ホオノキオール 230
ボグリボース 14, 387
ホザキイカリソウ 234
ホスファチジルエタノールアミン
　 172
ホスファチジルセリン 172
ホスファチジン酸 172
ホスホエノールピルビン酸 73, 87
ホスホマイシン 378
ホスミシン 378
ボスミン注 320
ホソバオケラ 272
ボタン 257
ボタンピ 257
ホッカイトウキ 225, 256
ホップ 258, 276
ポドフィルム 11, 29, 229
ポドフィロトキシン 29, 74, 229
ホマトロピン 7
ホミカ 266
ホモイソフラボン類 241
ホモ多糖 217
ホモバトラコトキシン 355
ポリエン系抗生物質 379
ポリケチド 356
ポリゴジアール 277
ポリミキシン B 376
ポリ-β-ケトエステル 71
ボルネオール 265
ポルフィリン 344
ポルフィン 334, 344
ホロスリン 371
ホロトキシン A 370
ホロトキシン B 370
ボンビコール 393

## マ

マイコトキシン 66, 227
毎センチメートル 126
マイトマイシン 383
マイトマイシン C 31, 343, 382
マウス混合リンパ球反応 20
マオウ 62, 95, 244, 350
マカ 406
マカミド 406
マグノロール 230
マクリ 188, 337
マクロテトロライド 399
マクロライド系抗生物質 374, 390
マグワ 233, 404

マジック・マッシュルーム 60
マシニン 251
マタタビ 266
マチン 327
末梢神経作用薬 61
マツホド 220, 290
マトリシン 273
マノアリド 286
マメハンミョウ 268
マリアアザミ 240
マリーゴールド 392
マリファナ 58, 252
マルトース 215
マロニル CoA 70
マンダラゲ 331
D-マンニトール 214
D-マンノース 210

## ミ

ミシマサイコ 295
ミズカビ 365
ミソプロストール 38
ミゾリビン 385
道しるべフェロモン 394
ミツロウ 170
ミドリハッカ 264
ミブヨモギ 272
ミリスチン酸 168
ミルセン 262
ミルディオマイシン 396
ミルベノック 390
ミルベマイシン 390

## ム

ムシモール 338
無水カフェイン 347
ムスカリン 187
ムラサキ 248
ムラサキイガイ 188
ムラサキウマゴヤシ 12, 54, 335
ムルチフロリン A 234

## メ

メスカリン 60, 89, 95, 318
メタンフェタミン 59, 351
L-メチオニン 87, 182
メチルアゾキシメタノール 65
メチルエリスリトールリン酸経路
　 261

メチルオイゲノール 394
メチルジゴキシン 51, 309
N-メチルスコポラミンメチル硫酸塩 37
メトキサレン 225, 226
メトトレキサート 23
メトプレン 393
メナテトレノン 248
メバスタチン 55
メバロチン 19, 386
メバロン酸 79
メバロン酸経路 70, 78, 79, 261
　β-シトステロールの生合成 291
メルカチノン 351
メルカチン 351
メルカプトプリン 23
免疫抑制薬 20, 384
p-メンタン型モノテルペン 263
メントール 102, 263
面不斉 110

## モ

モグロシド V 292
モッコウ 271
モッショクシ 242
没食子酸 223
モネンシン 397
モノテルペノイド 78, 261
モノファルネサン型セスキテルペン 277
モミラクトン 282
モミラクトン A 364
モルヒネ 6, 89
　生合成 91
モルヒネ塩酸塩水和物 58, 321

## ヤ

ヤシ油 171
ヤナギ 5, 224
ヤナギタデ 277
ヤボランジ 339
ヤボランジ葉 62
ヤマグワ 404

## ユ

ユウタン（熊胆） 312
融点 123
ユーカリノキ 264
ユーカリ油 264

ユビキノン 247
ユビデカレノン 247

## ヨ

幼若ホルモン 270, 392, 393
ヨウシュヤマゴボウ 339
ヨモギギク 265
ヨーロッパイチイ 11, 27, 284
4環性トリテルペン 287

## ラ

ラウリン酸 168
羅漢果 292
酪酸 168
ラクトース 215
ラタンニン 247
ラッカセイ油 171
ラナトシド C 51, 309
ラノステロール 82, 290, 303
ラノステロール合成酵素 290
ラノリン 170, 290
ラパマイシン 385
ラパミューン 386
ラフィノース 216
ラブダン系列 279
ラブダン系列環状ジテルペン 280
ラベンダー油 276
ラポンチシン 255
L-ラムノース 211
卵胞ホルモン 313

## リ

リクイリチゲニン 235
リクイリチン 235
リグスチリド 256
リグナン 74, 228
リグニン 230
リコペン 300
リシチン 364
リシニン 342
L-リシン 87, 183, 333
リゼルグ酸 90, 327
　生合成ユニット 93
リゼルグ酸ジエチルアミド 59
リゾチーム塩酸塩 194
立体化学 101
立体配座 101
立体配座異性 111
立体配置 101, 102

立体配置異性 102
リード化合物 15
リナロール 263
リノール酸 168
α-リノレン酸 168
リファマイシン 378
リファマイシン B 343
リファンピシン 343, 378
リベロマイシン A 387
リポキシゲナーゼ 176, 177, 178
リポキシン 179
D-リボース 209
リボナントラドール 253
リモニン 298
リモネン 103, 263
リモノイド型トリテルペン 298
硫酸カナマイシン 374
硫酸ストレプトマイシン 374
理論段数 122
リンゴ 244
リンコフィリン 405
リンコマイシン 378
リン脂質 172
臨床試験 18

## ル

ルチン 234
ルテイン 300
ルテオリン 232
ルバーブ 255
ルプロン 258

## レ

励起子キラリティー法 142
レイン 72, 249
レインアントロン 249
レーヴェンフック 332
レシナミン 50
レスベラトロール 255
レセルピン 50, 63, 90, 267, 325
　生合成 92
レチゲラン酸 286
レチノール 299
レニン 192
レバウジオシド A 282
レブリン酸 203
レボドパ 187, 319
レボピマール酸 282
レンギョウ 230
レンチナン 34, 220

## ロ

ロイコトリエン　179
ロイコトリエン酸　177
ロイコマイシン　374
L-ロイシン　87, 182
ロガニン　266
六炭糖　209
ろ紙クロマトグラフィー　119

ロジン　282
ローズマリー　222, 225
ロズマリン酸　222
ローズ油　270
ロソウ　404
ロテノイド　239, 389
ロテノン　240, 389
ロートエキス　331
ロートコン　225
ロバスタチン　19, 56, 386

ロベリン　334

## ワ

ワタ　276, 278
ワモンゴキブリ　272
ワラビ　64, 276
ワルファリン　12, 54, 227
ワルファリンカリウム　54, 227

# 外国語索引

## A

abietic acid  41, 282
(+)-abscisic acid  82
abscisic acid  277, 363
abscisin II  363
absolute configuration  103
absorbance  127
7-ACA  372
acacia  218
acetic acid  168, 362
acetic acid-malonic acid pathway  70
acetyl CoA  70, 72, 87
*N*-acetyl-D-neuraminic acid  213, 214
acetylsalicylic acid  224
acetylshikonin  248
achiral  103
*Achlya bisexualis*  365
aclarubicin  381
*Acokanthera ouabaio*  53
aconitine  354
*Aconitum* sp.  354
acridine  340
acromelic acids  337
*Acronychia baueri*  99, 340
acronycine  99, 340
*Actinidia polygama*  266
actinomycin D  31, 382
acyclic diterpenes  279
acyclic monoterpenes  262
acyclic sesquiterpenes  270
acyclic triterpenes  287
adenosine diphosphate  348
adenosine triphosphate  348
ADP  348
adrenaline  77, 78, 89, 319
adriamycin  381
aescin  295, 296
*Aesculus hippocastanum*  295
A-factor  365
aflatoxin B₁  66, 227
aflatoxin G₁  227
aflatoxins  227
African chillies  352
agar  219
agaricus  399

agaropectin  219
agarose  219
agathic acid  280
*Agathis dammana*  280
aggregation pheromone  394
aglycone  208
ajmaline  54, 267, 326
L-alanine  87, 182
albumin  194
aldioxa  39
aldose  198
aldosterone  313, 314
*Alisma orientale*  292
alisol  292
alizarin  249, 250
aljitol  206
alkaloid  316
*Alkanna tinctoria*  248
alkannin  248
allantoin  39, 40
allicin  403
alliin  189, 403
allinase  189
allithiamin  403
*Allium sativum*  402
alloxan  347
allyl isothiocyanate  259
*Aloe arborescens*  399
aloe-emodin  249, 250
*Aloe ferox*  249
aloes  399
*Alteromonas* sp.  366
*Amanita muscaria*  187, 338
*Amanita phalloides*  190
*Amanita strobiliformis*  338
amanitatoxins  190
*Amanita virosa*  190
α-amanitin  190
*Ambrosia artemisiafolium*  274
ambrosic acid  274, 275
amentoflavone  232
amino acid pathway  70
amino acids  181
γ-aminobutyric acid  186, 336
7-aminocephalosporanic acid  372
aminoglycoside  373
6-aminopenicillanic acid  372
amino sugars  213
amlexanox  13, 49

*Ammi majus*  225
*Ammi visnaga*  13, 48, 253
ammoidin  225
amphetamine  59, 351
amphotericin B  379
amygdalin  258
amylopectin  217
amylose  217
α-amyrin  84
β-amyrin  84
anabasine  388
ancitabine  369
anethole  74, 76, 222, 223
*Angelica acutiloba*  225, 256
*Angelica acutiloba* var. *sugiyamae*  225, 256
*Angelica decursivum*  226
*Anhalonium williamsii*  318
anhydrous caffeine  347
aniseed  74
*Anisum vulgare*  222
anomeric carbon  202
anomeric carbon atom  200
anomeric effect  202
ANP  57
α-ANP  57
antheridiol  365
anthocyanidin  231, 236
anthocyanin  236
anthranilic acid  87, 340
anthraquinone  247, 249
anthrone  249
*Antiaris toxicaria*  308
antibiotics  371
antifeeding action  391
anti-form  112
6-APA  372
apigenin  232, 233
Ara-A  370
*Arabidopsis thaliana*  290
arabinose  209
Ara-C  33, 369
arachic acid  168
arachidonic acid  168
arachidonic acid derivatives  176
arbutin  257, 258
arctiin  230
*Arctium lappa*  230
*Arctostaphylos uva-ursi*  242, 257

*Areca catechu* 342
arecoline 342
L-arginine 87, 183
*Arnebia euchroma* 248
aromadendrin 235, 236
aromatic compounds 221
*Artemisia annua* 278
*Artemisia capillaris* 225, 254
*Artemisia cina* 272
*Artemisia kurramensis* 272
*Artemisia monogyna* 272
artemisinin 278
*Arthrobacter simplex* 313
ar-turmerone 277, 278
ascaridole 82
L-ascorbic acid 211
L-asparagine 183
aspartame 193
L-aspartic acid 87, 183
*Aspergillus citrinum* 19
*Aspergillus flavus* 66, 227
*Aspergillus fumigatus* 394
*Aspergillus ochraceus* 66
*Aspergillus parasiticus* 227
*Aspergillus terreus* 19, 56, 386
aspirin 5, 44, 45, 224
astilbin 235
astragaloside I 294
*Astragalus membranaceus* 294, 336
*Astragalus mongholicus* 294
ATP 348
*Atractylodes chinensis* 272
*Atractylodes lancea* 272
atractylone 272, 273
*Atropa belladonna* 36, 61, 331
atropine 7, 37, 61
atropine sulfate 36
atropine sulfate hydrate 61, 331
atropisomerism 110
aurone 231
autumnaline 323
auxin 324
auxins 361
avermectin 381, 390
avermectin B$_1$ 398
axial bond 112
azadirachtin 391

### B

*Bacillus* 376

bacitracin 376
baicalein 13, 49, 232, 233
baicalin 232, 233
BAP 362, 363
barbaloin 249, 250, 400
barbituric acid 347
base peak 128
batrachotoxin 355
*Baurella simplicifolia* 99, 340
BCAA 181, 185
bensultap 371
benzoic acid 223, 224
benzoquinone 247
benzyl adenine 362
6-benzylaminopurine 362
benzylglucosinolate 406
*N*-benzyl-5-oxo-6*E*, 8*E*-octadecadienamide 406
benzyl penicillin 372
berberine 89, 90, 298
berberine chloride hydrate 321
bergamottin 226
bergapten 74, 77, 225, 226
bergaptol 77
bergenin 254, 255
Beri-beri 349
bestatin 384
bialaphos 396
bicoumarin 225
bicyclic monoterpenes 265
bilberry 406
bile acids 312
bilirubin 345
bioassay guided fractionation 17
bisabolene 277
(−)-β-bisabolene 278
blasticidin S 396, 397
bleomycin 383
bleomycin A$_2$ 33
bleomycin B$_2$ 33
bleomycinic acid 383
bleomycin sulfate 32
*Blumea balsamifera* 265
BNP 57
boat conformation 112
bombykol 393
borneol 265
bradykinin 192
branched chain amino acid 185
brasilin 241
*Brassica juncea* 259
brassinolide 363

brassinosteroid 363
bromelain 195
bryostatin 367
bufadienolide 309
bufalin 310
*Bufo bufo gargarizans* 308
*Bufo melanostictus* 308
bufotalin 310
bufotenine 60, 61
*Bugula neritina* 367
*Bupleurum falcatum* 295
butropium 37
butropium bromide 37
butylidene phthalide 256
butylscopolamine 37
butyric acid 168

### C

α-cadinol 278
*Caesalpinia sappan* 241
caffeic acid 74, 76, 222, 223
caffeine 4, 347
caffeine hydrate 347
Calabar beans 325
calcineurin 385
calcitonin 192
*Camellia sinensis* 189, 244, 245
cAMP 348
(+)-camphor 82
camphor 265
*d*-camphor 104, 265
*Camptotheca acuminata* 9, 28, 326
camptothecin 10, 28, 29, 267, 326
*Canavalia ensiformis* 195
cannabidiol 59
cannabinoid 58, 251
cannabinoid acid 251
cannabinol 59, 251
*Cannabis sativa* 58, 251, 252
cantharidin 268, 269
capillarin 254, 255
capillarisin 254
capric acid 168
*n*-caproic acid 168
caprylic acid 168
capsaicin 352
capsanthin 301
capsicum and salicylic acid spirit 352

外国語索引 | *425*

*Capsicum annuum* 352
capsicum tincture 352
carbohydrate 197
cardenolide 309
cardiotonic glycosides 308
carotenes 299
α-carotene 85
β-carotene 85, 299, 300
carotenoid 81, 82
carotenoids 299
cartap 371
carthamin 237
*Carthamus tinctorius* 237
carvone 264
β-caryophyllene 276, 277
CAS 290
casbene 284
*Cassia actifolia* 249
*Cassia angustifolia* 249
*Cassia torosa* 154
castasterone 363
*Catalpa bungei* 223
*Catalpa ovata* 223, 267
catalpol 267
catalposide 267
(+)-catechin 243, 244
catechins 243
*Catha edulis* 351
*Catharanthus roseus* 25, 329
cathinone 351
cat's claw 404
CBD 59
CBN 59, 251, 252
CCNS Drug 25
$C_6$–$C_1$ unit 350
cellobiose 215
cellulose 217
cembrane 279
(+)-cembrene 284
*Cephaelis ipecacuanha* 323
cephalin 173
cephalosporin C 372
*Cephalosporium acremonium* 372
cerebroside 175
cericerol I 286
*Ceroplastes albolineatus* 286
*Ceroplastes ceriferus* 286
chaconine 354
chair conformation 112
chalcone 231, 237
*Chamaecyparis obtusa* 278
chamazulene 273

chemical biology 22
chenodeoxycholic acid 312, 313
chikusetsusaponin 296, 297
chikusetsusaponin V 208
chiral 102
chloramphenicol 378
chlorella 401
*Chlorella vulgaris* 401
chlorogenic acid 222, 223
chlorophyll 299, 344
cholagen 87
cholecalciferol 305
cholesterol 82, 83, 304
cholic acid 312, 313
cholismic acid 340
*Chondodendron tomentosum* 63, 320
*Chondria armata* 188
chorismic acid 87
chromane 251
chromone 253
*Chrysanthemum cinerariaefolium* 389
*Chrysanthemum indicum* 232
*Chrysanthemum morifolium* 232
chrysophanol 249, 250
ciclosporin 384
ciguatoxin 367
*Cimicifuga dahurica* 294
*Cimicifuga foetida* 294
*Cimicifuga heracleifolia* 294
*Cimicifuga simplex* 294
cimicifugoside 294
*Cinchona calisaya* 106
*Cinchona ledgeriana* 95, 106, 328
*Cinchona officinalis* 106
*Cinchona succirubra* 54, 95, 106, 328
1,8-cineole 264
cinnamaldehyde 73, 222, 223
cinnamic acid 73, 222, 223
cinnamic aldehyde 222
*Cinnamomum camphora* 265
*Cinnamomum cassia* 222, 244, 246
*Cinnamomum zeylanicum* 276
cinnamtannin 246
cinobufagin 310, 311
citronellal 394
citronellol 262
*Citrus aurantium* 235

*Citrus aurantium* var. *daidai* 235, 263
*Citrus natsudaidai* 235
*Citrus paradisi* 275
*Citrus reticulata* 235
*Citrus unshiu* 235, 263
*Claviceps purpurea* 327
claviridenone A 371
*Clavularia viridis* 371
*Clitocybe acromelalga* 337
cnidilide 256
*Cnidium monnieri* 225
*Cnidium officinale* 256
$^{13}$C-NMR 133
cobalamin 345
cocaine 7, 59, 61, 91, 93
cocaine hydrochloride 59, 61, 332
codeine 4, 89, 91
codeine phosphate hydrate 58, 321
coenzyme Q 247
coenzyme $Q_{10}$ 247
colchicine 95, 96, 323
*Colchicum autumnale* 95, 323
colistin 376
common amino acid 85
compactin 20, 386
complex condensed tannin 244
compound lipids 172
concanavalin A 195
condensed tannin 243
condurango 311
condurangoglycoside A 311, 312
configuration 101
conformation 101
conformational isomer 111
coniferyl alcohol 222, 223
coniine 357
*Conium maculatum* 357
*Coptis japonica* 321
corilagin 110, 110
*Coriolus versicolor* 34
*Cornus officinalis* 266
corrin 344
corrinoid 344
cortisone 45, 46, 313, 314
cortisone acetate 313
costunolide 271, 272
*o*-coumaric acid 74, 76
*p*-coumaric acid 222, 223
coumarin 74, 225, 226

coumestan 239
COX 176
COX-1 44
COX-2 44
crocin 268, 301
*Crocus sativus* 268, 301
cromoglicic acid 13, 48
*Croton sublyratus* 38, 279
*Croton tiglium* 67, 284
*Cryptotethya crypta* 369
cryptoxanthin 85
*Crysanthemum cineraliaefolium* 268
cucurbitacin A 292
*Curcuma aromatica* 274
*Curcuma longa* 256, 271, 400
*Curcuma zedoaria* 271, 274
curcumin 256, 401
curcuminoid 256
curcumol 274
*Curvularia lunata* 313
cyanidin 236
cyanocobalamin 345
cycasin 65
*Cycas revoluta* 65
cyclic AMP 348
cyclic diterpenes 280
cyclic sesquiterpenes 271
cycloartenol 293, 303
Cyclo-C 369
cyclooxygenase 176
cyclopentanoperhydrophenan-threne 303
cycloserine 378
D-cymarose 211, 308, 309
L-cysteine 87, 182
L-cystine 87
cytarabine 33, 369
cytokinins 362

## D

2, 4-D 362
daidzein 239, 240, 402
daidzin 239, 240, 402
dammarendiol 84
*Datula metel* 331
*Datura* 61
daunorubicin 381
dCTP 33
10-deacetylbaccatin Ⅲ 11, 27
decamethonium 320
deferoxamine 387
7-dehydrocholesterol 305
dehydrocholic acid 312, 313
3-dehydroxyshikimic acid 223
delphinidin 236, 406
demethylchlortetracycline 375
demethylsuberosin 77
demissine 391
5′-deoxyadenosylcobalamin 345
deoxycholic acid 312, 313
deoxycytidine triphosphate 33
1-deoxynojirimycin 404
deoxynupharidine 353
2-deoxy-D-ribose 209
deoxy sugars 211
1-deoxyxylulose 79, 80
deoxyxylulose phosphate pathway 70
*Derris elliptica* 240, 389
deslanoside 309, 310
desmopressin 193
dexamethasone 46, 313, 314
dextran sulfate 56, 57
dextrin 217
dextrotatory 124
DHA 166
diacetylmorphine 6, 58
diacylglycerophospholipid 173
diarylheptane 256
diarylheptanoid 256
2, 6-diarylhexahydrofuranofuran type lignan 229
diastereomer 103
dibenzocyclooctadiene type lignan 230
2, 4-dichlorophenoxyacetic acid 361
*Dichroa febrifuga* 341
dicoumarol 12, 227
diethylamide 60
*Digenea simplex* 188, 336
digenia 337
*Digitalis lanata* 52, 309
*Digitalis purpurea* 51, 309, 311
D-digitalose 211, 308, 309
digitoxin 51, 52, 309, 310
D-digitoxose 211, 308, 309
digoxin 51, 52, 309, 310
dihedral angle 111, 133
dihydroergotamine 9
dihydroflavonol 231
2, 3-dihydroflavonol 235

dihydrokaempferol 235
dihydroquercetin 235
6′, 7′-dihydroxybergamottin 226
1α, 25-dihydroxycholecalciferol 305
L-dihydroxyphenylalanine 78
dilignan 228
β, β-dimethylallyl pyrophosphate 79
dioscin 306, 307
*Dioscorea alata* 306
*Dioscorea composita* 306
*Dioscorea esculenta* 306
*Dioscorea floribunda* 306
diosgenin 306
*Diospyros kaki* 244
disparlure 394
diterpenes 279
diterpenoid 78, 82
DMAPP 78, 79, 261
docetaxel 11, 27, 28
docosahexaenoic acid 166, 168
docosapentaenoic acid 168
*Dolabella auricularia* 368
Dolastatin 10 368
domoic acid 188
DOPA 103
L-DOPA 78, 89, 187, 319
dopamine 77, 78, 89, 319
doxorubicin 32, 381
doxorubicin hydrochloride 32
drug design 7

## E

eburicoic acid 290
ecabet sodium 41
*Ecballium elaterium* 292
α-ecdysone 392
echinacea 405
*Echinacea purpurea* 405
echinacoside 405
eclipsed form 111
ecteinascidin 743 367
EGCG 244
eicosanoid 176
eicosapentaenoic acid 168
eicosapentanoic acid 166
electrospray ionization 125
β-elemene 275
*Elettaria cardamomum* 264
ellagic acid 242, 243

ellagitannin 242, 243
emetine 4, 323
emodin 72, 249, 250
emodin anthrone 72
emulsin 258
enantiomer 102
*Engelhardtia chrysolepis* 235
enmein 283
enprostil 38
enviomycin 376
EPA 166
EPA-E 57
ephedradine A 332
*Ephedra equisetina* 244
*Ephedra intermedia* 244
*Ephedra sinica* 62, 244
*Ephedra* sp. 350
ephedrine 59, 63, 350
(−)-ephedrine 98
ephedrine hydrochloride 62, 350
(−)-epicatechin 243, 244
*Epicauta gorhami* 268
(−)-epigallocatechin 244
(−)-epigallocatechin 3-*O*-gallate 244, 245
*epi*-jasmonic acid methyl ester 394
*Epimedium brevicornum* 234
*Epimedium grandiflorum* var. *thuncergianum* 234
*Epimedium koreanum* 234
*Epimedium pubescens* 234
*Epimedium sagittaatum* 234
*Epimedium sempervirens* 234
*Epimedium wushanens* 234
epimer 103
epinephrine 319
equatorial bond 112
ergocalciferol 305
ergometrine 60, 327
ergometrine maleate 327
ergosterol 305
ergotamine 9, 327
eribulin mesylate 368
erythromycin 374
erythrose 4-phosphate 73, 87
*Erythroxylon coca* 59, 332
*Erythroxylon novogranatense* 332
escletin 225, 226
esculetin dimethyl ether 225
eserine 325
ESI 125

essential oil 261
estradiol 82, 83, 313, 314
estradiol benzoate 313
estriol 313, 314
estrone 313, 314
ethinylestradiol 313, 314
ethylmorphine 6
etoposide 12, 29, 30, 229
*Eucalyptus globulus* 264
β-eudesmol 272, 273
eugenol 74, 76, 222, 223
*Eupenicillium brefeldianum* 385
extended quinones 250

## F

*Fagopyrum esculentum* 234
farnesal 270
β-farnesene 270
farnesol 270
farnesyl diphosphate 269
farnesylpyrophosphate 82, 287
fatty acids 165
febrifugine 341
feverfew 272
Fischer projection 104, 198
FK506 20
FK binding protein 385
FK506 binding protein 21
FKBP 21, 385
flavanone 231, 235
flavanonol 231, 235
flavone 231, 232
flavonol 231, 234
flavonolignan 231
Fleming 5
*Foeniculum vulgare* 222
folic acid 12
*Forsythia suspensa* 230
*Forsythia viridissima* 230
fosfomycin 378
FPP 82, 269, 287
D-fructose 199, 210
5-FU 23
L-fucose 211
fucosterol 304
fukinotoxin 65
functional foods 399
Funk 349
furanocoumarin 225
furanose 200
furocoumarin 74

furostan 306

## G

GA1 362
GABA 186, 336, 336
D-galactosamine 213
D-galactose 210
galactosidase 195
D-galacturonic acid 212
galeon 110
gallic acid 224
(+)-gallocatechin 243, 244
gallotannin 242
*Gambierdiscus toxicus* 367
gambiriins 244
ganja 252
*Garcinia cambogia* 403
*Gardenia jasminoides* 267
garlic 402
gas chromatography 117
gauche-form 112
*Gaultheria procumbens* 224
gefarnate 39
gelatin 87
*Gelidium amansii* 219
gelsemoxonine 144
genine 208
genipin 267
geniposide 267
genistein 14, 239, 240
genistin 239, 240
gentamicin 373
*Gentiana lutea* 267
*Gentiana manshurica* 267
*Gentiana scabra* 267
*Gentiana triflora* 267
gentianose 216
gentiobiose 215
gentiopicroside 267
geometrical isomer 108
geranial 263, 394
geraniin 243
geraniol 262
*Geranium thunbergii* 242, 243
geranylfarnesol 286
geranylfarnesyl diphosphate 285
geranylgeranyl diphosphate 279, 299
geranylgeranylpyrophospate 83
geranylpyrophosphate 82
germacrone 271, 272

GFPP　285
GGPP　83, 279, 299
*Gibberella fujikuroi*　283, 362
gibberellin　283
gibberellin A$_1$　362
gibberellins　362
[6]-gingerol　257
gingerols　257
*Ginkgo biloba*　280, 400
ginkgo leaf　400
ginkgolide A　280, 400
ginsenoside Rb$_1$　289
ginsenoside Rg$_1$　289
ginsenosides　289
globulin　194
glucagon　191
D-glucitol　214
D-glucosamine　213
D-glucose　204, 210
glucose 6-phosphate　87
β-glucosidase　215
D-glucuronic acid　212
L-glutamic acid　87, 183
L-glutamine　41, 87, 183
glutathione　190
glyceraldehyde 3-phosphate　80, 87
glyceric acid 3-phosphate　87
glyceroglycolipid　174
glycerophospholipid　172
glycine　182
*Glycine max*　239
glycogen　218
glycolipid　172
glycolipids　174
glycoside　208
glycosidic bond　207
*Glycyne max*　402
glycyrrhetinic acid　45
*Glycyrrhiza glabra*　45, 47, 237, 295
*Glycyrrhiza uralensis*　235, 237, 295
glycyrrhizic acid　47, 48
glycyrrhizin　295
glycyrrhizinic acid　295
GMP　348
gomisin A　110, 230
*Gossypium arboretum*　278
*Gossypium hirsutum*　276
gossypol　278
GPP　82

gramicidin S　376
grayanotoxin　396
griseofulvin　380
GSH　190
G-strophanthin　53, 310, 311
*Guaiacum officinale*　273
guaiazulene　273, 274
guaiol　273, 274
guanylic acid　348
gum arabic　218
gum tragacanth　218
*Gymnema sylvestre*　296, 404
gymnemic acid　296
gymnemic acid I　404

## H

*Halichondria okadai*　368
halichondrin B　368
harmaline　61
harmine　61
hashish　252
helenalin　274, 275
*Helenium autumnale*　274
*Helicobacter pylori*　35, 41
*Helleborus orientalis*　308
heme　344
hemlock plant　357
heparin　55, 219
heparin sodium　55, 219
heroin　58
hesperetin　235
hesperidin　235
heteronuclear multiple bond correlation　137
heteronuclear multiple quantum correlation　135
heteronuclear single quantum correlation　135
heteropolysaccharide　217
hexoses　209
high-performance liquid chromatography　120
high-pressure liquid chromatography　120
high-throughput screening　17
hinokitiol　268
Hiropon　351
histamine　339
L-histidine　183, 338
$^1$H-NMR　130
Hoffmann　5

holotoxin A　370
holotoxin B　370
homatropine　7
homobatrachotoxin　355
homoisoflavone　241
homopolysaccharide　217
honokiol　230
hooded pitohui　356
*Houttuynia cordata*　234, 262
HPLC　120
5-HT　89, 324
HTS　17
α-humulene　82, 276, 277
humulone　258
*Humulus lupulus*　258, 276
hyaluronic acid　219
*Hydrangea macrophylla* var. *thunbergii*　254
hydrocortisone　45, 46, 313, 314
hydrolysable tannin　242
4-hydroxybenzoic acid　223, 224
(−)-hydroxycitric acid　403
5-hydroxy-L-lysine　87
*p*-hydroxyphenylpyruvic acid　73
4-hydroxy-L-proline　87
5-hydroxytryptamine　324
hygromycin　398
hymecromone　227
(−)-hyoscyamine　91, 93, 331
*Hyoscyamus niger*　61, 331
hyperforin　258, 402
hypericin　72, 73, 250, 402
hypericism　250
*Hypericum perforatum*　250, 258, 401

## I

IAA　361
ibogaine　60, 61
ibotenic acid　188, 338
icariin　234
*Illicium verum*　74, 222
illudin M　276
illudin S　276
imino acid　184
imipenem　372
immunophilin　384
IMP　348
imperfect alkaloid　315
indole　317
indole-3-acetic acid　89, 324

infrared absorption spectroscopy 126
inosinic acid 348
insect hormone 392
insecticidal 394
insulin 191
interferon 194
inulin 218
ionophore 397
ipomeamarone 271
*Ipomoea batatas* 271
*Ipomoea violacea* 59
IPP 78, 261
ipratropium 7
ipriflavone 14, 239, 240
IR 126
iridoid 266
iridomyrmecin 266
irinotecan 10, 28, 29
irregular monoterpenes 268
isocoumarin 254
isoflavonoid 231, 239
isoiridomyrmecin 266
L-isoleucine 87, 182
isoliquiritigenin 237
isoliquiritin 237
isopentenyl pyrophosphate 78
isoprene unit 78
isoquercitrin 234
isoquinoline 317
isorhamnetin 405
ivermectin 381

## J

jasmonates 364
jasmonic acid 364
JH 270
JH-I 392
juglone 391
jujuboside A 289, 290
juvenile hormone 270, 393
juvenile hormone I 392

## K

kaempferol 234
kainic acid 336
kainic acid and santonin powder 337
kainic acid hydrate 188, 336
kaiser 126

kanamycin 373
kasugamycin 395
α-kessyl alcohol 274
ketose 199
khat 351
Khella 13
khellin 13, 48, 253
kinetin 363
kitasamycin 374
kokoi 355
kokusagine 340
krestin 34, 220
kukoamine A 332
kuwanon G 233

## L

labdane 279
β-lactam 372
lactose 215
*Lampteromyces japonicus* 276
lanatoside C 51, 53, 309, 310
lanosterol 82, 83, 290, 303
*Larix leptlepis* 235
*Larix sibirica* 235
LAS 290
lauric acid 168
lecithin 173
Leeuwenhoek 332
lentinan 34, 220
*Lentinus edodes* 220, 348
*Lepidium meyenii* 406
L-leucine 87, 182
leucomycin 374
leukotriene 179
levodopa 319
levonantradol 253
levopimaric acid 282
levorotatory 124
Liebig 348
lignan 74, 228
lignin 230
ligustilide 256
limonene 103
*d*-limonene 82, 264
*l*-limonene 264
limonin 298, 299
lincomycin 378
linoleic acid 168
α-linolenic acid 168
lipoxin 179
lipoxygenase 176

liquid chromatography 117
liquiritigenin 235
liquiritin 235
*Lithospermum erthrorhizon* 248
*Lobelia inflata* 334
*Loberia retigera* 286
lobeline 334
loganin 266, 267
*Lophophora williamsii* 60, 318
lovastatin 20, 386
LSD 59, 60
*Lucilia sericata* 39
*Luffariella variabilis* 286
*Lumbrineris heteropoda* 371
lupeol 84
lupulone 258
lutein 300
luteorin 232, 233
*Lycium chinense* 332
lycopene 85, 300
lycophyll 85
lysergic acid 90, 93, 327
D-lysergic acid 60
lysergic acid diethylamide 59
L-lysine 87, 183, 333
lysozyme hydrochloride 194

## M

maca 406
macrolide 374
macrotetrolide 399
*Magnolia obovata* 230, 272
*Magnolia officinalis* 230, 272
*Magnolia officinalis* var. *biloba* 230
magnolol 230
*Mallotus japonicus* 254
malonyl CoA 70, 72
maltose 215
*Malus pumila* 244
mandelonitrile 258
D-mannitol 214
D-mannose 204, 210
manoalide 286
marihuana 252
marumesin 77
mass spectrometry 128
*Matricaria chamomilla* 40, 225, 273
matricin 273
*m*-C₇N unit 343
*Medicago sativa* 12, 54, 248, 335

Meissner 316
*Melilotus officinalis* 225, 227
melting point 123
menatetrenone 248
*Mentha arvensis* var. *piperascens* 102, 263
*Mentha piperita* 102, 263
*Mentha spicata* 264
(−)-menthol 82, 113
menthol 102
*l*-menthol 264
merucathine 351
merucathinone 351
mescaline 60, 61, 89, 95, 318
methamphetamine 59
L-methionine 87, 182
methoprene 393
methotrexate 12
methylazoxymethanol 65
methyldigoxin 51, 53, 309, 310
methyl 10, 11-epoxyfarnesate 270
methyleugenol 394
methyl farnesate 270
methylmethionine sulfonium 40, 41
methyl salicylate 224
methylscopolamine 37
*N*-methylscopolaminemethylsulfate 37
mevalonic acid 79, 291
mevalonic acid pathway 70, 79
mevalonic acid pyrophosphate 80
Mevalotin 20
microbial hormones 365
milbemycin 390
mildiomycin 396, 397
*Millettia taiwaniana* 240
misoprostol 38
mitomycin C 31, 343, 382
mixed lymphocyte reaction 20
mixed melting point test 124
mizoribine 385
ML-236B 19
MLR 20
modified triterpenes 298
mogroside V 292
Momilactone 282
momilactone A 364
*Momordica grosvenori* 292
monensin 397
monosaccharide 197

monoterpenes $C_{10}$ 261
monoterpenoid 78
monoterpenoids 82
morphine 4, 6, 89, 91
morphine hydrochloride hydrate 58, 321
*Morus alba* 233, 404
*Morus bombycis* 404
*Morus latifolia* 404
6-MP 23
MRSA 376
MS 128
*Mucor* 365
*Mucuna pruriens* 187
mulberry 404
multiflorin A 234
muscarine 187
muscimol 338
mutarotation 200
MVAPP 80
mycotoxin 227
myrcene 262
*Myrica galeon* 110
myristic acid 168

**N**

nabilone 253
nabitan 253
NAD 342
NADP 342
*Nandina domestica* 48, 224
nantenoside 48
nantenoside B 224
1-naphthalene acetic acid 361
naphthoquinone 247, 248
naringenin 235
naringin 235
natural product 123
neocarzinostatin 384
neocembrene 394
neolignan 228, 230
neostigmine 8
neotame 193
*Nepeta cataria* 266
nepetalactone 266
neral 263, 394
nereistoxin 371
nerol 262, 263
neutral cannabinoid 251
Newman projection 111
NFAT 21

*Nicotiana tabacum* 330
nicotinamide 341
nicotinamide-adenine dinucleotide 342
nicotinamide-adenine dinucleotide phosphate 342
nicotine 330, 388
nicotinic acid 341
nicotinoid 388
nigakilactone D 299
NMR 129
*Nocardia mediterranei* 343
nodakenin 226
NOE 138
NOESY 138
nogitecan 28, 29
nonactin 398
non-reducing oligosaccharide 215, 216
non-steroidal anti-inflammatory drug 44
nootkatone 275, 276
noradrenaline 78, 89, 319
(−)-norephedrine 98
norephedrine 350
norepinephrine 319
nornicotine 388
(+)-norpseudoephedrine 98
norpseudoephedrine 350
noscapine 4, 321
NSAID 44
nuclear factor of activated T cells 21
nuclear magnetic resonance spectroscopy 129
nuclear Overhauser effect 138
nuclear Overhauser effect spectroscopy 138
nupharamine 353
nupharidine 353
*Nuphar japonicum* 353
nynhydlin 184
nystatin 379

**O**

obakunone 298, 299
ochratoxin A 66
oeclepin A 392
okadaic acid 67
D-oleandrose 211
L-oleandrose 308, 309

oleanoic acid  294
oleic acid  168
oligosaccaride  197
oligosaccharide  215
onjisaponin A  296, 297
oogoniol  365
ophiobolin A  81, 82, 286
ophiopogonin D  307
*Ophiopogon japonicus*  241
ophiopogonone A  241
optical rotation  124
oridonin  283
*Orixa japonica*  340
L-ornithine  87, 330
ornoprostil  38
oryzanin  349
γ-oryzanol  56, 293
*Oryza sativa* L.  364
osthol  225, 226
ouabain  53, 310
oxalacetic acid  87
2,3-oxidosqualene  84
2-oxoglutaric acid  87
oxycodone  6
oxytetracycline  375

## P

pachyman  220
paclitaxel  27, 284
*Paeonia lactiflora*  242
*Paeonia suffruticosa*  257
paeoniflorin  265
paeonol  257, 258
paeonolide  257, 258
paeonoside  257, 258
PAF  173
palmitic acid  168
palmitoleic acid  168
palytoxin  68
panaxadiol  289
panaxatriol  289
*Panax ginseng*  275, 289, 290
pantothenic acid  187
papaverine  4, 89, 90
*Papaver setigerum*  58
*Papaver somniferum*  58
parillin  307, 308
parthenolide  272
pectin  218
pelargonidin  236
pellagra  341

penicillin  372
penicillin G  372
*Penicillium citrinum*  55, 386
*Penicillium notatum*  372
*Penicillium viridicatum*  66
pentacyclic triterpenes  294
pentagalloylglucose  242
pentoses  209
PEP  73
peplomycin  32, 33, 383
peptide  376
*Perilla frutescens*  222, 236, 264
(−)-perillaldehyde  107
*l*-perillaldehyde  264
perillartine  264
*Periplaneta americana*  272
periplanone B  272
petasitenine  65
*Petasites japonicus*  65
pethidine  6
*Peucedanum praeruptorum*  226
phalloidin  190
phallotoxins  190
phaseolin  364
*Phaseolus vulgaris*  364
*Phellodendron chinense*  298
*Phellodendron amurense*  298, 321
L-phenylalanine  73, 75, 87, 182, 318, 340
phenylchromane  231
phenylpropanoid  221
phenylpyruvic acid  73
pheromone  393
phloroglucin derivative  258
phorbol myristate acetate  67, 284
phosphatidyl choline  173
phosphatidyl ethanolamine  173
phosphatidyl inositol  173
phosphatidyl serine  173
phosphoenol pyruvic acid  73, 87
phospholipid  172
phthalides  256
*Phyllobates aurotaenia*  355
phyllodulcin  254
(+)-phyllodulcin  255
phyllodulcin 8-O-glucoside  254, 255
*Physostigma venenosum*  62, 325
physostigmine  8, 62, 325
phytoalexin  361

phytoalexins  364
phytoene  82, 85
phytoestrogen  239
phytol  279
*Phytolacca americana*  339
phytonadione  248
picrocrocin  268, 301
pilocarpine  62
pilocarpine hydrochloride  62, 339
*Pilocarpus jaborandi*  62, 339
*Pilocarpus pennatifolius*  62, 339
pimaradiene  282
pimaric acid  282
pimaricin  379
*Pimpinella anisum*  74
α-pinene  265, 394
(+)-pinoresinol  76
piperic acid  333
piperidine  333
*Piper nigrum*  333
pisatin  364
*Pisum sativum* L.  364
*Pitohui*  356
planar chirality  110
platelet activating factor  173
platycodin A  295
*Platycodon grandiflorum*  295
plaunotol  38, 39, 279
PMA  67, 284
podophyllotoxin  12, 29, 30, 74, 76
(−)-podophyllotoxin  229
podophyllotoxin glucoside  12
*Podophyllum emodi*  74
*Podophyllum hexadrum*  74
*Podophyllum peltatum*  11, 29, 74, 229
polyene  379
*Polygala senega*  296
*Polygala senega* var. *latifolia*  296
*Polygala tenuifolia*  296
polygodial  277
*Polygonum cuspidatum*  255
*Polygonum hydropiper*  277
*Polygonum multiflorum*  255
polyketide pathway  70
polymixin B  376
polyoxin  396
polyoxin D  397
polysaccharide  197
polysaccharides  217
*Poria cocos*  220, 290

porphine　334, 344
porphyrin　344
powdered capsicum　352
powdered processed aconite root　354
(±)-praeruptorin A　226
pravastatin　386
pravastatin sodium　20, 55, 56
prednisolone　46, 313, 314
pregnane derivatives　311
prenylchalcone　238
prenylcoumarin　225
prenylflavones　232
prephenic acid　73, 87
proanthocyanidin　244
procaine　7
processed aconite root　354
processi aconiti radix　354
procrocin　268, 301
procyanidin　246
procyanidin B-2 di-$O$-gallate　247
prodigiosin　334
progesterone　306, 313, 314
Prograf　21
proline　334
L-proline　87, 183
proscillaridin A　310, 311
prostacyclin　179
prostaglandins　177
prostanoid　176
*Protogonyaulax tamarensis*　366
protopanaxadiol　289
protopanaxatriol　289
Protopic　21
provitamin A　299, 300
*Prunus armeniaca* var. *ansu*　258
*Prunus persica*　258
pseudo alkaloid　315
(+)-pseudoephedrine　98
pseudoephedrine　350
psilocin　60, 61, 325
Psilocybe　325
*Psilocybe aztecorum*　60
*Psilocybe mexicana*　60
*Psilocybe venenata*　60
psilocybin　60, 61, 89, 325
psoralen　74, 77, 225, 226
ptaquiloside　64, 276
*Pteridium aquilinum*　64
*Pteridium aquilinum* var. *latiusculum*　276
pterocarpan　239

puearalin　239
*Pueraria lobata*　239
puerarin　240
*Punica granatum*　243
purine　346
purpunin　312
purpureaglycoside A　310
pyranocoumarin　225
pyranose　200
pyrethrin I　268, 269
pyrethroid　389
pyrimidine　346
pyriproxyfen　393
pyripyropene　394
pyrrole　334
pyrrole-2-carboxylic acid　335
pyrrole-3-carboxylic acid　356
pyrrolidine　334
pyrrolizidine　318
pyrrolnitrin　380
pyruvic acid　70, 80, 87

## Q

quassin　299, 391
quercetin　234
quercitrin　234
*Quercus infectoria*　242
quinazoline　318
4-quinazolone　341
quinidine　54
quinidine sulfate hydrate　54
quinine　4, 92, 95, 97, 106
quinine hydrochloride hydrate　328
quinoline　318
quinones　247
quisqualic acid　188
qunine　90

## R

*Rabdosia japonica*　283
*Rabdosia trichocarpa*　283
raffinose　216
rapamycin　385
*Rauwolfia serpentina*　50, 54, 63, 325
rebaudioside A　282
reducing oligosaccharide　215
relative configuration　104
renin　192

rescinnamine　50, 51
reserpine　50, 51, 63, 90, 92, 267, 325
resistant *Staphylococcus aureus*　376
resveratrol　255
retigeranic acid　286
retinol　82, 299, 300
reveromycin A　387
L-rhamnose　211
Rhaponticin　255
rhatannin　247
rhein　72, 73, 249, 250
rhein anthrone　249
*Rheum coreanum*　242, 244, 247, 249
*Rheum officinale*　242, 244, 247, 249
*Rheum palmatum*　242, 244, 247, 249
*Rheum rhaponticum*　255
*Rheum tanguticum*　242, 244, 247, 249
rhynchophylline　405
D-ribose　209
ricinine　342
*Ricinus communis*　284, 342
rifampicin　343, 378
rifamycin　378
rifamycin B　343
rishitin　364
rishitin dibenzoate　143
*Rivea corymbosa*　60
*Rosa multiflora*　234
rosmarinic acid　222, 223
*Rosmarinus officinalis*　222, 225
rotenoid　239, 389
rotenone　240, 389
*Rubia tinctorium*　249
Ruhemann's purple　184
rutin　116, 234

## S

safranal　268, 301
safrole　65
saikosaponin　295
salicin　5, 224
salicylic acid　44, 224
salinomycin　397
*Salix alba*　5, 44
*Salvia officinalis*　222

samin 229
santonin 82
α-santonin 272, 273
sarsaparilloside 306, 307, 308
*Saussurea lappa* 271
saw palmetto 403
saxitoxin 366, 367
*Schisandra fructus* 110
*Schizandra chinensis* 230
schizandrin 110, 230
schizophyllan 34, 220
*Schizophyllum commune* 220
scillaren A 310, 311
scillarenin 310
scoparone 225, 226
scopolamine 61
scopolamine butylbromide 37
scopolamine hydrobromide hydrate 331
scopoletin 225, 226
*Scopolia carniolica* 225
scopolia extract 331
*Scopolia japonica* 61, 225, 331
*Scopolia parviflora* 225
*Scutellaria baicalensis* 49, 232
secoiridoid 266
secologanin 82, 90, 267
seed compound 14
senecionine 65
senegin II 296, 297
sennoside 250
sennoside A 72, 73, 249
sennosides 249
serendipity 5
*Serenoa repens* 403
*Serenoa serrulata* 403
L-serine 87, 182
serotonin 89, 324, 325
*Serratia marcescens* 334
Sertürner 4
sesamin 229
sesamol 229, 229
*Sesamum indicum* 229
sesquilignan 228
sesquiterpenes C15 269
sesquiterpenoid 78
sesquiterpenoids 82
sesterterpenes 285
sesterterpenoid 78
sex pheromone 393
shikimic acid 73, 74, 75
shikimic acid pathway 70

shikonin 248
shisonin 236
[6]-shogaol 257
shogaols 257
sialic acid 214
siccanin 380
silybin 240
*Silybum marianum* 240
simple condensed tannin 244
simple lipids 170
simvastatin 20, 56, 386
sinapyl alcohol 222, 223
sinigrin 259
sirolimus 385
β-sitosterol 291, 304
Skoog 362
slow reacting substance of anaphylaxis 179
*Smilax aristolochiaefolia* 307
sodium alginate 42
sodium azulene sulfonate 40
sodium cromoglicate 253
sodium salicylate 44
sofalcone 41, 238
solanine 354
*Solanum lycopersicum* 364
*Solanum tuberosum* 354
sophoradin 238
*Sophora japonica* 116, 234
*Sophora subprostrata* 41, 238
D-sorbitol 214
soyasaponin A$_2$ 297
spermine 332
sphate 342
sphingoglycolipid 174
sphingophospholipid 172
spinosin 233
spinosyn A 389
spinosyn B 389
spiramycin 398
spirostan 306
spongouridine 369, 370
squalamine 368
squalene 82, 83, 287
*Squalus* sp. 287
SRS 179
stachydrine 335
staggered form 111
star anise 74
starch 217
stearic acid 168
stereochemistry 101

steroid 81, 303
steroid hormones 313
steroid sapogenins 305
steroid saponins 305
sterols 304
*Stevia rebaudiana* 282
stevioside 282
*Stichopus japonicus* 370
stilbene 255
St. John's wort 258, 401
*Streptomyces* 365, 375
*Streptomyces aureus* 398
*Streptomyces avermitilis* 381, 390
*Streptomyces cacaoi* subsp. *asoensis* 396
*Streptomyces caespitosus* 31, 343
*Streptomyces carbophilus* 19, 55, 386
*Streptomyces cattleya* 372
*Streptomyces griseochromogenes* 396
*Streptomyces hygroscopicus* 396
*Streptomyces hygroscopicus* var. *limoneus* 395
*Streptomyces kasugaensis* 395
*Streptomyces olivoreticuli* 35, 384
*Streptomyces parvullus* 31, 32
*Streptomyces pilosus* 387
*Streptomyces tsukubaensis* 20, 384
*Streptomyces venezuelae* 378
*Streptomyces verticillus* 32
streptomycin 373
*Streptoverticillium griseoverticillatus* 376
*Streptoverticillium rimofaciens* 396
strictoside 90
*Strophanthus gratus* 53
strychnine 4, 90, 92
*Strychnos nux-vomica* 266, 327
*Styrax benzoin* 223
suberoylarginine 311
sucralfate 42
sucrose 216
sugar alcohols 214
suxamethonium 320
*Swertia japonica* 233, 267
swertiamarin 267
swertisin 233
sylichristin 240
sylimarin 240

*Symphtum officinale* 39
*Syzygium aromaticum* 74, 222, 243

## T

*Tabernanthe iboga* 60
tacrolimus 21, 384
*Tagetes patula* 392
*Tanacetum parthenuim* 272
*Tanacetum vulgare* 265
tannin 241
taxifolin 235, 236
taxol 11
*Taxus bacca* 11
*Taxus baccata* 27, 284
*Taxus brevifolia* 10, 27, 284
*Taxus wallichiana* 284
teicoplanin 376
teniposide 229
teprenone 38, 39
terpenoid 78
terpenoids 261, 353
α-terpineol 264
α-terthienyl 392
testosterone 82, 83, 313, 314
testosterone enanthate 313
tetracyclic triterpenes 287
tetracycline 72, 73, 375
12-*O*-tetradecanoylphorbol 13-acetate 67, 284
tetragalloylglucose 242
tetrahydrocannabinol 59, 251
tetrahydrocannabinolic acid 251
tetrahydronaphthalene type lignan 229
5, 7, 3′, 4′-tetrahydroxydihydroflavonol 235
tetraterpene 299
tetrodotoxin 366, 367
thalidomide 108, 108
THC 59, 251, 252
THCA 251, 252
Δ$^9$-THC 59
theaflavin 246
theaflavins 245
theanine 336
L-theanine 189
theasinensin A 246
theasinensins 245
*Thea sinensis* 347
thebaine 58, 89, 91, 321

*Theobroma cacao* 347
theobromine 347, 347
theophylline 347
thiamine chloride hydrochloride 349
thiamine chloride hydrochloride injection 349
thiamine chloride hydrochloride powder 349
thiamine nitrate 349
thienamycin 372
thin layer chromatography 119
L-threonine 182
thrombin 194
thromboxane 179
β-thujaplicin 268
thymol 264
*Thymus vulgaris* 145, 264
L-thyroxine 320
timosaponin A-Ⅲ 307
TMS 130
tocopherol 251
tocopherol acetate 251
tocopherol calcium succinate 251
tomatine 391
topoisomerase Ⅱ 381
topotecan 10
torosaflavone B 154
torosaflavone B trimethyl ether dibenzoate 162
TPA 67, 284
tragacanth 218
trail-marking pheromone 394
*Trametes versicolor* 220
tranilast 13, 48, 224
trehalose 216
*Trichocereus pachanoi* 60
*Trichoderma inflatum* 384
*Tricholoma muscarium* 338
tricholomic acid 188, 338
trichomycin 379
trisporic acid 365
triterpenes 287
triterpenoid 78
tropane 318, 332
true alkaloid 315
5, 7, 4′-trihydroxydihydroflavonol 235
tryptamine 90
L-tryptophan 87, 183, 324
tuberactinomycin 376
*d*-tubocurarine chloride 63

tubocurarine chloride hydrochloride hydrate 320
*d*-tubocurarine 64
turmeric 400
turmerone 277, 278
tylosin 397
L-tyrosine 73, 75, 87, 183, 318

## U

ubenimex 35, 384
ubidecarenone 247
ubiquinone 247
ultraviolet and visible absorption spectroscopy 127
umbelliferone 74, 77, 225, 226
*Uncaria gambir* 244
*Uncaria guianensis* 404
*Uncaria tomentosa* 404
*Urginea maritima* 308, 310
uric acid 347
urokinase 194
uronic acids 211
uroporphyrinogen Ⅲ 345
ursodeoxycholic acid 312, 313
ursolic acid 297, 298
UV 127

## V

*Vaccinium corymbosum* 236
*Vaccinium myrtillus* 406
valencene 275, 276
*Valeriana fauriei* 274
validamycin 395
L-valine 87, 182
vancomycin 376
*Vanilla planiflora* 74
vanillic acid 223
vanillin 74, 76, 223, 224
VCR 329
vernolepin 275
*Vernonia amygdalina* 3
*Vernonia hymenolepsis* 275
*Vibrio* sp. 366
vidarabine 370
vinblastine 25, 26, 90, 92, 329
vinblastine sulfate 329
vincaleucoblastine 329
*Vinca rosea* 25
vincristine 26, 90, 92, 267
vincristine sulfate 25, 329

vindesine　25, 26
vinorelbine　25, 26
viroidin　190
virotoxins　190
visnagin　253
vitamin A　299, 300
vitamin $B_1$　349
vitamin $B_{12}$　344, 345
vitamin $D_2$　305
vitamin $D_3$　305
vitamin E　251
vitamin $K_1$　248
vitamin $K_2$　248
*Vitis vinifera*　236, 255
VLB　329
voglibose　14, 387

## W

Waksman　371
warfarin　54, 55
warfarin potassium　12, 54, 227
wintergreen oil　224
wogonin　232, 233

## X

xanthine　347
xanthophyll　85
xanthophylls　300
xanthotoxin　225, 226
D-xylitol　214
D-xylose　209

## Z

zanamivir　214
*Zea mays*　348
zeatin　348, 363
zeaxanthin　85
zinc oxide eugenol　222
zingerone　257
zingiberene　277
(−)-α-zingiberene　278
*Zingiber officinale*　257, 272, 277
zinostatin stimalamer　384
ziziphin　289, 290
*Zizyphus jujuba* var. *inermis*　225, 289, 348
zizyphus saponin Ⅲ　289, 290